第七辑

国家古籍整理出版专项经费资助项目

中医脉学
经典医籍集成

张磊题

主审 张磊

主编 孙玉信 高翔 胡斌 王晓田

山东科学技术出版社

整理说明

中医学是中国优秀文化的重要组成部分，传承发展中医药事业是适应时代发展要求的历史使命。脉学是中医诊断学的重要内容，源远流长，特色鲜明，是中医学之瑰宝，也是世界医学领域中特有的诊断方法，具有极高的应用价值。脉诊是四诊中唯一直接触及患者人体的重要诊法，古人认为诊脉可以测知病源、断死生，备受历代医家重视。历来医家对脉学多有著述，为中医学的传承做出了不可磨灭的贡献。

中医古籍是中医学发展的根基，中医临床则是其长久发展的核心力量。传承中医，要从读医籍入手，文以载道，中医传统思维尽在于医籍，因此医籍要常读、熟读。临床医学关键在"用"，吸纳先贤行医经验，切于临床，方可学以致用。因此，"书"与"用"，二者并重。

山东科学技术出版社从贴近临床应用的角度出发，以"书""用"并重为原则，策划出版了《中医脉学经典医籍集成》。其中共收录了48种脉学医籍，所选书目均系历代医家推崇并尊为必读的经典著作。

具体书目如下。

第一辑

《脉说》《脉语》《脉经》《脉经直指》《脉经考证》《脉诀考证》《脉象统类》《诸脉主病诗》《图注脉诀辨真》《丹溪脉诀指掌》

第二辑

《三指禅》《濒湖脉学》《崔氏脉诀》《平脉考》《删注脉诀规正》《订证太素脉秘诀》《人元脉影归指图说》

第三辑

《脉诀阐微》《脉诀乳海》《脉诀汇辨》《脉诀刊误》《脉诀指掌病式图说》

第四辑

《脉义简摩》《诊家枢要》《诊家正眼》《诊宗三昧》《四诊心法要诀》《四诊脉鉴大全》

第五辑

《脉确》《脉理求真》《医脉摘要》《素仙简要》《四诊抉微》《玉函经》《重订诊家直诀》《新刊诊脉三十二辨》

第六辑

《脉微》《脉理存真》《脉理正义》《脉理宗经》《脉理会参》《脉镜须知》

第七辑

《赖氏脉案》《医学脉灯》《脉学辑要》《脉学辑要评》《脉因证治》《脉症治方》

本次整理，力求原文准确，每种医籍均遴选精善底本，若底本与校本有文字存疑之处，择善而从，整理原则如下。

1. 原书为竖排刻本的整理后改为横排。

2. 本书一律采用现代标点方法，对原书进行标点。

3. 原书中繁体字、通假字、俗写字统一改为通行的简体字，如"藏府"改作"脏腑"，"脉沈"改为"脉沉"，"觕"改为"粗"，"奭"改为"软"，"鞕"与"硬"等，不出校注。"胎、苔""盲、肓""已、以""巳、己、已"等据文意及现代行文习惯做相应改动，不出校注。

4. 原书中音近形似（如"日""曰"不分）及偏旁误用文字（如"浓"与"脓"），或明显的笔画差错残缺等处，径改。

5. 原书中倒错，有本校或他校资料可据者，据本校或他校资料改正，无本校或他校资料可据者，据文义改正。

凡底本文字引用他书，而与原书有文字差异及增减，则视情形分别处理。若虽有异文，而含义无变化，且底本文句完整，则不作校记；若含义虽有差异而底本无错误，则保留底本原字，出校记；若引文错误影响语义者，则对底本加以改正，并出校记。

6. 底本中的"经曰""经言"多为泛指，故均不加书名号。

7. 为了保持古籍原貌，原本中"元、圆、丸""证、症"未作改动。

8. 涉及医药名词术语者，保留原貌，在首见处出注。药名与现通行写法不一者，在首见处出注。其中常用中药名称径直改作通行规范药名。如"王不流行"改作"王不留行"，"黄耆"改作"黄芪"，"白微"改作"白薇"，"栝楼"改作"瓜蒌"等。

9. 原书引文较多，且大多不是原文，故凡文理通顺，意义无实质性改变者，不改不注以省繁文。唯引文及出处明显有误者，或据情酌改，或仍存其旧，均加校记。

10. 按惯例，凡原书表示文图位置的"右""左"，一律改为"上""下"；部分不规范词语按简体版习惯予以律齐，如"已上"改为"以上"等，均不出注。

11. 部分书中"凡例"正文段落前原有提示符"—"，今一并删去。

12. 原目录前无"目录"二字的，今据体例加。原目录较烦琐，今据正文重新整理。原书目录与正文存在文字差异的，今一律以正文为准，修正目录，不另出注。

13. 附图中原有文字，一律以简体字重新标注，原图字序横排者一律按从左向右排列，上下纵排及旋转排列者保持原序不变。

14. 原书中明引前代文献，简注说明。其中引用与原文无差者，用"语出"；引用与原文有出入者，用"语本"；称引自某书而某书不见反见于他书者，用"语见"。

15. 原文小字，根据内容应为大字的调整为大字。

16. 部分疑难字酌加注释和注音。注释以疏通文意为主旨，一般不引书证。有些词语颇为费解，未能尽释，已解者也或有不当，有待达者教正。文字注音采用汉语拼音。

17. 对原书稿中漫漶不清、脱漏之文字，用虚阙号"□"表示，按所脱字数据不同版本或文义补入。

18. 原书每卷卷首著作者及校刊者信息，如"京江刘吉人校正选录""绍兴裘吉生校刊"等字样，今一律删除。

总 目 录

（第七辑）

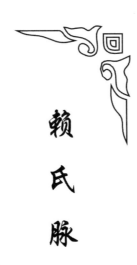

赖氏脉案

清·赖元福 著

张西洁
安慎富
刘春朝 校注
刘会锋
易素萍

内容提要

清·赖元福著。又名《碧云精舍医案》，二卷。赖元福（1849—1909），字嵩兰，青浦县珠里镇（今上海青浦朱家角镇）人。据《青浦县续志》记载，赖氏精通脉理，能起沉疴，为当地名医。上卷载医案90则，下卷载医案113则。所录医案系赖元福平素应诊脉案纪实，以内科为主，兼及妇科、儿科、皮肤科等。每案均记录脉症、立法、处方，用药剂量齐全。

本次整理，以清光绪三十二年（1906年）巢氏剩馥居抄本为底本。

目 录

第七辑

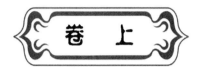

一、腹痛下痢

周左① 脘痛胀满，愈发愈甚，已经年余，腹痛下痢，里急不爽②，姑以和中调气为法。

川楝肉三钱　延胡索一钱五分　制香附三钱　淡吴萸③四分　制半夏一钱五分　新会皮④一钱五分　沉香片四分　焦白芍三钱　子芩炭三钱

加煨木香五分（后入），砂仁壳六分。

脘痛胀满、腹痛便泄较前均减，按脉沉细。此由肝脾未协，运行失司所致，再以和中理气为法。

炒於术⑤一钱五分　淡吴萸四分　煨益智二钱　制香附三钱　新会皮一钱五分　制半夏一钱五分　焦枳壳一钱五分　川楝肉三钱　元胡索⑥一钱五分

加白蔻仁四分（后入），鲜佛手一钱五分。

---

① 左：指女性。后同。
② 里急不爽：即里急后重，排便不畅。
③ 吴萸：即吴茱萸。
④ 新会皮：指产于广东新会的陈皮。
⑤ 於术：即白术。
⑥ 元胡索：又名玄胡索，现通用名延胡索。

二、腹膨脘胀

张右① 腹膨脘胀，结痞攻痛，里热形瘦，肝脾不和，恐延童怯②，须善理之。

焦冬术一钱五分 茯苓皮四钱 新会皮一钱五分 法半夏一钱五分 淡吴萸四分 煨益智一钱五分 制香附三钱 沉香屑四分 焦枳壳一钱五分

加广木香（后入）四分，砂仁壳四分。

腹满脘胀、结痞攻痛较前皆松，里热亦淡，按脉沉细。肝脾未协，再拟疏和。

炒於术钱半 云茯苓三钱 扁豆皮（炒）三钱 新会皮钱半 法半夏钱半 制香附三钱 淡吴萸四分 煨益智钱半 香橼皮二钱

加砂仁壳四分，官桂四分。

三、舌裂疳腐

陆左 寒热面浮已退，咳呛便泄并减，口舌碎裂疳腐，按脉沉细而数。再当和中保肺、降气化痰为法。

生於术一钱五分 云茯苓三钱 扁豆皮（炒）三钱 粉橘络一钱五分 带皮杏仁三钱 真川贝一钱五分 焦白芍三钱

---

① 右：指男性。后同。

② 童怯：即童子怯，病证名。见于崔秉铣《妇科宗主》："闺女十五六岁，月经行一二次或从来未行而经闭者，人渐渐黄瘦，内骨蒸热，咳嗽或腹内有块时疼，名曰童子怯。"

御米壳①（炒）三钱　诃子皮（炒）二钱

　加凤凰衣②一钱，淡竹叶一钱五分。

四、产后咳呛纳呆

　　陆右　产后咳呛气逆，脘满嘈杂，纳呆，形寒身热，按脉沉细。此由营虚卫薄，肺气上逆所致，恐延蓐劳③，慎之。

　　北沙参米（炒）三钱　杜苏子三钱　软白薇一钱五分　粉前胡一钱五分　新会皮一钱五分　白杏仁三钱　真川贝一钱五分　白茯苓四钱　炙甘草三分

　　加榧子肉④七粒，淮麦四钱。

五、发热足肿

　　王左　两足酸痛，至晚欲肿，里热骨蒸，咳呛痰薄，先宜和中理肺为治。

　　南沙参三钱　川石斛三钱　云茯苓三钱　新会皮一钱五分法半夏一钱五分　枳壳一钱五分　杏仁三钱　川贝一钱五分通草四分

　　加炒竹茹一钱五分，钩藤（后入）三钱。

---

　　①　御米壳：即罂粟壳。
　　②　凤凰衣：为小鸡从蛋中孵出后留下的白膜。
　　③　蓐劳：指妇女产后精血大伤，气血亏虚而成的病证。《古今医统大全》："产后虚羸，喘促如疟，名曰褥劳。"
　　④　榧子肉：为红豆杉科植物榧的种子。

六、寒热脘满

王右　寒热复作，脘满纳呆，面浮足肿，背脊酸痛，姑以和中渗湿为法。

川石斛三钱　茯苓皮四钱　扁豆皮（炒）三钱　新会皮一钱五分　法半夏一钱五分　制朴花一钱　香橼皮一钱五分　大腹皮三钱　制香附三钱

加砂仁壳五分，官桂四分。

七、脘痛胀满

陶左　脘痛胀满，泛恶纳呆，面浮足肿，姑以疏和。

川楝子三钱　元胡索二钱　淡吴萸四分　制香附（打）三钱　新会皮一钱五分　制半夏一钱五分　炒枳壳一钱五分　沉香片四分　绿萼梅八分

加白蔻仁（后入）四分，官桂四分。

脘痛、呕恶、结瘩皆松，面浮渐退；足肿里热，按脉沉弦。此由肝脾未协，运行失职所致，再以疏和为治。

川石斛三钱　辰茯神四钱　新会皮一钱五分　法半夏一钱五分　淡吴萸四分　沉香曲二钱　广木香四分　茯苓皮四钱　香橼皮二钱

加白蔻仁（后入）四分，官桂六分。

八、脘腹胀痛

金左　脘腹胀满，攻痛脉弦，形寒里热，姑以疏中理气为法。

川楝肉三钱　元胡索二钱　制香附（打）三钱　制半夏一钱五分　淡吴萸四分　新会皮一钱五分　沉香片四分　广木香四分　焦蒌皮三钱

加白蔻仁（后入）四分，官桂四分。

脘痛胀满、寒热并除，便艰不爽，再当和脾健胃为法。

川石斛三钱　白茯苓三钱　新会皮一钱五分　法半夏一钱五分　制香附（打）三钱　绿萼梅八分　沉香屑四分　川郁金一钱　广木香四分

加砂仁壳四分，玫瑰花三朵。

九、腹痛便结

杨右　脘痛胀满，气攻作痛，便结不通，按脉沉弦。此由肝脾失统，营液暗耗，无以润泽所致，姑以和中腑为治。

金石斛三钱　辰茯神四钱　扁豆皮（炒）三钱　火麻仁（打）四钱　柏子仁三钱　郁李仁（打）三钱　光杏仁三钱　单桃仁①（打）三钱　枸橘李②二钱

加路路通三枚，爆竹叶一钱五分。

肠痹③欲解不通，脘腹胀满，气攻尤甚。此由湿温阻气，气郁化火，营液暗耗，幽门枯涸，姑以和阴润燥以代通幽。

酒炒生地四钱　泡淡苁蓉三钱　油当归身三钱　原红花六

---

①　单桃仁：单，即焯，中药炮制方法中的一种，将药物置沸水中浸煮短暂时间，取出分离种皮的方法。此处即去皮的桃仁。

②　枸橘李：即枳实。

③　肠痹：病名。语出《素问·痹论》。内脏痹证之一，即痹证影响大小肠所出现的一种证候。

分　单桃仁（打）三钱　火麻仁（打）三钱　郁李仁（打）三钱　瓜蒌仁（打）三钱　白杏仁三钱　元明粉三钱（合打）

加秋梨皮五钱，路路通三枚。

一〇、湿邪蕴热

张左　灼热无汗，脘闷纳呆，便泄溲黄，湿邪蕴热，内干肺胃，咳呛脉数，姑以清解。

香青蒿一钱五分　广藿香一钱五分　软白薇一钱五分　粉前胡一钱五分　新会皮一钱五分　仙半夏一钱五分　真川贝一钱五分　甜杏仁三钱（带皮）　方通草四分

加荷梗尺许，钩藤三钱（后入）。

一一、痛经下痢

张右　月事不调，临行腹痛，腰酸带下，近兼下痢，游游不爽，姑以和中分利为法。

香连丸六分　子芩炭一钱五分　焦白芍三钱　制香附三钱焦山楂三钱　带皮苓①三钱　范志曲②三钱　制朴花一钱　台乌药三钱

加北艾炭六分，焙荷蒂③五枚。

---

　①　带皮苓：即将茯苓切碎，取有带皮壳的赤茯苓，功效主治与茯苓皮相同。

　②　范志曲：出自《卫生鸿宝》卷一。由香附二两、槟榔二两、乌药二两、白芷二两、茯苓二两等药物制配，用于感冒发热，头眩，咳嗽的药品。

　③　荷蒂：为睡莲科植物莲的荷叶中央近梗处剪下的叶片。

一二、腹胀便溏

陈左　腹满作胀渐松，惟便溏溺赤，再以和脾理气为法。

炒於术一钱五分　扁豆皮炒三钱　茯苓皮四钱　新会皮一钱五分　大腹皮三钱　焦蒌皮三钱　制香附三钱　焦白芍三钱炒车前三钱

加砂仁壳四分，焙荷蒂三枚。

腹满颇松，脘胀亦减，脉来沉细，再以和脾化湿为法。

焦於术一钱五分　云茯苓四钱　扁豆皮（炒）三钱　新会皮一钱五分　焦枳壳一钱五分　制香附三钱　粉猪苓二钱　炒泽泻三钱　炒车前三钱

加白蔻仁（后入）四分，广木香四分。

一三、肠风①便溏

杨左　肠风便溏并减，眩晕头痛渐定，按脉沉弦，再以柔肝息风为法。

炒於术一钱五分　香附炭三钱　焦白芍三钱　焦地榆三钱炒槐米三钱　焦赤曲三钱　椿根皮三钱　地菊炭二钱　辰茯神三钱

加荷边二角，侧柏炭三钱。

---

① 肠风：为便血的一种，指因外感得之，血清而色鲜，多在粪前，自大肠气分而来的便血。

一四、腹痛腹泻

杨右　脘满纳呆，腹痛泄泻，久而不已，姑以疏和为法。

炒於术一钱五分　云茯苓三钱　扁豆皮三钱　新会皮一钱五分　制香附三钱　焦赤曲三钱　御米壳三钱　诃子皮二钱　炮姜炭四分

加煨木香（后入）四分，石莲肉四钱。

一五、肿胀气逆

顾左　肿胀颇退，气逆渐平，按脉沉细，姑以疏降。

炙桑皮三钱　茯苓皮三钱　新会皮一钱五分　大腹皮三钱　香橼皮二钱　焦枳壳一钱五分　杜苏子①三钱　甜葶苈三钱　冬瓜子三钱

加砂仁壳四分，官桂六分。

腹满脘胀、结痞皆松，里热溺黄。湿邪阻气，再以疏和。

焦冬术一钱五分　茯苓皮三钱　新会皮一钱五分　制香附三钱　煨益智二钱　淡吴萸四分　川石斛三钱　东白芍三钱　炙甘草三分

加淡竹叶一钱五分，七香饼②二钱。

---

① 杜苏子：即紫苏子。
② 七香饼：出自《临证指南医案》。药物组成：香附、丁香皮、甘松、益智仁、砂仁、蓬术、广皮。功效：醒脾化湿。

一六、脘胀腹痞

蒋右　脘胀已松，胞脬①渐收，按脉沉数。肝脾未协，再拟疏和。

生於术一钱五分　云茯苓三钱　炙甘草三分　炒柴胡四分　炒当归三钱　焦白芍三钱　制香附三钱　香橼皮二钱　新会皮一钱五分

加白蔻仁四分（后入），乌贼骨四钱。

胞脬已收，脘胀亦松，少腹结痞，再和肝脾。

炒於术一钱五分　辰茯神三钱　炙甘草三分　炒柴胡六分　炒当归三钱　焦白芍三钱　制香附三钱，打　广木香四分　台乌药三钱

加玫瑰花三朵，鲜佛手一钱五分。

一七、咳逆吐红

沙左　失音、吐红、胁痛皆止，咳呛气逆减而未除，再以和胃理肺为治。

北沙参米（炒）三钱　川石斛三钱　云茯苓三钱　新会皮一钱五分　法半夏一钱五分　甜杏仁（打）三钱　真川贝一钱五分　杜苏子三钱　海浮石四钱

加银杏肉，炒竹茹。

吐红、胁痛并愈，气逆、失音亦清，咳呛痰黏，再以清降。

北沙参米（炒）三钱　炙桑皮三钱　云茯苓四钱　新会皮

---

① 胞脬：即膀胱。

一钱五分　甜杏仁三钱　真川贝一钱五分　冬瓜子三钱　肥知
母三钱　广郁金一钱

加凤凰衣一钱，银杏肉（打）三钱。

一八、咳逆吐红

陈左　咳呛气逆、吐红屡发，里热形瘦，按脉沉数。此由
肝肺络伤，络血上溢所致，姑以和中理气为法。

旋覆花（包）一钱五分　煅代赭四钱　杜苏子三钱　白杏
仁三钱　真川贝一钱五分　茜草根（炒）三钱　淮膝炭三钱
川郁金一钱　辰茯神三钱

加藕节炭四钱，银杏肉三钱。

吐红得止，咳逆渐平，里热形瘦，按脉沉数。虚火燥金，
肺失清肃，再以和中保肺为法。

北沙参三钱　炙桑皮三钱　云茯苓四钱　新会皮一钱五分
仙半夏一钱五分　甜杏仁三钱

真川贝一钱五分　款冬花一钱五分　冬瓜子三钱

加银杏肉三钱，凤凰衣八分。

一九、腹满便溏

鲍左　腹满结痞，形瘦肉削，里热骨蒸，便溏溺少。证属
沉疴，难以调复。

生於术一钱五分　茯苓皮四钱　扁豆皮（炒）三钱　新会
皮一钱五分　法半夏一钱五分　制香附三钱　焦白芍三钱　全
瓜蒌三钱　大腹皮三钱

加煨木香（后入）四分，官桂四分。

劳倦伤气，脘满纳呆，腹痛下痢，姑以疏和。

炒於术一钱五分　白茯苓三钱　新会皮一钱五分　制香附三钱　霞天曲①（炒）一钱五分　焦枳壳一钱五分　大腹皮三钱　广藿香一钱五分　香青蒿一钱五分

加煨木香（后入），四分，砂仁壳四分。

二〇、寒热脘痞

杨左　寒热往来，时甚时轻，久而不已，兼之梅核咯吐咽不舒，结痞攻痛，脘胀脉弦，姑以和中祛邪为法。

川桂枝四分　东白芍三钱　炙甘草三钱　新会皮一钱五分　制半夏一钱五分　白杏仁三钱　真川贝一钱五分　辰茯神四钱　川郁金一钱

加砂仁壳四分，七香饼二钱。

前拟和中理肺之法，服之诸恙向安，按脉沉细，再拟和脾调中为法。

嫩西芪三钱　防风根一钱五分（同炒）　炒於术一钱五分　辰茯神四钱　新会皮一钱五分　法半夏一钱五分　炒枳壳一钱五分　焦白芍三钱　炙甘草三钱

加砂仁壳四分，淮小麦三钱。

二一、咳呛吐红

俞左　气屏络伤，咳呛痰沫，时欲气急，吐红屡发，胃纳呆钝，里热溺赤，按脉沉细，姑以和中降气为治。

---

①　霞天曲：用黄牛肉煎汁炼膏，和半夏末为曲，名霞天曲。

南沙参三钱　旋覆花（包）一钱五分　煅代赭石四钱　杜苏子三钱　新绛屑六分　怀膝炭二钱　茜草根（炒）三钱　真川贝一钱五分　白杏仁三钱

加银杏肉三钱，藕节炭四钱。

咳呛气逆、胁痛均减，失血现止，再以疏降。

炒潞党①二钱　杜苏子三钱　肥石蚕②一钱五分　新会皮一钱五分　白杏仁三钱　真川贝一钱五分　款冬花一钱五分　云茯苓四钱　冬瓜子三钱

加广木香六分，银杏肉三钱。

寒热脘满、头疼眩晕较前均减，神疲肢软。湿邪未楚，再以疏和。

炒潞党一钱五分　带叶苏梗一钱五分　粉前胡一钱五分　新会皮一钱五分　法半夏一钱五分　焦枳壳一钱五分　制小朴八分　大腹皮三钱　朱滑石四钱

加砂仁壳四分，荷叶一角。

二二、咳逆吐红

庄右　咳呛气逆，月事先期，甚则逆行，呕恶吐红，按脉弦数。此由肝阳上逆，肺失下降所致，姑以疏中降气为法。

杜苏子三钱　炙桑皮三钱　地骨皮三钱　肥知母三钱　白杏仁三钱　真川贝一钱五分　茜草根（炒）三钱　怀膝炭三钱白石英（煅）三钱

加凤凰衣一钱，藕节炭四钱。

吐红得止，咳呛气逆、呕恶均减，中脘隐痛时甚时轻，按

---

① 潞党：指产于山西潞城的党参。

② 石蚕：指石蚕科昆虫石蛾或其近缘昆虫的幼虫。

脉沉弦。先宜疏肝和胃、理肺降气为治。

沉香片四分　金铃子三钱　元胡索二钱　制香附三钱　新会皮一钱五分　制半夏一钱五分　焦枳壳一钱五分　白杏仁四钱　真川贝一钱五分

加川郁金一钱，玫瑰花三朵。

咳呛气逆、吐红复发，按脉沉数。木火刑金，金肺失清肃，再以和中理肺为法。

南沙参三钱　桑白皮二钱　白杏仁三钱　真川贝一钱五分海浮石三钱　肥知母三钱　生蛤壳四钱　生米仁四钱　粉甘草三分

加活芦根一两，参三七六分。

二三、咳喘痰黏

徐左　咳呛喘逆较前稍愈，痰黏不爽，按脉沉细，手振肢软。再以和中理肺为法。

炒潞党一钱五分　生於术一钱五分　云茯苓四钱　新会皮一钱五分　法半夏一钱五分　杜苏子三钱　白杏仁三钱　真川贝一钱五分　冬瓜子三钱

加银杏肉三钱，凤凰衣八分。

寒热得止，脘满亦松，肩髃酸痛，渐能伸屈，惟咳呛痰黏。再以和中理肺为法。

南沙参三钱　杜苏子三钱　粉前胡一钱五分　新会皮一钱五分　白杏仁三钱　真川贝一钱五分　白茯苓四钱　款冬花一钱五分　川郁金一钱

加丝瓜络三寸，银杏肉三钱。

诸恙渐安，惟咳呛未除，按脉沉细，再以和中理肺。

北沙参三钱　桑白皮二钱　云茯苓三钱　新会皮一钱五分　甜杏仁三钱　真川贝一钱五分　川郁金一钱五分　嫩钩藤三钱方通草三分

加丝瓜络三寸，嫩桑梗四钱（酒炒）。

诸恙均安，惟咳呛气机未舒，按脉沉数，再以和中降气为治。

炒潞党一钱五分　杜苏子三钱　云茯苓三钱　新会皮一钱五分　甜杏仁三钱　真川贝一钱五分　海浮石三钱　款冬花一钱五分　粉前胡二钱

加钩藤（后入）三钱，白果肉三钱。

二四、咳呛下痢

朱左　病久原虚，咳呛痰沫，近兼腹痛，下痢色红，里急不爽，里热纳呆，姑以和中保肺为法。

北沙参三钱（米炒）　生於术一钱五分　云茯苓四钱　新会皮一钱五分　制香附三钱　子芩炭一钱五分　焦白芍三钱　炒车前三钱　炙甘草三分

加煨木香（后入）四分，银杏肉三钱。

阴疟①以来腹膨作痛，下痢不爽，疟母攻动，姑以和中理气为法。

炒於术一钱五分　淡吴萸四分　煨益智二钱　新会皮一钱五分　制半夏一钱五分　制香附三钱　焦枳壳一钱五分　广木香四分　大腹皮三钱

加南楂炭三钱，白蔻仁四分（后入）。

---

①　阴疟：指三阴疟。《类证治裁》：疟阴伏于募原，浅者客三阳经，深者入三阴经……伏邪深入三阴，故应阴疟也。

二五、脘胀结痞

吴右　左边结痞，时欲攻动痛，胸脘膜胀，胃纳呆钝，泛恶频频，按脉弦数，肝脾不和所致，姑以疏中理气为法。

焦冬术一钱五分　淡吴萸四分　煨益智一钱五分　制香附三钱　新会皮一钱五分　制半夏一钱五分　广木香四分　乌拉草①八分　川郁金一钱

加七香饼二钱，炒竹茹二钱。

脘胀、结痞皆松，里热形黄，脉数，月事不转，治宜兼顾。

川楝肉三钱　元胡索一钱五分　制香附三钱　炒当归三钱焦白芍三钱　白川芎一钱五分　南楂炭三钱　广木香四分　新会皮一钱五分

加砂仁壳四分，鲜佛手一钱五分。

二六、咳呛痰沫

杨右　咳呛经久，呕恶痰沫，月事不转，迄今五月，姑以和中理肺为治。

南沙参三钱　炙桑皮三钱　云茯神四钱　新会皮一钱五分白杏仁三钱　真川贝一钱五分　炒枳壳一钱五分　方通草四分粉前胡一钱五分

加炒竹茹一钱五分，鲜佛手一钱五分。

脉数经停，呕恶咳呛、心悸均减，再以和中理肺为治。

———————

① 乌拉草：又称靰鞡草，莎草科植物，主要生长于中国东北长白山脉以及外关兴安岭以南。

剑匕沙参三钱，米炒　川石斛三钱　白茯神辰炒①（拌）
三钱　新会皮一钱五分　炙远志一钱五分　柏子仁三钱　光杏
仁三钱　炒白术一钱五分　炒子芩一钱五分

加淡竹叶一钱五分，辰灯心五扎。

二七、咳逆喑哑

丁左　咳呛气逆，喑哑胁痛，左胁结瘕，按脉沉弦。此由
劳倦伤气，肺气上逆所致，姑以和中降气为法。

嫩西芪（炒）二钱　防风梗一钱五分（同炒）　生白术一
钱五分　云茯苓四钱　新会皮一钱五分　甜杏仁三钱　川贝母
一钱五分　冬瓜子三钱　款冬花一钱五分

加凤凰衣一钱，净蝉衣一钱五分。

咳逆、胁痛、音哑并愈，盗汗亦止，惟脘胀未舒，纳呆脉
弦，再以和中健胃为法。

炒於术一钱五分　云茯苓四钱　新会皮一钱五分　仙半夏
一钱五分　白杏仁三钱　川贝母一钱五分　炒枳壳一钱五分
全瓜蒌四钱　炒谷芽四钱

加砂仁壳四分，玫瑰花三朵。

二八、肾不纳气

宋左　咳呛喘逆，嗳气纳呆。此由中气内亏，肺气失降，
肾气上浮所致，姑以和中纳气为法。

炒潞党一钱五分　真坎脐②（酒洗）一钱　菟丝饼三钱

---

① 辰炒：指用辰砂拌炒。
② 坎脐：即脐带，又名坎气、坎炁。

沙苑子三钱　怀牛膝（炒）三钱　白茯苓四钱　新会皮一钱五分　冬瓜子三钱　真川贝一钱五分

加带皮杏仁三钱，凤凰衣一钱。

咳呛喘逆、嗳气均减，按脉沉细，形瘦畏寒。中气尚亏，脾不输津，摄纳无权所致，再以培中摄纳。

炒潞党二钱　真坎炁（酒洗）一钱　白石英（煅）三钱　沙苑子三钱　菟丝饼三钱　怀牛膝（炒）三钱　云茯苓四钱　新会皮一钱五分　真川贝一钱五分

加凤凰衣一钱，银杏肉三钱。

二九、咳逆胁痛

杨左　咳呛气逆、胁痛均减，泛恶亦止，按脉沉数，再以清金制木为法。

北沙参，米炒三钱　川石斛三钱　云茯苓四钱　新会皮一钱五分　法半夏一钱五分　白杏仁三钱　川贝母一钱五分　海浮石四钱　粉甘草三分

加凤凰衣一钱，炒竹茹一钱五分。

三〇、疟母攻痛

杨左　疟母攻痛，脘腹胀满愈发愈甚，按脉沉弦。当从肝脾疏和，否则恐成单腹①，慎之。

焦冬术一钱五分　焦枳实一钱五分　法半夏一钱五分　新会皮一钱五分　炒小朴②一钱　花槟榔一钱五分　广木香四分

---

①　单腹：即单腹胀，四肢不肿而腹大如鼓的病症，即鼓胀。
②　小朴：即厚朴。

香橼皮二钱　大腹皮三钱

　　加白蔻仁后入，四分，官桂四分。

三一、咳逆吐红

　　张左　咳呛气逆，吐红复发，按脉沉弦。此由肝阳上逆，肺失下降所致，姑以和中降气为法。

　　杜苏子三钱　紫降香五分　茜草根三钱（炒）　怀膝炭三钱　白杏仁三钱　川贝母一钱五分　川郁金一钱　辰茯神四钱墨旱莲三钱

　　加藕节炭四钱，参三七六分。

　　咳呛气逆、吐红复发，按脉沉细。此由肝阳上逆，肺失清肃，姑以降气化瘀为治。

　　南沙参三钱　杜苏子三钱　茜草根三钱　怀膝炭三钱　川郁金一钱　白杏仁三钱　真川贝一钱五分　辰茯神三钱　生白芍三钱

　　加辰灯心五扎，参三七四分。

　　四肢酸痛，逢骱①尤甚，已经三月有余，姑以渗湿通络为法。

　　补骨脂三钱，盐水炒　炒杜仲三钱　炒川断二钱　怀牛膝（炒）二钱　秦艽肉一钱五分　宣木瓜二钱　鸟不宿②三钱　原红花六分　全当归三钱

　　加络石藤三钱，梧桐梗四钱（湿炒）。

　　症情颇逸，咳呛喘逆较前颇减，按脉沉细，再以和中理肺、降气化痰为法。

---

　　①　骱（jiè）：指骨节与骨节衔接的地方。

　　②　鸟不宿：为五加科植物刺楸或楤木的茎枝。

炒潞党一钱五分　杜苏子三钱　新会皮一钱五分　白杏仁三钱　真川贝一钱五分　白茯苓四钱　冬瓜子三钱　款冬花一钱五分　白石英（煅）三钱

加凤凰衣一钱，银杏肉三钱。

三二、咳喘腹痛

陈左　气喘得平，少腹隐痛较前颇痊，按脉沉弦，再以疏肝通气为治。

川楝子三钱　元胡索一钱五分　淡吴萸四分　广木香四分　制香附三钱　新会皮一钱五分　沉香片四分　川郁金一钱　制朴花八分

加白蔻仁（后入）四分，鲜佛手一钱五分。

诸恙均安，惟咳呛、少腹隐痛减而未已，按脉沉数，再以和中理肺为法。

北沙参三钱（米炒）　川石斛三钱　云茯苓三钱　新会皮一钱五分　仙半夏一钱五分　甜杏仁三钱　真川贝一钱五分　川郁金一钱　广木香四分

加玫瑰花三朵，八月札一钱五分。

三三、咳呛痰黏

祖左　环跳疽①溃久不敛，又兼咳呛痰黏，气机不舒，按脉涩数。此由真阴内亏，虚火燥金所致，姑以和中理肺、养营通络为法。

---

① 环跳疽：指发生在髋关节的急性化脓性疾病。

炒潞党一钱五分　杜苏子三钱　新会皮一钱五分　甜杏仁三钱　真川贝一钱五分　云茯苓三钱　款冬花一钱五分　冬瓜子三钱　秦艽肉一钱五分

　　加丝瓜络三寸，凤凰衣八分。

　　咳呛气逆较前渐减，里热溺赤，按脉沉数。此由中气内亏，浊痰阻气，肺气上逆所致，再以和中降气为治。

　　炒潞党三钱　旋覆花（包）一钱五分　煅代赭三钱　杜苏子三钱　新会皮一钱五分　云茯苓三钱　怀牛膝三钱　真川贝一钱五分　甜杏仁三钱

　　加沉香屑四分，银杏肉三钱。

　　症情渐逸，咳逆亦平，里热胃呆，按脉沉数。此由中虚脾不输运，肺失清肃所致，再以和胃理肺为法。

　　北沙参三钱（米炒）　川石斛三钱　云茯苓三钱　新会皮一钱五分　仙半夏一钱五分　甜杏仁三钱　真川贝一钱五分　炒谷芽三钱　火麻仁四钱（打）

　　加鲜佛手一钱五分，川郁金一钱。

三四、咳逆便泄

　　沈右　咳呛痰沫、气逆呕恶、腹痛便泄较前均减，里热形瘦，月事不转，按脉沉数，姑以和卫理肺为法。

　　真西芪①三钱　防风梗一钱五分　炒白术一钱五分　扁豆皮三钱　新会皮一钱五分　甜杏仁三钱　真川贝一钱五分　款冬花一钱五分　云茯苓三钱

　　加银杏肉三钱，淮小麦三钱。

---

　　①　芪：原作"莲"，根据文义改。

腹痛泄泻、呕恶皆止，咳呛痰黏，里热盗汗，月事不转，再以和中保肺为法。

真西芪三钱　防风梗一钱五分（同炒）　炒白术一钱五分　云茯苓三钱　新会皮一钱五分　仙半夏一钱五分　甜杏仁三钱　真川贝一钱五分　款冬花一钱五分

加银杏肉三钱，鲜佛手一钱五分。

三五、脘胀便溏

查左　阴疟以来，脘胀腹膨，便溏溺赤，咳呛气急，右手酸痛，举动不舒，姑以疏中通络为法。

嫩西芪三钱　防风梗一钱五分　炒白术一钱五分　云茯苓四钱　新会皮一钱五分　仙半夏一钱五分　焦白芍三钱　制香附三钱　扁豆皮（炒）三钱

加煨木香（后入）四分，砂仁壳四分。

脘胀腹膨、结痞皆松，咳呛气逆、盗汗亦减，便溏脉弦，再以和卫调中为法。

西绵芪三钱　防风梗一钱五分（同炒）　生於术一钱五分　云茯苓四钱　新会皮一钱五分　法半夏一钱五分　炒枳壳一钱五分　沉香屑四分　广木香四分

加丝瓜络三寸，淮麦三钱。

三六、气喘痰黏

吴左　气喘有年，愈发愈密，痰黏不爽，按脉沉数。此由中虚挟湿，浊痰阻气，肺气失宣所致，姑以和降。

炒潞党一钱五分　旋覆花，包一钱五分　煅代赭四钱　杜

苏子三钱　新会皮一钱五分　法半夏一钱五分　光杏仁三钱
川贝母一钱五分　云茯苓四钱

加沉香片四分，银杏肉三钱。

三七、阴疟脘胀

吴左　阴疟以来，疟母攻痛，脘胀胁痛，咳呛痰黏，按脉
沉细。此由肝脾不和，虚火燥金所致，姑以和中理肺为法。

北沙参三钱（米炒）　川石斛三钱　云茯苓四钱　杜苏子
三钱　白杏仁三钱　真川贝一钱五分　新会皮一钱五分　沉香
屑四分　全瓜蒌三钱

加砂仁壳四分，炒竹茹一钱五分。

阴疟截早，脘胀结痞，里热纳呆，形黄溲赤，按脉沉数。
此由湿郁阻气，分清失司，姑以和中渗湿为法。

川石斛三钱　带皮苓三钱　粉猪苓三钱　炒泽泻三钱　新
会皮一钱五分　法半夏一钱五分　焦枳壳一钱五分　大腹皮三
钱　广木香四分

加砂仁壳四分，荷叶一角。

腹膨作胀，结痞攻痛，里热形瘦，便溏带红，按脉沉弦，
姑以和中调营为法。

炒於术一钱五分　香附炭三钱　黑地榆三钱　炒槐米三钱
焦赤曲三钱　制半夏一钱五分　新会皮　椿根皮　卷柏炭

加煨木香（后入）四分，红枣三枚。

三八、阴疟腹膨

何左　阴疟发病，腹膨作胀，气攻欲痛，溺赤形黄，湿郁

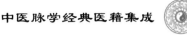

阻气，渐成疟臌①，姑以疏和。

焦冬术一钱五分　淡吴萸四分　煨益智一钱五分　制半夏一钱五分　新会皮一钱五分　焦枳壳一钱五分　香橼皮二钱　大腹皮三钱　茯苓皮四钱

加沉香片四分，水姜皮二片。

脘胀腹膨、攻痛皆松，形黄渐退，按脉沉细。虚中挟湿，湿郁阻气，脾不输运，再以和中抑木为法。

炒於术一钱五分　茯苓皮（炒）三钱　扁豆皮（炒）三钱　新会皮一钱五分　香橼皮二钱　焦蒌皮三钱　炒枳壳一钱五分　淡吴萸四分　煨益智一钱五分

加白蔻仁四分，官桂四分。

三九、寒热往来

蒋左　寒热类疟，头疼脘闷，周身酸痛，姑以和解。

广藿一钱五分　青蒿一钱五分　兰草一钱五分　新会皮一钱五分　法半夏一钱五分　炒枳壳一钱五分　炒小朴一钱　带皮苓四钱　朱滑石四钱

加青木香五分，白蔻仁四分。

类疟头疼、骨楚并愈，脘满纳呆，再以和胃疏中为法。

川石斛三钱　白茯苓三钱　新会皮一钱五分　法半夏一钱五分　炒枳壳一钱五分　焦蒌皮三钱　沉香片四分　川郁金一钱　方通草四分

加鲜佛手一钱五分，荷梗尺许。

---

① 疟臌：即疟母成臌，多因疟邪未净，截之太早，误服甘肥滋补，留邪入络，腹胀如鼓，按之左边尤坚。

四〇、疟母肿胀

柳左　疟后失调，腹膨足肿，囊胀形黄，疟母攻动。姑以和脾渗湿、疏肝理气为法。

炒冬术一钱五分　淡吴萸四分　煨益智一钱五分　制香附三钱　新会皮一钱五分　制半夏一钱五分　制朴花一钱　炒枳壳一钱五分　广木香四分

加白蔻仁四分，官桂六分。

足肿囊胀稍瘳，惟疟母仍然攻动，脘腹膨胀，气机不舒，按脉沉濡，再以和中理气为法。

焦白术一钱五分　新会皮一钱五分　瓜蒌皮二钱　香橼皮二钱　枸橘李一钱五分　制香附三钱　焦枳壳一钱五分　冬瓜皮二钱　川郁金一钱

加阳春砂①四分，路路通三枚。

四一、疟后腹膨

戴左　疟后腹膨，按之如鼓，胀满纳呆，按脉沉弦，姑以和脾疏肝为治。

焦冬术一钱五分　淡吴萸四分　煨益智一钱五分　大腹皮三钱　制香附四钱　新会皮一钱五分　制半夏一钱五分　焦瓜蒌三钱　焦枳壳一钱五分　茯苓皮一钱五分　香橼皮二钱　制朴花八分

加白蔻仁（后入）四分，官桂四分。

---

①　阳春砂：砂仁。

腹满作胀，渐次下行，便结未通，溲溺短少，按脉沉数，湿郁阻气，气化不宣，再以疏中通腑为法。

生於术一钱五分　茯苓皮四钱　新会皮一钱五分　香橼皮二钱　焦萎皮三钱　大腹皮三钱　火麻仁三钱　郁李仁三钱　白杏仁三钱

加沉香屑四分，广木香四分。

四二、脘满纳呆

任左　脱力伤气，气虚挟湿，以致脘满纳呆，神疲肢软，溺黄脉数，姑以疏中渗湿为法。

川石斛三钱　带皮苓二钱　粉猪苓二钱　炒泽泻三钱　新会皮一钱五分　法半夏一钱五分　炒米仁四钱　焦枳壳一钱五分　朱滑石四钱

加砂仁壳四分，荷梗尺许。

脘胀已松，胃纳渐醒，按脉沉细，再以疏和。

川石斛三钱　辰茯神三钱　新会皮一钱五分　法半夏一钱　焦枳壳一钱五分　大腹皮三钱　香橼皮　广木香　沉香屑

加白蔻仁四分，玫瑰花三朵。

四三、淋浊经久

金左　淋浊①经久，溲溺不爽，按脉沉数。湿邪阻气，分清失司，姑以和中分利为法。

川石斛三钱　带皮苓三钱　粉猪苓三钱　炒泽泻三钱　新

① 淋浊：见于《赤水玄珠·白浊门》，指小便滴沥涩痛，尿出混浊的病证。

会皮一钱五分　川萆薢三钱　炒米仁三钱　方通草五分　甘草梢五分

加淡竹叶一钱五分，辰灯心五扎。

淋浊较前颇瘥，溲溺屏痛①亦松，按脉沉数。湿郁阻气，分清失职，再以和降渗湿为法。

细生地四钱　炒丹皮一钱五分　炒泽泻三钱　川萆薢三钱　益智仁三钱　怀山药三钱　赤茯苓三钱　川石斛三钱　朱滑石三钱

加石韦二钱，甘草梢五分。

四四、赤淋日久

沈右　赤淋滴点，不爽而痛，已经三月余，月事从此不转，按脉沉数。此由湿热伤阴，分清失司所致，姑以和阴清热为治。

细生地四钱　小蓟炭三钱　蒲黄炭三钱（包）　黑山栀一钱五分　炒丹皮一钱五分　梗通草六分　朱滑石四钱　参三七六分　甘草梢五分

加藕节炭四钱，血余炭（包）三钱。

赤淋屏痛较前已松，按脉沉细，再以和营清泄为法。

原地炭四钱　黑归身三钱　焦白芍三钱　白川芎一钱　炒阿胶一钱五分　北艾炭一钱　小蓟炭三钱　蒲黄炭三钱　甘草梢五分

加藕节炭四钱，血余炭（包）三钱。

---

① 屏痛：隐痛之意。

四五、脘胀结痞

高左　劳伤肝脾，脘胀结痞，形瘦里热，纳呆脉弦，姑以和中理气为法。

焦冬术一钱五分　淡吴萸四分　煨木香一钱五分　新会皮一钱五分　制半夏一钱五分　焦枳壳一钱五分　大腹皮三钱　川石斛三钱　白茯苓三钱

加茅花（包）一钱五分，参三七四分。

四六、咳逆痰沫

高左　咳呛气逆，痰沫不爽，形寒微热，已经有年，姑以疏降涤痰为法。

炒潞党一钱五分　旋覆花（包）一钱五分　煅代赭四钱　杜苏子三钱　粉前胡一钱五分　新会皮一钱五分　白杏仁三钱　真川贝一钱五分　云茯苓四钱

加沉香屑四分，凤凰衣一钱。

四七、脘满气虚

梁左　劳倦伤气，气虚挟湿，湿邪阻遏中焦，脾不输运以致脘满膜胀，能纳不运，姑以和中理气为法。

西绵芪三钱　防风梗一钱五分（同炒）　炒白术一钱五分　云茯苓四钱　新会皮一钱五分　霞天曲（炒）一钱五分　炒枳壳一钱五分　益智仁一钱五分　大腹皮三钱

加砂仁末四分（后入），淮麦三钱。

四八、中搭手^①

梁左　中搭手溃久不敛，脓水源源不已，骨节酸楚，姑以和营通络为法。

川石斛三钱　土贝母三钱　秦艽肉一钱五分　宣木瓜三钱连翘壳三钱　云茯苓四钱　新会皮一钱五分　法半夏一钱五分白杏仁三钱

加银杏肉三钱，野郁金一钱。

中搭手根盘肿痛颇退，脓水已爽，咳呛气急较前亦减，历节酸楚，再以柔养通络为法。

北沙参三钱　川石斛三钱　白茯苓三钱　新会皮一钱五分法半夏一钱五分　光杏仁三钱　炒秦艽一钱五分　全当归三钱粉　甘草三分

加丝瓜络三寸，白果肉三钱。

四九、身热谵语

吴左　身热一候^②，咳呛喘逆，痰黏胸膈，胁肋络痛，按脉沉数，寤不安寐，寐则谵语，便结溺赤。姑以和中理肺、降气化痰为法。

淡豆豉三钱　焦山栀一钱五分　鲜金斛四钱　白杏仁三钱（打）　真川贝一钱五分　新会皮一钱五分　杜苏子三钱　冬瓜子三钱　辰茯神四钱

---

① 中搭手：出自《外科证治准绳》卷四，指背中部膏肓穴部位之痈疽。又名龙疽、青龙疽。

② 一候：五天。《素问·六节脏象论》："五日谓之候。"

加嫩钩藤四钱（后入），淡竹叶钱半。

壮热得解，神识渐清，咳呛气逆、胁痛均减，按脉沉数，谵语得除。再以和胃清热、理肺祛痰为法。

鲜金斛四钱　天花粉三钱　黑山栀钱半　白杏仁三钱（打）真川贝钱半　连翘心三钱　元参心三钱　辰茯神四钱　朱滑石四钱

加淡竹叶二钱，辰灯心五扎。

五〇、流注①溃脓

查左　流注旋溃旋起，脓水甚多，伸屈不舒，难以举动，按脉沉数。此由湿热留络，络气痹阻，姑以养正通络为法。

炒潞党三钱　炒冬术钱半　云茯苓四钱　新会皮钱半　全当归三钱（酒炒）　秦艽肉钱半（酒炒）　连翘壳三钱　炒丹皮钱半　甘草节四分

加酒炒桑梗四钱，丝瓜络三寸。

流注肿痛渐退，举动伸屈稍愈，按脉沉细而数。营虚湿滞，络脉失宣，姑以和营通络为法。

生於术钱半　云茯苓四钱　全当归三钱　秦艽肉钱半（炒）宣木瓜二钱　五加皮四钱　海桐皮三钱　桑寄生三钱　粉甘草四分

加丝瓜络三寸，嫩桑梗四钱（酒炒）。

据述流注肿痛虽退，脓水亦少，良由疮久原虚，营阴暗耗，络脉失养所致，再以养正通络为法。

炒潞党钱半　炒於术钱半　云茯苓三钱　全当归三钱　东

---

①　流注：是以发生在肌肉深部的转移性、多发性脓肿为表现的全身感染性疾病。

白芍三钱　秦艽肉钱半　宣木瓜二钱　炒泽泻三钱　益元散四钱（包）

加丝瓜络三寸，野郁金钱半。

五一、伏饮①呕逆

俞左　中气困顿，脾不输运，水谷之湿蓄而为饮，饮者阴也，水与气也，姑以仲景法，辛以通之。

生於术钱半　茯苓皮四钱　川桂枝四钱　淡干姜四分　新会皮钱半　制半夏钱半　淡吴萸四分　荜澄茄八分　煨益智钱半

加七香饼钱半，荜茇八分。

伏饮渐消，呕逆得止，左胁隐痛，舌苔滑白。湿邪留恋，脾不运行，再以和脾渗湿为治。

生於术钱半　茯苓皮四钱　制半夏钱半　新会皮钱半　制小朴八分　焦枳壳钱半　淡吴萸四分　益智仁钱半（煨）　香橼皮二钱

加白蔻仁四分（后入），佛手钱半。

五二、淋浊

沛左　前拟和中分利之法，服后便泄如水，积垢积湿得以下趋，此佳兆也。惟淋浊未已，按脉濡细，再以和胃调中为法。

生於术钱半　茯苓皮四钱　扁豆皮三钱（炒）　新会皮钱

---

①　伏饮：出自《金匮要略》。饮邪久伏体内，遇风寒等外邪相引而发病，以恶寒发热、咳嗽、喘促、痰多、目泣自出、腰背酸痛、苔腻、脉沉滑等为常见症的饮证。

半 香橼皮钱半 大腹皮三钱 炒泽泻三钱 沙蒺藜三钱 金樱子三钱

加煅牡蛎四钱，砂仁壳四分。

五三、股阴毒

沛左 股阴毒，漫肿坚硬，腹满膜胀，寒热交作，按脉沉弦。此由湿邪挟食，阻郁中焦，姑以疏化。

川羌活一钱 煨葛根钱半 川牛膝三钱 秦艽肉钱半 宣木瓜二钱 五加皮钱半 川石斛三钱 火麻仁四钱 光杏仁三钱（打）

加丝瓜络三寸，青木香一钱。

股阴毒，肿痛坚硬皆松，寒热渐除，按脉沉数，再拟疏化通络，以冀缓缓消退为幸。

金石斛三钱 天花粉三钱 黑山栀钱半 炒丹皮二钱 秦艽肉钱半 宣木瓜二钱 连翘壳三钱 朱滑石四钱 粉甘草三分

加荷叶一角，鲜佛手钱半。

五四、脐痈溃脓

倪右 脐痈溃久，脓水源源，根盘坚硬，月事不调，腰酸眩晕。此由病后失调，湿邪阻气所致，姑以和中渗湿、养营通络为治。

炒丹参三钱 全当归三钱 制香附三钱 新会皮钱半 茯苓皮四钱 冬瓜皮三钱 炒枳壳钱半 炒杜仲三钱 炒川断二钱

加丝瓜络三寸，金线重楼二钱。

脐痈通肠，时流粪水，四围肿痛，坚硬颇退，眩晕、腰酸、带下均减，再以养正通络为法。

炒潞党钱半　炒白术钱半　云茯苓四钱　炒生地四钱　炒当归三钱　焦白芍三钱　炒杜仲三钱　炒川断二钱　炙甘草三分

加乌贼骨四钱（炙），四制香附三钱（打）。

五五、腹痛带下

倪右　月事不调，腹痛腰酸，带下如注，眩晕头疼，按脉沉弦。此由肝脾失统，营虚气滞为患也，姑以疏和。

金铃子三钱　元胡索二钱　制香附三钱（打）　全当归三钱　焦白芍三钱　白川芎钱半　炒川断二钱　炒杜仲三钱　广木香四分

加金毛脊四钱（去毛），乌贼骨四钱（炙）。

腹痛腰酸、带下皆松，月水色紫，营虚气滞，再以疏和。

金铃肉三钱　元胡索二钱　制香附三钱　炒当归三钱　炒白芍三钱　白川芎钱半　炒杜仲三钱（炒）　炒川断二钱　炙甘草三分

加北艾绒（炒）六分，玫瑰花三朵。

症情渐安，按脉沉涩，营虚气滞，肝脾失统，冲任暗损，再以和中调营为法。

炒丹参三钱　炒当归三钱　炒白芍三钱　白川芎钱半　炒杜仲三钱　炒川断二钱　制香附三钱　台乌药三钱　炙甘草三分

加广木香四分，北艾炭六分。

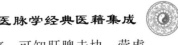

症情颇逸，惟月事衍期，腹先作痛，可知肝脾未协，营虚气痹所致，再以和中调气为治。

炒丹参三钱　炒香附（打）三钱　炒当归三钱　焦白芍三钱　炒杜仲三钱　金毛脊四钱　川楝肉三钱　元胡索二钱　炙甘草三分

加北艾炭六分，乌贼骨（炙）四钱。

月事按期而至，腹痛腰酸、带下均减，按脉沉细。肝脾失和，冲任失调，再以和营调气为法。

炒阿胶钱半　北艾炭一钱　炒当归三钱　焦白芍三钱　白川芎钱半　制香附三钱　炒杜仲三钱　炒川断二钱　炙甘草三分

加紫石英四钱（煅），月季花三朵。

月事衍期未至，腹痛腰酸并愈，惟带下减而未已，纳呆脘闷，姑以和中调营为法。

炒白术钱半　炒子芩钱半　炒香附三钱　炒杜仲三钱　炒川断二钱　金毛脊四钱　炒归身三钱　焦白芍三钱　炙甘草三分

加砂仁壳四分，炒竹茹钱半。

五六、腰疽溃脓

戴左　诸恙咸安，惟腰疽脓水未楚，背脊酸痛，再以养正通络为法。

川石斛三钱　云茯苓四钱　全当归三钱　秦艽肉钱半　连翘壳三钱　炒丹皮钱半　炒杜仲三钱　炒川断二钱　金毛脊四钱

加丝瓜络三寸，砂仁壳四分。

腰疽脓水渐少，脊膂①酸痛亦松，再以和营通络为法。

炒潞党钱半　炒冬术钱半　白茯苓四钱　新会皮钱半　甜杏仁三钱　真川贝钱半　款冬花钱半　炒川断二钱　怀牛膝（炒）二钱

加丝瓜络三寸，野郁金一钱。

五七、狐疝坠痛

周左　狐疝偏坠，屏痛皆松，按脉沉弦。此由肝木侮中，厥阴气滞所致，姑以疏肝理气为法。

金铃子三钱　淡吴萸四分　延胡索二钱　小茴香四分　广木香八分　制香附四钱（打）　制中朴八分　枸橘李钱半　炒橘核三钱

加荔枝核三枚（炒），七香饼二钱。

狐疝偏坠，屏痛得止，神疲肢软，按脉沉细，再以和中理气为法。

炒潞党二钱　云茯苓三钱　新会皮钱半　炒香附三钱　川楝肉三钱　广木香四分　焦楂炭三钱　东白芍三钱　淡吴萸四分

加荔枝核三钱，葫芦巴二钱。

五八、热后余邪未清

项左　危病初回，壮热亦消，神志已清，惟腑闭未宣。再以和胃润燥为治，勿使反复为幸。

---

①　脊膂：脊柱两旁的肌肉，又称"膂筋"。

　　鲜石斛三钱　　天花粉三钱　　连翘心三钱　　辰茯神四钱　　白杏仁三钱　　真川贝钱半　　生谷芽四钱　　火麻仁（打）三钱　　郁李仁三钱（打）

　　加荷梗尺许，爆竹叶一钱。

　　症情渐逸，按脉沉数，湿郁化热，阴液当亏，再以和胃清热为法。

　　金石斛三钱　　辰茯神三钱　　天花粉三钱　　连翘心三钱　　元参心三钱　　炒丹皮钱半　　青蒿梗钱半　　地骨皮三钱　　朱滑石四钱

　　加辰灯心五扎，竹叶两张。

　　眩晕头疼，心悸胆怯，里热鼻塞，姑以清泄。

　　霜桑叶钱半　　粉前胡钱半　　软白薇钱半　　新会皮钱半　　光杏仁三钱　　真川贝钱半　　辰茯神四钱　　川石斛三钱　　广郁金一钱

　　加鲜佛手八分，荷梗尺许。

　　眩晕、头痛、心悸均减，按脉沉数，再以清热渗湿为法。

　　川石斛三钱　　茯苓皮四钱　　扁豆皮（炒）三钱　　新会皮钱半　　炒泽泻三钱　　炒米仁四钱　　淡防己钱半　　朱滑石四钱　　生谷芽四钱

　　加砂仁壳四分，佛手一钱。

五九、历节^①酸痛

郭左　历节酸痛，四肢尤甚，兼发紫云风^②，姑以息风通络为治。

川桂枝四分　海桐皮三钱　香独活钱半　桑寄生三钱　秦艽肉钱半　酒归身三钱　五加^③皮钱半　炒杜仲三钱　炒川断三钱

加桑梗（炒）四钱，络石藤三钱。

六○、哮喘咳呛

王右　哮喘得平，咳呛亦减，按脉沉数，再以和中降气为法。

炒潞党钱半　杜苏子三钱　粉前胡钱半　新会皮钱半　光杏仁三钱　真川贝钱半　白茯苓四钱　款冬花（炙）钱半　炙甘草三分

加银杏肉三钱，炒竹茹钱半。

六一、咳逆失音

俞左　诸恙咸安，失音得清，咳呛气逆较前颇减，按脉沉

---

① 历节：又称"历节风"，见于《金匮要略·中风历节病脉证并治》，以关节红肿剧烈疼痛不能屈伸为特点。

② 紫云风：病证名。见于《解围元薮》，指身生紫赤黑斑如钱，延晕如云雾之状，非疥非癣，形似麻癜，或稍作痒。

③ 加：原作"茄"，据文义改。

细，再以扶土保金为法。

炒潞党二钱　生於术钱半　辰茯神四钱　新会皮钱半　法半夏钱半　光杏仁三钱　真川贝钱半　款冬花钱半　粉甘草三分

加白花百合三钱，玉蝴蝶五对。

症情颇逸，失音亦清，咳呛气逆，十愈七八，按脉沉细。中气尚亏，土不生金，肺失清肃，再以和脾保肺为法。

炒潞党三钱　生於术钱半　辰茯神三钱　新会皮钱半　甜杏仁三钱　真川贝三钱　款冬花钱半　冬瓜子三钱　国老草①三分

加凤凰衣一钱，广郁金一钱。

六二、腹满囊肿

钱左　腹满如鼓，囊足皆肿，里热溺少，按脉沉数。此由脱力伤气，肝脾不和，升降失司所致，姑以疏和。

焦冬术钱半　茯苓皮三钱　新会皮钱半　制香附三钱　焦白芍三钱　枸橘李钱半　广木香四分　沉香屑四分　焦枳壳钱半

加白蔻仁四分（后入），官桂四分。

腹满囊肿较前颇逸，腿痛溃脓肿痛亦松，再以疏中渗湿为法。

炒於术钱半　淡吴萸四分　煨益智二钱　制香附三钱　新会皮钱半　制半夏钱半　焦枳壳钱半　广木香四分　腹皮②三钱

加砂仁壳四分，官桂四分。

---

① 国老草：即甘草。
② 腹皮：即大腹皮。

六三、腹痛血痢

吴左　腹痛血痢，里急后重。此由肝脾络伤所致，姑以和中调营为法。

焦冬术钱半　香附炭三钱　焦赤曲三钱　黑地榆三钱　炒槐米三钱　炮姜炭四分　焦白芍三钱　制朴花一钱　炙甘草三分

加椿根皮（炒）三钱，煨木香四分（后入）。

腹痛寒痢，里急均减，按脉沉涩，再从肝脾疏和为法。

炒於术钱半　白茯苓三钱　扁豆皮（炒）三钱　新会皮钱半　制香附（打）三钱　焦赤曲三钱　炮姜炭四分　黑地榆三钱　炙甘草三分

加卷柏炭三钱，椿根皮（炒）三钱。

六四、脘胀结痞

王右　脘胀腹膨，结痞攻痛，形黄里热，面浮足肿，姑以和脾疏肝为法。

焦冬术钱半　淡吴萸四分　煨益智钱半　制香附四钱（打）新会皮钱半　制半夏钱半　炒朴花一钱　大腹皮三钱　焦枳壳钱半

加鲜佛手钱半，官桂六分。

中满结痞、浮肿皆松，里热亦淡，再以和脾渗湿为法。

炒於术钱半　茯苓皮三钱　扁豆皮二钱　新会皮钱半　香橼皮三钱　焦萎皮三钱　炒枳壳钱半　方通草三分　炒泽泻三钱

加白蔻仁四分（后入），官桂四分。

六五、病后气阴两亏

沈左　诸恙咸安，惟里热溺黄未除，纳谷亦醒，按脉沉弱。此由病后气阴两亏所致，再以养正清热为法。

北沙参三钱　金石斛三钱　辰茯神三钱　粉橘络钱半　香青蒿钱半　地骨皮三钱　炒泽泻二钱　生谷芽三钱　粉甘草四分

加炒竹茹钱半，川郁金一钱。

症情渐入佳境，按脉沉细而弦，此由中气尚亏，湿邪留恋所致，再以和脾渗湿为法。

生於术钱半　茯苓皮三钱　扁豆皮三钱　新会皮钱半　仙半夏钱半　制朴花一钱　朱滑石三钱　炒泽泻二钱　方通草四分

加砂仁壳四分，拣红枣五枚。

六六、行痹①冲疝②

钱左　右足行痹时发，又兼冲疝，按脉沉弦，姑以疏化通络为法。

川楝肉三钱　舶茴香五分　淡吴萸四分　制香附四钱（打）炒橘核三钱　焦楂核三钱　炒杜仲三钱　怀牛膝二钱（盐水炒）全当归三钱

---

① 行痹：出自《素问·痹证》，又称风痹，以疼痛游走不定为特征。
② 冲疝：疝证的一种。《素问·骨空论》："督脉者起于少腹以下骨中央……此生病，从少腹上冲心而痛，不得前后，为冲疝。"

加广木香八分，荔枝核三钱（炒）。

腹满颇退，坚硬亦消，肝脾未协，再以疏和。

炒於术钱半　香橼皮二钱　新会皮钱半　焦萎皮三钱　冬瓜皮三钱　茯苓皮四钱　沉香屑四分　广木香四分　焦枳壳钱半

加砂仁壳（后入）四分，官桂四分。

六七、里热骨蒸

童左　病后原虚，里热骨蒸，盗汗甚多，溺溲短数，欲解不爽，按脉沉数，姑以和阴清热为治。

嫩西芪三钱　淡鳖甲四钱　地骨皮三钱　香青蒿钱半　炙知母二钱　生白芍三钱　炒丹皮钱半　辰茯神四钱　益元散四钱

加淮麦三钱，煅牡蛎四钱。

昨拟和阴清热之法，服之里热盗汗并减，溲溺未清，按脉沉数，再以和卫固表为治。

西绵芪三钱　防风根钱半（同炒）　生於术钱半　云茯苓三钱　新会皮钱半　法半夏钱半　炒泽泻三钱　煅牡蛎四钱　沙蒺藜三钱

加糯稻根四钱，淮麦四钱。

六八、暑湿伤气

阮左　寒热如疟，汗多神疲，按脉浮紧。此由暑湿伤气，分清失司所致，姑以辛香逐邪为主。

杜藿梗钱半　香青蒿钱半　干兰草①钱半　新会皮钱半　制半夏钱半　焦枳壳钱半　制朴花一钱　朱滑石四钱　方通草四分

加白蔻仁四分，荷梗尺许。

据述疟作间日，足肿渐退，咳呛痰多，脘胀纳呆，暂以泄邪理肺为法。

香青蒿钱半　广藿香钱半　粉前胡钱半　新会皮钱半　白杏仁三钱　真川贝钱半　蜜炙桂枝四分　炒淡芩钱半　粉甘草三分

加钩藤勾（后入）三钱，砂仁壳四分。

六九、盗汗脘满

朱左　疟后里热盗汗，脘满纳呆，胸痛脉弦，姑以和中固表为治。

嫩西芪三钱　防风根钱半（同炒）　生白术钱半　茯神三钱　陈皮钱半　法夏钱半　枳壳（炒）钱半　谷芽四钱　通草四分

加淮麦四钱，煅牡蛎四钱。

诸恙咸安，盗汗未已，再以和卫固表。

黄芪三钱　防风钱半（同炒）　白术（炒）钱半　茯苓三钱　陈皮钱半　法夏钱半　炒枳壳钱半　炒朴花一钱　大腹皮三钱

加淮小麦三钱，煅牡蛎四钱。

_____

① 干兰草：即干佩兰。

七〇、脘腹䐜胀

姚左　湿郁阻气，脘满膜胀，里热纳呆，便泄足肿，姑以疏中理气、分清水湿为治。

沉香片四分　老苏梗钱半　新会皮钱半　香橼皮二钱　茯苓皮四钱　大腹皮三钱　焦蒌皮三钱　炒枳壳钱半　制香附三钱

加白蔻仁（后入）四分，佛手钱半。

脘痛胀满，纳呆里热，按脉沉弦，姑以疏中理气为法。

川楝肉三钱　元胡索二钱　制香附三钱　新会皮钱半　制半夏钱半　焦枳壳钱半　大腹皮三钱　沉香屑四分　绿萼梅八分

加佛手钱半，玫瑰花三朵。

七一、阴疟后

张左　阴疟渐止，疟母亦松，按脉沉细，再以和中祛邪为法。

真西芪三钱　淡鳖甲（炙）四钱　煨草果钱半　生常山三钱　香青蒿钱半　炒淡芩钱半　法半夏钱半　辰茯神四钱　东白芍三钱

加红枣（炒）三枚，佛手钱半。

七二、少腹硬痛

陈左　少腹偏右，按之坚硬，气喘隐痛，转侧不舒，恐成肉痛。此由气屏络伤所致，姑以疏化。

川楝肉三钱　小茴香五分　淡吴萸四分　广木香八分　炒青皮一钱　新会皮钱半　沉香片五分　焦楂炭三钱　全瓜蒌三钱

加荔枝核（炒）三钱，八月札钱半。

七三、腹痛下痢

钱左　劳倦脘胀结痞，腹痛下痢，里急不爽，骨蒸形瘦，姑以和中分利为法。

香连丸六分　子芩炭钱半　焦白芍三钱　制香附三钱　新会皮钱半　制半夏钱半　焦建曲三钱　南楂炭三钱　带皮苓三钱

加白蔻仁四分（后入），石莲肉四钱（打）。

七四、触秽身热

孙左　触秽挟邪，脘满懊憹，畏寒身热，纳呆溲赤，按脉浮紧，姑以疏中祛邪为法。

香薷花六分　制川朴八分　扁豆皮三钱　新会皮钱半　制半夏钱半　炒枳壳钱半　带皮苓三钱　范志曲三钱　南楂炭三钱

加白蔻壳四分，鲜佛手钱半。

七五、咳呛气逆

沈左　寒热脘满、气逆并愈。惟咳呛未除，按脉沉数，再

第
七
辑

以和中理肺、降气化痰，以冀徐效。

北沙参三钱　川石斛三钱　云茯苓三钱　新会皮钱半　法半夏钱半　甜杏仁三钱　真川贝钱半　冬瓜子三钱　粉前胡钱半

加炒竹茹钱半，银杏肉三钱。

七六、咳呛舌糜

殷左　腹痛肠鸣、泄泻皆减，咳呛痰黏，口舌糜烂，按脉濡数，气阴两亏，恐难以支持，须当慎之。

炒於术钱半　白茯苓三钱　扁豆皮三钱　焦白芍三钱　御米壳三钱　诃子肉二钱　细生地四钱　梗通草五分　甘草梢四分

加淡竹叶钱半，石莲肉四钱。

七七、暑热吐泻

孟左　寒热类疟，呕吐泄泻，脘满纳呆，按脉浮紧，暑湿阻气，升降失司，姑以和中祛邪为法。

陈香薷钱半　制小朴八分　扁豆皮（炒）三钱　广藿香钱半　香青蒿钱半　干兰草钱半　带皮苓三钱　大腹皮三钱　范志曲三钱

加白蔻仁（后入）四分，青木香五分。

七八、肝郁咳呛

施右　气郁伤肝，忧郁伤肺，以致咳呛气逆，有声无痰，胸胁隐痛，汗泄甚多。姑以和卫固表、理肺降气为治。

西绵芪三钱　防风根钱半（同炒）　生白术钱半　辰茯神四钱　甜杏仁三钱　真川贝钱半　海浮石四钱　煅牡蛎五钱煅龙骨四钱

加淮麦三钱，银杏肉三钱（打）。

七九、胸胁隐痛

童左　胸臆偏左隐痛，按之如痞，曾经失血，按脉沉弦。此由肝阳挟痰，流络为患，营气不从所致，姑以疏化通络为法。

旋覆花钱半（包）　新绛屑六分　嫩钩藤四钱（后入）炒归须二钱　单桃仁三钱　川郁金一钱　沉香屑四分　煅瓦楞四钱　枸橘李钱半

加丝瓜络三寸，八月札钱半。

八〇、寒热湿阻

章右　寒热如疟，脘闷呕恶，纳呆神疲，按脉浮迟。此由寒邪挟湿，阻遏中焦，姑以疏中祛邪为法。

炒柴胡四分　炒淡芩钱半　法半夏钱半　制小朴八分　新会皮钱半　制香附三钱　广藿香钱半　香青蒿钱半　干兰草钱半

加白蔻仁（后入）四分，青木香五分。

八一、咳呛气逆

徐右　呕逆吐红、胁痛并止，咳呛气逆较前已减，按脉沉数，再以和中理肺为治。

北沙参三钱（米炒）　炙桑皮三钱　云茯苓四钱　新会皮钱半　甜杏仁三钱　真川贝钱半　款冬花钱半　冬瓜皮三钱　粉甘草三分

加银杏肉（打）三钱，凤凰衣八分。

八二、咳呛痰血

李左　咳呛痰黏，痰中带红，里热形瘦，按脉沉数。此由肝阳上逆，肺失下降，姑以和中降气为法。

南沙参三钱　杜苏子三钱　炙桑皮三钱　地骨皮三钱　炒知母三钱　白杏仁三钱　真川贝钱半　茜草根三钱（炒）　怀牛膝三钱

加灯心灰二分（包），银杏肉三钱（打）。

八三、肺痿吐血

程左　咳呛气逆，痰秽如脓，吐红盈碗，胸胁络痛，咽痛失音，形瘦里热，面浮足肿。此由湿郁化火，火旺克金，肺热叶焦则成肺痿，症勿轻视，须当慎之。

北沙参三钱　桑白皮三钱　炙知母三钱　白杏仁三钱　真川贝钱半　生米仁四钱　煅蛤蚧五钱　茜草根（炒）三钱　云茯苓四钱

加参三七六分，藕节炭四钱。

八四、盗汗足痛

姜右　阴疟较减，足萎漫肿，酸痛亦松，胃纳未醒，按脉沉细，寐间盗汗，黎明尤甚。此由营虚卫薄，络脉失养所致，再以和卫固表、柔养通络为法。

西绵芪三钱　防风根钱半（同炒）　生於术钱半　云茯苓四钱　全当归三钱　焦白芍三钱　宣木瓜二钱　川草薢三钱新会皮钱半

加嫩桑梗湿（炒）四钱，砂仁壳五分。

八五、胁腹疼痛

钱右　产后左胁结瘕，气攻欲胀欲痛，腹疼便泄，今则虽减，按脉沉弦。此由肝脾不和，运行失司所致，姑以和中抑木为法。

炒於术钱半　云茯苓三钱　制香附四钱　枸橘李钱半　新会皮钱半　沉香片四分　川郁金一钱　广木香四分　淡吴萸四分

加绿萼梅八分，代代花四分。

八六、肺痿痰脓

朱右　肺痿咳痰如脓，已经三月有余，里热盗汗，面浮足肿，寒热时作。此由虚火燥金，肺热叶焦所致，姑以清金润肺为治。

南沙参三钱　桑白皮三钱　炙知母三钱　白杏仁（打）三钱　川贝母钱半　海浮石四钱　生蛤壳四钱　生米仁四钱　粉甘草三分

加银杏肉（打）三钱，活芦根一两。

八七、咳呛呕痰

高左　阴疟咳呛，有声无痰，久而不已，呕恶痰沫，姑以和中祛邪为法。

蜜炙桂枝四分　白杏仁三钱　水炙甘草三分　新会皮钱半　制半夏钱半　真川贝钱半　嫩钩藤（后入）三钱　川郁金一钱　云茯苓四钱

加银杏肉三钱，炒竹茹钱半。

八八、咳呛吐红

顾左　咳呛气逆，痰沫暗哑，吐红屡发。此由气屏伤络，肝阳射肺所致，姑以疏降。

南沙参三钱　旋覆花（包）钱半　煅代赭石四钱　杜苏子三钱　白杏仁三钱　川贝母钱半　生米仁四钱　煅蛤蚧四钱　云茯苓四钱

加海浮石三钱，银杏肉打，三钱。

八九、腹痛腰酸

时右　腹痛胀满，腰酸带下，按脉沉弦。肝木侮中，脾不输运，姑以疏和。

左金丸五分（先吞）　东白芍三钱　煅瓦楞四钱　制半夏钱半　新会皮钱半　台乌药三钱　广木香四分　川楝肉三钱　元胡索二钱

加八月札钱半，代代花四分。

九〇、咳逆失音

朱左　咳呛气逆，失音咽痛，里热盗汗，按脉沉数，虚火燥金，肺失清肃，姑以和土保金为法。

西绵芪三钱　防风根一钱（同炒）　生白术钱半　辰茯神三钱　新会皮钱半　甜杏仁三钱　真川贝钱半　款冬花钱半　海浮石三钱

加凤凰衣一钱，青竹叶三钱。

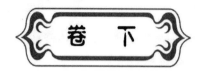

一、吐血愈后

仲左　示及吐红已愈，惟无形虚热之气倏升倏降，升则诸恙蜂起，降则诸恙稍安，总属脾胃升降失其常度，肺气失于流利也。以肺主气，诸气膹郁皆属于肺，肺主一身流行之气焉。再以培土生金、和胃理气，俾得冬至不剧为幸。

潞党参三钱（米炒）　野於术钱半　云茯苓四钱　全当归三钱（酒炒）　东白芍（炒）三钱　厚杜仲三钱（盐水炒）新会皮钱半（盐水炒）　海桐皮三钱　片姜黄八分　国老草三分（蜜炙）　川续断二钱（酒炒）　白杏仁三钱（打）

加丝瓜络三寸，紫衣胡桃肉三钱。

用藕节炭五钱，路路通七枚，煎汤代水煎药为妙。

二、寒热如疟

董左　寒热如疟，久而不已，脘满溺赤，便艰不爽，舌绛苔剥，按脉沉数。此由温邪挟湿，化燥烁阴，胃液暗耗，姑以清养胃阴，以和燥金为法。

金石斛三钱　天花粉三钱　粉橘白钱半　连翘心三钱　辰茯神四钱　炒丹皮钱半　香青蒿钱半　干兰草钱半　益元散四

钱（包）

加淡竹叶钱半，辰灯心五扎。

三、疮后余症

俞左　疮后里热，脘满纳呆，神疲溲赤，按脉沉细，姑以和脾渗湿为治。

川石斛三钱　云茯苓三钱　新会皮钱半　法半夏钱半　制朴花一钱　大腹皮三钱　粉草薢三钱　朱滑石三钱　方通草四分

加白蔻壳四分，鲜荷叶一角。

四、肝积

经谓：五脏为积，六腑为聚。积有五积，心积伏梁，肺积息贲，肝积肥气，肾积奔豚，脾积痞块是也。又谓：乙癸同源，肾肝同治，痛久必入血络。肝为藏血之脏，左边不得眠卧，由木火升冲遏盛，眠向于左，则遏抑其性，痛必加剧矣。所云温通二字，温者温气之义，非温燥竞进之谓。但肌肉已经销烁，燥则又恐伤阴，似不宜用也。鄙拟和脾益气以化湿，柔肝养营而通络，未识是否，以候裁酌。

生於术钱半　霍石斛三钱　扁豆皮（炒）三钱　辰茯神三钱　粉橘络钱半　枸橘李钱半　东白芍三钱　煅瓦楞四钱　乌拉草八分　川郁金一钱　当归尾三钱　嫩钩藤四钱

加路路通五枚，伽楠香二分，磨汁冲服。

五、咳喘

陈峰师　昨拟和中理肺、降气涤痰之法，服之咳呛、喘逆较前均减，按脉沉细，中气尚亏，脾不输津，浊痰阻气，肺气上逆所致。再以和中降气，以冀血症不发为幸。

北沙参三钱　旋覆花钱半（包）　煅代赭四钱　杜苏子三钱　白杏仁三钱　真川贝钱半　云茯苓四钱　白石英三钱　东白芍三钱

加凤凰衣八分，白果肉三钱（打）。

六、肝脾不和

胡左　气屏络伤，肝脾不和，以致腹痛便溏，肠风远血，里热形黄，中满结痞，渐成虚膨，姑以疏和。

炒於术钱半　淡吴萸四分　煨益智钱半　制香附三钱　新会皮钱半　制半夏钱半　焦枳壳钱半　茯苓皮五钱　制朴花一钱

加白蔻仁四分（后入），官桂四分。

七、浊痰阻肺

吴右　咳呛虽减，气逆痰多，脘满纳呆。此由浊痰阻气，肺气上逆所致，姑以降气化痰为法。

旋覆花钱半（包）　煅代赭四钱　杜苏子三钱　粉前胡钱半　新会皮钱半　白杏仁三钱　川贝母钱半　白茯苓四钱　怀牛膝三钱（炒）

加白果肉三钱（打），炒竹茹钱半。

八、咳呛胁痛

蔡右　咳呛气逆、胁痛均减，按脉沉细，再以疏降。

北沙参三钱（米炒）　杜苏子三钱　粉前胡钱半　新会皮钱半　白杏仁三钱　川贝母钱半　白茯苓四钱　怀牛膝三钱（炒）　冬瓜皮三钱

加沉香片四分，白果肉三钱（打）。

九、里热盗汗

施右　咳呛气逆、胁痛较前均减，里热盗汗，按脉沉细。此由肝阳射肺，肺失清肃所致，再以和中理肺为法。

嫩西芪三钱　防风根钱半（同炒）　生白术钱半　辰茯神四钱　新会皮钱半　杜苏子三钱　甜杏仁三钱　真川贝钱半　款冬花钱半

加淮麦三钱，碧桃干二钱。

用糯稻根一两，煎汤代水煎药。

一〇、肝脾不和

马左　腹痛肠鸣，便泄纳呆，按脉浮紧。此由肝脾不和所致，姑以和中抑木为法。

焦冬术钱半　淡吴萸四分　煨益智仁钱半　新会皮钱半　制香附三钱　沉香曲二钱　广木香四分（煨、后入）　大腹皮三钱　川郁金一钱加砂仁壳四分，炒朴花一钱。

一一、疟后余症

陈右 疟后咳呛，痰黏不爽，又兼左足酸痛。今则虽缓，而咳则隐痛，纳谷呆钝，经水涩少，形瘦里热，按脉弦细，尺部沉涩，寐间盗汗。皆属真阴内亏，阴不摄阳，虚阳浮越，肺金受燥，清肃失司所致，暂以和卫理肺为治。

嫩西芪二钱 防风根一钱（同炒） 生於术钱半 辰茯神四钱 粉橘络钱半 肥石蚕钱半 甜杏仁三钱 真川贝钱半 怀牛膝（炒）二钱

加凤凰衣八分，淮麦三钱。

一二、形瘦腹膨

陆右① 劳伤肝脾，形瘦里热，宿瘀腹膨，年已标梅②，情窦未开，姑以扶土抑木为法。

炒於术一钱五分 白茯苓三钱 扁豆衣三钱（炒） 新会皮钱半 霞天曲钱半（炒） 炒枳壳钱半 制香附三钱（打） 广木香四分 粉甘草三分

加缩砂仁四分，七香饼钱半。

---

① 右：原作"左"，据文义改。
② 标梅：梅子成熟后落下来，比喻女子已到了出嫁年龄。

一三、中气亏虚

杜左　遗泄得止，伛偻①亦愈，流注渐消渐敛，按脉沉细。中气尚亏，再以培中益气、摄下固精为法。

炒潞党二钱　炒於术钱半　云茯神四钱　新会皮钱半　竹沥曲二钱　炒杜仲三钱　炒川断二钱　煅牡蛎四钱　煅龙骨四钱

加金毛脊四钱，丝瓜络三寸。

一四、肝脾不和

张左　脘痛胀满，结瘕攻动，里热脉弦，肝脾不和，运行失司，姑以疏化。

川楝肉三钱　元胡索二钱　淡吴萸四分　制香附四钱　新会皮钱半　制半夏钱半　焦枳壳钱半　沉香片四分　广木香四分

加白蔻仁四分（后入），佛手钱半。

一五、痿症

叶右　右足酸痛，不肿不红，难以步履，此痿症也。里热盗汗，形黄肉削，时欲便溏，按脉沉细。此由肝肾两亏，营虚气痹所致，暂以和卫调中、养营通络。

真西芪（炒）三钱　防风根一钱（同炒）　生冬术钱半

---

① 伛偻（yǔ lǚ）：腰背弯曲。《淮南子·精神训》："子求行年五十有四，而病伛偻。"

炒杜仲三钱　炒川断二钱　怀牛膝二钱（炒）　秦艽肉钱半

五加皮钱半　全当归三钱（酒炒）

加千年健二钱，酒炒桑梗四钱。

一六、肝脾不和

王右　腹痛泄泻已经三载，头蒙心悸，两足浮肿，脘满膜胀，至冬咳呛，气逆痰沫，按脉沉细。此由肝脾不和，运行失司，姑以和土抑木、理气化湿为法。

炒於术钱半　淡吴萸四分　煨益智钱半　制香附四钱（打）新会皮钱半　焦白芍三钱　御米壳三钱（炒）　诃子皮二钱（炒）　炮姜炭四分

加煨木香四分（后入），官桂四分。

一七、寒热吐泻

顾左　寒热类疟，吐泻交作，脘闷纳果，姑以疏解。

川桂枝四分　白杏仁三钱　制半夏一钱　新会皮钱半　制小朴八分　广藿香钱半　香青蒿钱半　焦枳壳钱半　朱滑石三钱

加白蔻仁四分，青木香一钱。

一八、疟母攻痛

陆左　劳伤腹痛，便溏肠红，疟母攻痛，里热形瘦，面浮足肿，按脉沉弦，姑以和脾疏肝为治。

炒於术钱半　淡吴萸四分　煨益智钱半　新会皮钱半　制

半夏钱半　制香附三钱（打）　黑地榆三钱　槐米炭三钱　焦白芍三钱

加煨木香四分（后入），炮姜炭五分。

一九、腹痛肠风

王左　腹痛肠风，便溏结瘀，溲溺混浊，欲解屏痛，按脉沉数。肝脾络伤，姑以疏和。

焦冬术钱半　淡吴萸四分　煨益智钱半　制香附三钱（打）新会皮钱半　制半夏钱半　制朴花一钱　炒车前三钱　带皮苓四钱

加煨木香四分（后入），淡竹叶钱半。

二○、腰痛肠风

陆左　腰脊酸痛，肠风便溏，按脉沉弦。此由肝脾络伤所致，姑以和中调营为法。

炒於术钱半　香附炭三钱　焦赤曲三钱　黑地榆三钱　炒槐米三钱　炮姜炭五分　焦白芍三钱　子芩炭钱半　卷柏炭三钱

加椿根皮三钱（炒），红枣三枚（炒）。

二一、咳呛痰阻

邵右　始而失血，时发时止，咳呛气怯，痰沫不爽，甚则泛呕，里热骨蒸，形瘦肉削，按脉濡数，右部浮滑，乃当怀妊。正值太阴脾不输津，蒸痰阻气，肺气上逆，血随气升，气即火也。暂拟和中理气、润肺祛痰，症屡纠缠，须善理之。

生於术钱半　炒子芩钱半　云茯苓三钱　粉橘络钱半　甜杏仁三钱　真川贝钱半　冬青子三钱　墨旱莲三钱　淡秋石五分

加凤凰衣八分，银杏肉三钱。

用藕节炭四钱，糯稻根五钱，煎汤代水，以水煎药。

二二、脾失输运

冯左　劳倦伤气，脾不输运，以致脘胀腹痛，便泄溺赤，里热，姑以疏和。

焦冬术钱半　淡吴萸四分　煨益智钱半　制香附三钱（打）新会皮钱半　制半夏钱半　焦枳壳钱半　制朴花一钱　大腹皮三钱

加砂仁壳四分，煨木香五分（后入）。

二三、腰酸足萎

陆左　腰脊酸痛、足萎无力较前皆松，便血亦止，惟能纳不运，胃强脾弱，脾不输津所致，再以和脾化湿、柔肝理气为法。

炒潞党钱半　炒於术钱半　云茯苓四钱　淮山药（炒）三钱　扁豆皮三钱（炒）　益智仁钱半　制香附三钱（打）　广木香四分　台乌药三钱

加缩砂壳四分，海金沙四钱，包。

二四、麻风肌麻

陆左　麻风肌肉麻木渐愈，黑色渐退，按脉沉细，再以养营熄风为治。

酒炒生地四钱　黑料豆皮三钱　鳖虱胡麻①三钱　白池菊（炒）钱半　鸟不宿②三钱　全当归三钱　五加皮钱半　桑寄生三钱　粉甘草三分

加酒炒桑梗四钱，络石藤三钱。

二五、虚怯

葛右　瘰疬旋溃旋起，脘腹胀满，月事不转，里热盗汗，病已年余，渐成虚怯，慎之。

真西芪（炒）三钱　防风根钱半（同炒）　生於术钱半　辰茯神四钱　新会皮钱半　枸橘李钱半　制香附三钱　沉香曲二钱　川郁金一钱

加淮麦三钱，代代花四分。

二六、痫厥③

陈左　痫厥屡发，眩晕头疼，手足抽搐，神志模糊，姑以和中息风为法。

---

①　鳖虱胡麻：指胡麻中栗色者。
②　鸟不宿：为五加科植物刺楸或楤木的茎枝。
③　痫厥：因癫痫发作而昏厥。《素问·大奇论》："二阴急为痫厥，二阳急为惊。"张景岳注：脉急者为风寒，邪乘心肾，故为痫为厥。

白附子八分　嫩钩藤四钱（后入）　煨天麻八分　白池菊钱半（炒）　石决明五钱　苍耳子三钱　广郁金一钱　辰茯神四钱　天竺黄钱半

加青蒙石四钱，辰灯心五扎。

二七、湿热中阻

姜左　寒热头疼，脘闷胁痛，纳呆神疲，面黄黑色。湿热阻气，分清失司，姑以疏解。

大豆皮三钱　嫩苏梗钱半　广藿梗钱半　香青蒿钱半　新会皮钱半　法半夏钱半　焦枳壳钱半　朱滑石四钱　制小朴一钱

加白蔻仁四分（后入），炒竹茹钱半。

二八、肠风腹痛

裔左　咳呛气逆，吐红得止，肠风腹痛复发。此由气屏络伤，血从内溢所致，再以和中调营为治。

炒於术钱半　辰茯神三钱　新会皮钱半　制香附三钱（打）焦白芍三钱　黑地榆三钱　槐米炭三钱　茜草根（炒）三钱真川贝钱半

加椿根皮四钱（炒），银杏肉三钱（打）。

二九、咳呛

巫左　咳呛痰黏，气机不舒，按脉沉弦。肝阳上逆，肺失下降，姑以和中理肺为法。

北沙参三钱（米炒）　杜苏子三钱　新会皮钱半　白杏仁三钱（打）　川贝母钱半　冬瓜子三钱　云茯苓四钱　怀牛膝三钱（炒）　白石英三钱（煅）

加砂仁壳四分，荷边两圈。

三〇、肝脾失统

庞右　癸水不转已经六载。去冬失血，上吐下泻，脘腹胀满，按脉弦细。此由肝脾失统，冲任暗损，症屡纠缠，须善理之。

炒丹参三钱　鸡血藤三钱　炒香附三钱　炒当归三钱　焦白芍三钱　白川芎钱半　炒杜仲三钱　炒川断二钱　金毛脊四钱

加北艾炭八分，煨木香四分（后入）。

三一、肠风便血

顾左　腹痛便溏，肠风近血，按脉沉细。肝脾络伤，络血内溢，姑以和中调营为法。

炒於术钱半　云茯苓三钱　新会皮钱半　制香附三钱　焦白芍三钱　炮姜炭四分　黑地榆三钱　槐米炭三钱　炙甘草三分

加煨木香四分（后入），椿根皮三钱（炒）。

腹痛、便溏、肠风均减，按脉沉细。肝脾未协，再以疏和。

炒於术钱半　云茯苓三钱　新会皮钱半　制香附三钱　焦白芍三钱　炮姜炭四分　卷柏炭三钱　椿根皮（炒）三钱　国老草三分

加侧柏叶四钱（炙），焙荷蒂三枚。

三二、狐疝①

金左　淋浊得止，狐疝掣痛较前亦松，按脉沉弦，再以疏肝通气为治。

金铃肉三钱　小茴香五分　淡吴萸四分　焦楂炭三钱　炒橘核三钱　广木香六分　制朴花八分　枸橘李钱半　粉草薢三钱

加荔枝核（炒）三钱，丝瓜络三寸。

三三、淋浊溺赤

钱左　淋浊溺赤逾年复发，按脉沉涩，少腹隐痛。此由湿热下注，分清失司所致，姑以和中分利为法。

川石斛四钱　带皮苓四钱　川草薢三钱　炒泽泻三钱　朱滑石四钱　甘草梢五分　炒米仁四钱　沙苑子三钱　白莲须二钱

加淡竹叶钱半，藕节三枚。

三四、热痞鸡盲

沈左　诸恙渐安，惟里热结痞未舒，鸡盲②，脉数，再以和

---

① 狐疝：中医病名。指腹腔内容物，行立则外出少腹滑入阴囊，卧则复入少腹，如狐之出入无定者，以患部有肿物突起，按之柔软，嘱患者咳嗽，按肿物处有冲击感，肿物卧则入腹，立则复出为临床表现。

② 鸡盲：即夜盲症。

中理肺为治。

北沙参三钱　生於术钱半　云茯苓四钱　扁豆皮（炒）三钱　新会皮钱半　法半夏钱半　焦枳壳钱半　大腹皮三钱　香橼皮二钱

加夜明砂钱半（包），砂仁末（后入）四分。

三五、腹满痛盗汗

沈左　脘腹胀满，攻痛复发，里热盗汗。营虚卫薄，肝脾不和所致，姑以和中抑木为法。

金铃肉三钱　延胡索二钱　淡吴萸四分　制香附三钱　新会皮钱半　制半夏钱半　沉香片四分　辰茯神三钱　枸橘李钱半

加七香饼二钱，绿萼梅八分。

三六、痢疾

吴左　腹痛、血痢、里急均减，按脉沉细，肝脾未协，再以和中分利为法。

炒於术钱半　茯苓皮四钱　扁豆皮（炒）三钱　制香附四钱　子芩炭钱半　焦白芍三钱　炮姜炭四分　焦赤曲三钱　炙甘草三分

加煨木香四分（后入），砂仁壳四分。

三七、潮热咳呛

顾左　症情颇逸，按脉沉细，午前潮热，入暮咳呛。皆属营虚卫薄，肺失清肃所致，再以和中理肺为治。

炒潞党钱半　带皮苏梗钱半　粉前胡钱半　新会皮钱半白杏仁三钱　川贝母钱半　云茯苓四钱　款冬花钱半　冬瓜子三钱

加凤凰衣一钱，银杏仁三钱（打）。

三八、久痢

吴左　肿胀颇退，久痢腹痛、后重均减，按脉沉细，再当和脾调中为法。

炒潞党二钱　炒冬术三钱　云茯苓三钱　新会皮钱半　焦白芍三钱　炮姜炭四分　御米壳（炒）三钱　诃子皮（炒）二钱　炙甘草三分

加煨木香四分（后入），红枣（炒）三枚。

肿胀已退，久痢腹痛、后重并减，按脉沉弱。中气尚亏，幽门导滑，再以和中收涩为治。

炒潞党钱半　炒於术钱半　云茯苓四钱　新会皮钱半　御米壳三钱（炒）　诃子肉三钱（炒）　焦白芍三钱　炮姜炭四分　炙甘草三分

加石莲肉四钱（打），焙荷蒂五枚。

三九、腹满咳呛

张左　腹满作胀，结瘕攻痛，咳呛气逆，腹痛便溏，肝脾络伤，运行失司。肺气上逆所致，姑以疏中理气为法。

沉香片四分　杜苏子三钱　新会皮钱半　白杏仁三钱　川贝母钱半　炒枳壳钱半　香橼皮二钱　大腹皮三钱　制香附三

钱（打）

加煨木香四分（后入），砂仁壳四分。

四〇、肝郁肺肾气冲

协君　咳呛喘逆已经有年，今则骤然气从痰升，周夜不能安卧，痰沫窒塞，胸臆甚至气不舒展，额汗黏腻频作，按脉沉细带弦，尺部细弱如丝。此由气郁伤肝，肝阳上逆所致，以致肺气失降，肾气上冲，中无砥柱所致。恐其上下之气不相维续，即防喘脱，鄙拟培中摄纳，柔肝理气。未识然否，即请主裁。

老山参四分（另煎汁）　蛤蚧尾五分　真坎厢一条（酒洗）　菟丝饼三钱　沙苑子三钱　怀牛膝三钱（盐水炒）　新会皮钱半（盐水炒）　杜苏子三钱（蜜水炙）　云茯苓四钱

加沉香汁三分（磨冲），川郁金一钱。

用淮小麦四钱，泽青铅①一两，二味煎汤代水，以水煎药。

又方

前拟培中益气、摄纳肾真之品，服之喘逆渐平，气促已止，咯痰未爽，卧难着枕，腑闭得宣，溲溺频数，显系中气大亏，脾不输津，蒸痰阻气，肺气失于清肃，肾气由此上浮。按脉沉细，左手带弦，尺部微弱。俾得中阳输运，方可转危为安。交节伊迩②，尤宜谨慎，拟方仍候主裁。

台人参六分（另煎冲）　野於术钱半　云茯苓四钱　新会皮钱半（盐水炒）　仙半夏钱半　真川贝二钱（去心）　杜苏子三钱（蜜炙）　怀牛膝三钱（盐水炒）　白石英四钱（煅）

加凤凰衣八分，银杏肉三钱（打）。

---

① 泽青铅：又称青金，即黑锡，为铅的矿物制品或药用矿物。

② 伊迩：将近。

用秋梨皮一两,淮小麦四钱,二味煎汤代水,以水煎药。

加减方:

加入旋覆花钱半(绢包),白芥子钱半,冬瓜子三钱,枇杷叶去毛。减去台人参、银杏肉、怀牛膝、秋梨皮、淮小麦。

又方

前拟培中摄纳之法,服后气促渐平,咳呛、痰喘均减,舌液得回,汗泄已止,皆佳兆也。惟胃纳未充,寤不安寐,按脉濡细,尺部沉弱。此关中气当亏,脾不输津,浊痰阻气,肺气未宣,冲气上逆。东垣谓:脾为生痰之源,肺为聚痰之器。以肺主出气,肾主纳气故耳。再拟和脾调中,参以摄纳肾气为治,勿使复剧为幸,拟方候主裁。

台人参八分(另煎冲)　生於术钱半　云茯神四钱　蛤蚧尾五分　菟丝饼三钱　怀牛膝三钱(盐水炒)　白石英四钱(煅)　东白芍三钱　杜苏子三钱　新会皮钱半　真川贝钱半(去心)　甜杏仁三钱

加凤凰衣八分,银杏肉三钱。

用太阴元精石五钱,左顾牡蛎五钱,二味煎汤代水,以水煎药。

又方

咳呛痰沫,行动气促,卧不着枕,左胁隐痛,呼吸皆碍,胃不思纳,按脉沉细,左手带弦,两尺微细,重按无神。此由中气大亏,脾不输津,气火交炽,炼津为痰,阻遏中路,肺气失降,肾气上浮,中无砥柱所致。恐其上下之气不相维续,即防虚脱,勉拟培中纳气之法,未识然否,以候裁。

吉林参六分(另煎冲)　真坎炁一钱(洗)　蛤蚧尾六分　菟丝饼三钱　沙苑子三钱　怀牛膝三钱(盐水炒)　绵杜仲三钱(盐水炒)　云茯神四钱(辰砂拌)　新会皮钱半

加紫衣胡桃肉三钱，凤凰衣一钱。

另服金匮肾气丸二钱。

加减方：

加杜苏子三钱，甜杏仁三钱，川贝母二钱，减菟丝饼、沙苑子、凤凰衣。

四一、大汗四逆

俞右　乍寒乍热，汗泄如珠，四肢逆冷，两目直视，欲言不语，按脉沉细，尺部无神。此疮久原虚，又兼伏邪内蕴，恐其正不敌邪，即防虚脱。慎之！慎之！

台参须五分　云茯苓三钱　麦冬肉二钱　煅牡蛎四钱　煅龙骨四钱　东白芍三钱　新会皮钱半　广藿香四分　香青蒿钱半

加淮小麦四钱，沉香屑四分。

四二、淋浊

耀南兄　淋浊屏痛依然，溺赤渐淡，按脉沉细而数。此系湿浊阻气，分清失职，再以和阴分泄，方可问安。

金石斛三钱　带皮苓四钱　粉猪苓二钱　川草薢三钱　益智仁钱半　怀山药（炒）三钱　台乌药三钱　白莲须二钱　沙苑子三钱

加淡竹叶二钱，辰灯心五扎。

四三、阴疟

文奎弟　阴疟又兼畏寒身热，脘闷纳呆，咳呛气遏，卧不着枕。暑湿蒸痰，阻遏肺气，姑以疏降。

旋覆花钱半（包）　煅代赭三钱　黄防风钱半　杜苏子三钱　粉前胡钱半　新会皮钱半　白杏仁三钱　真川贝二钱　云茯苓四钱

加银杏肉三钱，益元散四钱（荷叶包）。

四四、偏头风

何右　偏头风连及肩棱酸痛，右目起星，红筋①滋漫，翳膜遮睛，视物羞明，姑以清肝熄风为法。

南沙参三钱　露桑叶钱半　炒丹皮钱半　黑山栀钱半　白蒺藜三钱　蔓荆子三钱　白池菊钱半（炒）　石决明四钱（煅）　青葙子钱半

加荷边一圈，谷精珠三钱。

四五、痈

潘左　肚痈肿痛坚硬，形如覆碗，寒热交作，按脉沉数。浮郁阻气，营气不从，势防蒸脓，姑以疏化。

川楝肉三钱　元胡索二钱　制香附三钱　炒青皮一钱　全当归三钱　西赤芍三钱　连翘肉三钱　川石斛三钱　带皮苓四钱

加制乳没六分，青木香八分。

---

① 红筋：此处指目中血络。

四六、肺痈

钟左　肺痈咳呛，痰秽如脓，形瘦里热，按脉沉数。湿热郁蒸，肺为娇脏，姑以和阴润肺为法。

南沙参三钱　桑白皮四钱　白茯苓三钱　甜杏仁三钱　真川贝钱半　款冬花钱半　海浮石三钱　煅蛤壳四钱　生米仁四钱

加活芦根一两，竹三七三钱。

四七、咳呛吐红

潘右　咳呛气逆，吐红屡发，月事不调，腰酸带下，按脉沉细。姑以降气涤痰，缓图治本为要妥。

旋覆花钱半（包）　煅代赭四钱　杜苏子三钱　新会皮钱半　白杏仁三钱　真川贝钱半　白茯苓四钱　海浮石三钱　茜草炭三钱

加竹三七三钱，凤凰衣八分。

四八、烂皮疔

陈左　烂皮疔腐烂，肿痛寒热，按脉沉数。此由湿毒内蕴阳明所致，姑以清化解毒。

真川连五分　银花炭三钱　连翘壳三钱　土贝母三钱　黑山栀钱半　炒丹皮钱半　炒泽泻三钱　川石斛三钱　甘草节四分

加紫地丁三钱，丝瓜络三寸。

四九、盗汗咳呛

王左　寐间盗汗，上焦尤甚，已经有年，又兼疝气，或左或右，近又咳呛痰多黏腻，按脉弦细，尺部沉弱。此由肝肾两亏，中气亦弱，阴不摄阳，虚阳外越所致。暂以和卫理肺为治。

嫩西芪三钱　防风根钱半（同炒）　生於术钱半　云茯苓四钱　新会皮钱半　叭哒仁三钱　真川贝钱半　款冬花钱半　煅牡蛎四钱

加淮小麦三钱，碧桃干钱半。

五〇、肝阳射肺

张右　寒热咳呛，气逆吐红，脘痛脉弦。气郁伤肝，肝阳射肺所致，姑以清降。

南沙参三钱　杜苏子三钱　粉前胡钱半　新会皮钱半　白杏仁三钱　真川贝钱半　川郁金一钱　茜草根三钱（炒）　怀膝炭三钱

加参三七四分，鲜佛手八分。

五一、暑湿中阻

沈右　始而脘痛胀满，继以灼热不解，胸闷神烦，两胁隐痛，气攻如痞，便艰不爽，溲溺短赤。舌苔白腻，中间罩灰，燥烈不堪，按脉沉数，左手带弦。此由暑湿阻气，中焦脾胃升降失司，郁而化热，热则伤阴，胃液暗耗，恐其液涸风动，有变端之虞。姑拟和胃调中、疏肝理气，参入淡渗化湿，以冀中州默运，方可转危为安。

霍石斛四钱　辰茯神三钱　粉橘络二钱　枸橘李二钱　香青蒿钱半　广藿香钱半　川郁金一钱　朱滑石四钱　梗通草六分

加鲜佛手钱半，淡竹叶二钱。

另摩伽楠香①三分，分二次冲服。

五二、疹瘄

沈右　疹瘄兼发，发而不透，身热畏寒，胸闷呕恶，纳呆少寐，便结溺少，舌黄苔腻，中间罩黑，按脉浮紧，两寸带数。此由伏邪内蕴，郁而化热，热迫营分所致，久延恐其正不敌邪，有内传之虑，姑拟疏中祛邪，俾得疹瘄透达为幸。

炒香豉三钱　姜山栀钱半　杜藿梗钱半　香青蒿钱半　干兰草钱半　白滁菊钱半（炒）　川石斛四钱　辰茯神四钱　益元散三钱（绢包）

加鲜佛手钱半（炒），竹茹二钱。

五三、咳呛胁痛

金左　咳呛气逆，胁肋隐痛，时甚时轻，已经数月，姑以疏降。

南沙参三钱　杜苏子三钱　粉前胡钱半　新会皮钱半　白杏仁三钱　真川贝钱半　云茯苓四钱　款冬花钱半　冬瓜子三钱

---

① 摩伽楠香：即沉香，有降气、暖中、暖肾、止痛等作用。

加嫩钩藤三钱（后入），枇杷叶三钱（去毛）。

五四、咳呛痰黏

张右　咳呛喘逆，痰多黏腻，愈发愈甚，按脉沉弦，姑以疏降涤痰为法。

南沙参三钱　旋覆花钱半（包）　煅代赭四钱　杜苏子三钱　新会皮钱半　白杏仁三钱　真川贝钱半　云茯苓四钱　怀牛膝二钱（炒）

加沉香屑四分，广郁金一钱。

五五、寒邪挟湿中阻

林左　寒热如疟，头疼脘闷，纳呆溺赤，按脉浮紧，寒邪挟湿，阻遏中焦，姑以疏解。

软柴胡四分　姜淡芩钱半　香青蒿钱半　法半夏钱半　新会皮钱半　炒小朴一钱　炒枳壳钱半　大腹皮三钱　天水散①三钱（包）

加白蔻仁四分，青木香五分。

五六、寒热复作

瑞年　诸恙渐安，惟寒热复作，所发尚轻，舌腻脉弦，良由正气内亏，营虚卫薄故也。再以和脾健胃、淡渗化湿为法。

川石斛三钱　辰茯神四钱　扁豆皮三钱（炒）　新会皮钱

---

① 天水散：即益元散，又名六一散。

半　仙半夏钱半　焦枳壳钱半　益元散四钱（绢包）　东白芍三钱　炙甘草三分　炙桂枝三分（同炒）

加淡竹叶二钱，荷梗尺许。

又方

症情渐入佳境，惟里热盗汗减而未除，按脉濡细。此由中气尚亏，虚阳外越所致，再以护卫调中为治。

嫩西芪二钱　防风根钱半（同炒）　炒於术钱半　辰茯神三钱　新会皮钱半　法半夏钱半　炒泽泻三钱　炒谷芽四钱　粉甘草三分

加煅牡蛎四钱，淮小麦三钱。

五七、疟后湿邪中阻

书周　疟后腹痛，肠鸣便泄，脘满纳呆，舌黄苔腻，按脉沉弦。湿邪阻气，中焦运行失职所致，姑以和中分利为法。

生於术钱半　云茯苓三钱　扁豆皮三钱（炒）　新会皮钱半　霞天曲钱半　制朴花一钱　大腹皮三钱　川石斛三钱　炒谷芽四钱

加煨木香四分（后入），荷蒂三枚（焙）。

五八、病后余邪未楚

玉泉　病后原虚，余邪未楚①，寒热如疟，间日而作，按脉沉细，舌白苔腻，先宜和中分泄为治。

香青蒿钱半　广藿香钱半　干兰草钱半　新会皮钱半　制

① 楚：此处疑为"除"。

半夏钱半　炒小朴一钱　焦枳壳钱半　川石斛三钱　辰茯神三钱

加益元散二钱（包），鲜佛手一钱。

五九、疟疾①

胡左　疟疾间日，脘闷纳呆，头疼肢酸，按脉浮紧。暑湿阻气，营卫不和，姑以和中祛邪为法。

香青蒿钱半　广藿梗钱半　干兰草钱半　新会皮钱半　法半夏钱半　制小朴八分　焦枳壳钱半　朱滑石四钱　大腹皮三钱

加白蔻仁四分（后入），荷梗尺许。

六〇、产后咳喘

陆右　产后咳呛喘逆，痰薄，里热畏寒，脉浮。表邪袭肺，肺气上逆，姑以疏降。

南沙参三钱　杜苏子钱半　肥石蚕二钱　新会皮钱半　光杏仁三钱　真川贝钱半　炙桂枝三分　东白芍三钱　炙甘草三分

加白果肉三钱，川郁金一钱。

六一、子宫下坠

沈右　胞胙下坠、腰酸、带下较前均减，月事不转迄今三

----

① 疟疾：即间日疟。

月，按脉沉数，姑以和中摄下为法。

炒潞党三钱　炒白术钱半　云茯苓四钱　制香附三钱（打）炒川断二钱　金毛脊四钱　炒柴胡四分　炒当归三钱　焦白芍三钱

加乌贼骨四钱（炙），菟丝饼三钱。

六二、疟后湿阻

朱左　疟后里热，脘满，咳呛痰沫，纳呆，形瘦神疲。湿郁阻气，分清失司，姑以疏理气为治。

金沸草钱半（包）　杜苏子三钱　粉前胡钱半　新会皮钱半　白杏仁三钱　真川贝钱半　炒枳壳钱半　白茯苓三钱　川郁金一钱

加砂仁壳四分，炒竹茹钱半。

六三、湿邪伤气

李左　遍体浮肿，腹膨囊胀，里热形黄，湿邪伤气，姑以疏化。

炙桑皮三钱　茯苓皮四钱　新会皮钱半　香橼皮二钱　大腹皮三钱　炒枳壳钱半　粉草薢三钱　海金沙四钱（包）　制朴花一钱

加砂仁壳四分，官桂四分。

形寒身热，脘闷泛恶，盗汗神疲，姑以和卫调中为法。

芪皮三钱　防风钱半（同炒）　白术钱半　茯苓三钱　陈皮钱半　法夏钱半　炒枳壳钱半　炒泽泻三钱　方通草四分

加淮小麦三钱，炒竹茹二钱。

六四、疟母攻动

杨右　疟后腹痛腰酸，带下心悸，月事衍期，眩晕脉弦。疟母攻动，姑以和脾疏肝为治。

炒丹参三钱　鸡血藤膏六分　制香附三钱（打）　全当归三钱　焦白芍三钱　白川芎钱半　炒杜仲三钱　炒川断二钱金毛脊四钱

加乌贼骨四钱，月季花三朵。

六五、腹满足肿

朱左　腹满如鼓，足肿里热，湿郁阻气，治以疏化。

沉香片四分　香橼皮二钱　新会皮钱半　茯苓皮四钱　大腹皮三钱　焦蒌皮三钱　炒枳壳钱半　广木香四分　炒车前三钱

加白蔻仁四分（后入）　官桂四分。

六六、中虚挟湿

姚左　寒热复作，脘满纳呆，神疲溺赤。中虚挟湿，运行失司，姑以疏和。

川石斛三钱　白茯苓三钱　新会皮钱半　法半夏钱半　益智仁钱半　焦枳壳钱半　沉香屑四分　川郁金一钱　炒泽泻三钱

加白蔻仁四分（后入），佛手钱半。

六七、便溏足肿

俞右　里热骨蒸，形瘦内削，便溏足肿，纳呆神疲，脉形细数。病延经久，须善理之。

嫩芪皮钱半　防风根钱半　生於术钱半　云茯苓三钱　新会皮钱半　仙半夏钱半　焦枳壳钱牛　制香附三钱　炒泽泻二钱

加砂仁壳四分，生谷芽四钱。

六八、咳呛吐红

朱左　咳呛经久，曾经吐红，脉来弦细，治以理肺降气为治。

黄防风钱半　杜苏子三钱　粉前胡钱半　新会皮钱半　法半夏钱半　云茯苓四钱　白杏仁三钱　真川贝钱半　冬瓜子三钱

加凤凰衣八分，款冬花钱半。

六九、腹满下痢

钱左　腹满如鼓，下痢后重，里热溺赤，姑以疏化。

焦冬术钱半　炒枳实二钱　法半夏钱半　新会皮钱半　焦蒌皮三钱　香橼皮二钱　茯苓皮五钱　大腹皮三钱　广木香四分

加沉香片四分，官桂六分。

七〇、中虚失运

南老相　症情渐逸，惟胃纳未醒，按脉沉细。中气尚亏，运行失司，再以和脾健胃为法。

金石斛三钱　云茯苓三钱　新会皮钱半　仙半夏钱半　炒谷芽四钱　炒泽泻三钱　益智仁钱半　沉香曲二钱　广木香四分

加砂仁末四分（后入），代代花四分。

七一、腹痛血痢

施左　劳伤肝脾，腹痛血痢，脘胀结痞，里热形瘦，恐延中满，姑以疏和。

炒於术钱半　茯苓皮四钱　扁豆皮（炒）三钱　新会皮钱半　制香附三钱　焦白芍三钱　黑地榆三钱　槐米炭三钱　炙甘草三分

加煨木香四分（后入），椿根皮三钱（炒）。

七二、腹满结痞

吴左　腹满如鼓，结痞攻痛，囊足皆肿，便结溺少，里热形瘦，势难支持，慎之。

焦冬术钱半　淡吴萸四分　煨益智钱半　制香附三钱　新会皮钱半　制半夏钱半　焦枳壳钱半　大腹皮三钱　茯苓皮四钱

加白蔻仁四分（后入），官桂四分。

腹满脘胀、结痞皆松，足萎酸痛，再以和脾疏肝为治。

生於术钱半　茯苓皮四钱　扁豆皮三钱（炒）　新会皮钱半　香橼皮二钱　焦萎皮三钱　焦枳壳钱半　制香附三钱　焙木瓜二钱

加砂仁壳四分，官桂四分。

七三、腹胀结痞

朱左　脘腹膨胀，结痞攻痛，形瘦纳呆，脉形濡数，暂以和脾理气为法。

炒於术钱半　淡吴萸四分　煨益智钱半　茯苓皮三钱　大腹皮三钱　香橼皮三钱　制香附三钱　炒朴花一钱　炒泽泻三钱

加砂仁壳四分，广木香四分。

七四、咳呛吐红

张左　咳呛气逆，吐红屡发，今则尤甚，里热脉数，肝肺络伤，姑以疏降。

南沙参三钱　杜苏子三钱　紫降香四分　茜草根三钱（炒）　白杏仁三钱　真川贝钱半　怀膝炭三钱　墨旱莲三钱　辰茯神四钱

加参三七四分，藕节炭四钱。

七五、气郁化火烁金

蔡右　咳呛气逆，痰黏不爽，胸胁络痛。此由气郁化火，上烁肺金，肺失清肃所致，姑以和中降气为治。

南沙参三钱　旋覆花钱半（包）　煅代赭四钱　杜苏子三钱　新会皮钱半　白杏仁三钱　真川贝钱半　云茯苓四钱　怀牛膝二钱（盐水炒）

加凤凰衣八分，银杏肉三钱（打）。

七六、中脘积痞

龚左　中脘积痞，按之坚硬，欲胀欲痛，里热形瘦，二便不爽。此由肝脾不和，运行失司所致，姑以和中理气为法。

生於术钱半　淡吴萸四分　煨益智二钱　制香附三钱　新会皮钱半　制半夏一钱　焦枳壳一钱　沉香片四分　香橼皮二钱

加白蔻仁四分（后入），佛手钱半。

七七、肝脾不和

戴左　腹满作胀、坚硬皆松，溺赤亦淡，按脉沉弦。肝脾不和，运行失职，治宜疏肝理气、和脾化湿为法。

炒於术钱半　茯苓皮三钱　香橼皮三钱　新会皮钱半　焦萎皮三钱　大腹皮三钱　焦枳壳钱半　沉香片四分　广木香四分

加砂仁壳四分，官桂六分。

七八、肝脾不和

高右　脘胀结痞，腹痛便溏，里热纳呆，按脉弦细。肝脾不和，运行失司，姑以和中理气为法。

沉香片五分　香橼皮二钱　新会皮钱半　法半夏钱半　焦枳壳钱半　广木香四分　川郁金一钱　金铃子三钱　元胡索二钱

加佛手钱半，玫瑰花三朵。

七九、泄泻

沈左　腹痛泄泻，久而不已，形黄里热，姑以和中收涩为治。

炒於术钱半　云茯苓三钱　新会皮钱半　御米壳（炒）三钱　诃子皮二钱（炒）　炮姜炭四分　黑地榆三钱　槐米炭三钱　炙甘草三分

加煨木香四分（后入），石莲肉四钱（打）。

八〇、腹痛泄泻

吕幼　腹痛肠鸣、泄泻里热、汗多均减，按脉沉数，纳呆口渴。恐延慢惊脾，姑以和中分利为法。

炒於术钱半　云茯苓三钱　扁豆皮三钱（炒）　新会皮一钱　御米壳三钱（炒）　诃子皮钱半（炒）　南楂炭二钱　炒车前三钱　炙甘草三分

加煨木香四分（后入），钩藤三钱（后入）。

八一、失血吐泻

吴左　阴阳络伤①，失血，上吐下泻，腹膨作胀结瘕，姑以和中调营为法。

川楝肉三钱　元胡索二钱　制香附三钱　炒归头三钱　炒白芍三钱　南楂炭三钱　茜草根三钱（炒）　参三七四分　黑地榆三钱

加椿根皮三钱（炒），卷柏炭三钱。

八二、咳嗽心悸

陈左　盗汗渐减，惟咳嗽痰多，气急心悸，四肢无力，惊惕肉瞤②，按脉濡细。正气尚亏，再以和中理肺为法。

炒潞党钱半　旋覆花钱半（包）　杜苏子三钱　粉橘络钱半　辰茯神四钱　甜杏仁三钱　真川贝钱半　东白芍三钱　白石英三钱

加冬瓜子三钱，凤凰衣八分。

八三、病后湿阻

陆右　病后面浮足肿，里热纳呆，形黄，湿邪阻气，治以分泄。

川石斛三钱　茯苓皮三钱　扁豆皮三钱（炒）　新会皮钱

---

① 阴阳络伤：即阳络伤和阴络伤同时发生。《灵枢·百病始生》："阳络伤则血外溢，血外溢则衄血；阴络伤则血内溢，血内溢则后血。"
② 惊惕肉瞤：肌肉跳动。

半　霞天曲钱半（炒）　　制朴花一钱　炒枳壳钱半　炒泽泻三钱　方通草四分

加砂仁壳四分，官桂四分。

八四、湿阻肝脾不和

熊左　腹满如鼓，面浮足肿，里热形黄，脘胀纳呆，湿邪阻气，肝脾不和，姑以疏中理气为法。

焦冬术钱半　淡吴萸四分　煨益智钱半　制香附三钱（打）新会皮钱半　制半夏钱半　焦枳壳钱半　大腹皮三钱　制朴花钱半

加白蔻仁四分，官桂六分。

八五、腹满纳呆

卜左　湿邪阻气，脘满纳呆，里热溺赤，按脉沉数，姑以疏中渗湿为法。

杜藿梗钱半　香青蒿钱半　新会皮钱半　法半夏钱半　焦枳壳钱半　全瓜蒌三钱　大腹皮三钱　沉香屑四分　南楂炭三钱

加白蔻仁四分（后入），佛手钱半。

八六、气虚挟湿

庄左　脱力伤气，气虚挟湿，湿郁化热，以致形瘦里热，中满溺黄，姑以和脾渗湿为法。

生於术钱半　茯苓皮四钱　扁豆皮三钱（炒）　新会皮钱

半　法半夏钱半　香橼皮二钱　大腹皮三钱　炒枳壳钱半　炒泽泻三钱

加白蔻仁四分（后入），官桂四分。

八七、咳呛心悸

程左　咳呛痰沫，里热盗汗，眩晕头蒙，心悸少寐，姑以和卫理肺为治。

嫩西芪三钱　防风根钱半（同炒）　生白术钱半　辰茯神四钱　新会皮钱半　杜苏子三钱　白杏仁三钱　真川贝钱半　云茯苓三钱

加辰灯心数寸，淮小麦三钱。

八八、咳呛吐红

蔡左　寒热咳呛，气逆吐红，按脉弦数，先以清降。

杜苏子三钱　紫降香五分　茜草根三钱（炒）　怀膝炭三钱　白杏仁三钱　真川贝钱半　川郁金一钱　参三七四分　辰茯神四钱

加藕节炭四钱，仙鹤草钱半。

八九、湿邪中焦

王左　腹膨如鼓，便溏溲少，形黄里热，脉形弦数，湿邪阻气，气化不宣，暂以理气疏中为法。

生於术钱半　茯苓皮五钱　扁豆皮三钱（炒）　新会皮钱半　炙桑皮四钱　大腹皮三钱　制香附三钱　焦白芍三钱　炒

车前三钱

加海金沙四钱（包），荸荠干一握。

九〇、腹膨足肿

郭左　脘痞腹膨，面黄足肿，便溏溲赤，脉形细数，暂以疏中渗湿为法。

生白术钱半　带皮苓四钱　粉猪苓二钱　炒泽泻三钱　新会皮钱半　香橼皮二钱　大腹皮三钱　制小朴一钱　炒车前三钱

加白蔻仁四分（后入），官桂六分。

九一、脘闷呕吐

金左　寒热已淡，惟脘闷呕吐，便溏溺赤，脉形弦数，治以和胃疏中为法。

川石斛三钱　云茯苓三钱　新会皮钱半　制半夏钱半　焦枳壳钱半　炒竹茹二钱　东白芍三钱　川郁金八分　炒泽泻三钱

加白蔻仁四分（后入），鲜佛手一钱。

九二、胃失和降

陆左　症情渐入佳境，按脉沉细而弦。中焦脾胃升降未和所致，再以和胃疏中、柔肝理气为法。

金石斛三钱　云茯神三钱　法半夏钱半　新会皮钱半　炒枳壳钱半　全瓜蒌三钱　朱滑石四钱　炒泽泻二钱　大腹皮

三钱

加白蔻仁四分（后入），佛手一钱。

九三、腹膨结痞

朱左　腹膨结痞，便溏溺少，形瘦脉弦，肝脾未协，再以和脾理气为法。

焦於术钱半　茯苓皮五钱　扁豆皮（炒）三钱　新会皮钱半　香橼皮钱半　焦麥皮三钱　焦枳壳钱半　制香附三钱　朱滑石四钱

加海金沙四钱（包），淡竹叶二钱。

九四、白痦

龚右　寒热不止，身发白痦，舌苔薄白，脉来弦紧。此由邪滞未楚，再以和渗。

生於术一钱　桑白皮二钱　广藿香钱半　粉猪苓二钱　新会皮钱半　制半夏一钱　沉香曲二钱　方通草三分　炒谷芽三钱　川郁金钱半　连皮苓三钱　绿滑石三钱

加鲜荷叶尺许，淡竹叶钱半。

九五、血虚风动　络脉失养

徐　眩晕得止，肩髃酸痛较前稍愈。向有肠风腹痛，可知血虚风动，络脉失养所致，再以养营通络为法。

生绵芪三钱　香桂皮三分　海桐皮三钱　片姜黄六分　秦艽肉钱半（炒）　当归身三钱　宣木瓜钱半　制香附三钱　炒

白芍三钱

加桑梗四钱，丝瓜络三寸。

九六、中气内亏

陶左　咳嗽喘逆，至夏尤甚，脉来沉细，中气内亏，再以和中降气为法。

南沙参三钱　旋覆花钱半（包）　煅代赭四钱　粉前胡钱半　杜苏子三钱　云茯苓四钱　冬瓜子三钱　白杏仁三钱　沉香屑四分

加凤凰衣八分，炒竹茹二钱。

九七、肝脾不和

沈左　肿胀颇退，气逆亦平，胃纳渐醒，按脉沉细，肝脾未协，再以疏和。

生於术钱半　茯苓皮四钱　新会皮钱半　香橼皮二钱　焦萎皮三钱　扁豆皮三钱　川石斛三钱　炒谷芽四钱　方通草四分

加路路通三枚，官桂四分。

九八、月事先期

曹右　月事先期，临行腹胀，腰酸带下，脘胀纳呆，按脉沉弦。此由肝脾失统，冲任不和所致，姑以和营调气为治。

炒丹参三钱　鸡血藤膏六分　制香附四钱（打）　炒归身三钱　焦白芍三钱　白川芎钱半　川楝肉三钱　元胡索二钱

广木香四分

加金毛脊四钱（去毛），北艾绒五分（炒）。

症情前述，毋庸再赘。

炒白术钱半　云茯苓三钱　炙甘草三分　炒柴头①四分　炒归身三钱　焦白芍三钱　黑山栀钱半　炒丹皮钱半　制香附四钱（打）

加鸡血藤膏八分，乌贼骨四钱（炙）。

九九、咳呛

沈左　单疟得止，咳呛亦减，胃纳渐醒，按脉濡数。此由湿郁化热，上烁肺金，肺失清肃所致。再拟和中理肺为法。

北沙参三钱　川石斛三钱　云茯苓四钱　新会皮钱半　叭哒仁三钱　真川贝钱半　海浮石三钱　杜苏子三钱　方通草四分

加枇杷叶三张（去毛），银杏肉三钱。

一〇〇、疳积

祝左幼　腹膨作胀，结瘕攻动，肠风便溏，形瘦里热。肝脾不和，运行失司，渐成疳积，姑以疏和。

生於术钱半　茯苓皮三钱　扁豆皮三钱（炒）　新会皮一钱　大腹皮三钱　焦蒌皮三钱　炒枳壳钱半　南楂炭三钱　广木香四分

加砂仁壳四分，红枣三枚（炒）。

---

① 柴头：疑为柴胡。

一○一、肝脾不和

严右　气郁伤肝，肝脾不和，运行失司，以致脘腹膜胀，里热纳呆，形瘦肉消，姑以和中抑木为法。

生於术钱半　茯苓皮三钱　扁豆皮三钱（炒）　新会皮钱半　香橼皮钱半　焦萎皮三钱　炒枳壳钱半　白杏仁三钱　象贝母二钱

加玫瑰花三朵，鲜佛手一钱。

一○二、血风疮①

汪幼　血风疮，燥裂发痒，按脉沉数，湿热化燥，营虚风动所致，姑以养营熄风为法。

炒生地四钱　炒当归三钱　炒丹皮二钱　秦艽肉钱半　虱胡麻三钱　白地菊钱半　炙豨莶四钱　白蒺藜三钱　粉甘草三分

加银花炭二钱，侧柏叶三钱（炒）。

一○三、便溏脘痛

张幼　先后两天不足，脾不健运，以致面浮形瘦，便溏脘痛，脉形沉数。暂以和脾理气为法。

生於术钱半　淡吴萸四分　煨益智仁钱半　新会皮钱半　茯苓皮三钱　大腹皮三钱　制香附三钱　焦白芍三钱　御米壳

---

①　血风疮：出自《疮疡经验全书》卷六。多因肝经血热，脾经湿热，肺经风热交感而发。

三钱（炒）

加煨木香四分，范志曲三钱。

一〇四、顽皮风

沈右　顽皮风，燥烈不堪，近兼寒热，腰酸带下，月事不转，暂以和中调气为法。

沉香片四分　香橼皮二钱　新会皮钱半　大腹皮三钱　焦蒌皮三钱　茯苓皮三钱　焦枳壳钱半　川楝肉三钱　元胡索钱半

加鲜佛手钱半，白杏仁四钱。

一〇五、怀孕腹满

吴右　怀妊腹满脘胀，寒热纳呆，按脉浮紧，姑以疏解。

苏梗钱半　广藿钱半　青蒿钱半　兰草钱半　陈皮钱半　枳壳钱半　川石斛三钱　云茯苓三钱　制香附三钱

加砂仁壳四分，鲜佛手钱半。

一〇六、病久下痢

陈左　病久原虚，曾经失血，近兼腹痛，下痢色红，里急后重，形瘦里热，姑以和中分利为法。

生於术钱半　茯苓皮三钱　扁豆皮三钱　新会皮钱半　制香附三钱　香连丸六分　子芩炭钱半　焦白芍三钱　南楂炭三钱

加焙红枣三枚，卷柏炭三钱。

一〇七、单疟

伯英　但热不寒，此名单疟。气逆痰喘，吐红甚多，按脉沉数。此由正虚邪实，恐难支持，须直扶之。

香青蒿钱半　广藿香钱半　干兰草钱半　新会皮钱半　白杏仁三钱　真川贝钱半　川石斛三钱　辰茯神三钱　朱滑石三钱

加参三七六分，藕节炭四钱。

一〇八、滑精

蒋左　向有滑精，今兼咳呛，痰黏不爽，里热脉数。阴虚火旺，肺金受烁，清肃失司，姑以和阴清火为法。

南沙参三钱　川石斛三钱　辰茯神三钱　粉橘络钱半　白杏仁三钱　真川贝钱半　冬瓜子三钱　海浮石三钱　白石英二钱

加凤凰衣八分，银杏肉三钱。

一〇九、偏产恶露

朱右　偏产①以来，恶②露甚微，按脉沉数，里热脘满，姑以疏中祛邪为法。

炒丹参二钱　炒当归三钱　焦白芍三钱　白川芎一钱　制

---

① 偏产：见于杨子建《十产论》。指产妇在分娩中因用力不当或其他原因，使儿头偏左或偏右，以致不能顺利生产。

② 恶：原作"要"，据文义改。

香附三钱　　南楂炭三钱　　炒杜仲三钱　　炒川断三钱　　荆芥炭钱半

加茺蔚子三钱，鲜佛手钱半。

一一〇、寒热往来

杨右　寒热往来无序，周身络脉酸痛，脘满气攻作胀，月事两载不转，姑以和卫通络为法。

嫩芪皮三钱　　防风根钱半（同炒）　　炒白术钱半　　炙桂枝四分　　东白芍三钱　　炙甘草三分　　制香附三钱　　炒枳壳钱半　　广木香四分

加白蔻仁四分，鲜佛手钱半。

一一一、下痢

许左　腹痛血痢、里急均减，再以和中涩下为法。

炒於术钱半　　白茯苓三钱　　扁豆皮三钱，炒　　制香附三钱　　焦白芍三钱　　新会皮钱半　　御米壳三钱，炒　　黑地榆三钱　　炒槐米三钱

加煨木香九分（后入），卷柏炭三钱。

一一二、咳呛喘逆

戚左　咳呛喘逆已将数月，今似尤甚，按脉沉细。此由湿痰阻气，肺气上逆所致，姑以疏降。

南沙参三钱　　旋覆花钱半（包）　　煅代赭四钱　　杜苏子钱半　　新会皮钱半　　甜杏仁三钱　　真川贝钱半　　云茯苓四钱　　款

冬花钱半

加凤凰衣一钱，银杏肉三钱。

一一三、目赤足酸

王左　始而目赤，继以两足酸痛，逢骱尤甚，按脉沉数，湿热下注所致，姑以渗湿通络。

桑寄生三钱　香橼皮钱半　秦艽肉钱半　宣木瓜二钱　五加皮钱半　川牛膝二钱　连翘壳三钱　川石斛三钱　带皮苓四钱

加青木香八分，络石藤三钱。

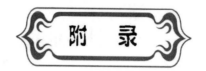

《青浦县续志》

(张仁静修　钱崇威并纂)

卷十八·人物四·艺术传

赖元福，字嵩兰，居珠里。精通脉理，能起沉疴，以医鸣于时者数十载。达官显宦争以重金延聘，弟子四方负笈①，至者云集。同里陈征君②医名最著，元福几与之埒③，人称陈赖。

又卷二十一·艺文上书目

《碧云精舍医案》，赖元福著。

沃丘仲子《近代名人小传·艺术》

陈莲舫、赖嵩兰皆青浦人。莲舫宗叶天士，嵩兰宗陈修园。

---

① 负笈：背着书箱，指游学外地。笈：指书箱。
② 征君：指对不接受朝廷征聘做官的隐士的尊称。
③ 埒（liè）：相等，等同。

海通①后，南中②名医恒来沪上，而负虚名者多，鲜有能及二人者。唯莲舫少精锐气魄，力不逮嵩兰。

巢念修志

赖嵩兰先生，逊清光绪间有医名，为余之祖辈交，曾与先王父崇山公③会诊于武进盛宅，医理胜于时下，一能手也。其医案传世最鲜，亦未有好事者为之刊行。顷书友携来此钞帙二册求售，颇为雀跃，因议价得之，手自重装，借资观摩，为题《碧云精舍医案》，从《青浦县续志》所著录者也。内有门诊方案壹纸，云系手书，姑附篇首，以俟识者。

巢念修④率志

---

① 海通：上海开埠通商后。
② 南中：指我国南方和中部地区。
③ 崇山公：巢峻（1843—1909），字崇山，晚清医家，自孟河迁至上海，悬壶五十年，擅内、外科。
④ 巢念修：中医家、藏书家。巢崇山之孙。

手书门诊方案

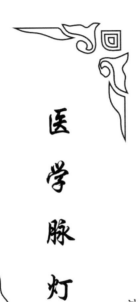

医学脉灯

清·常朝宣 撰

冯良

常淑媛 校注

刘伟

内容提要

清·常朝宣撰。二卷。成书并刊于清乾隆十四年（1749年）。常朝宣，字浣枫，号妙悟子，籍隶星沙（今湖南长沙市）。本书首列"脉神"篇，次述十二经、五脏正脉、五脏平脉、五脏病脉、五脏死脉、五脏真脉、冲阳太溪太冲及部位解。后据明·李中梓《诊家正眼》所列二十八脉（浮、沉、迟、数、滑、涩、虚、实、长、短、洪、微、细、濡、弱、紧、缓、弦、动、促、结、代、革、牢、散、芤、伏、疾），分述诸多病脉之体状、析义、主病及相关脉之对比、鉴别等内容。释脉多选摘张介宾（景岳）、李时珍（濒湖）、萧京（通隐）三家脉论。后列冯楚瞻《冯氏锦囊》"各病宜忌脉"，胡文焕《医学权舆》中之"脉要歌"（常氏有所"改正"）、"死脉歌"，汪石山之"矫世惑脉辨"，兼述妊娠脉等。其后将萧京所撰《轩岐救正论》（此书引为《轩岐究政》）中之"天和脉"、"奇经八脉"、"举《脉诀》悖经之非"予以列述，其中融入朱晦庵、柳贯、滑寿、朱丹溪等诸家脉说。

本次整理，以清乾隆十四年己巳（1749年）常氏家刻本为底本。

目　录

叙

　　无一验，近今两载，尚未全瘳①，每见各医诊脉，雅②不相符，及翻阅名医脉经，始知律和③一书，半属高阳④伪诀，真伪莫分，是以诊视各异，爰⑤将各书纂为一册，以便观览，后有学者展卷面而脉之理得已，不必他求可也。

时乾隆十四年己巳六月上旬浣枫常朝宣书

---

　　① 瘳（chōu）：病愈。

　　② 雅：很，极，甚，非常。

　　③ 律和：即叔和。王叔和，西晋著名医学家，名熙，高平（今山西高平，一说山东济宁）人，著有《脉经》10卷，并对张仲景《伤寒杂病论》加以整理。

　　④ 高阳：即高阳生，六朝人，著《脉诀歌括》，托为王叔和所著。

　　⑤ 爰（yuán）：于是。

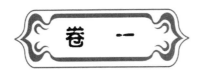

脉神通一子著

脉者，血气之神，邪正之鉴①也。有诸中必行诸外，故血气盛者，脉必盛；血气衰者，脉必衰，无病者，脉必正；有病者，脉必乖②，矧③人之疾病，无过表、里、寒、热、虚、实，只此六字，业已尽之。六者之中，又惟虚实二字最要。盖凡以表症、里症、寒症、热症无不皆有虚实，既知表里寒热，而后能以虚实二字决之，则千病万病可以一贯矣，且治病之法，无逾④攻补；用攻用补，无逾虚实。欲察虚实，无逾脉息。虽脉有二十四名，主病各异，然一脉能兼诸病，一病能兼诸脉，其中隐微大有玄秘，正以诸脉中亦有虚实之变耳。言脉至此，有神存矣。倘不知要，而泛焉求迹，则毫厘千里，必多迷误，故予特表此意，有如洪涛巨浪中，则在乎牢执柁杆，而病值危笃，则在乎专辨虚实，虚实得真，则标本阴阳，万无一失。其或脉有疑似，又必兼症兼理，以察其孰客孰主，孰缓孰急，能知本末先后，是即神之至也矣。

---

① 鉴：镜子。此指脉象可反映人体正邪之盛衰。
② 乖：本义为违背，不合。即反常，失和。
③ 矧（shěn）：况且，何况。
④ 逾：超出。

十二经

手太阳小肠　　手阳明大肠　　手少阳三焦

手太阴肺　　　手少阴心　　　手厥阴心包络

足太阳膀胱　　足阳明胃　　　足少阳胆

足太阴脾　　　足少阴肾　　　足厥阴肝

五脏正脉

肝脉弦　心脉钩①　脾脉代②　肺脉毛③　肾脉石

五脏平脉

肝脉来弱弱招招④，如揭长竿末梢，曰肝平乃弦长而兼和缓柔软之象也。心脉来累累如连珠，如循琅玕⑤，曰心平。脾脉来和柔相离，如鸡践地⑥，曰脾平。肺脉来厌厌聂聂⑦，如落榆荚⑧，曰肺平。肾脉来喘喘累累⑨如钩，按之而坚，曰肾平。

---

① 钩：钩脉，指夏季正常的脉象，稍坚洪大，来盛去衰，如钩之状。《素问·阴阳别论》："鼓一阳曰钩。"《素问·玉机真脏论》："夏脉者，心也，南方火也，万物之所以盛长也，故其气来盛去衰，故曰钩。"

② 代：代可作"更代"讲，首见《类经》。《内经释义》："代脉之意非一……四时气候更代为气候之带……"

③ 毛：毛脉，秋季脉来时轻虚而浮之象。

④ 招招：同"迢迢"。

⑤ 琅玕（láng gān）：像玉珠的美石，比喻柔滑的脉象。

⑥ 如鸡践地：喻其缓而不迫，胃气之妙也。

⑦ 厌厌聂聂：翩翩之状，浮薄而流利。形容脉象微弱。

⑧ 榆荚：亦称榆钱儿，是榆树的种子。

⑨ 累累：连续不断的样子。形容脉象短而坚实。

五脏病脉

肝脉来盈实而滑，如循长竿，曰肝病盈实而滑，弦之太过也。长竿无梢，则失其和缓之意，此弦多胃少，故肝病。心脉来喘喘连属，其中微曲，曰心病喘喘连属，急数之象。其中微曲，则尚未至于全曲，钩多胃少之象也。脾脉来实而盈数，如鸡举足，曰脾病实而盈数，如鸡之举足，虽不能如践地之和，亦不至如鸟距之疾，弱多胃少之象也。肺脉来不上不下，如循鸡羽，曰肺病不上不下，涩之象也。如循鸡羽，浮之象也。毛多胃少，肺金之病将见也。肾脉来如引葛，按之益坚，曰肾病引葛者，牵连引蔓之象也。按之益坚，则石多胃少，肾病将见也。

五脏死脉

肝脉来急益劲，如张新弓弦，曰肝死如新张弓弦，绝无胃脉也，心脉来前曲后居，如操带钩，曰心死前曲者，轻举而坚大也。后居者，重按而牢实也。操带钩者，状其弹指之象也，但钩无胃已。脾脉来锐坚如鸟之喙①，如鸟之距②，如屋之漏，如水之流，曰脾死鸟喙者，状其硬也。鸟距者，状其急也。屋漏者，乱也。水流者，散也。胃气全无，脾必死矣。肺脉来如物之浮，如风吹毛，曰肺死如物主浮，则无根矣。如风吹毛，则散乱矣。但毛无胃，则肺气绝矣。肾脉来发如夺索，辟辟如弹石，曰肾死索而曰夺，则互引而疾急。石而曰弹，则坚劲而无伦③矣。但石无胃，故曰肾死。

---

① 喙：鸟兽动物等尖长形的嘴。
② 距：爪。
③ 无伦：没有条理，杂乱无章。

五脏真脉

真脉①即死脉也，不见胃气，乃名真脏脉。李士材②云：凡真脏脉见者，肝至悬绝，十八日死。心至悬绝，九日死。肺至悬绝，十二日死。肾至悬绝，七日死。脾至悬绝，四日死。

真肝脉至，中外急，如循刀刃责然③，如按琴瑟。真心脉至，坚而搏，如循薏以子④，累累然⑤。真脾脉至，弱而乍数乍疏。真肺脉至，大而虚，如毛羽中人肤。真肾脉至，抟⑥而绝，如弹石状，辟辟然⑦。

冲阳、太溪、太冲

冲阳

冲阳者，胃脉也一曰趺阳，在足面大指间五寸，骨间动脉是也。凡病势危笃，当候冲阳，以验胃气之有无，盖土为万物之母，

---

① 真脉：即真脏脉，是在疾病危重期出现的无胃、无神、无根的脉象，是病邪深重、元气衰竭、胃气已败的征象，故又称"败脉""绝脉""死脉""怪脉"。《素问·玉机真脏论》记载："真脏脉见，乃予之期日……诸真脏脉见者，皆死不治也。"

② 李士材：即李中梓，字士材，号念莪，又号荩凡居士，出身官宦之家。明末华亭（今上海松江）人，为明末著名医家。著《诊家正眼》2卷。书中体现出李氏长于脉诊和辨证，处方灵活，按语明晰。初未刊行，后收入李延昰《脉诀汇辨》中。

③ 责然：即责责然，急劲之状。

④ 薏以子：即薏苡仁。

⑤ 累累然：连续不断的样子。形容脉象短而坚实。

⑥ 抟：揉团之状。

⑦ 辟辟然：形容脉象沉而坚，如以指弹石之感。

资生之本也，故经曰："冲阳脉绝，死不治。"

太溪

太溪者，肾脉也在足后踝后跟骨上陷中动脉是也。凡病势危笃，当候太溪以验其肾气之有无。盖水为天一之元①，资始之本也，故经曰："太溪绝，死不治。"

太冲

太冲者，肝脉也在足大指本节后二寸。经曰："诊病人太冲脉，可以决死生。"同按《难经》曰："上部有脉，下部无脉，其人当吐，不吐者死，此之谓也。"

部位解

左寸，心部也，其候在心与心包络，得南方君火②之气，脾土受生，肺金受制，其主神明清浊。

右寸，肺部也，其候在肺与膻中，得西方燥金之气，肾水受生，肝木受制，其主情思善恶。

景岳曰：右二部上以候上也，故凡头面、咽喉、口齿、颈项、肩背之疾，皆候于此。

左关，肝部也，其候在肝胆，得东方风木之气，心火受生，脾土受制，其主官禄贵贱。

右关，脾部也，其候在脾胃，得中央湿土之气，肺金受生，

---

① 水为天一之元：据汉代郑玄《易经注》："天一生水，地六成之。"

② 君火：指心火。因心为君主之官，故名。君火居于上焦，主宰全身；相火居于下焦，温养脏腑。二者各安其位，共同维持机体正常功能。

肾水受制，其主财帛厚薄。

景岳曰：右二部居中，所谓候中焦也，故凡胁肋、腹背之疾，皆候于此。

左尺，肾部也，其候在肾与膀胱、大肠，得北方寒水之气，肝木受生，心火受制，其主阴气之寿元。

右尺，三焦部也，其候在肾与三焦、命门、小肠，得北方天一相火①之气，脾气受生，肺气受制，其主阳光之寿元。

景岳曰：右二部所谓下以候下也，故凡于腰腹、阴道及脚膝之疾皆候于此。

按右尺候三焦，有驳之者云：寸候上焦，关候中焦，尺候下焦。命门候右尺，亦有辨之者云：命门在两肾水火之间，何先生亦主右尺，候三焦与命门，其说何也？妙悟子附。

二十八脉 出自《诊家正眼》

浮脉

体象：浮在皮毛，如水漂木，举之有余，按之不足。

主病：浮脉为阳，其病在表，寸浮伤风，头疼鼻塞。左关浮者，风在中焦；右关浮者，风痰在膈，尺部得之，下焦风客，小便不利，大便闭涩。

兼脉：无力表虚，有力表实，浮紧风寒景岳云伤寒，浮迟中风，浮数风热，浮缓风湿景岳云湿滞，浮芤失血，浮短气病，浮洪虚热景岳云狂躁，萧通隐云热极，又云浮洪而实热伤经络，浮虚暑

---

① 相火：与君火相对而言，寄藏于下焦肝肾，有温养脏腑，主司生殖的功能，与君火相配，共同维持机体的正常生理活动，相火过亢则有害。

惫①，浮涩血伤，浮濡气败。

张景岳曰：虽浮为在表，然真正风寒外感者，脉反不浮，但其紧数，而略兼浮者，便是表邪，其症必发热无汗，或身为酸疼，是其候也。若浮而兼缓宜着眼，则非表邪矣。大都浮而有力有神者，为阳有余也，则火必随之。或痰见于中，或气壅于上，可类推也。若浮而无力空豁者，为阴不足，阴不足则水亏之候，或血不营心，或精不化气，中虚可知也。若以此等为表证，则害莫大矣。其有浮大弦硬之极，甚至四倍以上者，《内经》谓之关格②，此非有神之谓，乃真阴虚极而阳亢无根大多人不知，大凶之兆也。凡脉见何部，当随其部而察其证，诸脉皆然。

萧通隐③曰：至弱浮芤失血，浮革亡血，内伤感冒而见虚浮无力，痨瘵④阴虚而见浮大兼疾，火衰阳虚而见浮缓不鼓，久病将倾，而见浑浑革至，浮大有力。叔和亦云：脉浮无根者死，亦可以浮诊，而用治表之剂乎？夫曰浮多主表证，曰如浮悉属内病，表里不明，生死系之也。

李濒湖⑤曰：寸浮头痛眩生风，或有风痰聚在胸，关上土衰兼木旺，尺中溲便不流通。

按：浮主在表，举世皆然，杀人多矣。因闻见不广，读书

---

① 暑惫：暑热易伤津耗气，故见疲惫困乏。

② 关格：指人迎与寸口脉俱盛极，系阴阳离决之危象。据《灵枢·终始》："人迎与太阳脉口俱盛四倍以上，名曰关格。"

③ 萧通隐：萧京（1605—1672），字万夫，号万兴，中年隐于医，号通隐子，福建侯官（今福州市）人，明末名医。撰《轩岐救正论》六卷（1644年），为医林所重。

④ 痨瘵（láo zhài）：病名。见《世医得效方·大方脉杂医科》。即劳瘵，是指具有传染性的慢性消耗性疾病，或称"肺痨"。

⑤ 李濒湖：即李时珍，字东璧，晚号濒湖，蕲州（今湖北蕲春）人，明代医药学家。著有《本草纲目》《濒湖脉学》等。

不多，若读二先生论浮脉一条，而引申之，脉之全体大用，无不明矣，尚何有杀人之罪乎？妙悟子。

沉脉

体象：沉行筋骨，如水投石，按之有余，举之不足。

主病：沉脉为阴，其病在里，寸沉短气，胸痛引胁，或为痰饮，或水与血。关主中寒①，因而痛结，或为满闷，吞酸筋急，尺主背痛，亦主腰膝阴下湿痒，淋浊痢泄。

兼脉：无力里虚，有力里实，沉迟痼冷②为精寒，沉数内热，沉滑痰饮为宿食，沉涩血结，沉弱虚衰，沉牢坚积，沉紧冷疼，沉缓寒湿，沉伏霍乱③。

张景岳曰：沉虽属里，然必察其有力无力，以辨虚实。沉而实者，多滞多气，故曰下手脉沉，便知是气。气停积滞者，宜消宜攻。沉而虚者，因阳不达，因气不舒。阳虚气陷者，宜温宜补。其有寒邪外感，阳为阴蔽，脉见沉紧而数，及有头疼身热等证者，正属邪表，不得以沉为里也。

萧通隐曰：沉而散，沉而代，沉而绝，沉不鼓，久病与阳病得此，垂亡之候也。若沉而芤，沉而濡，沉而涩，沉而细，沉而结，主亡血伤精。六极之脉诸如此类，概不得已沉，属寒属痛，而混投温散之剂也宜大补气血，更有如沉之脉，每见表邪初感之际，风寒外束，经络壅盛，脉必先见沉紧或浮，或止，是又不得已④阳症阴脉为惑，惟亟投以清表之剂与景岳之说一也则

---

① 中寒：此处指寒邪直中于里，伤及脏腑阳气者。
② 痼冷：系寒邪久伏、固滞于肠胃，阳气郁结的病证。
③ 霍乱：病名，是以起病急骤，卒然发作，上吐下泻，腹痛或不痛为特征的疾病，因其病变起于顷刻之间，挥霍撩乱，故名。
④ 已：据原本应为"以"。

应手，汗泄而解矣。此沉脉之疑似，不可不辨也。

李濒湖曰：寸沉痰郁水停胸，关主中寒痛不通，尺部浊遗并泻痢，肾虚腰及下元痛。

迟脉

体象：迟脉属阴，象为不及，往来迟慢，三至一息。

主病：迟脉主脏，其病为寒，寸迟上寒，心痛停凝；关迟中寒，症结挛筋；尺迟火衰，溲便不禁，或病腰足，疝痛牵阴。

兼脉：有力积冷，无力虚寒，浮迟表冷，沉迟里寒，迟涩血少，迟缓湿寒，迟滑胀满，迟微难安。

张景岳曰：不及四至者是也，乃阴盛阳亏之候，为寒，为虚。浮而迟者，内气虚；沉而迟者，表气虚；迟在上，则气不化精；迟在下，则精不化气，气寒则不行；血寒则凝滞。若迟兼滑，大者多风痰顽痹之候；迟兼细小者，必真阳亏弱而然，或阴寒留蓄于中，则为泄为痛；或元气不荣于表，则寒栗拘挛，大都脉来迟慢者，总由元气不充，不可妄施攻击。

萧通隐曰：迟与数，为阴阳对待之体。数六至，迟三至，息数甚悬。而缓与迟又依稀相似，但迟只三至，缓得四至，虽略相似，主病则异。至离经之脉，则仅二至，《内经》谓之少气①，然迟主脏病，多属寒，浮迟表寒，沉迟里寒，有力冷痛，无力虚寒，或主不月②，或见阴疝③，或血脉凝泣，或癥瘕④沉

---

① 少气：可由脏气虚弱或水饮内聚所致。

② 不月：亦名月闭、月事不来。

③ 阴疝：又称睾丸疝气，病名，疝证之一种。

④ 癥瘕：一般以腹中坚硬，按之应手，不能移动为癥；腹中虽硬而聚散无常，且可活动，或上或下，或左或右为瘕。癥因伤食，瘕为血生，二者多见于脐下。

痼①，皆主阳虚阴盛之病也，而独有如迟之脉。凡人伤寒初解，遗热未清，经脉未充，胃气伤寒愈后复反者，必脉见迟滑，或见迟缓，亦可投以温中，而益助余邪乎？此虚实之不容不辨也。伤寒愈后，后反者因误证此。

李濒湖曰：寸迟必是上焦寒，关主中焦痛不堪，尺属肾虚腰脚重，溲便不禁疝阴牵。

数脉

体象：数脉属阳，象为太过，一息六至，往来越度。

主病：数脉主腑，其病为热，寸数喘咳，口疮肺痈，关数胃热，邪火上攻；尺为相火，遗浊淋癃②。

兼脉：有力实火，无力虚火，浮数表热，沉数里热，阳数君火，阴数相火，右数火亢，左数阴戕③。

张景岳曰：数脉有阴有阳。今后世相传，皆以数为热脉，及详考《内经》则但曰：诸急者多寒，缓者多热，滑者阳气盛，微有热。曰：粗大者，阴不足，阳有余，为热中④也。曰：缓而滑者曰热中。舍此之外，则并无以数言热者。而迟冷数热之说，乃始自《难经》，云数则为热，迟则为寒。今举世所宗，皆此说也。不知数热之说，大有谬误，何以见之？盖自余历验以来，凡见内热伏火等证，脉反不数，而惟洪滑有力，如经文所言者是也。至如数脉之辨，大约有七，此义失真，以至相传遗害者，弗胜纪矣。兹列其要者如下，诸所未尽，可以类推。

---

① 沉痼（chén gù）：顽固难治的病。

② 癃：小便不利。

③ 阴戕（qiāng）：戕，伤害。即伤阴。

④ 热中：指内热。《素问·脉要精微论》："粗大者，阴不足阳有余，为热中也。"

一、外邪有数脉。凡寒邪外感，脉必暴见紧数。然初感便数者，原未传经，热自何来？所以只宜温散。即或传经日久，但见数而滑实，方可言热；若数而无力者，到底仍是阴证，只宜温中；此外感之数，不可尽以为热也。若概用寒凉，无不杀人。

二、虚损有数脉。凡患阳虚而数者，脉必数而无力，或兼细小，而证见虚寒，此则温之且不暇，尚堪作热治乎？又有阴虚之数者，脉必数而弦滑，虽有烦热诸证，亦宜慎用寒凉，若但清火，必至脾泄而败同按：今日庸医治虚损多于清火杀人。且凡患虚损者，脉无不数，数脉之病，惟损最多，愈虚则愈数，愈数则愈危，岂数皆热病乎？若以虚数作热数，则万无不败者矣。

三、疟疾①有数脉。凡疟作之时，脉必紧数，疟止之时，脉必和缓，岂作即有火，而止则无火乎？且火在人身，无则无矣，有则无止时也。能作能止者，惟寒邪之进退耳，真火真热，则不然也。此疟疾之数，故不可尽以为热。

四、痢疾有数脉。凡痢疾之作，率由寒湿内伤，脾肾俱损，所以脉数但兼弦涩细弱者，总皆虚数，非热数也，悉宜温补命门谁则知也，百不失一。其有形证多火，年力强壮者，方可以热数论治。然必见洪滑实数之脉，方是其证。

五、痈疡有数脉。凡脉数身无热而反恶寒，饮食如常者，或身有热而得汗不解者，即痈疽之候也。然疮疡之发，有阴有阳，可攻可补，亦不得尽以脉数者为热证。

六、痘疹有数脉，以邪毒未达也，达则不数矣。此当以虚实大小分阴阳，亦不得以数为热脉。

---

① 疟疾：病名。出自《素问·疟论》。以间歇性寒战、高热、出汗为特征的传染病。

七、癥癖①有数脉。凡胁腹之下有块如盘者，以积滞不行，脉必见数。若积久成疳，阳明壅滞，而致口臭、牙疳、发热等证者，乃宜清胃清火。如无火证，而脉见细数者，亦不得认以为热。

八、胎孕有数脉。以冲任气阻，所以脉数，本非火也。此当以强弱分寒热，不可因其脉数，而执以黄芩为圣药。

按：以上数脉诸证，凡邪盛者多数脉，虚甚者尤多数脉，则其是热非热，从可知矣。

萧通隐曰：数脉息数辐辏②，按举有力，主阳盛燔灼，侵剥真阴之实，病浮为在表，沉为在里，发表攻里，脉症相符，不难分别。惟是如数之脉，疑似真假之间，便有生死霄壤之殊③，人多不知。夫数按不鼓，即为虚寒相抟之脉。数大而虚，则为精血销竭之脉；细疾若数，阴燥似阳之候也；沉弦细数，虚痨垂死之期也；又有駃④脉，即急脉，駃急即如数脉，非真数也。若假热之病，误服凉剂，脉亦见数也。每见举世医流，诊得息数急疾，竟不知新病久病，有力无力，鼓与不鼓之异，一概混投苦寒，遽⑤绝胃气，安得不速人于死乎？徐东皋云：数候多凶，匀律略可，惟宜伤寒，妊疟小儿。《濒湖脉学》云：数脉为阳热可知，只将君相火来医，实宜凉泻虚温补，肺病秋深却畏之。据此亦尝有温补之者矣，若仅言只将君相火来医，则犹见之未扩也。夫独不有阳虚阴盛之重恙，反得洪数有力之实脉，急温桂附，旋即痊可者乎。余谨再引《黄帝内经·色脉篇论》，

---

① 癥癖：腹中积聚而成的痞块。

② 辐辏（fú còu）：形容人或物聚集像车辐集中于车毂一样。这里指数脉连连数急。

③ 霄壤之殊：霄，指天。壤，指地。形容如天地般相差极远，迥多不同。

④ 駃（jué）：古通"快"，迅疾。

⑤ 遽：遂，就。

以正其谬，以救其枉，为时师下一痛针法，经言：冬脉曰其气来如弹石者，此为太过，病在外其去如数者，此为不及，病在中，释云来如弹石者，其至坚强，营之太过也。去如数者，动止疾促，营之不及也，盖数本属热，而此真阴亏损之脉，亦必急数。然愈数则愈虚，愈虚则愈数，而非阳强实热之数，故不曰数而曰如数，则辨析之意深矣。此而一差，生死反掌。愚以为岂独数脉有相似者，即浮沉迟缓，滑涩虚实，弦紧诸脉，亦皆有相似者，又非唯脉然也。至症若如疟，如痰如喘，如风如淋等病，设非素娴审辨，临事最撼心目，故庸浅者只知现在，精妙者疑似独明为医之难，此关头矣。

按：数脉一症，不明于世久矣，余曾见痨瘵垂危脉数，而用三黄，潮热不解。咳嗽失血脉数，而用参苏饮者，率以数脉为热者为实，误人不浅。予每遇此等脉候，辄用贞元饮或六味回阳等方而退，欲行此道者，当以二先生数脉之辨，而玩味焉，庶免杀人之祸。妙悟子识。

滑脉

体象：滑脉替替，往来流利，盘珠之形，荷露之义。

主病：滑脉为阳，多主痰液，寸滑咳嗽，胸满吐逆；关滑胃热，壅气伤食；尺滑病淋，或为痢积，男子溺血①，妇人经郁②。

兼脉：浮滑风痰，沉滑痰食，滑数痰火，滑短气塞，滑而浮大，尿则阴痛；滑而浮散，中风瘫缓③；滑而冲和，娠孕

---

① 溺血：指尿中有血，又有溲血、尿血等名。溺血通常随尿排出，多无疼痛。

② 经郁：肝经郁火，伏于冲任，经前或经期冲气偏盛，冲气挟肝火循经上逆，以经期叶血、衄血等为主病。

③ 瘫缓：即瘫痪，即肢体不能自主活动的表现。陈藏器曰："上偏风口喎，手足瘫缓。"

可喜。

张景岳曰：往来流利，如盘走珠，乃气实血壅之候。为痰逆，为食滞，为呕吐，为满闷。滑大、滑数为内热，上为心肺、头目、咽喉之热，下为小肠、膀胱、二便之热。妇人脉滑数而经断者为有孕。若平人脉滑而和缓，此营卫充实之佳兆；若过于滑大，则为邪热之病。又凡病虚损者，多有弦滑之脉，此阴虚然也；泻痢者，亦多弦滑之脉，此脾肾受伤也，不得通以火论。

萧通隐曰：滑脉平匀，乃得胃气之脉也，故经云，脉弱以滑，是有胃气。又云滑者，阳气盛，微有热，按之指下鼓击有力有神，如珠圆滑，替替不绝。男得此无病，女得此有胎，此真滑脉也。若病则属痰饮，浮滑风痰，沉滑食痰，滑数痰火，滑短宿食，寸滑呕吐，关滑畜血①，尺滑颓②淋遗泄，亦脉症相应之脉也。而特有如滑之脉，骤诊亦得平和，不大不小，不见歇至，不见克胜，息数如常，只是平动不鼓，喋喋③而去，稍按即无，此为元气已脱，仅存余气，留连脏腑经脉之中，未尽断耳，先于死期旬④日内便见此脉，乃绝脉也。虽有卢扁⑤，亦难复苏。每见医者，尚于此际，执以为痰，化气消痞，攻剂任投，只速其亡耳，抑何昧于生死之顿殊乎？

李濒湖曰：寸滑膈痰呕吐生，吞酸咳嗽舌强临，当关宿食兼寒热，渴痢癫淋向尺评。

---

① 畜血：即蓄血，一作蓄血证，指瘀血内蓄的病证。
② 颓：下坠。
③ 喋喋（dié dié）：迭迭，频频。
④ 旬：十天。
⑤ 卢扁：战国时名医扁鹊因为家住卢国，所以人称"卢扁"，后以指名医。

涩脉

体象：涩脉蹇滞，如刀刮竹，迟细而短，三象俱足。

主病：涩为血少，亦主精伤，寸涩心痛，或为怔忡①，关涩阴虚，因而中热，右关土虚，左关胁胀，尺涩遗淋，血痢②可决，孕为胎病，无孕血竭。

兼脉：涩而坚大，为有实热，涩而虚软，虚火炎灼。

张景岳曰：为血气俱虚之候。为少气，为忧烦，为痹痛，为拘挛，为麻木，为无汗，为脾寒少食，为胃寒多呕，为二便违和，为四肢厥冷，男子为伤精，女子为失血，为不孕，为经脉不调。凡脉见涩滞者，多由七情不遂，营卫耗伤，血无以充，气无以畅。其在上，则有上焦之不舒，在下则有下焦之不运，在表则有筋骨之疲劳，在里则有精神之短少，凡此总属阳虚。诸家言气多血少，岂以脉之不利，犹有气多者乎？

萧通隐曰：涩脉状如轻刀刮竹，如雨沾沙，如病蚕食叶，主参伍不调③，伤精亡血之病，为血痹④，为寒湿入营，为心痛，为胁痛，为解，亦为反胃，为亡阳，为肠结⑤，为不月，为胎病，为溲淋，亦为气滞。经曰脉弱以涩，是谓久病。然亦有不同者，或人赋禀经脉不利，或七情伤怀莫解，或过服补剂，以致血气壅盛；或饮食过度，不即运化；或痰多而见独涩，或

---

① 怔忡：病名。是指以心跳剧烈，不能自安，而又持续不断为主要表现的心悸。怔忡为心悸之重症。

② 血痢：病证名，亦称赤痢。指痢下多血或下纯血者。

③ 参伍不调：指脉象节律不齐，三五不匀，参差不一，错杂不调。

④ 血痹：病名，出《灵枢·九针论》邪入血分而成的痹症，由气血虚弱，当风睡卧，或因劳汗出，风邪乘虚侵入，使血气闭阻不通所致。

⑤ 肠结：指因怒后过食生冷硬物而致肠道阻塞不通的病证，多系功能性肠梗阻。首见张锡纯《医学衷中参西录》。

久卧久坐，体拘不运此，又非专主于伤精亡血之病也。至于虚劳细数而涩，或兼结代，死期可卜①。凡诊此脉，须察病机，庶无谬治。

李濒湖曰：寸涩心虚痛对胸，胃虚胁胀察关中，尺为精血俱伤候，肠结溲淋或下红。

虚脉

体象：虚合四形，浮大迟软，及乎寻按，几不可见。

主病：虚主血虚，又主伤暑②，左寸心亏，惊悸怔忡；右寸肺亏，自汗气怯③；左关肝伤，血不荣筋；右关脾寒，食不消化；左尺水衰，腰膝痿痹④；右尺火衰，寒证蜂起。

张景岳曰：虚脉，正气虚也，无力也，无神也，有阴有阳。浮而无力为血虚，沉而无力为气虚，数而无力为阴虚，迟而无力为阳虚。虽曰微濡迟涩之属，皆为虚类，然而无论诸脉，但见指下无神者，总是虚脉负袋者罕知。《内经》曰：按之不鼓，诸阳皆然，即此谓也。故凡洪大无神者，即阴虚也；细小无神者，即阳虚也。阴虚则金水亏残，龙雷⑤易炽，而五液⑥神魂之病生焉如痰饮梦遗⑦之类。或盗汗遗精，或上下失血，或惊忡不宁，或咳喘劳热。阳虚则火土受伤，真气日损，而君相化源之

---

① 卜：预料，推断。

② 伤暑：又称"感暑"。指夏季伤于暑邪，出现多汗身热，心烦口渴、气粗、四肢疲乏、小便赤涩等"阳暑"证候。

③ 气怯：指胆气虚怯出现惊慌诸症，如气短、心烦、失眠、惊悸不安、口苦、恶心等。

④ 痿痹：又名痿躄。痿为手足痿弱，无力运动的疾患，痹为肢体麻痹或疼痛，或四肢牵急的疾患。

⑤ 龙雷：即龙雷之火。肾之相火称之为龙火，肝之相火称为雷火。

⑥ 五液：为五脏所化生的液体，即汗、涕、泪、涎、唾。

⑦ 梦遗：病名。以梦交而精液遗泄为主要表现的疾病。

病生焉。或头目昏眩，或膈塞胀满，或呕恶亡阳，或泻痢疼痛。救阴者，壮水之主六味丸、左归丸；救阳者，益火之源八味丸、右归丸。渐长则生，渐消则死，虚而不补，元气将何以复？此实死生之关也。医不识此，尚望其他焉？

李濒湖曰：血不营心寸口虚，关中腹胀食难舒，骨蒸痿痹伤精血，却在神门两部居神门尺关也。

实脉

体象：实脉有力，长大而坚，应指幅幅①，三候皆然。

主病：血实脉实，火热壅结，左寸心劳，舌强气涌；右寸肺病，呕逆咽痛，左关见实，肝火胁痛，右关见实，中满气疼②，左尺见之，便闭腹痛，右尺见之，相火亢逆。实而且紧，寒积稽留，实而且滑，痰凝为祟。

张景岳曰：实脉，邪气实也，举按皆强，鼓动有力。实脉有阴有阳，凡弦洪紧滑之属，皆相类也，为三焦壅滞之候。表邪实者，浮大有力，以风寒暑湿外感于经，为伤寒瘴疟③，为发热头痛、鼻塞头肿，为筋骨肢体酸疼、痈毒等证。里邪实者，沉实有力，因饮食七情内伤于脏，为胀满，为闭结④，为癥瘕，为瘀血，为痰饮，为腹痛，为喘呕咳逆等证。火邪实者，洪滑有力，为诸实热等证。寒邪实者，沉弦有力，为诸痛滞等证。凡其在气在血，脉有兼见者，当以类求。然实脉有真假，真实

---

① 幅幅（bì bì）：胀满的样子。此指实脉指下盈实感。

② 气疼：气滞不通，不通则痛。

③ 瘴疟：因感受山岚瘴气而发的一种疟疾。临床表现有寒多热少，或热多寒少，每日发作或间日发作，烦闷身重、昏沉不语，或狂言谵语。本病相当于西医学所说的恶性疟疾。

④ 闭结：指大便不通。

者易知，假实者易误。故必问其所因，而兼察形证，必得其神，方是高手。

萧通隐曰：实脉浮沉皆得，大而且长。应指幅幅不虚。经云：血实脉实。曰脉实者水谷为病，曰气来实强，是谓太过，盖实主火热有余之病，或发狂谵语，或阳毒便结，或咽肿舌强，或脾热中满，或腰肠壅痛，或平人实大。主有痢疾，宜先下之，或疮疽脉实，急下之，以邪气在里故也。俱宜通肠发汗，亟解繁苛之火，不待再计矣。又有如实之脉，久病得此孤阳外脱，脉必先见弦数滑实，故书云，久病脉实者凶，其可疗以消伐之剂乎？更有沉寒内痼，脉道壅滞，而坚牢如实，此又不得概用寒剂，但温以姜附之属可也。又有真阴大亏，燎原日炽，脉见关格洪弦若实，法几穷矣，尚可清凉乎？以上三症皆如实脉，非正实脉也。

李濒湖曰：寸实应知面热风，咽疼舌强气填胸，当关脾热中宫①满，尺属腰肠痛不通。

长脉

体象：长脉迢迢，首尾俱端，直上直下，如循长竿。

主病：长主有余，气逆火盛，左寸见长，君火为病，右寸见长，满逆为定；左关见长，木实之殃。右关见长，土郁胀闷，左尺见之，奔豚②冲兢，右尺见之，相火专令。

---

① 中宫：指脾胃。《脾胃论》："津液至中宫变化为血也。"脾胃属土而居中，故称。

② 奔豚：见《灵枢》《难经》《金匮要略》等，为五积之一，属肾之积。《金匮要略》称之为"奔豚气"。豚，即小猪。奔豚一由于肾脏寒气上冲，一由于肝脏气火上逆，临床特点为发作性下腹气上冲胸，直达咽喉，腹部绞痛，胸闷气急，头昏目眩，心悸易凉，烦躁不安，发作过后如常，有的夹杂寒热往来或吐脓症状。因其发作时胸腹如有小豚奔闯，故名。

萧通隐曰：长脉不大不小，迢迢自若，如循长竿，末稍为平，如引绳，如循长竿为病。长有三部之长，一部之长，心脉长，神强气壮；肾脉长，蒂固根深。经云：长则气治，短则气病。长主于肝，短主于肺，皆平脉也，反此则为有余之病，非阳毒癫痫①，则阳明热深，若长而缓者，百病皆愈。大概虽主乎病，亦属轻浅之症，其有如长之脉，或鳏寡②思色不遂，心肝两部，则洪长而溢鱼际，是皆七情为患，而非有病之脉也。或癫疝③而左尺偏长，是又宿疾留经，而非无病之脉也。或寒入经腑，六部细长不鼓，此非投以辛热不能蠲除④也。若细长而鼓，又须清解，灵变在人耳。看得长脉多有兼见，不得偏执，为悉无病。但病得此，终非死脉。老人两尺脉沉长滑实，寿可期颐⑤，且征瓜瓞⑥之盛。若短脉不及本位，应指而回，不能满部，主病为内虚，为喘满气促，为胃气弱，为头腹疼，诸病见短难治，为真气不足，是又与长为霄壤之判。

李濒湖曰：长脉迢迢大小匀，反常为病似牵绳，若非阳毒癫痫病，即是阳明热势深。

---

① 癫痫：癫证与痫证的合称。癫证以精神抑郁，表情淡漠，沉默痴呆，语无伦次，静而多喜为特征，为临床常见的精神失常疾病。痫证是一种反复发作性神志异常的病证，临床以突然意识丧失，甚侧仆倒，不省人事，强直抽搐，口吐涎沫，两目上视或口中怪叫，移时苏醒，一如常人为特征。

② 鳏寡：据《孟子·梁惠王下》："老而无妻曰鳏，老而无夫曰寡。"鳏，即年老无妻或丧妻之人。寡，丈夫已死的妇女。

③ 癫疝：指阴囊偏大，多指寄生虫病及其他因素引起淋巴回流不畅而使阴茎、阴囊象皮肿。

④ 蠲除（juān chú）：废除，免除。

⑤ 期颐：百岁之人。语出《礼记·典礼上》："百年曰期颐。"期，期待。颐，供养。

⑥ 瓜瓞（guā dié）：喻子孙繁衍，相继不绝。《诗·大雅·绵》："绵绵瓜瓞，民之初生，自上沮漆。"

短脉

体象：短脉涩小，首尾俱俯，中间突起，不能满部。

主病：短主不及，为气虚证，短居左寸，心神不定；短见右寸，肺虚头痛。短在左关，肝气有伤；短在右关，膈间为殃。左尺短时，少腹必疼；右尺短时，真火①不隆。

李濒湖曰：短脉非于尺寸寻，不数不硬不滑真，浮为血涩沉为痞，寸主头痛尺腹痛。

洪脉

体象：洪脉极大，状如洪水，来盛去衰，滔滔满指。

主病：洪为盛满，气壅火亢。左寸洪大，心烦舌破；右寸洪大，心满气逆。左关见洪，肝脉太过；右关见洪，脾土胀热。左尺洪兮，水枯便难，右尺洪兮，龙火燔灼。

张景岳曰：洪脉大而实也，举按皆有余。洪脉为阳，凡浮芤实大之属，皆其类也，为血气燔灼，大热之候。浮洪为表热，沉洪为里热。为胀满，为烦渴，为狂躁，为斑疹，为头疼面热，为咽干喉痛，为口疮痈肿，为大小便不通，为动血，此阳实阴虚，气实血虚之候。若洪大至极，甚至四倍以上者，是即阴阳离绝，关格之脉也，不可治。

萧通隐曰：洪脉指下极大，来盛去衰，来大去长。体为阳脏，司心，时属夏，运主火也，为阳盛阴虚之病，若逢炎夏，诊有胃气，乃应时之脉也。若泄痢失血，久嗽，及痞满反胃，见之增剧难瘥。或沉兼洪弦涩，主痰红火炽之症。若形瘦脉大，多气虚死，又曰脉大则病进。若春秋冬月见之，治主升阳散火。

---

① 真火：此处指肾中阳气。

若洪而有力，乃实脉非洪脉，须投寒凉此相类，宜细别耳。又有如洪之脉，乃阴虚假热，阳虚暴症，脉虽洪大，按而无力，此又不得投以凉剂，致败胃气。又人临死，从阳散而绝者，脉必先见洪大滑盛，乃真气尽脱于外也，不可不察。

李濒湖曰：寸洪心火上焦炎，肺脉洪时金不堪。肝火胃虚关内察，肾虚阴火尺中看。

按：夏脉洪大而散，曰平，反得肾则水克火，为贼邪难治；得脾则子扶母为实邪，得肝则母归子为虚邪，得肺则金凌火为微邪，俱易治。凡反胃、下痢、久嗽、形瘦之人忌洪脉。

微脉

体象：微脉极细，而又极软，似有若无，欲绝非轻。

主病：微脉模糊，气血大衰。左寸惊怯，右寸气促，左关寒挛，右关胃冷，左尺得微，髓竭精枯，右尺得微，阳衰命绝。

张景岳曰：微脉纤细无神，柔弱之极，是为阴脉。凡细小虚濡之属，皆其类也，乃血气俱虚之候。为畏寒，为恐惧，为怯弱，为少气，为中寒，为胀满，为呕哕，为泄泻，为虚汗，为食不化，为腰腹疼痛，为伤精失血，为眩运①厥逆②。此虽气血俱虚，而尤为元阳亏损，最是阴寒之候。

李濒湖曰：寸微气促或心惊，关脉微兮胀满形，尺部见之精血竭，恶露发热汗漓淋。

按：微者，阳气衰而阴气绝也，久病得之，不可治，以正气将灭也，

---

① 眩运：即眩晕。《医碥·眩晕》："晕与运同，旋转也，所见之物皆旋转如飞，世谓之头旋是也。"《顾氏医镜》卷十四："眩晕者，目花黑暗旋倒也，其状头眩目闭，身转而聋，如立舟车之上。"

② 厥逆：指四肢逆冷，手冷可过肘，足冷可过膝，由阳气内衰，阴寒独盛所致。

卒病得之或可生，以邪气尚未深重也。阳微恶寒，阴微发热，男为劳极诸虚，女为崩中带下之症。

细脉

体象：细直而软，累累萦萦①，状如丝线，较显于微。

主病：细主气衰，诸虚劳损，细居左寸，怔忡不寐，细居右寸，呕吐气怯，细入左关，肝阴枯竭，细入右关，胃虚胀满，左尺若细，泄痢遗精，右尺若细，下元②冷惫。

萧通隐曰：细脉似微而常有，细直而软，若丝线之应指，宜于秋冬老弱，为血气两衰之病，或伤精泄汗，或湿气下侵，或泄利脱阴，或丹田③虚冷，或胃虚腹胀，或目眩筋痿④。《脉经》云：细为血少气衰，有此症则顺，否则逆，故吐衄脉沉细者生，忧劳过度者脉亦细，治须温补，至有如细之脉，或因暴受寒冷，痛极壅塞经络，致脉沉细，不得宣达，是细不得概言虚，而可误施滋补，固结邪气也。又有痨怯困殆，脉见弦细而数，盖弦主气衰，细主血少，数主虚火煎熬，奄奄待毙，医于此时尚欲清之平之时医多混治以清凉，良可慨已。

李濒湖曰：寸细应知呕吐频，入关腹胀胃虚形，尺逢定是丹田冷，泄痢遗精号脱阴⑤。

---

① 萦萦：缠绕貌。

② 下元：为下焦的元气，即肾气。

③ 丹田：一作人体部位名，位于脐下三寸关元穴部位。

④ 筋痿：病名。指肝痿，肝主筋，由于肝热内盛，阴血不足，筋膜干枯所致。《素问·痿论》："肝主身之筋膜……肝气热则胆泄口苦；筋膜干、筋膜干则筋急而挛，发为筋痿。"

⑤ 脱阴：肝肾阴精过度耗损，可致视力严重减弱或丧失。《难经·二十难》："脱阴者目盲。"

濡脉

体象：濡脉细软，见于浮分，举之乃见，按之即空。

主病：濡脉主阴，髓竭精伤。左寸见濡，健忘惊悸，右寸见濡，腠①虚自汗。左关逢之，血不营筋。右关逢之，脾虚湿侵，左尺得濡，精枯血损，右尺得之，火败命乖。

李濒湖曰：寸濡阳微自汗多，关中其奈气虚何，尺伤精血虚寒甚，温补真阴可起疴。

弱脉

体象：弱脉细小，见于沉分，举之则无，按之乃得。

主病：弱为阳陷，真阴衰弱。左寸心虚，惊悸健忘；右寸肺虚，自汗短气；左关木枯，必苦挛急②；右关土寒，水谷之疴；左尺弱形，涸流可征；右尺若见，阳陷可验。

萧通隐曰：濡弱微细，四种相类。濡脉极软，如水面浮绵，轻诊则得，重按无有。弱脉极软，重按乃得，轻诊无有。脉学③云：浮细如绵曰濡，沉细如绵曰弱，浮而极细如绝曰微，沉而极细不断曰细。又云：轻诊即见，重按如欲绝者，微也；往来如线，而常有者，细也。仲景曰：脉瞥瞥④如羹上肥者阳气微，萦萦如蚕丝细者阴气衰。此四脉者虽形体不一，大较皆阴阳两亏。病从内得，或失精亡血，或泄汗伤湿，或气促心惊，或虚

---

① 腠：肌肉的纹理。

② 挛急：肌肉紧张或抽动，如脚挛急、四肢挛急等。主要原因是肝火化风，风性善动导致肌肉震颤，同"筋急""拘急""拘挛"。

③ 脉学：即《濒湖脉学》。

④ 瞥瞥：形容闪烁不定，飘忽浮动。

胀消瘅①，或筋骨痿痹。老弱久病见之顺，少年春夏见之逆。治法皆宜调营益气，填精补髓，固脾健胃，急施拯救，方得全生。凡诊此脉，须察胃气多少，预卜吉凶。

李濒湖曰：弱脉从来是气虚，弱堪重按血犹流，弱兼涩象气交败，老病能调少壮忧。

紧脉

体象：紧脉有力，左右弹人，如绞转索，如切紧绳。

主病：紧主寒邪，亦主诸痛。左寸逢紧，心满急痛，右寸逢紧，伤寒喘嗽。左关人迎，浮紧伤寒，右关气口，沉紧伤食。左尺见之，脐下痛极，右尺见之，奔豚疝疾。急而紧者，是为遁尸②，数而紧者，当主鬼击③。

张景岳曰：急疾有力，坚搏抗指，有转索之状，凡弦数之属，皆相类也。紧脉阴多阳少，乃阴邪激搏之候主解散之剂，主为痛为寒；紧数在表，为伤寒发热，为浑身筋骨疼痛，为头痛项强，为咳嗽鼻塞，为瘴为疟；沉紧在里，为心胁疼痛，为胸腹胀满，为中寒逆冷，为吐逆出食，为风痫反张，为痃癖④，为泻痢，为阴疝；在妇人为气逆经滞，在小儿为惊风⑤抽搐。

---

① 消瘅：原出《内经》，又名"热瘅"，即消渴病。"消"指消耗津液而见消瘦；"瘅"指内热。消瘅就是邪热内炽，消灼津液，而见多饮食而消瘦的证候。

② 遁尸：病名。指一种突然发作、以心腹胀满刺痛、喘急为主症的危重病症。《太平圣惠方》卷五十六："遁尸者，言其停遁在人肌肉血脉之间。若卒有犯触即发动，令心腹胀满刺痛，喘息急急，偏攻两胁，上冲心胸，其候停遁不消者是也。"可选用木香散、鹤骨丸等方。

③ 鬼击：病名。胸腹部突然绞痛或出血的疾患，一名鬼排。

④ 痃癖（xián pǐ）：病名。脐腹偏侧或胁肋部时有筋脉攻撑急痛的病证。见《外台秘要》卷十二，因气血不和，经络阻滞，食积寒凝所致。

⑤ 惊风：病名。指以神昏、抽风、惊厥为主要表现，以搐、搦、掣、颤、反、引、窜、视八候为特征的儿科疾病。

萧通隐曰：紧脉形如转索无常，又如切绳，乃热为寒束之脉，故似急数而不甚鼓。暴症见之，为腹痛身疼，寒客太阳，或主风痉痫症，在尺阴冷脉疝，在关心腹沉痛，在左紧盛伤寒，在右紧盛伤食。若中恶浮紧，咳嗽沉紧，皆主死，此证与脉反也。又有如紧之脉，乃伤寒阴症绝阳，七日九日之间得此脉。仲景云"脉见转索者即日死"，盖紧本属病脉，而非死脉，但以新久之异，便有生死之分，不可不察。

李濒湖曰：寸紧人迎气口分，当关心腹痛沉沉，尺中有紧为阴冷，定是奔豚与疝疼。

按：凡中恶鬼祟之病，而得浮紧，为邪方炽，而脉无根；咳嗽虚实之症，而得沉紧，为正已虚，而邪已痼也，均在不治之例。

缓脉

体象：缓脉四至，来往和匀，微风轻飐①，杨柳初春。

主病：缓为胃脉，不主于病，取其兼见，方可断证。浮缓风伤，沉缓寒湿。缓大风虚，缓细湿痹，缓涩脾薄，缓弱气虚。左寸浮缓，风邪所居；右寸涩缓，少阴血虚。左关缓浮，肝风内鼓；右关缓沉，土弱湿侵；左尺缓涩，精宫不及；右尺缓细，真阳衰极。

张景岳曰：缓脉，和缓不紧也。缓脉有阴有阳，其义有三：凡从容和缓，浮沉得中者，此自平人之正脉；若缓而滑大者多实热，如《内经》所言者是也；缓而迟细者多虚寒，即诸家所言者是也。然实热者，必缓大有力，多为烦热，为口臭，为腹满，为痈疡，为二便不利，或伤寒温症初愈，而余热未清者，多有此脉；若虚寒者，必缓而迟细，为阳虚，为畏寒，为气怯，

---

① 飐（zhǎn）：吹动。

为疼痛，为眩晕，为痹弱，为痿厥，为怔忡健忘，为食饮不化，为惊溏飧泄①，为精寒肾冷，为小便频数；女人为经迟血少，为失血下血；凡诸疮毒外证，及中风产后，但得脉缓者皆易愈。

萧通隐曰：缓为脾脉，主乎中，应乎肌肉，阳寸阴尺，上下同等，不浮不沉，不大不小，不徐不疾，不微不弱，和缓有力，鼓指有神，如丝在经，不卷其轴，又如微风轻飐柳梢。蔡西山②曰：意思忻忻③，难以名状。四时五脏得此为有胃气，其体属地天之交，阳中有阴，阴中有阳，脏司脾，时应长夏，运主季土也。不分男女老弱，心身得此，志和神畅；百病得此，不治自愈。然缓有二，此乃有胃气雍容④和缓之缓也。又有缓弛之缓，缓纵之缓，缓弱之缓。缓弛者伤湿也，缓纵者风热也，缓弱者气虚也；缓而兼涩者血虚也。浮缓者风伤经络，沉缓者湿伤脏腑，洪缓湿热，细缓寒湿，是皆有病之脉，而非真缓脉也。尚有阴虚浮洪无力而缓，阳虚沉细无力而缓，是仅肖⑤缓之体，而非得缓之神也。若弦居土位，缓临水宫，盖克脉也，看此缓脉，要察胃气多少，鼓击高下，去来迟速，便得真确，悟从心解神明在人，未可一诊了事也。

李濒湖曰：寸缓风邪项背拘，关为风眩胃家虚，神门濡泄或风秘⑥，或是蹒跚足力迂。

---

① 飧泄（sūn xiè）：又名水谷痢，以泻下完谷不化为特征。

② 蔡西山：即蔡元定（1135—1198），字季通，号西山。福建省建阳麻沙人。朱熹门人，世称西山先生。南宋著名理学家、律吕学家、堪舆学家，朱熹理学的主要创建者之一，被誉为"朱门领袖""闽学干城"。

③ 忻忻：喜悦的样子。

④ 雍容：舒缓，从容不迫。

⑤ 肖：相似，相像。

⑥ 风秘：病证名。指风搏肺脏，传于大肠，以大便燥结、排便艰难等为常见症的便秘证候。

弦脉

体象：弦如琴弦，轻虚而滑，端直以长，指下挺然。

主病：弦为肝风，主痛主疟，主痰主饮。弦在左寸，心中必痛；弦在右寸，胸及头痛；左关弦兮，痰疟癥瘕；右关弦兮，胃寒膈痛。左尺逢弦，饮在下焦；右尺逢弦，足挛疝痛。

兼脉：浮弦支饮，沉弦悬饮，弦数多热，弦迟多寒，弦大主虚，弦细拘急，阳弦头痛，阴弦腹痛，单弦饮癖①，双弦寒痼。

张景岳曰：弦脉按之不移，硬如弓弦。凡滑大坚抟之属，皆其类也。为阳中伏阴，为血气不和，为气逆，为邪胜，为肝强，为脾弱，为寒热，为痰饮，为宿食，为积聚，为胀满，为虚劳，为疼痛，为拘急，为疟痢，为疝痹，为胸胁痛。"疮疽论"曰：弦洪相抟，外紧内热，欲发疮疽也。弦从木化，气通乎肝，可以阴，亦可以阳。但其弦大兼滑者，便是阳邪；弦紧兼细者，便是阴邪。凡脏腑间胃气所及，则五脏俱安，肝邪所侵，则五脏俱病。何也？盖木之滋生在水，培养在土。若木气过强，则水因食耗，土为克伤；水耗则肾亏，土伤则胃损；肾为精血之本，胃为水谷之本，根本受伤，生气败矣，所以木不宜强也凡久病而见弦脉所以难治。矧人无胃气曰死，故脉见和缓者吉，指下弦强者凶。盖肝邪与胃气不和，缓与弦强相左②，弦甚者土必败，诸病见此，总非佳兆。

萧通隐曰：弦脉其状端直以长，若筝弦从中直过，挺然指

---

① 饮癖：水饮停聚于胁下，日久所致的癖病。《诸病源候论·癖病诸候》："饮癖者，由饮水过多，在于胁下不散，又遇冷气相触而痛，即呼为饮癖也。其状胁下弦急，时有水声。"

② 左：违背。

下，体为阳中阴，脏司肝，时属春，运主木也。经云：轻虚以滑者平，实滑如循长竿者病，劲急如新张弓弦者死。戴同父①曰：弦而软者其病轻，弦而硬者其病重，纯弦为负死脉也。弦缓平脉也，弦临土位克脉也，弦见于秋，反克脉也木来侮金。春病无弦，失主脉也。其病主诸疟，支饮悬饮，头痛鬲②痰，寒热癥瘕，尺中阴疝，两足拘挛；右关见弦，胃寒腹疼，若不食者，脉本克土，必难治，此则大概脉与病符也。又有如弦之脉，本非真弦，而或兼见。而或相类，弦固类细，而细则如丝线之应，指又类紧，而紧则如转索之不绝，为体既异，主病亦殊，但紧则为诸痛，依稀若弦之无力耳。弦兼洪为火炽，弦兼滑为内热，弦兼迟为痼冷，弦不鼓为脏寒，弦兼涩秋逢为老疟③，弦兼细数，主阴火煎熬，精髓血液日竭，痨瘵垂亡之候也。若诸失血，而见弦大为病进，见弦小为阴销。痰清见弦，为脾土已败，真津上溢，非痰也。又有似疟，阴阳两亏，寒热往来，脉亦见弦，急扶真元，亦有生者，若误作疟，治如近岁闽司理王讳猷公，所以枉死于见病治病之舛剂也。大要弦脉而病属经者易治，属腑者难治，属脏者不治，指下细别，吉凶眉列矣。

李濒湖曰：寸弦头痛鬲多痰，寒热癥瘕看左关，关右胃寒心腹痛，尺中阴疝脚拘挛。

动脉

体象：动无头尾，其形如豆，厥厥动摇，必兼滑数。

---

① 戴同父：即戴启宗，元代医家，尝任儒学教授，于医理钻研颇深，尤对脉学有较深造诣，曾撰有《脉诀刊误》，以纠俗传《脉诀》之误，流行颇广。另有《活人书辨》，则未见刊行。

② 鬲：同"膈"。

③ 老疟：指疟疾延久不愈，深入三阴经者。

主病：动脉主痛，亦主于惊。左寸得动，惊悸可断，右寸得动，自汗无疑。左关若动，惊悸拘挛，右关若动，心脾疼痛，左尺见之，亡精为病；右尺见之，龙火①迅奋。

萧通隐曰：动乃数脉，见于关上，下无头尾，如豆大，忽忽动摇。仲景曰：阴阳相抟名曰动。阳动则汗出，阴动则发热，形冷恶寒，此三焦伤也。主病为痛，为惊，为泄痢，为亡精，为失血，虚者倾摇，胜者自安，此皆病脉也。又有平人而动者。太素②云：三部宽长是上贤，更于胆脉带长弦。豁然应指如龙动翅，赞明君万万年。又云肾部忽然动滑时，为官必定有迁移。更看三部宽洪应，用意消详仔细推。《素问》曰：妇人手少阴脉动甚者，孕子也，是皆吉兆之脉也。

李濒湖曰：动脉专司痛与惊，汗因阳动热因阴，或为泄痢拘挛病，男子亡精女子崩。

按：凡两手寸脉动为阳动，动则虚，虚则汗出，盖汗为心之液，而肺主皮毛也。两手尺脉动为阴动，动则虚，虚则发热，盖肾水不足，相火虚炎也。

促脉

体象：促为急促，数时一止，如趋而蹶③，进则必死。

主病：促因火亢，亦因物停，左寸见促，心火炎炎；右寸见促，肺鸣咯咯；促见左关，血滞为殃；促居右关，脾宫食滞。左尺逢之，遗滑堪忧；右尺逢之，灼热为定。

---

① 龙火：指肾火。

② 太素：即《太素脉法》，脉学著作。《读书敏求记》称："唐末有樵者，于其石宝函中得此书。"《四库全书总目》记载："《太素脉法》一卷，不著撰人名氏，其书以诊脉辨人贵贱吉凶……其说荒诞，盖术者所依托。"并认为太素脉"兴于北宋"，故当属北宋以后的作品，已佚。

③ 蹶（jué）：疾行，跑。

萧通隐曰：促脉乃数而一止，此为阳极亡阴，主痰壅阳经，积留胃府，或主三焦郁火炎盛为气血不接续，或发狂，斑或生毒疽，五积①停中。脉因为沮②，最不宜于病后，若势进不已，则为可危。五积者，血气痰饮食也。若此得之新病，元气未败，不必深虑，但有如促之脉，或渐见于虚痨，垂危之顷，死期可卜，或暴作于惊遑③造次之候，气复自愈。脱阴见促，终非佳兆，肿胀见促，不交之否，促脉则亦有死者矣。

李濒湖曰：促脉惟将火病医，其因有五细推之，血气痰饮食五者也，时时喘咳皆痰积，或发狂斑与毒疽。

结脉

体象：结为凝结，缓时一止，徐行而怠，颇得其旨。

主病：结属阴寒，亦由凝积。左寸心寒，疼痛可决，右寸肺虚，气寒凝结；左关结见，疝瘕必见，右关结形，痰滞食停；左尺结兮，痿躄④之疴，右尺结兮，阴寒之楚⑤。

张景岳曰：结脉脉来忽止，止而复起，总谓之结。旧以数来一止为促，促者为热，为阳极；缓来一止为结，结者为寒，为阴极。通谓其为气为血，为食为痰，为积聚，为癥瘕，为七情郁结。浮结为寒邪在经，沉结为积聚在内，此固结促之旧说

---

① 五积：五脏积证之总称。《难经·五十六难》载五脏之积：肝之积名曰肥气，心之积名曰伏梁，脾之积名曰痞气，肺之积名曰息贲，肾之积名曰贲豚，后世称为五积。此处指血、气、痰、饮、食五种致病因素。

② 沮：止、阻止。

③ 遑：同"惶"。

④ 痿躄：痿之又名，主要指四肢痿弱、足不能行的病症。《素问·痿论》："五脏因肺热叶焦，发为痿躄。"《顾氏医镜》："言五脏之痿，皆因于肺气之热，致五脏之阴俱不足而为痿躄。五痿虽异，总曰痿躄。"

⑤ 楚：痛苦。

矣。然以予之验，则促类数也，未必热；结类缓也，未必寒，但见中止者，总是结脉。多由血气渐衰，精力不继，所以断而复续，续而复断更上一层楼，贴切之至，常见久病者多有之，虚劳者多有之，或误用攻击消伐者亦有之。但缓而结者为阳虚，数而结者为阴虚。缓者犹可，数者更剧。此可以结之微甚，察元气之消长，最显最切者也。至如留滞郁结等病，本亦此脉之证应，然必其形强气实，而举接有力，此多因郁滞者也。又有无病而一生脉结者，此其素禀之异常，无足怪也。舍此之外，凡病有不退，而渐见脉结者，此必气血衰残，首尾不继之候，速宜培本，不得妄认为留滞。

萧通隐曰：结脉缓而一止，止无常数；代脉动而中止，不能自还，因而复动，止有常数。脉学云：数而时止名为促，缓止须将结脉呼，止不能还方是代，结生代死自殊途。然代为气衰，固云死脉。而又宜于风家痛极，孕妇霍乱，是代亦有生者，至结脉虽云阴凝痰结，积聚痞肿，瘕疝诸病，每见脱血逢此，终不免于死者。是又不拘于常数，总之结脉多生，代脉多死耳。

濒湖曰：脉一息五，至肺心脾肝肾五脏之气皆足。五十动而一息合，大衍之数①，谓之平脉，反此则止乃见焉。肾气不能至，则四十动一息；肝气不能至，则三十动一息；盖一脏之气衰，而代脏之气代至也。滑伯仁②曰：若无病赢瘦，而脉代者危脉也，有病而气血乍损，气不能续者，只为病脉。伤寒心悸脉代者，复脉汤主之；妊娠脉代者，其胎百日。代脉之生死，不可不辨，而结代之所以不同。

---

① 大衍之数：语出《周易·系辞上》："太衍之数五十，其用四十有九。"大衍，就是演天地之变。大衍之数就是推演天地万事万物的数。

② 滑伯仁：滑寿（约1304—1384），字伯仁，晚号撄宁生，元代医学家。著有《难经本义》等医书多种。

李濒湖曰：结脉皆因气血凝，老痰结滞苦呻吟，内伤血气外痈肿，疝瘕为殃病属阴。

代脉

体象：代为禅代，止有常数，不能自还，良久复动。

主病：代主脏衰，危恶之候，脾土败坏，吐利为咎，中寒不食，腹疼难收。两动一止，三四日死；四动一止，六七日死。次第推求，不失经旨。

萧通隐曰：代脉有二，代为气衰，固止有常数，此死脉也。经又云：黄脉代此，盖指脾脉而应于四时，遇春得胃气，而兼见微弦；遇夏得胃气，而兼见微洪；遇秋得胃气，而兼见微浮；遇冬得胃气，而兼见微石，此乃四时更代之代，而非死脉之代，此代之义又不可不知。

李濒湖曰：代脉原因脏气违，腹痛泄痢下元亏，或为吐泄中宫满，女子怀胎三月期。

革脉

体象：革大弦急，浮取即得，按之乃空，浑如鼓革。

主病：革主表寒，亦属中虚。左寸之革，心血虚痛；右寸之革，金衰气壅；左关遇之，疝瘕为祟①，右关遇之，土虚而痛；左尺诊革，精空可必；右尺诊革，殒命为忧。女人得之，半产②漏下③。

萧通隐曰：革牢不同，革脉如按鼓皮，主病为亡血、遗精、

---

① 祟：灾祸，祸患。
② 半产：流产，通称小产或小月。
③ 漏下：出自《金匮要略·妇人妊娠病》，简称漏。指妇女月经非时而下，下血淋漓不净。

半产、崩漏、胀满、中风、感湿诸症。牢脉似沉似伏，大而长微弦。扁鹊曰：牢而长者肝也。仲景曰：寒则坚牢，有牢固之象。徐东皋云：沉而有力，动而不移，牢之体也，主病为心腹疼痛，疝瘕①癥瘕，为气短息促，为皮肤着肿，是牢革二脉，固判若天渊也。仲景曰：弦则为寒，芤则为虚，虚寒相抟，此名曰革，男子主亡精失血，女人主半产漏下。脉经曰：三部脉革，长病得之死，卒病得之生。濒湖曰：此即芤弦二脉相合，故均主失血之候。诸家脉书皆以为牢脉故或有革无牢，有牢无革，混淆不辨，革浮牢沉，革虚牢实，形症皆异也。又牢为元气将绝者凶，牢忌阴虚失血之病，为虚病见实脉也，不可不辨。

李濒湖曰：革脉形如按鼓皮，芤弦相合脉寒虚，女人半产并崩漏，男子荣②虚或梦遗。

牢脉

体象：牢在沉分，大而弦实，浮中二候，了不可得。

主病：牢主坚积，病在乎内。左寸之牢，伏梁③为病；右寸之牢，息贲④可定。左关见牢，脉家血积；右关见牢，阴寒痞癖；左尺牢形，奔豚为病；右尺牢形，疝瘕痛甚。

萧通隐曰：牢实相类，牢脉沉而有力，动而不移，主阴寒凝固之象也。若实脉，则浮沉皆得，大而且长，指下鼓击，息数往来，动而能移，乃主阳盛实热之病并浮沉之别。脉体固依

---

① 瘕：据后文，疑为"癥"。

② 荣：通"营"。即营气。

③ 伏梁：心之积证。以心下悸动，腹痛，从心下至脐有包块突起为常见症的积证。

④ 息贲：指肺积。《灵枢·邪气脏腑病形》："肺脉……滑甚为息贲，上气。"《难经·五十四难》："肺之积，名曰息贲。在右胁下，履舌如杯，久不已，令人洒淅寒热，喘咳，发肺壅。"

稀相似，而主病则已悬甚，均一动也，只争移与不移。此徐东皋独得牢脉之神，识超千古矣。及阅方书，谓洁古①实脉而投姜附，此必非实脉，乃牢脉也，不容不细别之。

李濒湖曰：牢则寒深里有余，腹心隐痛木乘脾，疝癫癥瘕何愁也，失血阴虚却忌之。

散脉

体象：散脉浮乱，有表无里，中候渐空，按则绝矣。

主病：散为本伤，见则危殆。左寸之散，怔忡不卧；右寸之散，自汗淋漓；左关之散，胀满蛊疾②；右关之散，当有溢饮③；居于左尺，北方水竭，右尺得之，阳衰命绝。

萧通隐曰：芤虚散不同，虚脉迟大而软，按之无有，隐指豁豁然而空。崔紫虚④云："形大力薄，其虚可知。主伤暑，怔忡自汗，惊悸发热，阴虚腹胀，痿痹遗精，便泄诸症。"经曰"血虚脉虚"，又曰"气来虚微，为不及，病在内"，又曰"久病脉虚者死"。若芤脉则大如慈葱，与虚脉豁豁然空，不同也。所谓散脉者，其形如杨花散漫，去来无定，息数难齐，无统纪，无约束，涣散不收，稍按则四散不聚。主病为溢饮，为血耗，

---

① 洁古：即张元素，字洁古，金之易州（河北省易县军士村，今水口村）人，中医易水学派创始人，著有《医学启源》《脏腑标本寒热虚实用药式》《药注难经》《医方》《洁古本草》《洁古家珍》《珍珠囊》等。

② 蛊疾：泛指由虫毒结聚，络脉瘀塞所致的胀满、积块的疾病。

③ 溢饮：病名。指以头面、下肢或全身浮肿，畏冷，乏力等为主要表现的疾病，为四饮之一。《金匮要略·痰饮咳嗽病脉证并治》："饮水流行，归于四肢，当汗出而不汗出，身体疼重，谓之溢饮。"

④ 崔紫虚：即崔嘉彦（1111—1191），字希范，号紫虚、紫虚道人。南康（今江西永修）人，南宋道士、医家。撰有《崔真人脉诀》等。

为怔忡，为脱汗①，为胻②肿胕③，产妇得之生，妊妇得之坠，平人见之死。《难经》曰"散脉独见者危"。柳氏曰"散为血气俱虚根本脱离之脉"。若两尺见之，魂断归冥，心脉洪大微散，肺脉浮涩微散，独此不妨耳。此散与虚异，而虚又与芤异也。

李濒湖曰：左寸怔忡右寸汗，溢饮左关应软散，右关软散胀肿胕，散居两尺魂应断无根本故也。

芤脉

体象：芤乃草名，绝类慈葱④，浮沉俱有，中候独空。

主病：芤脉中空，故主失血。左寸呈芤，心主丧血；右寸呈芤，相传阴亡。芤入左关，肝血不藏，芤现右关，脾血不摄。左尺如芤，火炎精漏；右尺如芤，便红为咎。

张景岳曰：芤脉浮大中空，按如葱管。芤为阳脉，凡浮豁弦洪之属，皆相类也，为孤阳脱阴之候。为失血脱血，为气无所归，为阳无所附，为阴虚发热，为头晕目眩，为惊悸怔忡，为喘急盗汗。芤虽阳脉，而阳实无根阴虚而阳无所依，总属大虚之候。

萧通隐曰：芤革不同，芤形大如慈葱，浮沉有，中央空。同父曰"营行脉中"。脉必血为形，芤脉中空，脱血之象也。革脉则形按如鼓皮，虽体不同，大抵主病则皆失血亡阴之症。

李濒湖曰：寸芤积血在胸中，关内逢之肠里痛，尺部见芤

---

① 脱汗：病情危重，汗出如珠之证。《医碥·汗》："脱汗，阴盛格阳，汗从阳脱，味淡不咸，如珠不流，为汗绝，不治。"

② 胻（héng）：小腿。

③ 肿胕：即浮肿。胕，肿也。

④ 慈葱：葱之一种。《本草纲目》第二十六卷："冬葱即慈葱……其茎柔细而香，可以经冬。"

多下血，赤淋①红痢漏崩中。

伏脉

体象：伏为隐伏，更下于沉，推筋着骨，始得其形。

主病：伏脉为阴，受病入深。伏犯左寸，血郁之症；伏居右寸，气郁之疴。左关值伏，肝血在腹；右关值伏，寒凝水谷。左尺伏见，疝瘕可验；右尺伏脏，少火消亡。

张景岳曰：伏脉如有如无，附骨乃见。此阴阳潜伏，阻隔闭塞之候。或火闭而伏，或寒闭而伏，或气闭而伏；为痛极，为霍乱，为疝瘕，为闭结，为气逆，为食滞，为忿怒，为厥逆、水气。凡伏脉之见，虽与沉微细脱者相类，而实有不同也。盖脉之伏者，以其本有如无，而一时隐蔽不见耳。此有胸腹痛剧而伏者，有气逆于经，脉道不通而伏者，有偶因气脱不相接续而伏者，然此必暴病暴逆者乃有之，调其气而脉自复矣。若此数种之外，其有积困延绵，脉本细微而渐至隐伏者，此自残烬将绝之兆，安得尚有所伏？常见庸人诊此，无论久暂虚实，动称伏脉，而破气导痰等剂，犹然任意，此恐其就道稽迟，而复行催牒耳。闻见略具，谅不至此。

萧通隐曰：伏脉深于沉，诊须推筋着骨，细寻方见。主寒凝经络脏腑，或霍乱吐泻，腹疼沉困，或宿食沉蓄，或老痰胶固，或厥逆重阴。散寒温里，急宜着力，伤寒太阳初症得此，最为吉兆以便温散。故濒湖曰：伤寒一手脉伏，曰单伏；两手脉伏，曰双伏。不可以阳症见阴为诊，乃火邪内郁，不得发越，阳极似阴故脉伏，必有大汗而解，如久旱将雨，六合②阴晦，雨

---

① 赤淋：即血淋。指以溺血而痛为主要表现的淋证。
② 六合：天地四方，泛指天下或宇宙。

后庶物①皆苏之义。又有夹阴伤寒，先有伏阴在内，外复感寒，阴盛阳衰，四肢厥逆，六脉沉伏，须投姜附，及灸关元，脉乃复出也。若太溪、冲阳皆无脉者，必死，以上皆正伏脉也。又有如伏之脉，乃病久阴阳两亏，脉见断续沉陷，或隐或现，真气随亡，岂初病消散之比乎？此乃脉脱，非伏脉也。至有暴惊暴怒暴厥，亦见沉伏，少待经尽气复，不治当自愈。若人年四十以上，元气素虚，忽然昏聩②，不省人事，此为类中，非真中风也。喉声曳锯，六脉沉伏，惟急治以三生饮，加人参一两，亦有得生者。如遗尿汗泄，口开目合，便不救矣。凡诊此伏脉，与如伏脉，当兼察病因，庶免枉治。

李濒湖曰：伏为霍乱吐频频，腹痛皆因宿食停，蓄引老痰成积聚，散寒温里莫因循。

疾脉

体象：疾为急疾，数之至极，七至八至，脉流薄疾。

主病：疾为阳极，阴气欲竭，脉号离经③，虚魂将绝，渐进渐疾，旦夕殒灭。左寸居疾，勿戢④自焚；右寸居疾，金被火乘。左关疾也，肝阴已绝；右关疾也，脾阴消竭。左尺疾也，涸辙难濡；右尺疾也，赫曦⑤过极。

---

① 庶物：庶，众也。指自然万物。
② 昏聩（hūn kuì）：迷糊，昏迷。眼花耳聋，神志昏乱。
③ 离经：此指过快的脉象。
④ 戢（jí）：止，停止。
⑤ 赫曦：炎暑炽盛貌。此指阳热过盛。

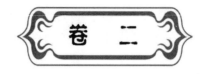

各病宜忌脉 出《冯氏锦囊》①

　　脉之主，有宜不宜，阴阳顺逆，吉凶可推。中风之脉，却喜浮迟，坚大急疾，其凶可知。伤寒热病，脉喜浮洪，沉微涩小，症反必凶。汗后脉静，身凉则安，汗后脉燥，热甚必难。阳症见阴，命必危殆，阴症见阳，虽困无害。劳倦伤脾，脉当虚弱，自汗脉躁，死不可却。疟脉自弦，弦迟则寒，弦数则热。代散则难，泄泻下痢，沉小滑弱，实大浮数。发热则恶，呕吐反胃，浮滑者昌，沉数细涩，结肠者亡。霍乱之候，代脉勿讶②，舌卷囊缩③，厥伏可嗟。嗽脉多浮，浮濡易治，沉伏而紧，死期将至。喘息抬肩，浮滑是顺，沉涩肢寒，切为逆症。火热之病，洪数为宜，微弱无神，根本脱离。骨蒸发热，脉数而虚，热而涩小，必殒其躯。劳极诸虚，浮软微弱，土败双弦，火炎细数。失血诸症，脉必见芤。缓小可喜。数大堪忧。蓄血在中，牢大却宜，沉涩而微，速愈者稀。三消之脉，数大者生，细微短涩，应手堪惊。小便淋闭，鼻色必黄，实大可喜，涩小知亡。癫乃重阴，狂乃重阳，浮洪吉象，沉急凶殃。痫乃浮缓，

---

① 《冯氏锦囊》：即《冯氏锦囊秘录》。

② 讶：惊奇，惊讶。

③ 舌卷囊缩：即舌卷卵缩。指上则舌卷曲不伸，下则阴囊收缩不下。

沉小急实，但弦无胃，必死不失。心腹之痛，其类有九，细迟速愈，浮大延久。疝属肝病，脉必弦急，牢急者生，弱急者死。黄疸湿热，洪数便宜，不妨浮大，微涩难医。肿胀之脉，浮大洪实，细而沉微，岐黄无术。五脏为积，六腑为聚，实强可生，沉细难愈。中恶①腹胀，紧细乃生，浮大何如，邪气已深。鬼祟之脉，左右不齐，乍大乍小，乍数乍迟。痈疽未溃，洪大脉宜，及其已溃，洪大最忌。肺痈之成，寸数而实。肺痿之症，数而无力。痈痿色白，脉宜短涩，数大相逢，气损血失。肠痈实热，滑数相宜，沉细无根，其死可期。

脉要歌 从《权舆》② 改正

脉有三部，部有三候，逐部先寻，次宜总究。左寸心经火位，脉宜流利洪强；左关肝胆，弦而且长；尺部膀胱，沉静弥良；右寸肺金之主，轻浮充畅为宗；脾胃居于关部，和缓胃气常充；右尺三焦连命，沉滑而实则隆。四时相代，脉状靡同③，秋微毛而冬石，春则弦而夏洪。滑而微浮者，肺恙；弦中兼细者，脾殃；心病则血衰脉小；肝证则脉弦且长，大而兼紧；肾疾奚康，寸口多弦，头面何曾舒泰？关前若紧，胸中定是癥殃，急则风上攻，而头痛，缓则皮顽痹而不昌。微是厥逆之阴，数为亏损之阳，滑则痰涎而胸膈气壅，涩缘血少而背膊疼伤，沉是背心之气，洪乃胸胁之妨。若夫关中缓则饮食必少，滑实胃火煎熬。小弱畏寒逆冷，细微食少膨胀。卫之虚者涩候，气之

---

① 中恶：神气不足，卒感秽浊不正之气，以突然头晕呕恶，呼吸困难，不省人事，移时或经治而解为主要表现的疾病。出《肘后备急方》卷一。

② 权舆：即《医学权舆》，是胡文焕主编的"寿养丛书"中的第22章。

③ 靡同：靡，无不。即不同。

滞者沉当，左关微涩兮血少，右关弦急兮过劳，洪实者血结之瘀，迟紧才脾冷之殃。至于尺内洪大，则阴虚可凭，或微或涩，便浊遗精。弦者腹痛，伏者食停，滑兮小腹疾胀。妇则病在月经，涩兮呕逆番①胃，弦强阴疝血崩，紧兮小腹作痛，沉微必主腰疼。紧促形于寸，此气满于心胸；紧弦见于关，斯痛攻乎腹胁；两寸滑数兮，呕逆上奔；两关滑数兮，蛔虫内啮②。心胸留饮，寸口沉潜，脐腹成癥，关中促结，左关弦紧兮，缘筋脉之拘挛；右关沉滑兮，因食积之作孽。

死脉歌 出《权舆》

雀啄③连来三五啄，屋漏④半日一点落。鱼翔⑤似有又如无，虾游⑥静中忽一跃。弹石⑦硬来寻即散，搭⑧指散乱为解索⑨。寄语医家仔细看，六脉一见休下药。

---

① 番：据文义当作"翻"。

② 啮（niè）：咬，啃。

③ 雀啄：即雀啄脉，七怪脉之一，脉在筋骨间，连连急数，三五不调，至而复作，如雀啄食之状。即脉来急而数，节律不齐，止而复跳，主脾胃之气已绝。

④ 屋漏：即屋漏脉，七怪脉之一。脉搏很久才跳动一次，且间歇时间不匀，慢而无力，如屋漏残水，良久一滴，多为胃气营卫将绝之候。

⑤ 鱼翔：鱼翔脉，七怪脉之一。脉在皮肤，似有似无，如鱼在水中游，主三阴寒极，阳亡于外。

⑥ 虾游：即虾游脉，七怪脉之一。脉在皮肤，如虾游水，时而一跃而逝，须臾复来，其急促躁动如前，为孤阳无依，躁动不安之候。

⑦ 弹石：弹石脉，七怪脉之一，脉在筋肉之上，辟辟凑指，如指弹石。主病肾经真脏脉也，即真脏脉的真肾脉。脉象特征为，急促而坚硬，如指弹石。

⑧ 搭（dā）：通"搭"。

⑨ 解索：即解索脉，脉在筋肉之上，乍疏乍密，散乱无序，如解乱绳之状，多主肾与命门之气皆亡。

矫世惑脉辨 汪石山

夫脉者，本乎营与卫也，而营行于脉之中，卫行于脉之外。苟脏腑和平，营卫调畅，则脉无形状之可议矣。或者六淫外袭，七情内伤，则脏腑不和，营卫乖谬，而二十四脉之名状，层出而迭见矣。是故风寒暑湿燥火，此六淫也，外伤六淫之脉，则浮为风，紧为寒，虚为暑，细为湿，数为燥，洪为火，此皆可以脉而别其外感之邪也。喜怒忧思悲恐惊者，此七情也，内伤七情之脉，喜则伤心而脉缓，怒则伤肝而脉急，恐则伤肾而脉沉，悲则气消而脉短，惊则气乱而脉动，此皆可以脉而辨其内伤之病也，然此特举其常，而以脉病相应者为言也。若论其变则有脉不应病，病不应脉，变出百端，而难一一尽凭乎脉者矣。试举一二言之，如张仲景云：脉浮大邪在表，为可汗，若脉浮大，心下硬，有脉属脏者，攻之不令发汗，此又非浮为表邪，可汗之脉也。又云：促脉为阳盛，宜用葛根黄芩黄连汤，若脉促厥冷，为虚脱，非灸非温不可，此又非促为阳盛之脉也。又曰：迟脉为寒，沉脉为里，若阳明脉迟不恶寒，身体濈濈①汗出，则用大承气，此又非诸迟为寒之脉矣。少阴病②，始得之反发热而脉沉，宜麻黄附子细辛汤汗之，此又非沉为在里之脉矣。凡此皆脉难尽凭之明验也，若只凭脉而不问证，未免以寒为热，以表为里，以阴为阳，颠倒错乱，而夭人寿者，多矣。是以古人治病不专于脉，而必兼于审证良有以也。奈何世人不明乎此，往往有病，讳而不言，惟以诊脉而试医之能否。脉之而所言偶

---

① 濈濈（jí jí）：汗出貌。
② 少阴病：伤寒六经病之一。外感病病程中，心肾阳虚，虚寒内生或心肾阴亏，阳热亢盛所表现的证候。

中，便视为良医，而倾心付托，其于病之根源一无所告，药之宜否亦无所审，惟束手听命于医，因循遂至于死，尚亦不悟，深可悲矣。彼庸俗之人，素不嗜学，固无足怪，奈近世士大夫家，亦未免狃①于此习，是又大可笑也。夫定静安虑，格物致知，乃大学首章第一义。而虑者谓虑事精详，格物者谓穷致事物之理，致知者谓推及吾之所知。凡此数事学者，必尝究心于此矣。先正又言，为人子者，不可不知医，病卧于床，委之庸医，比之不慈不孝。夫望闻问切，医家大节目②也。苟于临病之际，惟以切而知之为能，其余三事，一切置而不讲，岂得谓知医乎？岂得为处事精详乎？岂得为穷致事物之理，而惟极吾之所知乎？且医之良亦不专于善诊一节，凡动静有常，举止不妄，存心忠厚，发言纯笃，察病详审，处方精专，兼此数者，庶可谓之良矣。虽据脉言证或有少差③，然一脉所主，非一病，故所言未必尽中也。若以此而遂弃之，所谓以二卵而弃干城之将，乌可与智者道哉？姑以浮脉言之，《脉经》云：浮为风，为虚，为气，为呕，为厥，为痞，为胀，为满，为不食，为热，为内结等类，所主不下数十余病。假使诊得浮脉，彼将断其为何病耶？苟不兼之以望闻问，而欲得知其为何病？吾谓忧忧乎其难矣。古人以切居望闻问之后，则于望闻问之间，已得其病情矣。不过再诊其脉，看病应与不应也，若脉与病应，则吉而易医；脉与病反，则凶而难治。以脉参病，意盖如此，曷以诊脉知病为贵哉？夫《脉经》一书，拳拳④示人以诊法，而开卷入首，便言观形察色，彼此参伍，以决死生，可见望闻问切，医之不

---

① 狃（niǔ）：因袭，拘泥。
② 节目：关键。
③ 差：通"瘥"。
④ 拳拳：诚挚的样子。

可缺一也。噫！世称善脉莫过叔和，尚有待于彼此参伍，况下于叔和者乎？故专以切脉言病，必不能不致于误也，安得为医之良？抑不特此，世人又有以太素脉，而言人贵贱穷通者，此又妄之甚也。予尝考其义矣，夫太者始也，初也，如太极太乙之太，素者质也，本也，如绘事后素之素，此盖言始初本质之脉也破的语。此果何脉耶？则必指元气而言也。东垣曰：元气者，胃气之别名，胃气之脉。蔡西山所谓不长不短，不疏不数，不大不小，应手冲和，意思欣欣，难以名状者是也。无病之人，皆得此脉，以此脉而察人之有病无病，则可以此脉而察人之富贵贫贱则不可，何也？胃气之脉，难以形容，莫能名状，将何以为贵贱穷通之诊乎？窃观其书，名虽太素，而其中论述略无一言，及于太素之义，所作歌括，率多俚语，全无理趣，原其初意，不过托此以为徼利①之媒。后世不察，遂相传习，莫有能辨其非者，又或为之语曰，太素云者，指贵贱穷通，禀于有生之初而言也。然脉可以察而知之，非谓脉名太素也。予曰：固也。然则太素之所诊者，必不出于二十四脉之外矣。夫二十四脉皆主病言，一脉见则主一病，贫贱富贵，何从而察之哉？假如浮脉其诊为风使，太素家诊之将言其为风耶，抑言其为贵贱穷通耶，二者不可得兼，若言其为风，则其所知亦不过病也。若遗其病而言，其为贵贱穷通，则是近而病诸身者，尚不能知，安得谓之太素则远而违诸身者，必不能知之也。盖贵贱穷通，身外之事，与身之血气，了不相干，安得以脉而知之乎？况脉之变见无常，而天之寒暑不一，故四时各异其脉，必不能久而不变。是以今日诊得是脉，明日诊之而或非；春间诊得是脉，至夏按之而或否。彼太素者，以片时之寻按，而断一生之休咎，

---

① 徼（jiǎo）利：徼，窃取。即谋利。

殆必无是理然。纵使亿则屡中，亦是捕风捉影，仿佛形容，安有一定之见哉？噫！以脉察病，尚不知病之的，而犹待乎望闻问，况能知其他乎？且脉兆于岐黄，演于秦越，而详于叔和，遍考《素》《难》《脉经》，并无一字言及此者，非隐之也。殆必有不可诬者耳。巢氏①曰：太素者，善于相法，特假太素以神其术耳，诚哉言也，足以破天下后世之惑矣。又有善伺察者，以言餂②人，阴得其实，故于诊按之际，肆言而为欺妄，是又下此一等无足论也。虽然人禀天地之气以生，不能无清浊纯驳之殊，禀之清者，血气清而脉来亦清，清则脉形圆净，至数分明。吾诊乎此，但知其主富贵而已，若曰何年登科，何年升授，何年招财，何年得子，吾皆不得而知矣。禀之浊者，血气浊，而脉来亦浊，浊则脉形不清，至数混乱，吾诊乎此，但知其主贫贱而已，若曰某时招财，某时破财，某时损妻，某时克子，吾亦莫得而知矣。又有形浊而脉清者，此谓浊中之清，质清而脉浊者，此谓清中之浊，又有形不甚清，脉不甚浊，但浮沉各得其位，大小不失其等，亦主平稳，而无太得丧也，其他言有所未尽，义有所未备，学者可以类推，是则吾之所谓，知人者一本于理而已矣。岂敢妄为之说，以欺人哉？噫！予所以著为是论者，盖以世之有言太素脉者，靡不翕然③称美，不惟不能以理析，又从而延誉于人，纵使其言有谬，又必阴与之委曲影射，此所谓误己而误人者也，果何益之有哉？又有迎医服药者，不惟不先言其所苦，甚至再三询叩，终于默默。至有隐疾而困医

---

① 巢氏：即巢元方，隋代医家。大业中（605—616）任太医博士、太医令。大业六年（610年），奉诏主持编撰《诸病源候论》五十卷，分67门，1 720论。这是中国第一部专论疾病病因和证候的专书。

② 餂（tiǎn）：探取，套骗。

③ 翕然：一致的样子。

者，医固为其所困，不思身亦为医所困矣。此皆世之通患，人所共有，故予不得不详论之，以致夫丁宁之意，俾①聋瞀②者或有所开发焉。孟子曰：予岂好辨哉？予不得已也。

妊娠脉

妇人之脉，以血为本。血旺易胎，气旺难孕。少阴动甚，谓之有子。尺脉滑利，妊娠可喜。滑疾不散，胎必三月，但疾不散，五月可别。左疾为男，右疾为女，女腹如箕，男腹如斧。欲产之脉，其至离经，水下乃产，未下勿惊。新产之脉，缓滑为吉，实大弦革，有证则逆。

天和脉

参后《六十年运气诊治》，出《轩岐究政》

天和脉③只论三阴，南天高兮北泉深，太阴专主右尺寸，厥阴尺寸左边沉，少了尺寸两不应，相交相反死相临。

天和乃平脉也，诸阳为浮，诸阴为沉，故不言。三阳司天在泉，南政以大道言，甲己二岁，论脉则寸在南，而尺在北。三阴司天，则两寸不应，太阴司天，右寸不应，少阴司天，两寸不应，厥阴司天，左寸不应；三阴在泉，则两尺不应；太阴在泉，右尺不应；少阴在泉，两尺不应；厥阴在泉，左尺不应。

---

① 俾（bǐ）：使。

② 瞀（mào）：目眩；眼花。

③ 天和脉：在中医学中，通过观察每年运与气之间相互生治与承制的关系，用以推测每年气象特点及气候变化对疾病发生影响以及疾病所表现的脉象的关系，必参后"素问六十年运气病治之纪"。

第
七
辑

北政以地道言，乙丙丁戊，辛壬癸之岁，论脉则寸在北，而尺在南，三阴司天，则两尺不应；太阴司天，右尺不应；少阴司天，两尺不应；厥阴司天，左尺不应。三阴在泉，则两寸不应，太阴在泉，右寸不应；少阴在泉，两寸不应；厥阴在泉，右寸不应。不应者皆为沉脉也。《绀珠经》①曰：五行君火不用事。故南政少阴司天，君火在上，则两寸不应；司泉君火在下，则两尺不应；厥阴司天，君火在左，故左寸不应，司泉则左尺不应；太阴司天，君火在右，故右寸不应，司泉则右尺不应；北政少阴司天，君火在上，则两尺不应，司泉君火在下，则两寸不应；厥阴司天，君火在左，故左尺不应，司泉则左寸不应；太阴司天，君火在右，故右尺不应，司泉则右寸不应。凡不应者，谓脉沉而细，不应于手也。反之则沉为浮，细为大也。岁当君火在寸，而沉反见于尺，岁当君火在尺，而沉反应于寸。经曰：尺寸反者死。岁当君火在左，而沉反见于右；岁当君火在右，而沉反见于左。经曰：阴阳交者死。又曰：学诊之士，必先岁气②，良有以哉。李南丰云：此与仲景、丹溪所说不同，然所论深得素问君火以退之旨，故从之。

《素问》六十年运气病治之纪

（水）（土）壬辰壬戌岁，上太阳（司天），中木运（太），下太阴（在泉），其化上苦温，中酸和，下甘温，药食宜也，主病眩掉瞑。

戊辰戊戌岁，上太阳（司天），中火运（太），下太阴（在

---

① 绀珠经：即《心印绀珠经》，综合性医书。
② 岁气：指一年的气候情况。《类经》注："五运有纪，六气有序，四时有令，阴阳有节，皆岁气也。"

泉），其化上苦温，中甘和，下甘温，药食宜也，主病热郁。

甲辰甲戌岁，上太阳（司天），中土运（太），下太阴（在泉），其化工苦热，中苦温，下苦温，药食宜也，主病湿下重。

庚辰庚戌岁，上太阳（司天），中金运（太），下太阴（在泉），其化上苦热，中辛温，下甘热，药食宜也，主病燥闷满。

丙辰丙戌岁，上太阳（司天），中水运（太），下太阴（在泉），其化上苦热，中咸温，下甘热，药食宜也，主病大寒。

凡此太阳司天之政，气化营运先天，此下总结辰戌年，太阳司天，六气之化也，凡子寅辰午申戌六阳年，皆为太过；丑亥酉未巳卯六阴年，皆为不及。太过之气，常先天时而至，故其所生长收藏，气化营运皆早，不及之气。常后天时而至故，其气化营运皆迟。如"交变大论"曰：太过者先天，不及者后天。本篇后文曰：运太过则其至先，运不及则其至后，皆此义也。

（金）（火）丁卯丁酉岁，上阳明（司天），中木运（少），下少阴（在泉），其化上苦小温，中辛和，下咸寒，药食宜也，主灾三宫。

癸卯癸酉岁，上阳明（司天），中火运（少），下少阴（在泉），其化上苦小温，中咸温，下咸寒，药食宜也，主灾九宫。

己卯己酉岁，上阳明（司天），中土运（少），下少阴（在泉），其化上苦小温，中甘和，下咸寒，药食宜也，主灾五宫。

乙卯乙酉岁，上阳明（司天），中金运（少），下少阴（在泉），其化上苦小温，中苦和，下咸寒，药食宜也，主灾七宫。

辛卯辛酉岁，上阳明（司天），中水运（少），下少阴（在泉），其化上苦小温，中苦和，下咸寒，药食宜也，主灾一宫。

凡此阳明司天之政，气化营运后天，此总言卯酉年，阳明司天六气之化也，凡此卯酉十年，岁气不足，故气化营运后天。

（相火）（木）壬寅壬申岁，上少阳（司天），中木运（太），下厥阴（在泉），其化上咸寒，中酸和，下辛凉，药食宜也，病掉眩①支胁惊骇。

戊寅戊申岁，上少阳（司天），中火运（太），下厥阴（在泉），其化上咸寒，中甘和，下辛凉，药食宜也，病上热郁血溢泄心痛。

甲寅甲申岁，上少阳（司天），中土运（太），下厥阴（在泉），其化上咸寒，中咸和，下辛凉，药食宜也，病体重肿痞饮。

庚寅庚申岁，上少阳（司天），中金运（太），下厥阴（在泉），其化上咸寒，中辛温，下辛凉，药食宜也，病肩背胸中。

丙寅丙申岁，上少阳（司天），中水运（太），下厥阴（在泉），其化上咸寒，中咸温，下辛温，药食宜也，病寒浮肿。

凡此少阳司天之政，气化营运先天。

（土）（水）丁丑丁未岁，上太阴（司天），中木运（少），下太阳（在泉），其化上苦温，中辛温，下甘热，药食宜也，主灾三宫。

癸丑癸未岁，上太阴（司天），中火运（少），下太阳（在泉），其化上苦温，中咸温，下甘热，药食宜也，主灾九宫。

己丑己未岁，上太阴（司天），中土运（少），下太阳（在泉），其化上苦热，中甘和，下甘热，药食宜也，主灾五宫。

乙丑乙未岁，上太阴（司天），中金运（少），下太阳（在泉），其化上苦热，中酸和，下甘热，药食宜也，主灾七宫。

辛丑辛未岁，上太阴（司天），中水运（少），下太阳（在泉），其化上苦热，中苦和，下苦热，药食宜也，主灾一宫。

---

① 掉眩：头摇，肢体震颤、头晕目眩之证。又称眩掉。《素问·玄机原病式》："掉，摇也；眩，昏乱旋运也。"

凡此太阴司天之政，气化营运后天。

（火）（金）壬子壬午岁，上少阴（司天），中木运（太），下阳明（在泉），其化上咸寒，中酸凉，下酸温，药食宜也，主病支满。

戊子戊午岁，上少阴（司天），中火运（太），下阳明（在泉），其化上咸寒，中甘寒，下酸温，药食宜也，主病血溢上热。

甲子甲午岁，上少阴（司天），中土运（太），下阳明（在泉），其化上咸寒，中苦热，下酸热，药食宜也，病中满身重。

庚子庚午岁，上少阴（司天），中金运（太），下阳明（在泉），其化上咸寒，中辛温，下咸温，药食宜也，主病下清。

丙子丙午岁，上少阴（司天），中水运（太），下阳明（在泉），其化上咸寒，中咸热，下酸温，药食宜也，主病寒下。

凡此少阴司天之政，气化营运先天。

（水）（火）丁巳丁亥岁，上厥阴（司天），中木运（少），下少阳（在泉），其化上辛凉，中辛和，下咸寒，药食宜也，主灾三宫。

癸巳癸亥岁，上厥阴（司天），中火运（少），下少阳（在泉），其化上辛凉，中咸和，下咸寒，药食宜也，主灾九宫。

己巳己亥岁，上厥阴（司天），中土运（少），下少阳（在泉），其化上辛凉，中甘和，下咸寒，药食宜也，主灾五宫。

乙巳乙亥岁，上厥阴（司天），中金运（少），下少阳（在泉），其化上辛凉，中酸和，下咸寒，药食宜也，主灾七宫。

辛巳辛亥岁，上厥阴（司天），中水运（少），下少阳（在泉），其化上辛凉，中苦和，下咸寒，药食宜也，主灾一宫。

凡此厥阴司天之政，气化营运后天。

愚按：人秉天地之气以生，天人一理也，五运六气，阴阳之变，胜复

之作，而人身应之，经曰：随其气所在，期于左右，从其气则和，违其气则病，迭移其位者病，失守其位者危，寸尺反者死，阴阳交者死。又曰：先立其年，以知其气，而主病之阴阳，虚实逆从生死，毋外此以为气诊矣。

奇经八脉 出《轩岐究政》

李濒湖曰：凡人一身有经脉络脉，直行曰经，旁行曰络。经凡十二，手之三阴三阳，足之三阴三阳是也。络凡十五，乃十二经各有一别络，而脾又有一大络，并任督二络，为十五也。共二十七气，相随上下，如泉之流，如日月之行，不得休息，故阴脉营于五脏，阳脉营于六腑，阴阳相贯，如环无端，莫知其纪，终而复始。其流溢之气，入于奇经，转相灌溉，内温脏腑，外濡腠理。奇经凡八脉，不拘制于十二正经，无表里配合，故谓之奇。盖正经犹乎沟渠，奇经犹夫湖泽。正经之脉隆盛，则溢于奇经。故越人比之天雨降下，沟渠溢满，滂霈①妄行，流于湖泽，此发灵素未发之秘者也。八脉载在群书，略而不悉，医不知此，罔探病机，仙不知此，难安炉鼎云。

奇经八脉者，阴维也，阳维也，阴跷也，阳跷也，冲也，任也，督也，带也。阳维起于诸阳之会，由外踝而上行于卫分；阴维起于诸阴之交，由内踝而上行于营分，所以为一身之纲维也。阳跷起于跟中，循外踝上行于身之左右；阴跷起于跟中，循内踝上行于身之左右，所以使机关之捷跷也。督脉起于会阴，循背而行于身之后，为阳脉之总督，故曰"阳脉之海"。任脉起于会阴，循腹而行于身之前，为阴脉之承任，故曰"阴脉之海"。冲脉起于会阴，夹脐而行，直冲于上，为诸脉之冲要，故

---

① 滂霈（pāng pèi）：滂沱大雨。

曰"十二经脉之海"。带脉则横围于腰，状如束带，所以总约诸脉者也。是故阳维主一身之表，阴维主一身之里，以乾坤言也。阳跷主一身左右之阳，阴跷主一身左右之阴，以东西言也。督主身后之阳，任冲主身前之阴，以南北言也。带脉横束诸脉，以六合言也。是故医而知乎八脉，则十二经、十五络之大旨得矣。仙而知乎八脉，则龙虎升降，玄牝①幽微之妙窍得矣。两手脉浮之俱有阳，沉之俱有阴，阴阳皆实盛者，此为冲督之脉也。冲督之脉者，十二经之道路也。冲督用事，则十二经不复朝于寸口，其人皆恍惚狐疑不省，必当犹豫而两心也。两手阳脉浮而细微，绵绵不可知，俱有阴脉，亦复细绵绵，此为阴跷阳跷之脉也，此人曾有病鬼魅②风死，若恍惚亡人为祸也。尺寸脉俱浮，直上直下，此为督脉，腰背强直，不得俯仰，大人癫病，小儿风痫疾。尺寸脉俱牢，直上直下，此为冲脉，胸中有病寒疝也。

《难经》曰：奇经为病何如？然阳维维于阳，阴维维于阴，阴阳不能相维，则怅然失志，溶溶不能自收；阴跷为病，阳缓而阴急；阳跷为病，阴缓而阳急；冲脉为病，逆气而里急；督脉为病，脊强而厥；任之为病，其内若结；男子为七疝③，女子为瘕聚④，带之为病，腹满腰溶溶若坐水中，阳维为病；苦寒热，阴维为病；苦心痛，此奇经脉之为病也。

---

① 玄牝（xuán pìn）：道教及修真术语。

② 鬼魅：又名"精魅"，中医传统观点认为是致病因素之一，属鬼神之属。鬼魅、精魅邪气，即鬼神之属，亦称恶气、妖气、祸祟邪气、秽毒邪气等。

③ 七疝：七种疝病之合称，出《素问·骨空论》。

④ 瘕聚：妇女任脉受病的证候，主要症状为腹部脐下有硬块，推之可移，痛无定处。

举《脉诀》悖经之非 出《轩岐究政》

萧通隐曰：宋妄男子高阳生者，冒窃叔和，伪创《脉诀》。庸鄙差谬，大乖经旨，俗医习诵，遵为法程，终日咕哗，益增聋聩①。虽阅多病，历多寿，虚实不识，生死无知，脉理竟昧，误世非浅。独奈相承，胶固难拔，若肯回心翻悟，弃邪归正，根据凭《内经》《脉经》正法，特究虚实，洞明生死，病必识脉，治必求本，轩岐微蕴，再彰今日，天下之幸，万世之庆也，今举其非者于后。

《脉经》以浮脉，谓举之有余，按之不足；《脉诀》乃谓寻之如太过，据此乃浮兼洪紧实之象，岂浮之体乎？谬一也。又《脉经》以沉脉，谓重按至筋骨乃得；《脉诀》乃谓缓度三关，状如烂绵，岂知沉尚兼迟数洪细，而误指烂绵之弱脉，为沉之体，谬二也。又《脉经》以迟脉谓一息三至，去来极慢；《脉诀》乃谓重手乃得，又曰隐隐曰状且难，是又混迟而为沉为涩矣，岂迟之体乎？谬三也。又《脉经》以数为纲领正脉，《脉诀》妄立七表八里名目，而遗数脉，只歌于九道，谬四也。又《脉经》以滑脉往来流利，如珠应指；《脉诀》乃云按之即伏，三关如珠，不进不退，此正内经所云，皮肤着脉，不往来者死，是岂滑之体乎？谬五也。又《脉经》以涩脉，为往来难，细迟短散；《脉诀》乃云指下寻之似有，举之全无，悖经甚矣，谬六也。又《脉经》以虚脉为迟大而软，按之无力，隐指豁豁然空；《脉诀》乃谓寻之不足，举之有余，此为浮脉，岂虚之体乎？谬七也。又《脉经》以实脉，为浮沉皆得，愊愊应指；《脉诀》

---

① 聋聩（kuì）：耳聋或天生的聋人，喻愚昧无知，亦指愚昧无知的人。

乃言，如绳应指来，又言证为小便不禁，是认脉为紧脉，而证为虚寒之证，妄甚矣。谬八也。又《脉经》以洪脉，为指下极大，宜于夏；《脉诀》乃云季夏宜之，秋季冬季，发汗通肠，俱非所宜，独不闻有舍时从症乎？谬九也。又《脉经》以紧脉，为数如切绳；《脉诀》乃云，寥寥入尺来，是令脉将倒行耳，谬十也。又《脉经》以芤脉中央空，两边实，病主失血；《脉诀》乃谓两头有，中间无，是脉从中而断截矣，又言主淋沥，气入小肠，与血症何反，误世不小，谬十一也。又《脉经》以缓脉主营弱风虚湿脾之病，《脉诀》乃云，为脾热口臭，反胃齿痛，梦鬼之症，支离枉诞，谬十二也。又《脉经》以弦脉如张弓弦，《脉诀》乃云脉紧状绳牵，时时带数，此又混紧数为弦，大失弦体矣，谬十三也。又《脉经》以牢脉似沉似伏，实大而长微弦；《脉诀》乃云寻之则无，按之则有，又云脉入皮肤辨息难，又以牢为死脉，皆舛妄害理，谬十四也。又《脉经》以濡脉极软，而浮细如绵，按之无有；《脉诀》乃云按之似有，举还无，是又以微脉为濡，谬十五也。又《脉经》以弱脉为极软而沉细，按之乃得，举之无有；《脉诀》乃言轻手乃得，是又以濡为弱并与浮混，谬十六也。又《脉经》以细脉，小于微而常有，细直而软；《脉诀》乃谓往来极微，与经大乖，谬十七也。又《脉经》以伏脉为重按着骨，指下才动；而《脉诀》乃云寻之似有，定息全无，谬十八也。又《脉经》以动脉为见于关上下，厥厥动摇；《脉诀》乃言寻之似有，举之还无，不离其处，不往不来，三关沉沉，含糊谵妄，谬十九也。又《脉经》以促脉为来去数时，一止复来；《脉诀》乃云并居寸口，不言时止，谬二十也。又《脉经》以结脉为往来缓时，一止复来；《脉诀》乃云或来或去，聚而却还，此与结何干？谬二十一也。又《脉经》与仲景以动为阳，《脉诀》之九道，则以动为阴，谬二十二也。又仲景以弦为阴，《脉诀》之七表，则以弦为阳，谬二十三也。又《内经》《难经》仲景《脉经》，皆以脉从阴阳对待而言；而《脉诀》则妄创七表八里九道之诡名，夫以表言之，则实脉非表也，以里言之，则迟脉非里也，而道更不知为何道也，谬二十四也。以上二十四谬，举世习熟，无有觉其非者，兹特以经为案，以悖经为断，切有赖于同志之士焉。谨再考证诸书，以悉其谬。

晦庵朱夫子①曰："古人察脉非一道，今世惟守寸关尺之法，俗传脉诀，辞最鄙浅，非叔和本书。"东阳柳贯②曰："王叔和撰脉经十卷，为医家一经；今脉诀熟在人口，直谓叔和所作，不知叔和西晋时，尚未有歌括，此乃宋之中世人伪托以便习肄③尔。"河东王世相④曰："诊候之法，不易精也，轩岐微蕴，越人叔和撰难经脉经，犹未尽泄其奥；五代高阳生著脉诀，假叔和之名，语多牴牾⑤，辞语鄙俚，又被俗学妄注，世医家传户诵，茫然无所下手，不过藉此求食而已，于诊视何益哉？"云间钱溥⑥曰："晋太医令王叔和著脉经，其言可守而不可变，及托叔和脉诀行，而医经之理遂微，盖叔和为世所信重，故假其名而得行耳。然医道之日浅，未必不由此而误之也。"撄宁滑寿

---

① 晦庵朱夫子：朱晦庵，即朱熹，字元晦，一字仲晦，号晦庵、晦翁、考亭先生、云谷老人、沧洲病叟、逆翁。宋代理学家。

② 柳贯：元代著名文学家、诗人、哲学家、教育家、书画家，于经史、百氏、数术、方伎、释道之书，无不贯通。字道传，自号乌蜀山人。

③ 肄（yì）：学习。

④ 王世相：明代医家，字季邻，号清溪，蒲州（今山西永济）人，系名医吕楠之门徒，曾任延川县知县。

⑤ 牴牾（dǐ wǔ）：抵触，矛盾，引申为用言语顶撞、冒犯。

⑥ 钱溥：华亭（今上少）人，字原溥，明正统四年（1439 年）进士。

曰："脉之阴阳表里，以对待①而为名象也，高阳生七表八里九道，益凿凿也，求脉之明，为脉之晦。"金陵戴起宗曰："脉不可以表里定名也，轩岐越人叔和，皆不言表里；《脉诀》窃叔和之名，而立一七表八里九道，为世大惑，脉之变化从阴阳生，但可以阴阳对待而言，各从其类，岂可以一浮二芤为定序，而分七八九之名乎？大抵因浮而见者皆为表，因沉而见者皆为里，何拘于七八九哉？"庐山刘立之②"以浮沉迟数为纲，以教学人，虽似捷径，然必由博反约，然后能入脉妙，若以此自足亦画矣"。朱丹溪曰："气口者，脉之要会，故能知人命之死生；世之俗医，诵高阳生之妄作，欲以治病，其不杀人也几希。"

---

① 对待：指脉诊中，将两种形态、性质相对的脉象并列，作为对比的方法。如浮沉、迟数、滑涩等。

② 刘立之：字斯立，刘式三子，江西省樟树市黄土岗镇荻斜墨庄刘家人。宋大中祥符元年（1008 年）进士。

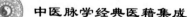

跋

先太父自应童试①，及举子业，风檐②辛苦备尝之矣。然履踬③场屋④，自订《香枫书屋诗稿》一卷，《杜诗选》一卷。乙丑随任云间⑤，得肠澼⑥症，嗣是遂心医学，尝谓医家首重切脉，犹作文首贵认题，所著《医方纂要》一卷，《医灯》四卷，即行付梓⑦，而是书纂各家脉诀，忝⑧以已见于已。

① 童试：即童生试，是明清两代取得生员的入学考试，是读书士子的进身之始，应试者不论年龄大小统称童生。

② 风檐：指科举时代的考试场所。

③ 踬（zhì）：事情不顺利，受挫折。

④ 场屋：科举考试的场所，引申为"应试"的意思。

⑤ 云间：上海市松江区的古称。

⑥ 肠澼：便血。《古今医鉴》卷八："夫肠澼者，大便下血也。"

⑦ 付梓：指书稿雕版印行。

⑧ 忝（tiǎn）：表示愧于进行某事。为自谦之词。

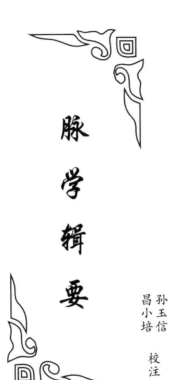

脉学辑要

［日］丹波元简 著

孙玉信
昌小培 校注

内容提要

日本医家丹波元简著。三卷。撰于 1795 年。丹波元简，为丹波家族移日之第三十六代，生于宝历五年（1755），殁于文化七年（1810）。字廉夫，号桂山、栎窗，中名刘桂山，法号本觉文懿孝宪居士。日本著名汉医学家。作者纂辑诸家脉学之精要，附录家传及个人心得编成此书。卷上总论阐述脉学理论；卷中引述二十八脉体象、主病，汇众说之精华；卷下列述妇人脉、小儿脉及诸怪脉。本书辑古今脉学之论于一帙，集众家之长于一炉，抒发己见，总结了日本宽政以前的脉学经验，创新和发展了脉学理论，不失为学习、研究脉学较为重要的参考书。后人有"古今论脉之书，其不背古而最为适用者，惟日本《脉学辑要》乎"的赞誉。本书所含内容，虽可谓述而不作，然其检选之功，亦非等闲之力。上至《难经》，下逮明清诸大家脉学，若王叔和《脉经》、孙思邈《千金翼》、陈无择《三因方》、滑伯仁《诊家枢要》、张景岳《脉神章》、何梦瑶《医碥》等，诚可谓辑古今脉学之论于一帙，集众家之长于一炉，其对古今脉学绝不是不加分析的罗列，而是能驳误纠讹，分明泾渭，经过"损众贤之砂砾，掇群才之翠羽"的科学的"扬弃"和创造性的劳动，发前人所未发。

本次整理，以日本江户万笈堂刊本（聿修堂藏版）为底本。

目　录

序

夫判阴阳表里于点按，断寒热虚实于分寸，洵①方技之切要，最所为难焉。故曰：脉者，医之大业也。今夫医士，孰不日诊百病，月处千方？而方②其诊病者，讯脉象如何，浮、沉、数、迟、大、小之外，鲜识别者。况于洪、大、软、弱、牢、革之差，茫不能答。或一状而众医异名，或殊形而混为同候，此其故何也？盖尝究之从前脉书，叔和而降，支离散漫，殆无统纪。如元明数家，乃不过因循陈编，缀缉成语，一二稽驳③伪诀之误也。寸、关、尺三部，配五脏六腑，《内经》、仲景未有明文，仓公虽间及此，其言暧昧，特十八难所论三部九候，诚诊家之大经大法也。然迨至叔和，始立左心、小肠、肝、胆、肾，右肺、大肠、脾、胃、命门之说，王太仆、杨玄操遂奉之以释经文。由此以还，部位配当之论，各家异义，是非掊击④，动辄累数百言，可谓蛋中寻骨矣。如其迟脉为腹痛、为呕吐，微脉为白带、淋沥之类，靡不书而载。此皆不徒无益于诊法，抑乖圣迷人之甚⑤也。何则？已有此证，当诊其脉，以察其阴阳表里虚实热寒，而为之处措，安可以万变之证，预隶之于脉乎？

---

① 洵（xún）：实在、确定。

② 方：正在，当。

③ 一二稽驳：逐一争论驳斥错误。一二，逐一；稽驳，争论驳斥。

④ 掊（pǒu）击：抨击。

⑤ 抑乖圣迷人之甚：然而违背常理（的东西）往往更（易）迷人（耳目）。抑，不过、然而；乖理，违背常理。

呜呼！谬悠迂拘①之说，未有能排斥而甄②综者，宜世医之不讲斯学也。简不猜谫劣③，窃原本圣贤之远旨，纂辑诸家之要言，家庭所受，肤见所得，系之于后，编为是书，名曰《脉学辑要》。首以总说，次以各脉形象，又次以妇人小儿及怪脉，以昭于及门，芟套烂之芜④，汇众说之粹，虽未能如秦医之诊晋侯，淳于之察才人，于心中指下之玄理，或有攸⑤发悟也。则判阴阳表里，断寒热虚实者，正在于斯耶。许参军有言曰：脉之候，幽而难明，心之所得，口不能述，其以难为易，固存乎其人哉。

宽政七年乙卯岁春正月二十有七日丹波元简书

① 谬悠迂拘：荒诞无稽，不知变通。谬悠，荒诞无稽；迂拘，迂腐执着、不知变通。

② 甄：审查，鉴别。

③ 简不猜谫（jiǎn）劣：我不顾忌（自己学问的）浅薄。此处为处谦语。简，作者丹波元简自称；猜，揣摩测试；谫劣，浅薄低劣。

④ 芟（shān）套烂之芜：删除套话重复的论述。芟，删除杂草；芜，丛生的杂草。

⑤ 攸（yōu）：所。

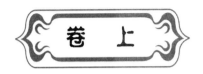

总说

朱奉议曰：凡初下指，先以中指端，按得关位，掌后高骨①为关。乃齐下前后二指，为三部脉。前指寸口也，后指尺部也。若人臂长，乃疏下指，臂短则密下指。《活人书》。

汪石山曰：揣②得高骨，压中指于高骨，以定关位；然后下前后两指，以取尺寸，不必拘一寸九分之说也。《脉诀刊误》附录。

案：二说原于《脉经·分别三关境界脉候》篇。

杨仁斋曰：凡三部之脉，大约一寸九分，人之长者仅加之，而中人以下，多不及此分寸也。究其精微，关之部位，其肌肉隐隐而高，中取其关，而上下分之，则人虽长短不侔③，而三部之分，亦随其长短而自定矣。是必先按寸口，次及于关，又次及尺。每部下指，初则浮按消息之，次则中按消息之，又次则沉按消息之。浮以诊其腑，沉以诊其脏，中以诊其胃气。于是举指而上，复隐指而下，又复拶④相进退而消息之，心领意会，

---

① 高骨：腕骨中位于外侧之骨，即腕后高骨。解剖名桡骨茎突。
② 揣（chuǎi）：量度。引申为估量、猜度。
③ 侔（móu）：齐等。
④ 拶（zā）：压紧。

十得八九。然后三指齐按，候其前后往来，接续间断何如耳。
《察脉真经》。

徐春甫曰：脉有三部，曰寸，曰关，曰尺。寸部法天，关部法人，尺部法地。寸部候上，自胸心、肺、咽喉、头目之有疾也；关部候中，自胸膈以下，至小腹之有疾也，脾、胃、肝、胆皆在中也；尺部候下，自少腹、腰、肾、膝、胻①、足之有疾也，大肠、小肠、膀胱皆在下也。皆《内经》所谓上以候上，下以候下，而理势之所不容间也，其候岂不易验哉。《古今医统》。

案：此"十八难"三部上、中、下诊候之法也。盖考《内经》有寸口、气口之名，而无并关、尺为三部之义。《难经》昉②立关、尺之目，而无左右腑脏分配之说。其有左右腑脏分配之说，始于王叔和焉。《十八难》所谓三部四经，未必以左右定十二经之谓，只其言太简，不可解了。故左右部位挨配之说，诸家纷然，互为诋讼③，要之凿空耳。三焦者，有名无状，所隶甚广，岂有以一寸部候之之理乎？小肠居下焦，假令与心为表里，岂有属诸寸位候于上部之理乎？三部四经，全可解了，其言如此，不可以为准也。"脉要精微论"尺内两傍季胁也一节，乃循尺肤之法。注家遂取《难经》寸、关、尺之部位及三部四经之义，并用叔和左右分配之说以解释之，后贤奉为诊家之枢要，亦何不思之甚也。矧④左为人迎、右为气口之类，率皆无稽之谈，不可凭也。详《伤寒论》言脉者，曰三部，曰寸口，曰关上，曰尺中，曰尺寸，曰阴阳，未有言左右者，乃与《难经》三部上、中、下诊候之法符矣。夫仲景为医家万世之师表，孰不遵依其训乎？王叔和于"分别三关境界脉候篇"则云：寸主射上焦，出头及皮毛竟手；关主射中焦，腹及腰；尺主射下焦，少腹及足。此叔和别发一义者，乃"十八难"三部诊法，而仲景所主也。今诊病者，上部有疾应见于

---

① 胻（héng）：小腿。
② 昉（fǎng）：开始。
③ 诋讼（dǐ sòng）：攻讦，争论。
④ 矧（shěn）：况。

寸口，中部有疾应见于关上，下部有疾应见于尺中，此其最的①实明验者。春甫之言，信为不诬焉。鹤皋吴氏《脉语》亦揭此诊法云，正与《素问》以脉之上、中、下三部诊人身之上、中、下三部，其理若合符节。然学者其可离经以徇②俗乎哉？可以为知言而已。《难经》原文无左右字面，后人却添此二字立说，竟失古义矣。

王士亨曰：说脉之法，其要有三：曰人迎，在喉结两傍，取之应指而动，此部法天也。二曰三部，谓寸、关、尺，在腕上侧有骨稍高曰高骨。先以中指按骨，搭指面落处谓之关，前指为寸部，后指为尺部。尺、寸以分阴阳，阳降阴升，通度由关以出入，故谓之关，此部法人。

三曰趺阳，在足面系鞋之所，按之应指而动者，是也，此部法地。三者皆气之出入要会，所以能决吉凶死生。凡三处大小迟速，相应齐等，则为无病之人。故曰人迎趺阳，三部不参，动数发息，不满五十，未知生死。所以三者，决死生之要也。《全生指迷方》。

案：此三部诊法，本于仲景序语所立，为诊家之章程矣。尝验人迎脉恒大于两手寸口脉数倍，未见相应齐等者。何梦瑶曰：人迎脉恒大于两手寸脉，从无寸口反大于人迎者。是言信然。

滑伯仁曰：凡诊脉之道，先须调平自己气息，男左女右，先以中指定得关位，却齐下前后二指。初轻按以消息之，次中按消息之。然后自寸、关至尺，逐部寻究，一呼一吸之间，要以脉行四至为率，闰以太息，脉五至为平脉也。其有太过不及，则为病脉，看在何部，各以其脉断之。《诊家枢要》。

又曰：三部之内，大小浮沉，迟数同等，尺寸阴阳，高下相符，男女左右，强弱相应，四时之脉不相戾③，命曰平人。其

---

① 的（dí）：确实。

② 徇（xún）：顺从。

③ 戾（lì）：乖张，暴戾。意为违反。

或一部之内，独大独小，偏迟偏疾，左右强弱相反，四时男女之相背，皆病脉也。凡病之见在上曰上病，在下曰下病，左曰左病，右曰右病也。

又曰：持脉之要有三：曰举，曰按，曰寻。轻手循之曰举，重手取之曰按，不轻不重，委曲求之曰寻。初持脉轻手候之，脉见皮肤之间者阳也，腑也，亦心肺之应也；重手得之，脉附于肉下者阴也，脏也，亦肝肾之应也；不轻不重，中而取之，其脉应于血肉之间者，阴阳相适，中和之应，脾胃之候也。若沉中沉之不见，则委曲而求之，若隐若见，则阴阳伏匿之脉也。三部皆然。

汪石山曰：按消息谓详细审察也。推谓以指挪移于部之上下而诊之，以脉有长短之类也。又以指那移于部之内外而诊之，以脉有双弦、单弦之类也。又以指推开其筋而诊之，以脉有沉伏、止绝之类也。

案：《脉经》云以意消息，进退举按之。"脉要精微"云，推而外之云云。石山释消息及推字者，本此也。

吴山甫曰：东垣著《此事难知》谓脉贵有神。有神者有力也，虽六数七极、三迟二败犹生，此得诊家精一之旨也。节庵《辨伤寒脉法》以脉来有力为阳证，沉微无力为阴证，此发伤寒家之矇瞀[1]也。杜清碧《诊论》曰：浮而有力为风，无力为虚；沉而有力为积，无力为气；迟而有力为痛，无力为冷；数而有力为热，无力为疮。各于其部见之，此得诊家之领要也。《脉语》。

孙光裕曰：愚按有力，亦不足以状其神。夫所谓神，滋生胃气之神也。于浮、沉、迟、数之中，有一段冲和神气，不疾

---

[1]　矇瞀（méng gǔ）：昏暗不明。

不徐，虽病无虞。以百病四时，皆以胃气为本是也。蔡氏曰：凡脉不大不小，不长不短，不浮不沉，不涩不滑，应手中和，意思欣欣，难以名状者，为胃气。《素问》曰得神者昌、失神者亡以此。《太初脉辨》。

滑伯仁曰：察脉须识上、下、来、去、至、止六字，不明此六字，则阴阳虚实不别也。上者为阳，来者为阳，至者为阳；下者为阴，去者为阴，止者为阴也。上者，自尺部上于寸口，阳生于阴也；下者，自寸口下于尺部，阴生于阳也；来者，自骨肉之分，而出于皮肤之际，气之升也；去者，自皮肤之际，而还于骨肉之分，气之降也；应曰至，息曰止也。

又曰：诊脉须要先识时脉、胃脉，与腑脏平脉，然后及于病脉。时脉，谓春三月，六部中带弦，夏三月俱带洪，秋三月俱带浮，冬三月俱带沉。胃脉，谓中按得之，脉和缓。腑脏平脉，心脉浮大而散，肺脉浮涩而短，肝脉弦而长，脾脉缓而大，肾脉沉而软滑。凡人腑脏脉既平，胃脉和，又应时脉，乃无病者也，反此为病。腑脏部位，滑氏原"五难"菽法为说。详见《枢要》，今不繁引。

案：腑脏平脉，非指下可辨，盖胃者五脏六腑之大源也。胃脉和平，正知腑脏之和平，即是应手中和者，不必逐部寻究也。

陈远公曰：看脉须看有神无神，实是秘诀。而有神无神，何以别之？无论浮、沉、迟、数、涩、滑、大、小之各脉，按指之下，若有条理，先后秩然不乱者，此有神之至也。若按指而充然有力者，有神之次也。其余按指而微微鼓动者，亦谓有神。倘按之而散乱者，或有或无者；或来有力，而去无力者；或轻按有，而重按绝无者；或时而续，时而断者；或欲续而不

第
七
辑

能，或欲接而不得；或沉细之中，倏①有依稀之状；或洪大之内，忽有飘渺之形，皆是无神之脉。脉至无神，即为可畏，当用大补之剂，急救之。倘因循等待，必变为死脉，而后救之晚矣。《辨证录》。

又曰：平脉者，言各脉之得其平也。如浮不甚浮，沉不甚沉，迟不甚迟，数不甚数耳。人现平脉，多是胃气之全也。胃气无伤，又宁有疾病哉？此脉之所以贵得平耳。

王士亨曰：人生所禀气血有变，故脉亦异常。有偏大、偏小者，或一部之位无脉者，或转移在他处者，其形或如蛇行、雀啄、乱丝，如旋转于指下者，或有受气自然者，或有因惊恐大病忧恚②，精神离散，遂致转移而不守也。此阴阳变化不测，不可以理推，若不因是，而得此脉者，非寿脉也。

祝茹穹曰：人一身以胃为主，一阳之气升于上，中实非生物。其在脉中，难取形状。诊脉者，指下按之，浑浑缓缓，无形之可拟者，为平脉也。但觉有形，便是六淫阻滞，便是病脉耳。《心医集》。

何梦瑶曰：四时之升降、动静，发敛、伸缩相为对待者也。极于二至，平于二分。故脉子月极沉，午月极浮，至卯酉而平。观经文谓秋脉中衡，又谓夏脉在肤，秋脉下肤，冬脉在骨，则秋之不当以浮可言，可知也。特以肺位至高，其脉浮，秋金配肺，故示言浮耳。夫秋初之脉，仍带夏象，言浮犹可，若于酉戌之月，仍求浮脉，不亦惑乎？夫于春言长滑，则于秋言短涩可知；于冬言沉实，则于夏言浮虚可知。书不尽言，言不尽意，是在读者之领会耳。《医碥》。

案：平脉不一，所谓不缓不急，不涩不滑，不长不短，不低不昂，不

---

① 倏（shū）：忽然。
② 忧恚（huì）：忧愁愤恨。

纵不横，此形象之平也。一息五至，息数之平也。弦、石，四时之平也。而人之禀赋不同，脉亦不一其形。此乃禀受之平也。吾家君有《平脉考》一书，尝详及此云。

董西园曰：脉者血之府也。血充脉中，缘气流行，肢体百骸，无所不到，故为气血之先机，凭此可以察气血之盛衰。疾病未形，病先昭著[①]，故云先机。所谓脉者，即经脉也。若专以经为脉，则反遗言气血，但言血则遗气，但言气则遗血，故以脉明之。凡邪正虚实寒热，凭此可推而得焉。《医级》。

又曰：瘦者肌肉薄，其脉轻手可得，应如浮状；肥者肌肉丰，其脉重按乃见，当如沉类，反者必病。浮、大、动、数、滑，阳也。人无疾病，六部见此，谓之六阳脉，非病脉也。其人禀气必厚，多阳少阴，病则多火。沉、弱、涩、弦、微，阴也。人无所苦，六部皆然，谓之六阴脉。其人禀气清平，多阴少阳，病则多寒。但六阴六阳之脉不多见，偏见而不全见者多有之。

吴幼清曰：五脏六腑之经，分布手与足，凡十二脉。鱼际下寸内九分，尺内七分者，手太阴肺经之一脉也。医者于左右寸、关、尺，辄名之曰此心脉，此脾脉，此肝脉，此肾脉，非也。手三部皆肺脏，而分其部位，以候他脏之气焉耳。其说见于《素问·脉要精微论》。而其所以然之故，则秦越人"八十一难"之首章发明至矣。是何也？脉者，血之流派，气使然也。肺居五脏之上，气所出入之门户也。脉行始肺终肝，而复会于肺，故其经穴，名曰气口，而为脉之大会，一身之气，必于是占焉。《吴文定公集·赠邵志可序》。

何梦瑶曰：脉之形体，长而且圆，如以水贯葱叶中，有长

[①] 昭著：显著。

有短，有大有小，有虚有实，有缓有急。脉之行动，如以气鼓葱叶中之水，使之流动也，有浮有沉，有迟有数，有涩有滑。

柳贯曰：古以动数候脉，是吃紧语，须候五十动，乃知五脏缺失。今人指到腕骨，即云见了。夫五十动，岂弹指间事耶？故学者当诊脉问证，听声观色，斯备四诊而无失。《道传集》《濒湖脉学》引。

汪石山曰：《脉经》云，浮，为风，为虚，为气，为呕，为厥，为痞，为胀，为满不食，为热，为内结等类，所主不一，数十余病。假使诊得浮脉，彼将断其为何病耶？苟不兼之以望、闻、问，而欲的知其为何病，吾谓戞戞乎①其难矣。古人以切居望、闻、问之后，则是望、闻、问之间已得其病情，不过再诊其脉，看病应与不应也。若病与脉应，则吉而易医；脉与病反，则凶而难治。以脉参病，意盖如此，曷尝以诊脉知病为贵哉？夫《脉经》一书，拳拳示人以诊法，而开卷入首便言观形察色，彼此参伍，以决死生，可见望、闻、问、切，医之不可缺一也，岂得而偏废乎？

张景岳曰：脉者血气之神，邪正之鉴也。有诸中必形诸外，故血气盛者脉必盛，血气衰者脉必衰。无病者脉必正，有病者脉必乖。矧人之疾病，无过表、里、寒、热、虚、实，只此六字，业已尽之。然六者之中，又惟虚、实二字为最要，盖凡以表证、里证，寒证、热证，无不皆有虚实。既能知表、里、寒、热，而复能以虚、实二字决之，则千病万病，可以一贯矣。且治病之法，无逾攻补；用攻用补，无逾虚实；欲察虚实，无逾脉息。虽脉有二十四名，主病各异，然一脉能兼诸病，一病亦能兼诸脉，其中隐微，大有玄秘，正以诸脉中，亦皆虚实之变

---

① 戞戞乎：困难的样子。

耳。言脉至此，有神存矣，倘不知要，而泛焉求迹，则毫厘千里，必多迷误。故予特表此义，有如洪涛巨浪中，则在乎牢执柁①杆，而病值危难处，则在乎专辨虚实。虚实得真，则标本阴阳，万无一失。其或脉有疑似，又必兼证兼理，以察其孰客孰主，孰缓孰急，能知本末先后，是即神之至也。《脉神章》。

又曰：据脉法所言，凡浮为在表，沉为在里，数为多热，迟为多寒，弦、强为实，微、细为虚，是固然矣。然疑似中，尤有真辨，此其关系非小，不可不察也。如浮虽属表，而凡阴虚血少，中气亏损者，必浮而无力，是浮不可以概言表；沉虽属里，而凡表邪初感之深者，寒束皮毛，脉不能达，亦必沉紧，是沉不可以概言里。数为热，而真热者未必数，凡虚损之证，阴阳俱困，气血张皇，虚甚者数必甚，是数不可以概言热；迟虽为寒，凡伤寒初退，余热未清，脉多迟滑，是迟不可以概言寒。弦、强类实，而真阴胃气大亏，及阴阳关格等证，脉必豁大而弦健，是强不可以概言实；微、细类虚，而凡痛极气闭，营卫壅滞不通者，脉必伏匿，是伏不可以概言虚。由此推之，则不止是也。凡诸脉中皆有疑似，皆有真辨，诊能及此，其必得鸢鱼②之学者乎？不易言也。

又曰：治病之法，有当舍证从脉者，有当舍脉从证者，何也？盖证有真假，脉亦有真假。凡见脉证有不相合者，则必有一真一假隐乎其中矣。故有以阳证见阴脉者，有以阴证见阳脉者，有以虚证见实脉者，有以实证见虚脉者，此阴彼阳，此虚彼实，将何从乎？病而遇此，最难下手，最易差错，不有真见，必致杀人。矧今人只知见在，不识隐微，凡遇证之实而脉之虚者，必直攻其证，而忘其脉之真虚也；或遇脉之弦大而证之虚

---

① 柁：同"舵"。

② 鸢（yuān）鱼：即鸢飞鱼跃，谓万物各得其所。鸢，老鹰。

者，亦必直攻其脉，而忘其证之无实也。此其故正以似虚似实，疑本难明，当舍当从，孰知其要？医有迷途，莫此为甚，余尝熟察之矣。大都证实脉虚者，必其证为假实也；脉实证虚者，必其脉为假实也。何以见之？如外虽烦热，而脉见微弱者，必火虚也；腹虽胀满，而脉见微弱者，必胃虚也。虚火虚胀，其堪攻乎？此宜从脉之虚，不从证之实。其有本无烦热，而脉见洪数者，非火邪也；本无胀滞，而脉见弦强者，非内实也。无热无胀，其堪泻乎？此宜从证之虚，不从脉之实也。凡此之类，但言假实，不言假虚，果何意也？盖实有假实，虚无假虚。假实者病多变幻，此其所以有假也；假虚者，亏损既露，所以无假也。大凡脉证不合者，中必有奸，必先察其虚，以求根本，庶乎无误，此诚不易之要法也。

又曰：真实假虚之候，非曰必无。如寒邪内伤，或食停气滞，而心腹急痛，以致脉道沉伏，或促或结一证，此以邪闭经络而然。脉虽若虚，而必有痛胀等证可据者，是诚假虚之脉，本非虚也。又若四肢厥逆，或恶风怯寒，而脉见滑数一证，此由热极生寒，外虽若虚，而内有烦热便结等证可据者，是诚假虚之病，本非虚也。大抵假虚之证，只此二条。若有是实脉，而无是实证，即假实脉也；有是实证，而无是实脉，即假实证也。知假知真，即知所从舍矣。

又曰：又有从脉从证之法，乃以病有轻重为言也。如病本轻浅，别无危候者，因见在以治其标，自无不可，此从证也。若病关脏器，稍见疑难，则必须详辨虚实，凭脉下药，方为切当。所以轻者从证，十惟一二；重者从脉，十当八九，此脉之关系非浅也。虽曰脉有真假，而实由人见之不真耳。脉亦何从假哉？

陈士铎曰：脉有阴、阳之不同。王叔和分七表、八里，似乎切脉分明，不知无一脉无阴阳，非浮为阳而沉为阴，迟为阴而数为阳也。阴中有阳，阳中有阴，于中消息，全在临证时察之，心可意会，非笔墨能绘画耳。

董西园曰：浮为表证，法当表汗，此其常也，然亦有宜下者。仲景云：若脉浮大，心下硬，有热，属脏者攻之，不令发汗者是也。脉沉属里，治宜从下。而亦有宜汗者，如少阴病始得之，反发热而脉沉者，麻黄附子细辛汤微汗之是也。脉促为阳盛，当用葛根芩连清之矣。若促而厥冷者，为虚脱，非灸非温不可。此又非促为阳盛之脉也。脉迟为寒，当用姜、附温之矣。若阳明脉迟，不恶寒，身体濈濈①汗出，则用大承气汤。此又非迟为阴寒之脉矣。四者皆从证，不从脉也。至若从脉舍证之治，如表证宜汗，此常法也。仲景曰：病发热头痛而脉反沉，身体疼痛者，当先救里，用四逆汤，此从脉沉为治也。此条若无头疼，乃可竟从里治，否则尚宜斟酌。里实用下，此常法也。如日晡发热者，属阳明。若脉浮虚者，宜法汗，用桂枝汤。此从脉浮为治也。结胸证具，自当以大小陷胸治之矣。若脉浮大者不可陷，陷之则死。是宜从脉证，而酌解之也。身疼痛者，当以桂枝发之。若尺中迟者，不可汗，以营血不足故也。是宜从脉而调其营矣。此四者，从脉不从证也。

朱丹溪曰：凡看脉，如得恶脉，当覆手取。如与正取同，乃元气绝，必难治矣。如与正取不同，乃阴阳错综，未必死。《丹溪纂要》。

高武曰：人或有寸、关、尺三部脉不见，自列缺至阳溪脉见者，俗谓之反关脉。此经脉虚，而络脉满，《千金翼》谓阳脉逆，反大于寸口三倍。叔和尚未之及，而况高阳生哉《针灸聚

---

① 濈濈（jí jí）：濈，水外流之意。形容汗出不断。

英》？案：所引《千金翼》，今无考。虞天民曰：此地天交泰，生成无病之脉耳。学者可不载晓欤？《医学正传》张路玉曰：脉之反关者，皆由脉道阻碍，故易位而见，自不能条畅如平常之脉也。有一手反关者，有两手反关者，有从关斜走至寸而反关者，有反于内侧近大陵而上者，有六部原如丝，而阳溪、列缺别有一脉大于正位者，亦有诸部皆细小不振，中有一粒如珠者，此经脉阻结于其处之状也。《诊宗三昧》。

案："至真要论"云，诸不应者，反其诊则见矣。王启玄注曰：不应者，皆为脉沉。脉沉下者，仰手而沉，覆其手则沉为浮，细为大也。陶节庵云：病人若平素原无正取脉，须用覆手取之，脉必见也，此属反关脉。诊法与正取法同。若平素正取有脉，后因病诊之无脉者，亦当覆手取之。取之而脉出者，阴阳错乱也，宜和合阴阳。如覆取正取，俱无脉者必死矣。此为良法。王、陶所说，今验之，极如其言。脉伏甚者，亦当以此法诊得焉。

《医学纲目》载：开宝寺僧，衣钵甚厚，常施惠于人，孙兆重之与往还。一日，谓孙曰：某有一事，于翁约赏罚为戏，可否？孙曰：如何为赏罚？僧曰：若诊吾脉，若知某病，赏三十千为一筵；若不中，罚十千归小僧。孙曰：诺。与之诊。左手无脉，右手有脉，遂寻左手之脉，乃转左臂上，动摇如常。孙曰：此异脉也，医书不载。脉行常道，岂有移易之理？往昔少年为惊扑，震动心神，脉脱旧道，乍移臂外，复遇惊扑，不能再归，年岁长大，气血已定，不能复移，目下无病尔。僧曰：某襁褓而扑背几死，固宜脉失所。某亦平生无病，亦不曾诊脉，闻公神医试验之，果神医也。按：此疑因惊扑为反关之脉者，世亦间有焉。姑附于斯。

董西园曰：老者气血已衰，脉宜衰弱，过旺则病。若脉盛而不躁，健饭如常，此禀之厚，寿之征也。若强而躁疾，则为孤阳。少壮者脉宜充实，弱则多病。谓其气血日盈之年而得此，不足故也。若脉体小而和缓，三部相等，此禀之静，养之定也。惟细而劲急者，则为不吉。故执脉审证者，一成之矩也；随人变通者，圆机之义也。肥盛之人，气盛于外，而肌肉丰厚，其脉多洪而沉；瘦小之人，气急于中，肌肉浅薄，其脉多数而浮。酒后之脉必数，食后之脉常洪，远行之脉必疾，久饥之脉必空。孩提襁褓，脉数为常也。

叶文龄曰：《脉经》云，性急人脉躁，性缓人脉静。夫脉乃气血之运，而行于呼吸者也。血禀偏胜，必多缓，阴之静也；气禀偏胜，必多急，阳之躁也。以此只可论人之气血，孰为不足，不可以性情，而谓躁静者也。《医学统旨》。

陈无择曰：经云，常以平旦阴气未动，阳气未散，饮食未进，经脉未盛，络脉调匀，乃可诊有过之脉。或有作为，当停宁食顷，俟①定乃诊，师亦如之。释曰：停宁俟定，即不拘于平旦，况仓卒病生，岂待平旦？学者知之。《三因方》。

徐春甫曰：无脉之候，所因不一。久病无脉，气绝者死；暴病无脉，气郁可治。伤寒头风，痰积经闭，忧惊折伤，关格吐利，气运不应，斯皆勿忌。

沈朗仲曰：久病服药后，六脉俱和。偶一日诊，或数或细，或虚弱，或变怪异常，即当细问起居之故。或因一夜不睡而变者，或因劳役恼怒，或因感冒风寒，各随其所感而治之。《病机汇编》。

---

① 俟（sì）：等待。

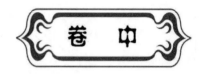

浮

"十八难"曰：浮者，脉在肉上行也。

滑伯仁曰：浮，不沉也。按之不足，轻举有余，满指浮上，曰浮。《诊家枢要》。

张介宾曰：大都浮而有力有神者，为阳有余，阳有余则火必随之。或痰见于中，或气壅于上，可类推也。浮而无力，空豁者，为阴不足，阴不足则水亏之候，或血不营心，或精不化气，中虚可知也。若以此等为表证，则害莫大矣。其有浮大弦硬之极甚，至四倍以上者，《内经》谓之关格。此非有神之谓，乃真阴虚极，而阳亢无根，大凶之兆也。

张路玉曰：浮脉者，下指即显浮象，按之稍减而不空，举之泛泛而流利，不似虚脉之按之不振，芤脉之寻之中空，濡脉之绵软无力也。浮为经络肌表之应，良由邪袭三阳经中，鼓搏脉气于外，所以应指浮满也。故凡浮脉主病，皆属于表，但须指下有力，即属有余客邪。其太阳本经，风寒营卫之辨，全以浮缓、浮紧分别，而为处治。其有寸关俱浮，尺中迟弱者，营气不足，血少之故。见太阳一经，咸以浮为本脉，一部不逮①，

---

① 逮（dài）：到，及。

虚实悬殊。亦有六脉浮迟，而表热里寒，下利清谷者，虽始病有热，可验太阳，其治与少阴之虚阳发露不异。凡病久而脉反浮者，此中气亏乏，不能内守也。若浮而按之渐衰，不能无假象发见之虞。又杂证之脉浮者，皆为风象。如类中、风痹之脉浮，喘咳、痞满之脉浮，烦瞑、衄血之脉浮，风水、皮水之脉浮，消瘅①、便血之脉浮，泄泻脓血之脉浮。如上种种，或与证相符，或与证乖互，咸可治疗。虽《内经》有肠澼下白沫，脉沉则生，脉浮则死之例，然初起多有浮脉，可用升散而愈。当知阴病见阳脉者生，非若沉细虚微之反见狂妄躁渴，难于图治。《医通》。

芤

王士亨曰：芤脉之状，如浮而大，于指面之下中断。

张三锡曰：芤，草名，其叶类葱而中空，指下浮大而无力者是也。亡血阴虚，阳气浮散之象也。血为气配，阴血既伤，阳无所附，故有此脉，诸失血过多及产后多见。《四诊法》。

刘三点曰：芤，浮而无力。《理玄秘要》。

张介宾曰：浮大中空，按如葱管，芤，为孤阳脱阴之候。为失血脱血，为气无所归，为阳无所附。芤虽阳脉，而阳实无根，总属大虚之候。

案：芤脉，考古今诸说，大抵有三义。有谓浮大而软，按之成两条，中间空者，王叔和、崔嘉彦所说是也；有谓浮沉有力，中取无力者，李士材、张路玉所说是也；有谓浮而按之无力者，王士亨、张三锡所说是也。《内经》无芤脉。考诸仲景书，曰脉弦而大，弦则为减，大则为芤，减则

---

① 消瘅：原出《内经》，又名"热瘅"，即消渴病。"消"指消耗津液而见消瘦；"瘅"指内热。消瘅就是邪热内炽，消灼津液，而见多饮食而消瘦的证候。

第七辑

为寒，芤则为虚。又曰：脉浮而紧，按之反芤，此为本虚。又曰：脉浮而芤，浮为阳，芤为阴。又曰：趺阳脉浮而芤，浮者卫气衰，芤者营气伤。此皆浮而无根之谓，而非谓他之体状也。浮沉有，而中取无者，董西园、黄韫兮尝辨无其脉，极是矣。其按之中央空为两条者，即是双弦之脉，于常患癥聚人间见之耳。《巢源·积聚候》：诊得心脉沉而芤，时上下无常处。此盖以中央空而两边有为义者。周礼《医圣阶梯》云：先君菊潭翁尝曰：吾老医也，从来不见芤脉。此盖眩于诸家谬说，而不求诸古经故也。

滑

孙思邈曰：按之如动珠子，名曰滑。滑，阳也。《千金翼》。

滑伯仁曰：滑，不涩也。往来流利，如盘走珠。

张介宾曰：往来流利，如盘走珠，凡洪大芤实之属，皆其类也，乃气实血壅之候。为痰逆，为食滞，为呕吐，为满闷。滑大、滑数，为内热，上为心、肺、头目、咽喉之热，下为小肠、膀胱、二便之热。妇人脉滑数而经断者，为有孕。若平人脉滑而和缓，此自荣卫充实之佳兆。若过于滑大，则为邪热之病。又凡病虚损者，多有弦滑之脉，此阴虚然也。泻利者亦多弦滑之脉，此脾、肾受伤也，不得通以火论。

案：《伤寒论》以滑为热实之脉。曰：脉反滑，当有所去，下之乃愈。曰：脉滑而疾者，小承气汤主之。曰：脉浮滑，此表有热，里有寒。曰：脉滑而厥者，里有热也。曰：脉滑而数者，有宿食也。此皆为阳盛热实之候。然虚家有反见滑脉者，乃是元气外泄之候。学者可不细心体认哉。

洪

严三点曰：洪，如春潮之初至，按之慉慉然《脉法微旨》。案：

字书，慆、懰同，怨也，于义难叶①，当是溜溜之讹。

吴山甫曰：洪，犹洪水之洪，脉来大而鼓也。若不鼓，则脉形虽阔大，不足以言洪。如江河之大，若无波涛汹涌，不得谓之洗。

张介宾曰：洪，大而实也，举、按皆有余。洪脉为阳，凡浮芤实大之属，皆其类也。为血气燔灼，大热之候。浮、洪为表热，沉、洪为里热。此阳实阴虚，气实血虚之候。若洪大至极，甚至四倍以上者，是即阴阳离绝，关格之脉也，不可治。

张路玉曰：洪脉者，既大且数，指下累累如连珠，如循琅玕②，不似实脉之举按愊愊③，滑脉之软滑流利也。洪，为火气燔灼之候。仲景有服桂枝汤，大汗出，大烦渴不解，脉洪，为温病。又屡下而热势不解，脉洪不减，谓之坏病，多不可救。洪，为阳气满溢，阴气垂绝之脉，故蔼蔼④如车盖者，为阳结。脉浮而洪，身汗如油，为肺绝。即杂病脉洪，皆火气亢甚之兆。若病后久虚，虚劳失血，泄泻脱元，而见洪盛之脉，尤非所宜。惟惛⑤浊下贱，脉多洪实，又不当以实热论也。

董西园曰：洪，火象也。其形盛而且大，象夏之旺气，火脉也。若以浮大有力为洪脉，则沉而盛大者，将非洪脉乎？故脉见盛大，即当以洪脉论也。

案：滑氏以来，以钩、洪为一脉。予谓洪以广而言，钩以来去而言，虽俱属于夏脉，不能无异，当考《素》《难》之文。张路玉特有洪、钩似同，而实不类之说，而其言含糊不明。又案：《脉经》一说，并孙思邈，及近代何梦瑶辈，皆以浮大为洪脉，故董氏辨之是也。

---

① 叶（xié）：通"协"。相合。
② 琅玕（láng gān）：像玉珠的美石，比喻柔滑的脉象。
③ 愊愊：胀满的样子。此指实脉指下盈实感。
④ 蔼蔼：形容草木茂盛。
⑤ 惛（hūn）：糊涂。

数

王叔和曰：数，脉去来促急。一曰：一息六七至。一曰：数者，进之名。

吴山甫曰：数，医者一呼一吸，病者脉来六至曰数；若七至、八至，则又数也；九至、十至、十一至、十二至，则数之极矣。七至曰甚，八至已为难治，九至以上皆为不治。若婴儿纯阳之气，则七至、八至，又其常也，不在大人之例。

徐春甫曰：沉数有力，实火内烁；沉数无力，虚劳为恶。杂病初逢，多宜补药。病退数存，未足为乐；数退证危，真元以脱。数按不鼓，虚寒相搏。微数禁灸。洪数为火。数候多凶，匀健犹可。

张介宾曰：五至、六至以上，凡急、疾、紧、促之属，皆其类也。为寒热，为虚劳，为外邪，为痈疡。滑数、洪数者多热，涩数、细数者多寒。暴数者多外邪，久数者必虚损。数脉有阴有阳，今后世相传，皆以数为热脉。及详考《内经》则但曰：诸急者多寒，缓者多热，滑者阳气盛，微有热。曰粗大者，阴不足阳有余，为热中也。曰缓而滑者，曰热中。舍此之外，则并无以数言热者。而迟冷、数热之说，乃始自《难经》，云数则为热，迟则为寒。今举世所宗，皆此说也。不知数热之说，大有谬误，何以见之？盖自余历验以来，凡见内热伏火等证，脉反不数，而惟洪滑有力，如经文所言者是也。

薛慎斋曰：人知数为热，不知沉细中见数为寒甚。真阴寒证，脉常有一息七、八至者，但按之无力而数耳。宜深察之。《伤寒后条辨》。

汪石山曰：大凡病见数脉，多难治疗。病久脉数，尤非所宜。《医按》。

萧万兴曰：数按不鼓，则为虚寒相搏之脉；数大而虚，则为精血销[1]竭之脉。细疾如数，阴燥似阳之候也；沉弦细数，虚劳垂死之期也。盖数本属热，而真阴亏损之脉，亦必急数。然愈数则愈虚，愈虚则愈数，此而一差，生死反掌。《轩岐救正论》。

张路玉曰：数脉者，呼吸定息，六至以上，而应指急数，不似滑脉之往来流利，动脉之厥厥动摇，疾脉之过于急疾也。数为阳盛阴亏，热邪流薄于经络之象，所以脉道数盛，火性善动而躁急。故伤寒以烦躁脉数者为传，脉静者为不传，有火、无火之分也。人见脉数，悉以为热，不知亦有胃虚，及阴盛拒阳者。若数而浮大，按之无力，寸口脉细数者，虚也。

疾

滑伯仁曰：疾，盛也。快于数而疾，呼吸之间，脉七至，热极之脉也。

李士材曰：六至以上脉有两种，或名曰疾，或名曰极，总是急速之形，数之极也。是惟伤寒热极，及劳瘵[2]虚惫人，方见此脉。阴髓下竭，阳光上亢，有日无月，可与之决死期矣。必至喘促声嘶，仅呼吸于胸中数寸之间，而不能达于根蒂，真阴极于下，孤阳亢于上，而气之短已极矣。一息八至之候，则气已欲脱，而犹冀以草木生之，何怪其不相及？《诊家正眼》。

张路玉曰：疾脉，有阴阳、寒热、真假之异。如疾而按之益坚，乃亢阳无制，真阴垂绝之候；若疾而按之不鼓，又为阴

---

[1] 销：耗尽之意。

[2] 劳瘵（zhài）：劳病之有传染性者，又名传尸劳、尸注、鬼注。《济生方》："夫劳瘵一证，为人之大患，凡受此病者，传变不一，积年染疰，甚至灭门。"

邪暴虐，虚阳发露之征。尝考先辈治按，有伤寒面赤、目赤，烦渴引饮而不能咽，东垣以姜、附、人参汗之而愈。又伤寒畜热内盛，阳厥极深，脉疾至七八至以上，人皆误认阴毒，守真以黄连解毒治之而安。斯皆证治之明验也。惟疾而不躁，按之稍缓，方为热证之正脉。脉法所谓疾而洪大，苦烦满；疾而沉细，腹中痛；疾而不大不小，虽困可治；其有大小者，难治也。至若脉至如喘，脉至如数，得之暴厥、暴惊者，待其气复自平。迨①夫脉至浮合，一息十至以上，较之六数、七疾、八极更甚，得非虚阳外骛②之兆乎？

案：疾者，乃数之甚也，故《脉经》《脉诀》并不别举之。吴山甫云：疾，即数也。所谓躁者，亦疾也。所谓駃③者，亦疾也。考《伤寒论》，脉若静者为不传，脉数疾为传。躁，乃静之反。云躁亦疾也者，固是也。《千金方》论脚气云：浮大而紧駃，最恶脉也；或沉细而駃者，同是恶脉。今验之病者，脚气恶证，脉多数疾，而来去甚锐，盖是駃之象，则似不可直以駃为疾也。

促

高阳生曰：促者速也，迫也，近也，阳也，指下寻之极数，并居寸口，曰促。渐加即死，渐退即生。《脉诀》。

杨仁斋曰：促者，阳也。贯珠而上，促于寸口，出于鱼际，寻之数急，时似止而复来。

王士亨曰：促脉之状，自尺上下寸口，促急有来无去，此荣卫无度数，阴气促阳也。

---

① 迨（dài）：等到。
② 骛（wù）：疾驰。
③ 駃（kuài）：同"快"。

黄星阳曰：促者，促于寸口，出于鱼际，寻之数急，似止而复来。《济世丹砂》。

方龙潭曰：夫促脉者，脉之疾促，并居寸口之谓也。盖促者，数之胜，数者，促之源。先数而后促，此至数之极也。《脉经》曰：六至为数。数者，即热证。转数转热，正此谓也。《脉经直指》。

案：辨脉法，并王氏《脉经》，以促为数中一止之脉也，非也。《素问·平人气象论》曰：寸口脉，中手促上击《甲乙经》：击字作数者，曰肩背痛。此促，急促之义。故《脉诀》为并居寸口之谓。今详促无歇止之义，《脉诀》为得矣。仲景论促脉四条，曰：伤寒脉促，手足厥逆者，可灸之。此盖虚阳上奔，脉促于寸部也。曰：太阳病，下之后，脉促胸满者，桂枝去芍药汤主之。若微恶寒者，去芍药加附子汤主之。曰：大阳病，桂枝证，医反下之，利遂不止，脉促者，表未解，喘而汗出者，葛根黄连黄芩汤主之。钱天来《伤寒溯源集》曰：脉促者，非脉来数，时一至复来之数也。即急促，亦可谓之促也。曰：太阳病，下之其脉促，不结胸者，此为欲解也。胸满也，喘而汗出也，结胸也，皆为邪盛于上部，故脉急促于寸口者，非数中一止之义也明矣。后汉荀悦《申鉴》云：气长者以关息，气短者，其息稍升，其脉稍促，其神稍越。此乃为数促于寸口之义，虽非医家之言，亦可以为左证矣。

周寅卿《医说会编》云：罗谦甫治赤马刺，食炙兔内伤。视其脉，气口大二倍于人迎，关脉尤为力，乃用备急丸、大黄、巴豆之剂，及无忧散。上吐下利，始平复。案：出《卫生宝鉴》。项彦章治食马肉，服大黄、巴豆，病转剧，其脉促，宜引之上达，次复利之，以彻余垢而出。案：出《医史》。所谓上部有脉，下部无脉，其人当吐者是也。夫伤物一也，而治之不同，药之有异何哉？由乎脉之异而已。天下之医，治病有不由脉，以有限之药，应无穷之病者，吾不知其何谓。举此一端，以证其弊，学医君子，其不可不尽心焉？

吴山甫曰：上鱼者，上于鱼际也。世人常有此脉，不可一例论也。有两手上鱼者，有一手上鱼者。若平人神色充实，而有此脉者，此天禀之厚，元气充满，上溢于鱼也，其人必寿。若人素无此脉，一旦上鱼者，此病脉也。《难经》云：遂上鱼为溢。《脉经》云：脉出鱼际，逆气喘急。《史记》济北侍人韩女得此脉之类是。

案：上鱼，乃是并居寸口之甚者，故附于此。

弦

王叔和曰：弦脉，如张弓弦。出《脉经》注。

严三点曰：弦，如筝弦，长过指而有力。

王文洁曰：弦，一条而来，按之不移，举之应手端直弦，曰弦。《脉诀图注评林》。

李中梓曰：《素问》云：端直以长"玉机真脏"。叔和云：如张弓弦。巢氏云：按之不移，绰绰如按琴瑟弦。同父云：从中直过，挺然指下。诸家之论弦脉，可谓深切著明矣。

高鼓峰曰：弦，如弓弦之弦，按之勒指。胃气将绝，五脏无土，木气太甚，即真脏脉，凡病脉见之即凶。《己任编》。

吴山甫曰：双弦者，脉来如引二线也，为肝实，为痛。若单弦，只一线耳。

徐忠可曰：有一手两条脉，亦曰双弦，此乃元气不壮之人，往往多见此脉，亦属虚。适愚概温补中气，兼化痰，应手而愈。《金匮要略论注》。

黄韫兮曰：《脉经》谓弦脉举之无有。按：疟脉有浮弦者，未尝举之无有①也。经曰：疟皆生于风。惟生于风，故其脉浮弦，且头痛如破也，即《脉经》《伤寒》条中，亦有阳明中风脉弦浮之语，则所谓弦脉举之无有，疑其误也。《脉确》。

案： 弦脉大要有三，有邪在少阳者疟邪亦在少阳，故《金匮》云：疟脉自弦；有血气收敛，筋脉拘急者腹痛、胁痛，瘕气疝癀②，故多兼见弦脉；有胃气衰败，木邪乘土者虚劳多见弦细数也。"辨脉"弦为阴，《脉诀》弦为阳，并非也。又案：张路玉曰：寸弦尺弦，以证病气之升沉。夫弦可亘③三部而诊得之，岂有寸弦而关尺见他脉，尺弦而寸关见他脉之理乎？故今不取也。

紧

王叔和曰：紧脉，数如切绳状。一曰：如转索之无常。案：一曰见"辨脉法"。

案： 紧之一脉，古今脉书无得其要领者，皆谓与弦相似。予家君曾曰：《素问》、仲景所谓紧脉，必非如诸家所说也。盖紧，即不散也。谓其广有界限，而脉与肉划然分明也。寒主收引，脉道为之紧束，而不敢开散涣漫，故伤寒见此脉也。乃不似弦脉之弦亘三关，端直挺长也。矧于数脉之呼吸六七至，无仿佛也，如转索，如切绳。戴氏辈虽巧作之解，而不知转索、切绳，原是谬说。按《金匮》曰：脉紧如转索无常者，有宿食。《脉经》作左右无常。此谓其脉紧，而且左右夭矫④，如转索无常者，有宿食之候也。非谓紧脉，即其状如转索无常也。叔和乃误读此条，于"辨脉法"则云：脉紧者，如转索无常也。亦何不思之甚也，而更又生一说。于《脉经》则云：数如切绳状，去紧之义益远矣。后世诸家，率祖述叔和，故尽不可从也。呜呼！紧脉之义，从前模糊，幸赖家君之剖析，得阐

---

① 无有：原为"有无"。
② 疝癀（tuì）：即"癫疝"。指寒湿引起的阴囊肿大。
③ 亘（gèn）：横贯。
④ 夭矫：屈伸。

发古贤之本旨，孰不遵守乎哉？《伤寒论》云：脉至如转索者，其日死。紧脉，岂尽死脉乎？

案：孙光裕曰，经文未曾言紧，《内经》曰急，未有紧脉之名。此失考耳。"平人气象论"云：盛而紧，曰胀。"示从容论"：切脉浮大而紧。又《灵枢·禁服》篇：紧为痛痹。且急有二义，有弦急，有数急，皆与紧脉不相干焉。

沉

王叔和曰：沉脉，举之不足，按之有余。一曰：重按之乃得。

王士亨曰：沉脉之状，取之于肌肉之下得之。

黎民寿曰：沉者，阴气厥逆，阳气不舒之候。沉与浮对，浮以阳邪所胜，血气发越而在外，故为阳主表；沉以阴邪所胜，血气困滞不振，故为阴主里。《决脉精要》。

吴绶曰：沉，诊法重手按至筋骨之上而切之，以察里证之虚实也。若沉微、沉细、沉迟、沉伏，无力，为无神，为阴盛而阳微，急宜生脉回阳也；若沉疾、沉滑、沉实，皆有力，为热实，为有神，为阳盛而阴微，急宜养阴以退阳也。大抵沉诊之法，最为紧关之要，以决阴阳冷热，用药生死，在于毫发之间，不可不仔细而谨察之。凡脉中有力，为有神，为之可治；脉中无力，为无神，为难治。《伤寒蕴要》。

张介宾曰：沉，虽属里，然必察其有力无力，以辨虚实。沉而实者，多滞、多气，故曰：下手脉沉，便知是气停积。滞者，宜消宜攻。沉而虚者，因阳不达，因气不舒。阳虚气陷者，宜温宜补。其有寒邪外感，阳为阴蔽，脉见沉紧而数，及有头疼身热等证者，正属邪表，不得以沉为里也。

萧万兴曰：每见表邪初感之际，风寒外束，经络壅盛，脉必先见沉紧，或伏或止，是不得以阳证阴脉为惑，惟亟①投以清表之剂，则应手汗泄而解矣。此沉脉之疑似，不可以不辨也。

何梦瑶曰：浮、沉，有得于禀赋者。趾高气扬之辈，脉多浮；镇静沉潜之士，脉多沉也。又肥人多沉，瘦人多浮。有变于时令者，春夏气升而脉浮，秋冬气降而脉沉也。其因病而致者，则病在上人身之上部也、在表、在腑者，其脉浮上、表、腑皆属阳，浮脉亦属阳，阳病见阳脉也；在下、在里、在脏者，其脉沉也。

伏

"十八难"曰：伏者，脉行筋下也。

王叔和曰：伏脉，极重指按之，著②骨乃得。

戴同父曰：伏脉，初下指轻按不见，次寻之中部又不见，次重手极按又无其象，直待以指推其筋于外而诊乃见，盖脉行筋下也。若如常诊，不推筋以求，则无所见，昧者以为脉绝也。芤脉因按而知，伏脉因推而得，伏与沉相似，沉者重按乃得，伏者重按亦不得，必推筋乃见也。若重按不得，推筋著骨全无，则脉绝无，而非伏矣。《脉诀刊误》。

张介宾曰：如有如无，附骨乃见，此阴阳潜伏，阻隔闭塞之候。或火闭而伏，或寒闭而伏，或气闭而伏，为痛极，为霍乱，为疝瘕，为闭结，为气逆，为食滞，为忿怒，为厥逆、水气。伏脉之体，虽细微亦必隐隐有力。凡伏脉之见，虽与沉、微、细、脱者相类，而实有不同也。盖脉之伏者，以其本有如无，而一时隐蔽不见耳。此有胸腹痛剧而伏者，有气逆于经，脉道不通而伏者，有偶因气脱，不相接续而伏者，然此必暴病

---

① 亟（jí）：急。
② 著：同"着"。

暴逆者乃有之。调其气，而脉自复矣。若此数种之外，其有积困延绵，脉本细微，而渐至隐伏者，此自残烬①绝之兆，安得尚有所伏？

吴又可《温疫论》云：温疫得里证，神色不败，言动自如，别无怪证，忽然六脉如丝，微细而软，甚至于无，或两手俱无，或一手先伏，察其人不应有此脉，今有此脉者，缘应下失下，内结壅闭，营气逆于内，不能达于四末，此脉厥也。亦多有过用黄连、石膏诸寒之剂，强遏其热，致邪愈结，脉愈不行。医见脉微欲绝，以为阳证得阴脉，为不治，委而弃之，以此误人甚众。若更用人参、生脉散辈，祸不旋踵②，宜承气汤缓缓下之，六脉自复。

革

徐春甫曰：革，为皮革，浮弦大虚，如按鼓皮，内虚外急。

李东璧曰：诸家脉书，皆以为牢脉，故或有革无牢，有牢无革，混淆不辨，不知革浮牢沉，革虚牢实，形证皆异也。《濒湖脉学》。

何梦瑶曰：弦大迟而浮虚者，为革，如按鼓皮，内虚空而外绷急也。

案：仲景曰，脉弦而大，弦则为减，大则为芤，减则为寒，芤则为虚，寒虚相搏，此名为革。妇人则半产漏下，男子则亡血失精。因此观之，时珍辨诸家之误为得矣。王士亨曰：革脉如涌泉，谓出而不返也。此原"脉要精微"，浑浑革至之革为义，恐与此不相干焉。

---

① 烬：本指物体燃烧后的剩余，此处意为毁灭。
② 旋踵（zhǒng）：比喻时间短促。

牢

孙思邈曰：牢脉，按之实强，其脉有似沉伏，名曰牢。牢，阳也。《千金翼》。案：《千金方》牢作革，误也。

杨玄操曰：按之但觉坚极，曰牢。《难经注》。

沈氏曰：似沉似伏，牢之位也，实大弦长，牢之体也。《濒湖脉学》。

李中梓曰：牢，在沉分，大而弦实，浮中二候，了不可得。按：牢有二义，坚固牢实之义，又深居在内之义也。故树以根深为牢，盖深入于下者也。监狱以禁囚为牢，深藏于内者也。伏脉虽重按之，亦不可见，必推筋至骨，乃见其形。而牢脉既实大弦长，才重按之，便满指有力矣。

张路玉曰：叔微云，牢则病气牢固，在虚证绝无此脉，惟风痉拘急，寒疝暴逆，坚积内伏，乃有此脉。固垒在前，攻守非细，设更加之，以食填中土，大气不得流转，变故在于须臾。大抵牢为坚积内著，胃气竭绝，故诸家以为危殆之象云。

案：革者，浮坚无根之极；牢者，沉坚有根之极。当以此辨之。

实

王叔和曰：实，脉大而长，微强。按之隐指愊愊然。一曰：浮沉皆得。按：愊愊，《诀脉指要》作幅幅。注云：广以若布帛修饰其边幅也。东璧云：愊愊，坚实貌。

黎民寿曰：脉之来，举指有余，按之不乏，浮中沉皆有力，而言之也。

吴山甫曰：实，中取之，沉取之，脉来皆有力，曰实。实而静，三部相得，曰气血有余；实而躁，三部不相得，曰里有

第七辑

邪也。

滑伯仁曰：实，不虚也。按举不绝，迢迢①而长，动而有力，不疾不迟，为三焦气满之候，为呕，为痛，为气塞，为气聚，为食积，为利，为伏阳在内。

何梦瑶曰：结实之谓实，如按猪筋，又如葱中水充实。

张介宾曰：实脉有真假。真实者易知，假实者易误。故必问其所因，而兼察形证，必得其神，方是高手。

张路玉曰：消瘅鼓胀，坚积等病，皆以脉实为可治。若泄而脱血，及新产骤虚，久病虚羸，而得实大之脉，良不易治也。

陈远公曰：实脉，不独按指有力，且不可止抑之状，非正气之有余，乃邪气之有余也。邪气有余，自然壅阻正气矣。

微

王叔和曰：微脉，极细而软，或欲绝，若有若无。一曰：小也。一曰：按之如欲尽。

严三点曰：微，如蜘蛛之度微丝，按之无力而动摇。

滑伯仁曰：微，不显也，依稀轻细，若有若无，为气血俱虚之候。

李东璧曰：轻诊即见，重按如欲绝者，微也。仲景曰：脉瞥瞥如羹上肥案：肥，谓羹面肥珠。瞥瞥然，光彩不定者也者，阳气微，萦萦如蚕丝细案：《伤寒论》作蜘蛛丝者，阴气衰。长病得之死，卒病得之生。

李士材曰：筹②数者以十微为一忽，十忽为一丝，十丝为一毫。

---

① 迢迢（tiáo tiáo）：远的样子。此引申为脉长之意。
② 筹（suàn）：通“算”。

张路玉曰：微脉者，似有若无，欲绝非绝，而按之稍有模糊之状，不似弱脉之小弱分明，细脉之纤细有力也。

何梦瑶曰：古以微属浮，细属沉，分微为阳衰，细为血少。本集各脉，皆直指本义，故以细甚无力为微。

董西园曰：微为气血不足之象，以指按之，似有如无，衰败之况也。凡脉之不甚鼓指，脉体损小者，即是微脉。若至有无之间，模糊影响，证已败矣，虚极之脉也。

涩

王叔和曰：涩脉，细而迟，往来难且散，或一止复来。

王太仆曰：涩者，往来时不利，而蹇涩①也。"脉要精微论"注。

玄白子曰：参伍不调，名曰涩，如雨沾沙，短且难。《相类脉诀》。

戴同父曰：脉来蹇涩，细而迟，不能流利圆滑者，涩也，与滑相反。如刀刮竹，竹皮涩，又为竹刀刮而竹涩，遇节则倒退。涩脉，往来难之意。如雨沾沙，沙者不聚之物，雨虽沾之，其体亦细而散，有涩脉往来散之意。或一止复来，因是涩不流利之止，与结、促、代之止不同。

《周礼》曰：涩，不滑也。虚细而迟，如雨沾沙，若六七只针，一宗戳上来也。滑为血有余，涩为气独滞也。滑、涩者，以往来察其形状之难也。《医圣阶梯》。

何梦瑶曰：涩，糙涩也，与滑相反，往来黏滞者是。

张景岳曰：往来艰涩，动不流利，为血气俱虚之候。凡脉

---

① 蹇（jiǎn）涩：迟钝，不流利。

见涩滞者，多由七情不遂，营卫耗伤，血无以充，气无以畅。其在上则有上焦之不舒，在下则有下焦之不运，在表则有筋骨之疲劳，在里则有精神之短少。凡此总属阳虚，诸家言气多血少，岂以脉之不利，犹有气多者乎？

张路玉曰：涩脉，良由津血亏少，不能濡润经络，所以涩涩不调。故经有脉涩曰痹 ^{"平人气象"}，寸口诸涩亡血，涩则心痛 ^{"脉要精微"}，尺热脉涩为解㑊 ^{"平人气象"}，种种皆阴血消亡，阳气有余，而为身热无汗之病。亦有痰食胶固中外，脉道阻滞，而见涩数模糊者，阴受水谷之害也。

案："脉要精微"云，滑者，阴气有余也；涩者，阳气有余也。故后世诸家，类为气多血少之脉，而景岳辨之详矣。路玉亦云：食痰胶固中外，脉道阻滞。今验不啻①食痰为然，又有七情郁结，及症瘕癖气，滞碍隧道而脉涩者，宜甄别脉力之有无，以定其虚实耳。又案：涩脉，古无一止之说，叔和则云：或一止尔。后世脉书，多宗其说，而明清诸家，有不及止之义者。盖叔和下或字，则涩之止，不必定然。然涩之极；或有一止者，则其言不止，亦不可必也。

吴又可《温疫论》云：张昆源之室，年六旬，得滞下，后重窘急，日三四十度，脉常歇止。诸医以为雀啄脉，必死之候，咸不用药。延予诊视，其脉参伍不调，或二动一止，或三动一止而复来，此涩脉也。年高血弱，下利脓血，六脉结涩，固非所能任。询其饮食不减，形色不变，声音烈烈，言语如常，非危证也。遂用芍药汤加大黄三钱，大下纯脓成块者两碗许，自觉舒快，脉气渐续，而利亦止。数年后，又得伤风咳嗽，痰涎涌甚，诊之又得前脉。与杏桔汤二剂，嗽止脉调。凡病善作此脉，大抵治病，务以形、色、脉、证参考，庶不失其大段，方可定其吉凶也。刘松峰《瘟疫论类编》云：涩脉，不过不流利，

---

① 啻（chì）：只，仅。

非有歇止。此说欠妥。又云，如此说来，是结脉，近于代脉之象，岂可以涩脉当之？涩脉原无歇止，与滑字相对。案：松峰盖不读《脉经》，故云涩脉无歇止。

细—日小

王叔和曰：细脉，小①大于微，常有，但细耳。沈际飞本《脉经》，但作直，非。

吴山甫曰：小脉，形减于常脉一倍，曰小。《脉经》首论脉形二十四种，有细而无小，其即古之细乎。

李东璧曰：《素问》谓之小。王启玄言如莠蓬见"脉要精微"注，状其柔细也。《脉诀》言往来极微，是微反大于细矣，与经相背。《脉经》曰：细为血少气衰，有此证则顺，否则逆，故吐衄得沉细者生。忧劳过度者，脉亦细。

李中梓曰：细之为义，小也。微脉则模糊而难见，细脉则显明而易见，故细比于微，稍稍较大也。

何梦瑶曰：小与大相反，一名细。细甚无力，名微。大小有得于禀赋者，世所谓六阳六阴也。生成脉大者，名六阳脉；脉小者，名六阴脉。有随时令变异者，时当生长则脉大，当收敛则脉小也。有因病而变异者，邪有余则脉大邪气壅满，正不足则脉小也血气衰少。

张路玉曰：细，为阳气衰弱之候。伤寒以尺寸俱沉细，为太阴，为少阴。《内经》如细则少气；脉来细而附骨者，积也。尺寒脉细，谓之后泄。头痛脉细而缓，为中湿。种种皆阴邪之证验，但以兼浮兼沉，在尺在寸，分别而为裁决。

---

① 小：稍微，略微。

案：《灵》《素》、仲景，细、小互称，至滑氏始分为二。小，不大也。细，微眇也，遂以细为微。凡《脉诀》以降，细、微混同者，皆不可凭也。

软 即濡，又作輭、软。施政卿云：《集韵》，软、濡同呼同用

王叔和曰：软脉，极软而浮细。一曰：按之无有，举之有余。一曰：细小而软。软，一作濡。曰：濡者，如帛衣在水中，轻手相得。

刘复真曰：濡，迟而全无力。又曰：濡，揍①指边还怯怯②。《理玄秘要》。

滑伯仁曰：濡，无力也。虚软无力，应手散细，如绵絮之浮水中，轻手乍来，重手却去。

李东璧曰：如水上浮沤③，重手按之，随手而没之象。又曰：浮细如绵曰濡，沉细如绵曰弱，浮而极细如绝曰微，沉而极细不断曰细。

李士材曰：濡脉之浮软，与虚脉相类，但虚脉形大，而濡脉形小也。濡脉之细小，与弱脉相类，但弱在沉分，而濡在浮分也。濡脉之无根，与散脉相类。但散脉从浮大，而渐至于沉绝；濡脉从浮小，而渐至于不见也。从大而至无者，为全凶之象；从小而至无者，为吉凶相半也。浮生气分，浮举之而可得，气犹未败；沉主血分，沉按之而全无，血已伤残。在久病老年之人见之，尚未至于必绝，为其脉与证合也。若平人及少壮暴病见之，名为无根脉，去死不远矣。

---

① 揍：同"凑"。意为触指。
② 怯怯：胆怯不前貌，虚弱貌。
③ 浮沤（ōu）：水泡。

弱

王叔和曰：弱脉，极软而沉细，按之欲绝指下。

戴同父曰：极软而沉细，如绝指下，扶持不起，不能起伏，不任寻按，大体与濡相类。濡，细软而浮，弱脉则细软而沉，以此别之。病后见此脉为顺，平人、强人见之为损为危。

滑伯仁曰：弱，不盛也。极沉细而软，怏怏①不前，按之欲绝未绝，举之即无。黎居士云：怏，怼②也，情不满足也。

李东璧曰：弱，乃濡之沉者。《脉诀》言轻手乃得，黎氏譬如浮沤，皆是濡脉，非弱也。《素问》曰：脉弱以滑，是有胃气；脉弱以涩，是谓久病。病后老人见之顺，平人少年见之逆。

虚

王叔和曰：虚脉，迟大而软，按之不足，隐指豁豁然空。

周正伦曰：虚，不实也。无力为虚，按至骨无脉者，谓之无力也。《医圣阶梯》。

张介宾曰：虚脉，正气虚也，无力也，无神也，有阴有阳。浮而无力为血虚，沉而无力为气虚，数而无力为阴虚，迟而无力为阳虚。虽曰微、濡、迟、涩之属，皆为虚类，然而无论诸脉，但见指下无神，总是虚脉。《内经》曰：按之不鼓，诸阳皆然，即此谓也。故凡洪大无神者，即阴虚也；细小而无神者，即阳虚也。

何梦瑶曰：虚，不实也。虚甚则中空，名芤。虚实亦有得

---

① 怏怏（yàng yàng）：因不平或不满而郁郁不乐。
② 怼（duì）：怨恨。

于生成者，肉坚实者脉多实，虚软者脉多虚也。亦有变于时令者，春、夏发泄，虽大而有虚象；秋、冬敛藏，虽小而有实形也。若因病而异，则大而实不特壅满，而且积实，小而虚者不特衰小，而且空虚，可验正邪之主病俱盛邪盛，俱衰正衰；大而虚气有余血不足，如葱中少水，俱吹之使胀也，小而实者血能充而气衰不鼓，可验阴阳之偏枯。

案：黄韫兮曰《濒湖》① 引《内经》云，气来虚微为不及，病在内。愚按：虚脉浮大无力，微脉浮细无力，大中不能见细，则虚不可兼言微矣。今考《内经》，谓气来不实而微，为不及。不实者，细无力之谓也，故可言微。《濒湖》硬以不实改作虚字，误。是说似是而实非也。虚乃脉无力之统名，不必浮大无力之谓也。

散

崔紫虚曰：涣漫不收，其脉为散。《四言举要》。

戴同父曰：散，不聚之名。仲景曰：伤寒咳逆上气，其脉散者，死也。《难经》曰：浮而大散者，心也。最畏散脉独见，独见则危矣。

滑伯仁曰：散，不聚也。有阳无阴，按之满指，散而不聚，来去不明，漫无根柢，为气血耗散，腑脏气绝，主虚阳不敛。

何梦瑶曰：大而盛于浮分，名洪；大而散漫渗开，脉与肉无界限，名散。脉形本圆敛，今散漫不收，盖虚甚而四散者也。

案：何氏又解秋脉，其气来毛而中央坚，两旁虚，曰虚散也，惟两旁散，而中央不散也。予尝见真元不足，肝木有余者，其脉中央一线紧细，而两旁散漫，病属不治，亦不可不知也，因附似于此。

---

① 濒湖：指《濒湖脉学》。

缓

孙思邈曰：按之依依，名曰缓。

王太仆曰：缓者，谓缓纵之状，非动之迟缓也。"平人气象论"注。

吴山甫曰：缓状，如琴弦久失更张，纵而不整，曰缓。与迟不同，迟以数言，缓以形言，其别相远矣。案：王叔和曰：缓脉去来亦迟，小驶于迟，故吴氏有此言焉。若脉来不浮不沉，中取之，从容和缓者，脾之正脉也。浮而缓，曰卫气伤；沉而缓，曰荣气弱。诸部见缓脉，皆曰不足，谓其不鼓也。

张介宾曰：缓脉，有阴有阳，其义有三。凡从容和缓，浮沉得中者，此自平人之正脉。若缓而滑大者，多实热，如《内经》所言者是也。缓而迟细者，多虚寒，即诸家所言者是也。然实热者必缓大有力，多为烦热，为口臭，为腹满，为痈疡，为二便不利。或伤寒、温疟初愈，而余热未清者，多有此脉。若虚寒者，必缓而迟细，为阳虚，为畏寒，为气怯，为疼痛，为眩晕，为痹弱，为痿厥，为怔忡、健忘，为饮食不化，为鹜溏①飧泄，为精寒肾冷，为小便频数；女人为经迟血少，为失血下血。凡诸疮毒外证，及中风产后，但得脉缓者，皆易愈。

案：缓者，弛也，不急也。吴氏以琴弦为喻，为是矣。仲景曰：寸口脉缓而迟，缓则阳气长。又曰：趺阳脉迟而缓，胃气如经也。乃知缓与迟，其别果相远矣。

---

① 鹜（wù）溏：（即鹜泄）病证名，指大便水粪相杂，青黑如鸭粪者。

迟

王叔和曰：迟脉，呼吸三至，去来极迟。

滑伯仁曰：迟，不及也。以至数言之，呼吸之间，脉仅三至，减于平脉一至也。为阴盛阳亏之候，为寒，为不足。

吴山甫曰：迟，医者一呼一吸，病者脉来三至，曰迟。二至、一至，则又迟也。若二呼二吸一至，则迟之极矣，阴脉也。为阳虚，为寒。观其迟之微甚，而寒为之浅深。微则可治，甚则难生。乍迟乍数，曰虚火。

张路玉曰：迟脉者，呼吸定息，不及四至，而举、按皆迟。迟为阳气失职，胸中大气，不能敷布之候，故昔人咸以隶之虚寒。浮迟为表寒，沉迟为里寒，迟涩为血病，迟滑为气病。此论固是，然多有热邪内结，寒气外郁，而见气口迟滑作胀者，讵①可以脉迟概为之寒，而不究其滑涩之象，虚、实之异哉？详仲景有阳明病脉迟，微恶寒，而汗出多者，为表未解；脉迟头眩腹满者，不可下；有阳明病，脉迟有力，汗出不恶寒，身重喘满，潮热便硬，手足濈然汗出者，为外欲解，可攻其里。又太阳病脉浮，因误下而变迟，膈内拒痛者，为结胸。若此皆热邪内结之明验也。

董西园曰：脉之至也，由乎气之缓急，故必以息候之。一呼一吸为一息，一息中得四至之半，乃为和平之脉。若一息三至，气行也缓，阴之象也。一息六至，气行也疾，阳之象也。

案：程应旄曰，迟脉，亦有邪聚热结，腹满胃实，阻住经隧而成者，

---

① 讵（jù）：岂。

又不可不知出"阳明病篇"注。今验有癥瘕疝气①，壅遏隧道，而见迟脉者，是杂病亦不可以迟概而为寒也。又案：人身盖一脉也，故其见于三部，虽有形之小、大、浮、沉不同，然至数之徐、疾，必无有异。验诸病者为然矣。而仲景书或云尺中迟，或云关上数，后世脉书亦云寸迟为某病，尺迟主何证之类，比比皆然。此予所未尝亲见，窃疑理之所必无也。附记以俟明者。

结

"十八难"曰：结者，脉来去，时一止，无常数，名曰结也。

孙思邈曰：脉来动而中止，按之小数，中能还者，举指则动，名曰结。

王士亨曰：结脉之状，大小不定，往来不拘数至，时一止。主气结不流行，腹中癥癖②，气块成形。或因大病后，亡津液、亡血；或惊恐神散，而精不收；或梦漏亡精，又多虑而心气耗也。若无是因，则其人寿不过一二年。

方龙潭曰：结者，气血之结滞也。至来不匀，随气有阻，连续而止，暂忽而歇，故曰结。又谓三动一止，或五七动一止，或十动、二十动一止，亦曰歇。此歇者，不匀之歇至也。其病不死，但清痰理气自可。

钱天来曰：结者，邪结也。脉来停止暂歇之名，犹绳之有结也。凡物之贯于绳上者，遇结必碍，虽流走之甚者，亦必少有逗遛，乃得过也。此因气虚血涩，邪气间隔于经脉之间耳。虚衰则气力短浅，间隔则经络阻碍，故不得快于流行，而止歇

---

① 疝气：指皮肉间的积块。

② 癥癖（zhèng pǐ）：腹中积聚而成的痞块。

第
七
辑

也。《伤寒溯源集》。

张介宾曰：脉来忽止，止而复起，总谓之结。旧以数来一止为促，促者为热，为阳极；缓来一止为结，结者为寒，为阴极。然以予之验，则促类数也，未必热；结类缓也，未必寒。但见中止者，总是结脉。多由气血渐衰，精力不继，所以断而复续，续而复断。常见久病者多有之，虚劳者多有之，或误用攻击消伐者亦有之。但缓而结者为阳虚，数而结者为阴虚。缓者犹可，数者更剧。此可以结之微甚，察元气之消长，最显最切者也。至如留滞郁结等病，本亦此脉之证应，然必其形强气实，而举按有力，此多因郁滞者也。又有无病而一生脉结者，此其素禀之异常，无足怪也。舍此之外，凡病有不退而渐见脉结者，此必气血衰残，首尾不继之候，速宜培本，不得妄认为留滞。

张路玉曰：结为阴邪固结之象。越人云：结甚则积甚，结微则气微。言结而少力，为正气本衰，虽有积聚，脉结亦不甚也。而仲景有伤寒汗下不解，脉结代，心动悸者；有太阳病，身黄，脉沉结，少腹硬满，小便不利，为无血者。一为津衰邪结，一为热结膀胱，皆虚中夹邪之候。凡寒饮、死血、吐利、腹痛、癫痫、虫积等，气郁不调之病，多有结脉。曾见二三十至内，有一至接续不上，每次皆然，而指下虚微，不似结脉之状，此元气骤脱之故，峻用温补自复。如补益不应，终见危殆[1]。

案：结脉始出于《灵枢·终始》篇及"十八难"，而"辨脉法"以缓来一止为结，以数来一止为促，乃与仲景本论之旨左矣详见促脉。况缓、数对言，此乃以缓为迟者，尤属谬误。张景岳单以结脉为歇止之总称，盖有所见

---

① 危殆（dài）：生命十分危急。

于此也。予前年治一贾人瘟疫，其脉时止，其子寻①病，亦脉结，因试连诊其三子，并与父兄一般。此类尽有之，景岳素禀之说，亦不复诬也。

代

王叔和曰：代脉，来数中止，不能自还，因而复动。脉结者生，代者死。

杨仁斋曰：代者，阴也。动中有止，不能自还，因而复动，由是复止，寻之良久则起，如更代之代。

楼全善曰：自还者，动而中止复来，数于前动也。不能自还者，动而中止，复来如前，动同而不数也。《医学纲目》。

李士材曰：代者，禅②代之义也。如四时之禅代，不愆其期也。结、促之止，止无常数；代脉之止，止有常数。结、促之止，一止即来；代脉之止，良久方至。《内经》以代脉之见，为脏气衰微，脾气脱绝之诊也。惟伤寒心悸，怀胎三月，或七情太过，或跌仆重伤，及风家痛家，俱不忌代脉，未可断其必死。

钱天来曰：代，替代也。气血虚惫，真气衰微，力不支给，如欲求代也。止而未即复动，若有不复再动之状，故谓之不能自还。又略久复动，故曰因而复动。

张景岳曰：代，更代之义。谓于平脉之中，而忽见软弱，或乍数乍疏，或断而复起，均名为代。而代本不一，各有深义。如五十动而不一代者，乃至数之代，即"根结"篇所云者是也。若脉本平匀，而忽强忽弱者，乃形体之代，即"平人气象论"所云者是也。又若脾主四季，而随时更代者，乃气候之代，即

---

① 寻：不久。
② 禅（shàn）：取代，代替。

"宣明五气"等篇所云者是也。此言脏气之常候，非谓代为止也。凡脉无定候，更变不常，则均谓之代，但当各因其变，而察其情，庶得其妙。

案：代脉，诸说不一，然景岳所论，尤为允当矣。《史记·仓公》云：不平而代；又云：代者，时参击，乍疏乍大也。张守节《正义》云：动不定，曰代。可以确其说也。盖动而中止，不能自还，因而复动者，乃至数之更变。而仲景、叔和所云者，即代脉中之一端也。若其为止有常数者，似泥于经文焉。李士材曰：善化令黄柱严，心疼夺食，脉三动一止，良久不能自还。施笠泽云：五脏之气不至，法当旦夕死。余曰：古人谓痛甚者脉多代，少得代脉者死，老得代脉者生。今柱严春秋高矣，而胸腹负痛，虽有代脉，安足虑乎？果越两旬而柱严起矣。予家君近治一老人，癥块发动，引左胁而痛，绵连不已，药食呕变，其脉紧细而迟，左脉渐渐微小，遂绝止者，二三十动许，覆手诊之亦然，又渐渐见出如故者良久，又绝止如前。用附子建中汤加吴茱萸，视疗十余日，痛全愈，而脉复常。是代之最甚者，正见李氏之言信然矣。又案《伤寒论·不可下》篇云：伤寒脉阴阳俱紧，恶寒发热，则脉欲厥。厥者，脉初来大，渐渐小，更来渐渐大，是其候也。又王海藏《阴证略例》云：秦二好服天生茶及冷物，积而痼寒，脉非浮非沉，上下内外，举按极有力，坚而不柔，触指突出肤表，往来不可以至数名，纵横不可以巨细状，此阴证鼓击脉也。一身游行之火，萃①于胸中，寒气逼之，搏大有力。与真武、四逆等药，佐以芍药茴香酒糊丸，使不潜上。每百丸，昼夜相接八九服。凡至半斤，作汗而愈，亦世罕有也。以上据景岳言，皆代之属也，故举似于此。

杨玄操曰：《难经》言止，《灵枢》言代。按止者，按之觉于指下而中止，名止。代者，还尺中，停久方来，名曰代也。其止、代虽两经不同，据其脉状，亦不殊别。

董西园曰：脉因动静而变，故安卧远行，脉形有别，无足

① 萃：聚集之意。

怪也。若顷刻之动静，不必远行，即转身起坐，五七步间，其脉即见数疾。坐诊之顷，随即平静，即换诊举手，平疾必形，一动一静，无不变更。此种脉候，非五尸祟气之相干，多真元内虚之明验。惟其内气无主，脏气不治，而后经脉之气，瞬息变更，将见厥晕僵仆之候。故此种脉情，恒有伏风内舍，经络痹留，或火动于中，或饮发于内者，动则气役于邪，而脉随气变也。此皆因邪之善行数变，以致鼓水扬燃；又为虚中夹实之候，当求其因而调之，庶可转危为安。案：脉之变动，亦代之类也。故附于此。

动

王叔和曰：动脉，见于关上，无头尾，大如豆，厥厥然动摇。《伤寒论》云：阴阳相搏，名曰动。阳动则汗出，阴动则发热，形冷恶寒，数脉见于关上，上下无头尾，如豆大，厥厥动摇者，名曰动。

王士亨曰：动脉之状，鼓动而暴于指下不常，气血相乘，搏击而动也。

何梦瑶曰：数而跳突，名动，乃跳动之意，大惊多见此脉。盖惊则心胸跳突，故脉亦应之而跳突也。仲景曰：若数脉见于关观若字，则关是偶举可知，非动脉止见于关也，上下无头尾状其圆而突耳，非真上不至寸，下不至尺也，如豆大，厥厥动摇者，名曰动。

黄韫兮曰：仲景《伤寒论》云：数脉见于关上，上下无头尾，如豆大，厥厥动摇者，名曰动。愚按两上字，其一乃后人误添者，当是数脉见于关上下。经曰：女子手少阴脉动甚者，妊子也。手少阴属心，是寸有动脉矣。王叔和著《脉经》，不知两上字，其一乃衍字，因曰动脉见于关上，遂令后之论脉者，皆曰动脉只见于关，与经不合矣。

张路玉曰：动为阴阳相搏之脉。阳动则汗出，阴动则发热。然多有阴虚发热之脉，动于尺内；阳虚自汗之脉，动于寸口者。所谓虚者则动，邪之所凑，其气必虚。《金匮》有云：脉动而弱，动则为惊，弱则为悸，因其虚，而旺气乘之也。

案：《脉诀》论动脉，含糊谬妄，时珍已辨之，然犹言止见于关尔，后诸家说多依之。至何梦瑶、黄韫分，初就若之一字为之解释，极为明备，可谓千古卓见矣。

长

高阳生曰：长者，阳也。指下寻之，三关如持竿之状，举之有余曰长，过于本位亦曰长。

王士亨曰：长脉之状，指下有余，如操带物之长。禀赋气强胜血而气拥，其人寿；若加大而数，为阳盛内热，当利三焦。

李东璧曰：长脉，不大不小，迢迢自若朱氏。如循长竿末梢，为平；如引绳，如循长竿，为病《素问》。实、牢、弦、紧，皆兼长脉。

李士材曰：迢迢首尾俱端，直上直下，如循长竿。长之为义，首尾相称，往来端直也。长而和缓，即合春生之气，而为健旺之征。长而硬满，即为火亢之形，而为疾病之应也。

何梦瑶曰：长，溢出三指之外。按寸口之脉，由胸中行至大指端，非有断截，本无长短可言。然脉体有现、有不现。不现者，按之止见其动于三指之内；现者，见其长出于三指之外，则长、短宜分矣。高鼓峰云：有形体之长，有往来之长。往来之长，谓来有余韵也。案：高说甚善。长、短本言形体，而凡脉之以神气悠长为贵者，固可因此说而想见其状矣。

张路玉曰：《伤寒》以尺、寸俱长，为阳明受病。《内经》

又以长则气治，为胃家之平脉。若长而浮盛，又为经邪方盛之兆，亦有病邪向愈而脉长者。仲景云：太阴中风，四肢烦疼，阳脉微，阴脉涩而长者，为欲愈。又有阴气不充，而脉反上盛者，经言寸口脉中手长者，曰足胫痛，是也。

短

高阳生曰：短者，阴也。指下寻之，不及本位，曰短。

滑伯仁曰：短，不长也。两头无，中间有，不及本位，气不足以前导其血也。为阴中伏阳，为三焦气壅，为宿食不消。

孙光裕曰：凡诊当细认，不可视其短缩为不足，不可断其短小为虚弱。但阴中伏阳，不能舒畅，有短小之象，不能接续，有累累①之状，曰短。

张路玉曰：尺寸俱短，而不及本位，不似小脉之三部皆小弱不振，伏脉之一部独伏匿不前也。经云：短则气病，良由胃气厄②塞，不能条畅百脉，或因痰气食积，阻碍气道，所以脉见短涩促结之状。亦有阳气不充而脉短者，经谓寸口脉中手短者，曰头痛是也。仲景云：汗多，重发汗，亡阳谵语，脉短者死，脉自和者不死。戴同父云：短脉，只当责之于尺寸。若关中见短，是上不通寸，为阳绝，下不通尺为阴绝矣。曷知关部从无见短之理？昔人有以六部分隶而言者案：李士材辈是，殊失短脉之义。

何梦瑶曰：歉③于三指之中为短。长、短有得于禀赋者，筋

---

① 累（léi）累：连贯成串的样子。
② 厄：困窘。
③ 歉：不足。

现者脉恒长，筋不现者，脉恒短也。有随时令变异者，而春脉长而秋脉短也。有因病而变异者，则邪气长而脉长，正气短而脉短也。

案：《千金方》论脚气曰：心下急，气喘不停，或自汗数出，或乍寒乍热，其脉促短而数，呕吐不止者，死。盖促短而数者，验之病者，其脉之来去，如催促之，短缩而数疾。此毒气冲心，脉道窘迫之所致，乃为死证。是短脉之最可怖者，故附于此。

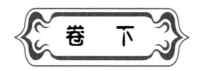

妇人

孙思邈曰：凡妇人脉，常欲濡弱于丈夫。

张路玉曰：古人虽有女子右脉常盛，及女脉在关下之说，要非定论。其病惟经候、胎、产，异于男子，他无所殊也。

案：何梦瑶曰，古谓男脉左大于右，女脉右大于左，验之不然。盖人之右手比左手略大，脉亦应之，而右大于左，不论男女皆然也。惟男两尺恒虚，女两尺恒实，差不同耳，此说亦未必也。

《素问·腹中论》帝曰：何以知怀子之且生也？岐伯曰：身有病，而无邪脉也。张景岳注曰：身有病，谓经断恶阻之类也。身病者脉亦当病，或断续不调，或弦涩细数，是皆邪脉，则真病也。若六脉和滑，而身有不安者，其为胎气无疑矣。

"平人气象论"曰：妇人手少阴动甚者，妊子也。王太仆注云：手少阴，谓掌后陷者中，当小指动而应手者也。滑氏《钞》① 云：动甚，谓脉来过于滑动也。全元起作足少阴，王宇泰《准绳》从之。

张景岳曰：凡妇人怀孕者，其血留气聚，胞宫内实，故脉必滑数倍常，此当然也。然有中年受胎，及血气羸弱之妇，则脉见细小不数者亦有之，但于微弱之中，亦必有隐隐滑动之象，

---

① 钞：指著作《读素问钞》。元代滑伯仁著。

此正阴搏阳别之谓"阴阳别论"。是即妊娠之脉，有可辨也。又胎孕之脉数，劳损之脉亦数，大有相似。然损脉之数，多兼弦涩；胎孕之数，必兼和滑。此当于几微中，辨其邪气、胃气之异，而再审以证，自有显然可见者。

又曰《启蒙》云：欲产之妇脉离经，离经之脉认分明。其来小大不调匀，或如雀啄屋漏应。腰疼腹痛眼生花，产在须臾却非病。

何梦瑶曰：《脉经》云，尺脉按之不绝，妊娠也。羸弱之妇，不必脉皆滑实，但按尺中应指源源不绝便是。滑伯仁谓：三部浮沉正等，无他病而不月为胎妊。亦此意。其脉离经经，常也，与常日脉异者是。一说离经，谓歇至及大小不匀，如雀啄者是，而腹痛引腰背，为欲生也腹不痛，痛不引腰背，俱未产，当静待之。

董西园曰：凡素有积气、瘕气之体，每于怀娠之后，多见腹痛，其脉皆数急，则积瘕与胎胚，分别甚难，宜考其素来情状，然后酌治，庶不致误。更有虚损阴虚之候，脉亦动、数、滑、疾，经闭不行，状类怀娠。凡此之候，与妊娠几微之别耳。但妊娠之脉，滑数中自有和气可观。虚损之数急，非空小而急，或细劲而弦，皆属无神之诊，柔和气象，断不可见。若积聚夹实之候，脉多沉著，其起居饮食，自与劳损、妊娠之爱憎动静不同，其形色精神，亦迥然各别。独是虚损之体，复有怀娠者，诚几微之别，不可不留心讨论者也。

案：离经之脉，《脉诀》云：欲产之妇脉离经，沉细而滑也同名。临产之脉，岂尽沉细而滑乎？刘元宾、李晞范、张世贤辈，皆引《难经》一呼三至、一吸三至，验之率如其言矣。陈自明《妇人良方》亦引《难经》。戴同父以离其寻常之脉，昨小今大、昨浮今沉之类，为离经之脉，而排刘、李二氏之说，却非也。戴又云：诊其尺脉，转急如切绳转珠者，即产。是或然。今试妊妇届生产之期，破浆之时，大抵脉一息七八至，既欲分娩之际，脉反徐迟，验数十人皆然。薛立斋云：欲产之时，觉腹内转动，即当正身仰卧，待儿转身向下时作痛，试捏产母手中指，中节或本节跳动，方与临盆即产矣。正可以实据也。

小儿

刘方明曰：《保生论》，小儿三岁已后，或五百七十六日外，皆可诊两手脉，一指定三关《幼幼新书》。张路玉曰：三关谓寸、关、尺三部。

王宇泰曰：候儿脉，当以大指衮①转寻三部，以关为准；七八岁移至少许；九岁次第依三关部位寻取，十一、十二岁亦同，十四、十五岁依大方脉部位诊视。《幼科准绳》。

案：程若水云，初生芽儿，一块血也，无形证也，无脉。《医毂》今试小儿生下，周身无脉动及乳潼②一进而脉才现，至其现则可诊候，亦何必三岁也。

张介宾曰：凡小儿形体既具，经脉已全，所以初脱胞胎，便有脉息可辨。故"通评虚实论"曰：乳子病热，脉悬小者，手足温则生，寒则死。乳子病风热，喘鸣肩息者，脉实大也，缓则生，急则死。此轩岐之诊小儿，未尝不重在脉，亦未尝不兼证为言也。故凡诊小儿，既其言语不通，尤当以脉为主，而参以形、色、声音，则万无一失矣。然小儿之脉，非比大人之多端，但察其强、弱、缓、急四者之脉，是即小儿之肯綮③。盖强、弱可以见虚实，缓、急可以见邪正，四者既明，则无论诸证，但随其病，以合其脉，而参此四者之因，则左右逢源，所遇皆道矣。再加以声、色之辨，更自的确无疑。又何遁情④之

---

① 衮（gǔn）：同"滚"，谓大指辗转。
② 潼（dòng）：乳汁。
③ 肯綮（qìng）：筋骨结合的地方。后用来比喻要害、最重要的地方。
④ 遁（dùn）情：隐情。

有？此最活最妙之心法也。若单以一脉，凿言①一病，则一病亦能兼诸脉，其中真假疑似，未免胶柱②，实有难于确据者矣。

曾世荣曰：宣和御医戴克臣云：五岁儿，常脉一息六至，作八至者非也。始因镂版之际，误去六字上一点一画，下与八字相类，至此讹传。默菴张氏《脉诀》亦云：小儿常脉一息，只多大人二至为平，即六至也。《活幼口议》。

案：《脉经》《脉诀》诸本并作八至，不可断为镂版之讹，然以六至为平者似是。后世幼科书，率以六至为中和之脉，五至、四至为迟，七至、八至为数。盖宗曾氏之说耳。

陈飞霞曰：小儿三五岁，可以诊视，第手腕短促，三部莫分，惟以一指候之，诚非易易。《内经》诊视小儿，以大、小、缓、急四脉为准，予不避僭越，体其意，竟易为浮、沉、迟、数，而以有力、无力定其虚实，似比大、小、缓、急，更为明悉，后贤其体认之。《幼幼集成》。

怪脉

弹石

王叔和曰：弹石者，辟辟急也。张世贤曰：辟辟，逼迫貌。

黎民寿曰：弹石之状，坚而促，来迟去速，指下寻之，至搏而绝，喻如弹石，此真肾脉也。

---

① 凿言：穿凿附会。

② 胶柱：胶住瑟上的弦柱，以致不能调节音的高低。比喻固执拘泥，不知变通。

解索

王叔和曰：解索者，动数而随散乱，无复次绪也。

黎民寿曰：或聚或散，如绳索之解，而无收约。

雀啄

王叔和曰：雀啄者，脉来甚数而疾，绝止复顿来。又曰：长病七日死。

黎民寿曰：若雀啄食之状，盖来三者，而去一也。脾无谷气，已绝于内。肠胃虚乏无禀赋，而不能散于诸经，则诸经之气，随而亡竭矣。

屋漏

王叔和曰：屋漏者，其来既绝，而时时复起，而不相连属也。又曰：长病十日死。

吴仲广曰：屋漏者，主胃经既绝，谷气空虚，其脉来指下按之极慢，二息之间，或来一至，若屋漏之水，滴于地上，而四畔溅起之貌也《诊脉须知》。案：雀啄、屋漏原出"十五难"。

虾游

王叔和曰：虾游者，苒苒而起，寻复退没，不知所在，久乃复起，起轻迟，而没去速者是也。

吴仲广曰：其来指下，若虾游于水面，泛泛①不动，瞥②然

---

① 泛泛：漂浮貌。
② 瞥（piē）：暂现，即很快地出现一下。

惊霎①《察病指南》《决脉精要》：霎，作插而去，将手欲趁，杳然不见，须臾于指下又来，良久准前复去。又如虾蟆入水之形，瞥然而上，倏然而去。此是神魂已去，行尸之候，立死也。

鱼翔

叔和《脉赋》，作鱼跃

王叔和曰：鱼翔者，似鱼不行，而但掉尾动头，身摇而久住②者，是也。

黎民寿曰：其脉浮于肤上，不进不退，指下寻之，其首定而未③缓摇，时起时下，有类乎鱼之游于水。此阴极而亡阳，则不可期以日矣，故夜半占日中死，日中占夜半死也。

釜沸

王叔和曰：三部脉，如釜中汤沸，朝得暮死，夜半得日中死，日中得夜半死。

黎民寿曰：釜沸之状，如汤涌沸，指下寻之中央起，四畔倾流，有进有退，脉无息数。夫阴在内，阳为之守也。阳数极而亡阴，则气无所守，故奔腾而沸涌。气亡则形亡，此所以为必死也。

上七死脉，原于《察病指南》，略举数说。黎氏《精要》更增偃刀、转豆、麻促三脉，为十怪脉。吴氏《脉语》采《素问·大奇论》浮合、火薪、散叶、省客、交漆、横格、弦缕、委土、悬壅、如丸、如春、如喘、霹雳，及《难经》关格、覆

---

① 霎（shà）：瞬间。

② 住：此字原模糊不清，据李氏芝轩本及《皇汉医学丛书》本及《脉经》补。

③ 未：疑为"尾"之误。

溢，而揭①二十四首。张氏《诊宗三昧》亦博稽经文，以详论之。余谓决死生，王氏"诊百病死生诀"及扁鹊"诊诸反逆死脉要诀"等篇，已审且悉矣。大抵医家能诊得恒脉，则诸怪异脉，皆可不须辨而知也，故兹不逐一汇次云。

王中阳曰：虾游、雀啄，代止之脉，故名死脉。须知痰气关格者，时复有之，若非谙练扬历②，未免依经断病，而贻笑大方也。盖病势消烁殆尽者，其气不能相续，而如虾游水动、屋漏点滴，而无常至者，死也。其或痰凝气滞，关格不通，则其脉固有不动者。有三两路乱动，时有时无者；或尺、寸一有一无者，有关脉绝骨不见者；或时动而大小不常者；有平居之人，忽然而然者；有素禀痰病，而不时而然者；有僵仆③暴中而然者。皆非死脉也，学者当细心参探。《泰定养生主论》。

薛立斋曰：尝治雀啄、屋漏之类，若因药饵克伐所致，急用参、芪、归、术、姜、附之剂，多有复生者，不可遂弃而不治也。

陈远公曰：死亡之脉，全在看脉之有神、无神。有神者，有胃气也；无神者，无胃气也。故有胃气，虽现死脉而可生；无胃气，即现生脉而必死，又在临证而消息之也。又曰：死亡之脉，现之于骤者易救，以脏腑初绝，尚有根可接也。倘时日久，虽有人参，又何以生之于无何有之乡哉？有无可如何者矣。

---

① 揭：标识。
② 谙练扬历：原谓老于仕途。此谓长期行医。
③ 僵仆：卒然昏仆倒地的症状。

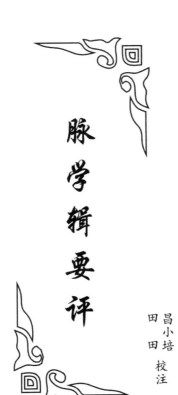

脉学辑要评

清·廖 平 著

昌小培
田 田 校注

内容提要

清·廖平著。三卷。《脉学辑要评》为廖平取日本人丹波元简《脉学辑要》评注而成。丹波氏原著卷上为"总说",卷中为浮数滑弦等脉形象,卷下为妇人小儿脉及怪脉,廖氏评本卷中别立新目,次序亦不同,分"脉经四诊""附代字三法""人寸比类二门""诊皮法入门""诊络法三门""诊筋法二门""四方异诊一名""评脉二大门"等,将各脉分列诸门之下,卷下又附"《脉经》诸反逆死脉要诀"于最后。本书内容虽然基本上还是丹波氏所辑,但已经改为廖氏的这套古脉学作服务的工具了。所辑各家之说,廖氏于其不当之处抨击尤其不遗余力。由于他学力深邃,信古不疑,自据心得,兼之笔锋犀利,所以对诸家讲脉时的悠谬之说,含糊之语,无不直指其误,毫不留情。大体上说廖氏阐发《内经》各种古脉法不诸余力,反对《难经》的独诊寸口法,以仲景《伤寒杂病论》中的平脉法、辨脉法两篇,为窜人的伪作,对《脉经》承认其与《内经》仲景一致的各篇,对于一、二、四、十共四篇认为是后人窜入,尤其反对"排部位,立脉名"。本书对《脉学辑要》有"不背古而最实用"的好评,又有"不以脉定病与两手分六脏腑之诊"的批评。评述部分能结合临床,颇有个人识见。

本次整理,以《六译馆医学丛书》本为底本。

目　录

序

予观古今论脉之书，其不背古而最实用者，唯日本《脉学辑要》乎。其书用二十七脉旧名，专诊寸口，虽沿《难经》、伪《脉经》之误，然不分两手，不以寸、关、尺分三部，则铁中铮铮，自唐以后，无此作矣。予力复古诊法，以祛晚近之误。他脉书程度太浅，不足以劳笔墨，唯此编不以脉定病，与两手分六脏腑之诊，上海曾有翻版，风行一时，故就而评之。而于二十七门，分部类居，不用原目序次，学者先读此编，则可徐进于古矣。

                            癸丑冬至，四译主人自序。

新订原本二十七脉，分类次弟目。

诊经四门三部九候十二经同法

浮原一　沉原九　迟原二十二　数原二，附疾

附二　伏原十　代原二十四

人寸比类二门附二

大洪。原四　小细。原十六。附　躁　静

诊皮八门附四

滑原三　涩原十五一　缓原二十一。附散，原十七　紧原五　软原十四　革原八。附牢，原十二。附　寒　热　粗　致

诊络三门

动原二十五　长原二十三　短原二十七

诊筋四门

促原六　结原二十。附　缓　急

四方异诊一名①附七

弦原七规。附　钩矩　毛权　石衡

评脉二大门二小名，附六名

实原十三。附　强　盛

虚原十九　微原十四　苋原十六　弱原十附八　悬

经脉变象

伏原十　代原二十四

按：今就二十七脉，分隶诊经、人寸比类、诊皮、诊络、诊筋、四方异诊、评脉、经脉怪象，共八门。皆据《灵》《素》原文，定其名义，各有依据，不相蒙混。考经本依类定名，而后来脉书，全以二十七部，同诊两手，如动、缓、滑、涩、弦等字，不顾名义，违反，悍然归之经脉寸口，百思不得其解。继乃知《难经》全废古法，独诊两寸，使但用浮、沉、迟、速四大名词。其余名目，皆将起而与之为难，不得不作此一网打尽之伎俩，遂以各类名词，全归两手。古法既已全废，名词亦自应归统一。故虽运气、候气之诸如字，用针候气之来至去止，亦同编立名词，归人诊经。王浚所谓风利不得泊，有迫之使然者，考伪立脉名，《脉经》与《千金》有专门篇目。《千金》"指下形状"，及《脉经》"脉形状指下秘旨"两篇，用二十四名，即脉诀之七表八里九道，合为二十四。《伤寒·辨脉》则随文散见，其高、章、卑、慄、损五名，既不见于《内经》，又不见于仲景，真所谓无知妄作，肆无忌惮者矣。考后世伪法，自《难经》"二十九难"以前，专论诊脉。创立新法，别为一书外，其以成篇窜入古书者，如《伤寒》之"平脉""辨脉"二篇。《千

① 名：原作"门"，据后文改。

金方》之"平脉篇",《千金翼》之"色脉篇",《脉经》之一、二、四、十四卷,共八篇。此八篇,于原书如冰炭水火之相反,苟①一推求,罅②漏自见。考八篇中,有采取扁鹊,及依附《内经》、仲景,而小小变易,无足深究,其罪魁祸首,则专为排部位、立脉名。其言部位者,如《千金》"平脉""五脏脉所属篇""三关对主篇""诊三部脉虚实决死生篇";《千金翼》"色脉诊脉大意篇""诊寸口关上尺中篇";《脉经》"平三关阴阳二十四气篇""平人迎气口神门前后脉",共七篇。其改定脉名者,如《伤寒》"平脉""辨脉"二篇。《脉经》"脉形状指下秘旨篇",《千金》"指下形状",共二篇,此当抽出急为焚毁者也。其零星改窜者,如《伤寒》《金匮》中之关尺字,共十五条。《千金》五脏六腑,每门皆全用《内经》、仲景原文,乃其中杂有《脉经》三关阴阳二十四气,及人迎气口神门前后二篇,全文与全书诊法不合。查日本翻印宋西蜀进呈本目录所隶《脉经》,每条有附字,则二篇全文,为后人所附无疑。又考《伤寒》平脉首段二百七十余字,人皆以为仲景原文。初疑其文气卑弱,且全系四字句,不类东汉文格。及考宋本《千金方》,称为"脉法赞",每句脱空排写,初不以为仲景书也。再考《千金翼》平脉,又重载此文,惟末多"为子条记传与贤人"八字,孙氏一人之书,两载此文,已属可怪。《伤寒》辨脉,竟直以为仲景之书,则为怪之尤者矣。初疑《千金》"平脉篇""翼·色脉篇"为后人所隶。及考孙氏全书,诊法无一与二篇相同者。卷首医学九论,论诊候在第四,是孙氏论诊,详于卷首,无庸复出二卷。且医书体例,论脉必在首卷,乃《千金》三十卷,平脉在廿八;《翼》三十卷,平脉在廿五,明系伪隶,不敢列卷

---

① 苟(gǒu):草率、随便。
② 罅(xià):裂缝。

首，故退藏于末。又《千金》第四"论诊候"，首段三部寸九候，全引《内经》原文。今本作，何谓三部？寸、关、尺也。上部为天，肺也；中部为人，脾也；下部为地，肾也。"何谓九候"以下，皆《内经》原文。考《难经》何谓三部？寸、关、尺也。何谓九候，浮、中、沉也。欲改孙氏原书，则当全改三部九候，若三部从《难经》九候从《内经》，牛头马身，岂非怪物？上部为天，肺也；中部为人，脾也；下部为地，肾也。十八字，尤为不通。肺、脾、肾既与下文九部重出，以《难经》法推之，又有右手而无左手，真属不识文义者所为，可谓荒谬绝伦矣。今拟别撰诊法，删伪一书专篇，列为一类，零星羼改，列为一类。必使《伤寒》《金匮》《甲乙》《脉经》《千金》《外台》，全祖《内经》，道一风同，不参《难经》一字一句。医道重光，先由诊始。再求推合中外，分别人天，庶乎其有合乎？至于各部名词实用，皆详见八门专篇中，陆续刊印，故于此本未有详焉。

甲寅五月，校毕识此，井研廖平

此书于部位之误，一扫而空，惟立脉名之误全在。大抵所论皆为立脉名之伪说，故不免附会影响。评此书，全在攻立脉之一部分，识者鉴之。

季平又识

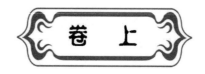

总说

朱奉议曰：凡初下指，先以中指端按得关位，掌后高骨为关，乃齐下前后二指，为三部脉。前指寸口也，后指尺部也。若人臂长，乃疏下指。臂短，则密下指。《活人书》。古法诊脉，只用一指，或用全手，如扪循①。凡用三指者，皆伪法。

汪石山曰：揣得高骨，厌②中指于高骨，以定关位。然后下前后两指，以取尺寸，不必拘一寸九分之说也。《脉诀刊误附录》。案：二说原于《脉经》分别三关境界脉候篇，此书既不用三部说，一指可也，既不分左右男女，各诊一手可也。有此思想，然后可徐引之于道。

杨仁斋曰：凡三部之脉，大约一寸九分，人之长者仅加之，而中人以下，多不及此分寸也。究其精微，关之部位，其肌肉隐隐而高，中取其关，而上下分之。则人虽长短不侔③，而三部之分，亦随其长短而自定矣。是必先按寸口，次及于关，又次及尺，每部下指，初则浮按消息之，次则中按消息④之，又次则沉按消息之。浮以诊其腑，中以诊其胃气，沉以诊其脏。于是

---

① 扪循（mén xún）：按摩。
② 厌（yā）：一物压在另一物上。
③ 侔（móu）：等，齐。
④ 消息：斟酌，体察斟酌病情。

举指而上，复隐指而下，又复拶①相进退而消息之。心领意会，十得八九，然后三指齐按，候其前后往来，接续间断何如耳。《察脉真经》。既不用两手三部之法，则如人迎少阴，一指诊之足矣。何以仍采三指三部之说耶？

徐春甫曰：脉有三部，曰寸，曰关人迎，曰尺少阴。寸部法天，关部人迎法人，尺部少阴法地。寸部候上，自胸、心、肺、咽喉、头、目之有疾也；关中部候中，自胸膈以下至小腹之有疾也，脾、胃、肝、胆，皆在中也；尺下部候下，自少腹腰肾膝胫足之有疾也，大肠、小肠、膀胱皆在下也。皆《内经》所谓上以候上，下以候下，别有订正新法，详"三部九候"中。而理势之所不容间也。其候岂不易验哉。《古今医统》。此祖"脉要精微论"，然论乃十二部诊法，寸口特其十二部中之一诊，取其一舍其十一，古书之所以难读也。

案：此"十八难"三部上中下诊候之法也。盖考《内经》有寸口气口之名，而无并关尺为三部之义。《难经》防立关尺之目，而无左右腑脏分配之说。《难经》《脉诀》如出一手伪造，以其误讬越人，遂为之讳，非也。其有左右腑脏分配之说，始于王叔和焉。高阳生《隋书·经籍志》：叔和后以《脉经》名书者，共七家。今本《脉经》大抵参补后人之说，其叔和原文不过得半。"十八难"所谓三部四经，未必以左右定十二经之谓，只其言太简，不可解了。三部寸关尺，早见卷端，诊两手而诸法绝，防自《难经》，此曲为之讳耳。然绍翁不信三部分配之说，最为卓见。故左右部位挨配之说，诸家纷然②，今可考者约十余家。互为诋讼③，要之凿空耳。三焦者有名无状，所隶甚广，岂有以一寸部候之理乎？小肠居下焦，假令

---

① 拶（zǎn）：压紧。

② 纷然：议论纷纷的样子。

③ 诋讼（dǐ sòng）：攻讦，争讼。

与心为表里，岂有属诸寸位，候于上部之理乎？皆旧说。三部四经，全可解了，其言如此，不可以为准也。驳部位始于明人，几无信用者。"脉要精微论"尺内两傍季胁也，一节，乃循尺之法。案：尺乃足字剥文，读作尺，非也。注家遂取《难经》寸关尺之部位，及三部四经之义，并用叔和左右分配之说，以解释之。后贤奉为诊家之枢要，次注，以下其误同。亦何不思之甚也。"脉要精微"分上、中、下三部，每部分前后、左右、四傍，乃十二诊法。今本文有脱误，前人误以配《难经》。矧①左为人迎，右为气口之类，作俑《难》。率皆无稽之谈，杨上善《太素》注云：寸口在手，人迎在喉，近人乃有左人迎，右寸口之说。按：左人右寸之说，隋时乃有之。今本《脉赞》有其文，当属后人羼补，"人寸比类篇"驳之甚详，可参看。不可凭也。详《伤寒论》言脉者曰三部，曰寸口、曰关上趺阳、曰尺中少阴、曰尺人寸、曰阴阳，未有言左右者。今本实亦有之。乃与《难经》三部上中下诊候之法符矣。趺阳、少阴合寸口为三部，仲景之文详矣。关上尺中乃后人识记之文，以仲景同《难经》，岂不冤哉。夫仲景为医家万世之师表，孰不遵依其训乎？王叔和此《脉经》中之伪卷，非叔和原文。于分别三关境界脉候篇，则云寸主射上焦，出头及皮毛竟手。关主射中焦，腹及腰；尺主射下焦，少腹及足，此叔和别发一义者，乃"十八难"三部诊法。而仲景所主也，今诊病者，上部有疾，应见于寸口；中部有疾，应见于关上；趺阳下部有疾，应见于尺中，少阴此其最的实明验者。以仲景为专诊寸口，分浮中沉为九候，最为冤枉。不读仲景，不读《内经》，并不读《脉经》，乃为是颠倒，况三部九候，《内经》有明文，以浮中沉代九脏，真属迷罔。春甫之言，信为不诬焉，鹤皋吴氏脉语，亦揭此诊法。云：正与《素问》以脉之上中下三部，其书之杀人放火，赃真证确，强欲为之解脱，徒费词耳。诊人身之上中下三部，

---

① 矧（shěn）：况，况且。

其理若合符节然，如王莽之学周公。学者其可离经以徇俗乎哉？可以为知言而已。经上、中、下三部，各有天地人。《难经》为医学天魔，此书所攻伪法，无一不出《难经》，反为之回护，岂真以为越人书哉？

王士亨曰：说脉之法，其要有三。曰人迎，在结喉两傍，取之应指而动，此部法天人。二曰三部，谓寸、关、尺，在腕上侧，有骨稍高，曰高骨。先以中指按骨，搭指面落处，谓之关。前指为寸部，后指为尺部，尺寸以分阴阳。阳降阴升通度由关以出入，故谓之关，此部法人天。三曰趺阳，当作少阴。在足面系鞋之所，当作太溪穴。按之应指而动者，是也，此部法地。三者皆气之出入要会，三部出"动输篇"，仲景之所守也，上下均用一指，独寸口分三部，何耶？所以能决吉凶生死。凡三处，大小迟速，相应齐等，则为无病之人。故曰人迎趺阳，趺阳乃人迎异名，同属阳明。三部不参，动发数息，不满五十，谓趺阳即人迎耳，胃不应见二部，少阴寸口合人迎，乃谓三部。未知生死，所以三者决死生之要也。《全生指迷方》。

案：此三部诊法，本于仲景序语所立，以经文为主，序语一见人迎，无少阴，何得据之。为诊家之章程矣。尝验人迎脉，恒大于两手寸口脉数倍，阳脉以大为本，阴反是。未见相应齐等者。阴以小为大何梦瑶曰：人迎脉恒大于两手寸脉，从无寸口反大于人迎者。《灵》《素》无趺阳，仲景除序以外，无人迎。经所谓齐等者，非谓大小同，谓就平人，先诊两部大小，定为公式，合公式为齐等，不合公式谓病脉，非拘定大小同一也。是言信然。

滑伯仁曰：凡诊脉之道，先须调平自己气息，男左女右。先以中指定得关位，却齐下前后二指，初轻按以消息之，次中按消息之，然后自寸关至尺，逐部寻究。一呼一吸之间，要以脉行四至为率。闰以太息，脉五至，为平脉也。其有太过不及，则为病脉。看在何部，各以其脉断之。《诊家枢要》。

第
七
辑

又曰：三部之内，大小、浮沉、迟数同等。尺寸、头、足。
阴阳、高下相符，男女、左右、弱强、相应，四时之脉不相戾，
命曰平人。其或一部之内，独大独小，偏迟偏疾。左右强弱相
反，四时男女之相背，皆病脉也。凡病之见在上曰上病，在下
曰下病，左曰左病，右曰右病也。误说。"九候篇"云：独大、独
小、独徐、独疾者病。谓遍诊九穴，其穴异常，即为病脉。乃与别部比
较，非于一部之中，强立名号。

又曰：持脉之要有三，曰举、曰按、曰寻。轻手循之曰举，
重手取之曰按，不轻不重，委曲求之曰寻。初持脉，轻手候之，
脉见皮肤之间者，阳也，腑也，亦心肺之应也。重手得之，脉
附于肉下者，阴也，脏也，亦肝肾之应也。不轻不重中而取之，
其脉应于血肉之间者，阴阳相适，中和之应，脾胃之候也。若
沉中沉之不见，则委曲而求之。若隐若见，则阴阳伏匿之脉也。
于寸口一部，以浮沉分腑脏。又以浮中沉分占五脏位次，全出《难经》，
皆为魔语。三部皆然。

汪石山曰按：消息，谓详细审察也。推，谓以指挪移于部
之上下而诊之，以脉有长短之类也；又以指挪移于部之内外而
诊之，以脉有双弦单弦之类也；又以指推开其筋而诊之，以脉
有沉伏止绝之类也。《四诊心法》云：脉只有一条，弦之名词，已属误
解，更造单双弦之说，使人迷罔，真以魔术魇人。

案《脉经》云：以意消息进退举按之。"脉要精微"云：
推而外之云云。石山释消息及推字者本此也。脉说纷乱如此，俞曲
园所以有废脉之说也。

吴山甫云：东垣著《此事难知》，谓脉贵有神。有神者，有
力也。以下为诊法要诀。虽六数、七极、三迟、二败，犹生，此
得诊家精一之旨也。节庵《辨伤寒脉法》，以脉来有力为阳证，

沉微无力为阴证，此发伤寒家之矇瞀①也。杜清碧《诊论》曰：浮而有力为风，无力为虚；沉而有力为积，无力为气；迟而有力为痛，无力为冷；数而有力为热，无力为疮。各于其部见之，此得诊家之领要也。多属误解，难以细驳，心知大原则，徐悟其非，今日读之，正如《四书味根录》。

孙光裕曰：愚按有力，亦不足以状其神。夫所谓神，滋生胃气之神也。于浮沉迟数之中，有一段冲和神气，不疾不徐，此又以神代和缓字。虽病无虞②，以百病四时皆以胃气为本是也。此说只可以论常脉，不可以论病脉。蔡氏曰：凡脉不大不小，不长不短，不浮不沉，不涩不滑，应手中和，意思欣欣，难以名状者，为胃气。《素问》曰：得神者昌，失神者亡。唐宋以下，引《内经》立说，多失本旨，亦如诗之断章取义，如此类是也。以此。《太初脉辨》。

滑伯仁曰：察脉须识上下、经中上下乃顺逆行之法。以手太阴言，由手走胸，逆行为上，由胸走手，顺行为下。来去、至止六字，自欺欺人，迷罔后学。来去、至止，有候运气之法，有用针候气之法，若诊经脉，四字如何可分？不明此六字，则阴阳虚实不别也。上者为阳，误解上字。来者为阳，针法气来至者为阳；此似朱予注经之说。下者为阴，诊经脉如何能分上下？去者为阴，针法气去。止者为阴也。上者自尺部上于寸口，阳生于阴也。下者自寸口下于尺部，阴生于阳也。如何可诊？此言营卫顺逆行之法。来者自骨肉之分，而出于皮肤之际，气之升也。脉之气可以横出耶？去者自皮肤之际，而远于骨肉之分，气之降也。又可横入耶？应曰至，息曰止也。来即去，去即来，有何徐疾之可分？自谓针家候气耳。若诊经脉以动为候，有何出入升降之可分，多立名目，正如葬师之谈穴。又曰：诊脉

① 矇瞀（méng gǔ）：昏暗不明。
② 虞（yù）：忧虑。

须要先识时脉、时脉乃四方分方异宜之法，不指一人四时。胃脉、与腑脏平脉，然后及于病脉。时脉，谓春三月，六部中带弦；人不因四时而脉迥异，春指东极之人弦实，物弦直与钩曲相反。夏三月，南极之人。俱带洪；改钩作洪。秋三月，西极之人。俱带浮；毛；冬三月，北极之人，俱带沉石。胃脉，谓中按得之脉和缓。腑脏平脉，中央之极心脉浮大而散，肺脉浮涩而短，肝脉弦而长，脾脉缓而大，肾脉沉而软滑。此皆用针候气法。凡人腑脏脉既平，胃脉和，又应时脉，乃无病者也。反此为病。全祖《难经》，人脉不因四时而变，"弦钩毛石"亦非诊法定名，不过取"直曲轻重"相反四名词，以示四方之脉相反不同耳，旧说皆误。

案：腑脏脉平，非指下可辨。盖胃者，五脏六腑之大源也，胃脉和平，正知腑脏之和平，即是应手中和者，不必逐部寻究也。《难经》说不可行，乃为是说以调和之，分九候九穴以求之，则不俟①烦言耳。凡欲诊专脉，则须求专穴，三部九候十二诊法是也。

陈远公曰：看脉，须看有神无神，实是秘诀。而有神无神，何以别之？无论浮、沉、迟、数、滑、涩、大、小之各脉，按指之下，若有条理，先后秩然不乱者，此有神之至也。若按指而充然有力者，有神之次也。其余按指而微微鼓动者，亦谓有神。倘按之而散乱者；或有或无者；或来有力而去无力者；或轻按有而重按绝无者；或时而续时而断者；或欲续而不能；或欲接而不得；或沉细之中，倏②有依稀之状；或洪大之内，忽有飘渺之形，皆是无神之脉。脉至无神，即为可畏，当用大补之剂急救之。倘因循等待，必变为死脉，而后救之，晚矣。《辨证录》《石室秘录》托于神示，然东洋甚重其书。

又曰：平脉者，言各脉之得其平也。正可借以说三部九候。如

---

① 俟（sì）：等待。
② 倏（shū）：极快地，忽然。

浮不甚浮，沉不甚沉，迟不甚迟，数不甚数耳。人现平脉，多是胃气之全也。胃气无伤，又宁有疾病哉。此脉之所以贵得平耳。同上。

王士亨曰：人生所禀气血有变，故脉亦异常。此言人之特脉，如五行之人与四极不同，又同地同形而有时异者。有偏大偏小者，或一部之位无脉者，或转移在他处者，其形或如蛇行、雀啄、乱丝，如转旋于指下者，或有受气自然者；或有因惊恐，大病忧恚[1]，精神离散，遂至转移而不守也。此阴阳变化不测，不可以埋推，若不因是，而得此脉者，非寿脉也。

祝茹穹曰：人一身以胃为主，一阳之气升于上，中实非生物，其在脉中，难取形状，诊脉者，指下按之；浑浑缓缓，无形之可拟者，为平脉也，但觉有形，便是六淫阻滞，便是病脉耳。

何梦瑶曰：四时之升降动静，发敛伸缩，相为对待者也。极于二至，平于二分，故脉子月极沉，午月极浮，至卯酉而平，观经文为秋脉中衡，权衡规矩，经文以当四时，与弦钩毛石同意，为分方异宜之说，若竟以衡为脉名，则大误矣。又谓夏脉在肤，秋脉下肤，冬脉在骨，则秋之不当以浮言可知也。特以肺位至焉，其脉浮，秋金配肺，故亦言浮耳。秋冬相连，秋浮冬沉，何以遽然相反？夫秋初之脉，仍带夏象，言浮犹可。若于酉戌之月，仍求浮脉，不亦惑乎？夫于春言长滑，则于秋言短涩，可知。于冬言沉实，则于夏言浮虚，可知。书不尽言，言不尽意，是在读者之领会耳。

按：平脉不一，所谓不缓不急，不涩不滑，不长不短，不低不昂，不纵不横，此形象之平也。缓与低、昂、纵、横，字皆误

---

① 恚（huì）：恼恨，发怒。

下。一息五至，息数之平也。弦洪毛石，非真脉象。四时之平也。而人之禀赋不同，脉亦不一其形，此乃禀赋之平也。吾家君有《平脉考》一书，当详及此云。

董西园曰：脉者，血之府也。血充脉中，缘气流行，肢体百骸，无所不到。言营卫运行足矣。故为血气之先机，凭此可以察气血之盛衰。疾病未形，脉先昭著，故云先机。所谓脉者，即经脉也。十二经脉为经，与皮络筋骨对称。若专以经为脉，则反遗言气血，但言血则遗气，但言气则遗血，故以脉明之。凡邪正虚实寒热，凭此，可推而得焉。《内经》脉学有指经者，有指络者，有指皮肉者，全以为经动脉，误。

又曰：瘦者肌肉薄，其脉轻手可得，应如浮状。肥者肌肉丰，其脉重按乃见，当如沉类。反者必病。浮大动数滑，阳也，人无疾病，六部见此，谓之六阳脉，非病脉也。其人禀气必厚，多阳少阴，病则多火。沉弱涩弦弦为阴脉之弦，当作悬。微，阴也，人无所苦，六部皆然，谓之六阴脉。其人禀气清平，多阴少阳，病则多寒。但六阴六阳之脉不多见，偏见而不全见者，多有之。因人而异，经所谓五态之人。

吴幼清曰：五脏六腑之经，分布手与足。凡十二脉，鱼际下寸内九分，尺内七分者，手太阴肺经之一脉也。医者于左右寸关尺，辄名之曰，此心脉，此脾脉，此肝脉，此肾脉，非也。驳两寸部位，为此书所祖。手三部皆肺脏，而分其部位，以候他脏之气焉耳。惟人寸比较有此说。其说见于《素问·脉要精微论》误解，而其所以然之故，则秦越人八十一难之首章，发明至矣。更误。是何也？脉者血之流派，气使然也，肺居五脏之上，气所出入之门户也，误说。脉行始肺终肝，而后会于肺，阳顺阴逆，逆行则始肝终肺。故其经穴名曰气口，凡十二经动脉皆名气口，非独手太阴肺。而为脉之大会。一身之气，必于是占焉。《吴文定公集赠邵志可序》。吴草卢驳分配十二经于两手,是也,然不分部位,以脉定脏腑,仍主《难经》迷罔之说。考经文人寸比较,以寸口诊脏三阴,以人迎诊府三阳,彼此比较而定手足六经之脉。至于九候九脏之诊法,则先定部位而后言脉象,人寸则先言脉象而后定为何经之病。彼此相反者,以诊法各别也。

何梦瑶曰:脉之形体长而圆,何又有短长。如以木贯葱叶中,有长有短,诊络动乃有长短,经脉则无此名。有大有小,人寸比较名词。有虚有实,评脉名。有缓有急,诊皮定名。脉之行动,如以气鼓葱叶中之水,使之流动也,有浮有沉,有迟有数,四名足矣。有涩有滑。诊皮定名。

柳贯曰:古以动数候脉,是吃紧语,须候五十动,误解经文。乃知五脏缺失。诊法无验。今人指到腕骨,即云见了,夫五十动,内经之五十营不止,别是一法,非如俗说。岂弹指间事耶?候至百动亦无益。故学者当诊脉问证,听声观色,斯备四诊而无失。《道传集》,《濒湖脉学》引。此五十动,旧说皆误。五十动谓五十营动,指气行十二经一周而言,不谓经脉之动,一动谓营卫运行一周夜,五十营阴尽而寤,昼五十营阳尽而寐,阴阳平和为平人。

汪石山曰:《脉经》云浮为风、为虚、为气、为呕、为痞、为厥、为胀、为满不食、为热、为内结等类,所主不一,数十余病。假使诊得浮脉,彼将断其为何病耶?苟①不兼之以望闻问,而欲的指其何病,吾谓戛戛②乎其难矣。古人以切居望闻问之后,则是望闻问之间,已得其病情,不过再诊其脉,看病应与不应也。若病与脉应,则吉而易医;病与脉反,则凶而难治,以脉参病,意盖如此,曷尝以诊脉知病为贵哉。夫《脉经》一书,拳拳示人以诊法,而开卷入首,便言观形察色,彼此参伍,

---

① 苟(gǒu):如果,假使。
② 戛戛(jiá jiá):形容困难。

以决死生。可见望闻问切，医之不可缺一也，岂得而偏废乎？经言证皆分经，如"经脉篇"十二经病是也。凡证皆有五脏六腑之异同，如热虚是也。在诸家原文，多有左右寸尺明文，如《脉经》之一、二、四十，为伪《脉经》，是书引之，皆删汰其文，并不见左右关尺字样，如《脉经》之三、五、六、七、八、九卷，为真《脉经》。

张景岳曰：脉者，血气之神，邪正之鉴也，有诸中，必形诸外。故血气盛者脉必盛，血气衰者脉必衰；无病者脉必正，有病者脉必乖①。然人之疾病，无过"表、里、寒、热、虚、实"，只此六字，业已尽之。然六者之中，又以"虚实"二字为最要，盖凡以表证、里证、寒证、热证，无不皆有虚实，既能知表里寒热，而复能以虚实二字决之，虚实二字，评脉总名。则千病万病，可以一贯矣。且治病之法，无腧攻补，用攻用补，无腧虚实，欲察虚实，无腧脉息，虽脉有二十四名，主病各异。兵多则乱，诊经但用四大脉，足矣。然一脉能兼诸病，一病亦能兼诸脉，其中隐微，大有玄秘，正以诸脉中，亦皆虚实之变耳。诊后再加评语。今故以虚实为评诊总名词，如五实五虚，勿实实，勿虚虚之类，以统诸评脉辞。言脉至此，有神存矣，所言多迷罔，不能明白显易。倘不知要，而泛焉求迹，则毫厘千里，必多迷误，旧说徒为迷罔，能辨毫厘，所谓吞刀吐火，久而各创一解，非正法也。故予特表此义。有如洪涛巨浪中，则在乎牢执柁干，而病值危难处，则在乎专辨虚实。虚实得真，则标本阴阳，万无一失。人寸比较，为分阴阳虚实之古法。其或脉有疑似，又必兼证兼理，以察其孰客孰主，孰缓孰急，能知本末先后，是即神之至也矣。《脉神章》。名医非不能诊寸口辨证，特皆熟极生巧，只能心悟，不能教人，诊脉必明白浅易，老妪可解，初学能行，扫除一切悠谬迷罔之言，非彰明古法，简而能博，易记难忘，不足以明经立教。

---

① 乖：违反，背离。

又曰：据脉法所言，凡浮为在表，沉为在里，数为多热，迟为多寒，弦强为实，以强解弦，盖弦为强之字误。微细为虚，是固然矣。然疑似中尤有真辨，此其关系非小，不可不察也。如浮虽属表，而凡阴虚血少，中气亏损者，必浮而无力，浮为定名，无力评语。是浮不可以概言表。浮沉迟数，为诊法之四大定名，而虚实又别为四大脉之总考语。四脉为定名，各有评语，故虚实及诸评脉语，不可与脉法混同一视。沉虽属里，而凡表邪初感之深者，寒束皮毛，脉当作汗不能达，亦必沉沉言脉紧言皮，是沉不可以概言里。寒在表，脉遂沉，俟考。数为热，而真热者未必数。凡虚损之证，阴阳其困，气血张皇，虚甚者数必甚，是数不可以概言热。迟虽为寒，凡伤寒初退，余热未清，脉多迟脉滑皮，是迟不可以概言寒。表里寒热亦同以虚实为评语。弦强类实，而真阴胃气大亏，及阴阳关格等证，脉必豁大而强健，是强不可以概言实。弦非脉毛名，径以强字代之，可也。脉本直行，弦何待言，名以弦而实指强，不如径以强字易之。微细类虚，而凡痛极气闭，营卫壅滞不通者，脉必伏匿，是伏不可以概言虚。由此推之，则不止是也。凡诸脉中，皆有疑似，皆有真辨，诊能及此，其必得鸢鱼之学者乎？不易言也。一脉难辨，以人寸比较则易辨。又曰：治病之法，有当舍证从脉者，有当舍脉从证者，何也？盖证有真假，脉亦有真假，凡见脉证有不相合者，则必有一真一假，隐乎其中矣。故有以阴证见阳脉者，有以阳证见阴脉者，有以虚证见实脉者，有以实证见虚脉者，此阴彼阳，此虚彼实，将何从乎？脉最难真。病而遇此，最难下手，最易差错，不有真见，必致杀人。矧今人只知见在，不识隐微，凡遇证之实而脉之真虚者，必直攻其证，而忘其脉之虚也。或遇脉之弦强大而证之虚者，亦必直攻其脉，而忘其证之无实也。此其故，正以似虚似实，疑本难明，当舍当从，孰知其要。医有迷途，莫此为甚。皆专诊两寸之误说，古法则只用一指，专诊各穴，如以人寸少阴三部言，三部形状迥然不同，比较自易。两寸同为太阴脉，既不言左右，又不分关尺，一指诊之，何等简易。今于一脉之中，强分左右，又分三部。一部之中，又分脏腑。下指莫不迷罔，学者苟不自欺则莫不以诊脉为苦。余尝熟察之矣，大抵证实脉虚者，必其证为假实也。脉实证虚者，必其脉为假实也，有假实无假虚，俟考。何以见之？如外虽烦热，而脉见微弱者，必火虚也；腹虽胀满，而脉见微弱者，必胃虚也，虚火虚胀，其堪攻乎？此宜从脉之虚，不从证之实也。其有本无烦热，而脉见洪数者，非火邪也；本无胀滞，而脉见弦强者，非内实也，无热无胀，其堪泻乎？此宜从证之虚，不从脉之实也。凡此之类，但言假实，不言假虚，果何意也？盖实有假实，虚无假虚，假实者病多变幻，此其所以有假。假虚者亏损既露，所以无假也。大凡脉证不合者，中必有奸，必先察其虚以求根本，庶乎无误。此诚不易之要法也。

又曰：真实假虚之候，非曰必无。如寒邪内伤，或食停气滞，而心腹急痛，以致脉道沉伏，或促或结，一证。此以邪闭经络而然，脉虽若虚，而必有痛胀等可据者，是诚假虚之脉，本非虚也。以停滞急痛，脉见沉伏，此非真沉真伏，别为一例，立论当就真沉真伏而言，如所说仍不为假虚。又若四肢厥逆，或恶风怯寒，而脉见滑数一证，此由热极生寒，外虽若虚，而内有便结烦热等证可据者，是诚假虚之病，本非虚也。大抵假虚之证，只此二条，武断。若有是实脉，而无是实证，即假实脉也；有是实证，而无是实脉，即假实证也。知假知真，即知所从舍矣。真假以脉为主，不论证。

又曰：又有从脉从证之法，乃以病有轻重为言也。如病本轻浅，别无危候者，因见在以治其标，自无不可，此从证也。若病关脏气，稍见疑难，则必须详辨虚实，凭脉下药，方为切当。所以轻者从证，十惟一二；重者从脉，十当八九。此脉之关系非浅也。虽曰脉有真假，而实由人见之不真耳，脉亦何从假哉。

陈士铎曰：脉有阴阳之不同，王叔和分七表八里，此《脉诀》非叔和真书。似乎切脉分明，不知无一脉无阴阳。脉形皆待评定非浮形为阳评，而沉为阴评；迟形为阴评，而数形为阳评也。此谓阴阳不过虚实之代名词，分脉形与评脉为二门，每脉皆待评定，则不俟烦言而解。阴中有阳，阳中有阴，其中消息，全在临时察之，必可意会，非笔墨能绘画耳。此为魔语，切脉为医一事，既不能以书传，何以教人？不明古法，强作解事耳。

董西园曰：浮为表证，法当表汗，此其常也，然亦有宜下者。仲景云：若脉浮大，心下硬，有热，属脏者，攻之。不令发汗者下必顾其表。是也。脉沉属里，治宜从下，而亦有宜汗者。下汤不属汗剂，说未分明。如少阴病，始得之，反发热而脉沉者，麻黄附子细辛汤微汗之，是也。分正例变例，实则审其轻重耳。脉促为阳盛，当用葛根芩连汤清之矣。若促而厥冷者，为虚脱，非灸非温不可，此又非促为阳盛之脉也。脉迟为寒，当用姜附温之矣。若阳明脉迟，不恶寒，身体濈濈汗出，则大用承气汤，此又非迟为阴寒之脉矣。四者皆从症不从脉也。至若从脉舍证之治，如表证宜汗，此常法也。仲景曰：病发热头痛，而脉反沉，身体疼痛，当先救里，用四逆汤，此从脉沉为治也。原注：此条若无头痛，乃可竟从里治，否则尚宜斟酌。里实用下，此常法也。如日晡发热者属阳明，若脉浮虚者宜发汗，用桂枝汤，此从脉浮为治也。结胸证具，自当以大小陷胸治之矣，若脉浮大者不可陷，陷之则死，是宜从脉证而酌解之也。身疼痛者，当以桂枝发之，若尺中当作皮涩。迟者，皮涩脉迟，尺脉无独迟之理，尺迟亦不属血虚。不可汗，以营血不足故也，是宜从脉而调其营矣。此四者从脉不从证也。读仲景书者，皆不知其诊法，误以晚近之说解

第
七
辑

之，所以成此误说。

朱丹溪曰：凡看脉，如得恶脉谓死脉。当覆手取，如与正取同，乃元气绝，必难治矣。如与正取不同，乃阴阳错综，未必死。《丹溪纂要》。

高武曰：人或有寸关尺三部脉不见，自列缺至阳溪脉见者，俗谓之反关脉。此经脉虚而络脉满，《千金翼》谓阳逆脉，反大于寸口三倍，叔和尚未之及，真《脉经》而况高阳生哉？《针灸聚英》。按：所引《千金翼》今无考。

虞天民曰：此地天交泰，生成无病之脉耳，学者可不晓欤？《医学正传》。

张路玉曰：脉之反关者，皆由脉道阻碍，故易位而见，自不能条畅如平常之脉也。有一手反关者；有两手反关者；有从关斜走自寸而反关者；有反于内侧，近大陵而上者，有六部原如丝，而阳溪、列缺，别有一脉大于正位者；亦有诸部皆细小不振，中有一粒如珠者，此经脉阻结于其处之状也。《诊宗三昧》。此条反详明。

案"至真要论"云：诸不应者，反其诊则见矣。此运气家言，不可据以论常脉。王启玄注曰：不应者皆为脉沉，脉沉下者，仰手而沉，覆其手则沉为浮，脉有常形，何能因仰覆相反。细为大也。陶节庵云：病人若平素原无正脉脉，须用覆手取之，脉必见也。此属反关脉，诊法与正取法同。反关脉当多求其人数，数诊之定为公式，偶因一人一时，遂指为定法，非也。若平素正取有脉，后因病诊之无脉者，亦当覆手取之，取之而脉出者，阴阳错乱也。宜和合阴阳，如覆取正取俱无脉者，必死矣。以无脉定名可也，不必皆为死证。此为良法，王陶所说，今验之极如其言，脉伏甚者，亦当以此法诊得焉。

《医学纲目》载开宝寺僧，衣钵甚厚，常施惠于人。孙兆重之，与往还。一日谓孙曰：某有一事于翁，约赏罚为戏，可否？

孙曰：如何为赏罚？僧曰：若诊吾脉，若知某病，赏三千为一筵，若不中，罚十千归小僧。孙曰：诺，与之诊。左手无脉，右手有脉，遂寻左手之脉，乃转左臂上，动摇如常。尺泽原有动脉。孙曰：此异脉也，医书不载。脉行常道，岂有移易之理。往昔少年，为惊扑震动心神，脉脱旧道，乍移臂外，复遇惊扑，不能再归。年岁长大，血气已定，不能复移，目下无病耳。僧曰：某襁褓而扑背几死，固宜脉失所，某亦平生无病，亦不曾诊脉。闻公神医，试验之，果神医也。按：此疑因惊扑为反关之脉者，世亦间有焉，姑附于此。小说言病，医非素精此道，每记载失实。《内经》有折断手足之人，而营卫由别道而行，与常人无异，此类当特别调查，立定公式，方可据以说经，不能望文生训。

董西园曰：老者气血已衰，脉宜衰弱，过旺则病。若脉盛而不躁，健饭如常，此禀之厚，寿之征也。若强而躁疾，则为孤阳，少壮者脉宜充实，弱则多病，谓其气血日盈之年，而得此不足故也。若脉体小而和缓，三部相等，此禀之静，养之定也，惟细而劲急者，则为不吉。故执脉审证者，一成之矩也。随人变通者，圆机之义也。肥盛之人，气盛于外，而肌肉丰厚，其脉多洪而沉。瘦小之人，气急于中，肌肉浅薄，其脉多数而浮。因人同异者，总归四方例。酒后之脉必数，食后之脉常洪，远行之脉必疾，久饥之脉必空，孩提襁褓，脉数为常也。四条因事而异。

叶文龄曰：《脉经》云，性急人脉躁，性缓人脉静。夫脉乃气血之运，而行于呼吸者也。血禀偏胜必多缓，阴之静也。气禀偏胜必多急，阳之躁也。以此，只可论人之气血，孰为不足，不可以性情而谓躁静者也。《医学统旨》。经言五态之人，各异形状，此归入五方四时例。五行之人，亦分五等，欲定病脉，必先知其人平脉。医每以人之特异者为病脉，性情与血气莫得大分别，总须先定公式为平脉，以异常为病脉。

陈无择曰：经云：常以平旦阴气未动，阳气未散，饮食未进，经脉未盛，络脉调匀，乃可诊有过之脉，或有作为，当停宁食顷，俟定乃诊。师亦如之，释曰：停宁俟定，即不拘于平旦，况仓卒病生，岂待平旦？学者知之。《三因方》。

徐春甫曰：无脉之候，所因不一。久病无脉，气绝者死。暴病无脉，气郁可治。伤寒痛风，痰积经闭。忧惊折伤，关格吐利，气运不应，斯皆勿忌。自然内病，无脉者死，为客邪所闭，不在此例。

沈朗仲曰：久病服药后，六脉俱和。偶一日诊，或数、或细、或虚弱、或怪变异常，即当细问起居之故。或因一夜不睡而变者，或因劳役恼怒，或因感冒风寒，各随其所感而治之。《病机汇编》。

俞理初《癸巳类稿》：《类》辑《灵》《素》三卷，上卷脉篇，言经络。下卷证篇，言病状。此二篇与《甲乙》《太素》大同小异，未为奇也。中为持篇，于诊法立十四门，除气口以外，唐宋以下所略。按：俞氏虽明而未融，要为前事之师，今列其目，而加论断焉。

天府乳下候一删。按：此胃大络虚里动也，今并入"诊络篇"。

气口候二诊经法，今归之"三部九候"。十二经同诊气口，非独两手。

人迎候三今改入"人寸比较"。

三部九候四今同。

太冲候五今改作"诊任冲"。

冲阳候六删。今并入"人寸"。

络脉候七今立"诊络篇"。

气口应候八今入"三部九候"。

持气口九同上。八以上称候，九以下称持。

四时应持十今改入"皇帝政治学"，别立"分方异宜篇"。

五脏应持十一今立"五诊篇"，又立"平脉篇"。

胃气真脏应持十二删。并入"分方异宜"。

运气不应持十三今归入"皇帝天人学"。

气血今立"营卫生会"。形色阴阳脉名持法杂比略例十四今分隶各门。

案：俞氏十四诊法，皆于《内经》推考而出。《难经》专诊两手，则十不及取一矣。今标举原目，以示学人，俞氏攻坚摧锐，博雅精深，其书不可不读也。

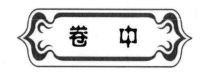

卷中

经脉四诊　浮　沉　迟　数

浮经脉四诊法之一，原在第一。经脉者，包三部九候，十二经动脉而言，非单指两手寸口。

"十八难"曰：浮者，脉在肉上行也。

滑伯仁曰：浮，不沉也，按之不足，轻举有余，满指浮上，曰浮。《诊家枢要》。

张介宾曰：大都浮而有力有神者，为阳有余。阳有余则火必随之。或痰见于中，或气壅于上，可类推也。浮而无力空豁者，为阴不足，则水亏之候，或血不营心，或精不化气，中虚可知也。若以此等为表证，则害莫大矣。其有浮大弦硬之极，甚至四倍以上者，《内经》谓之关格。此非有神之谓，乃真阴虚极，而阳元无根，大凶之兆也。凡一部之脉，以一指诊之，浮则皆浮，沉则皆沉，故两寸六部，只得为一名。以三部论之，人迎、少阴与寸口异其地位，别阴阳大小差等，动辄数倍，以此为异。易知易行，俗医于一部之中，强立各等异同，皆非正法。。

张路玉曰：浮脉者，下指即显浮象，按之稍减而不空，举之泛泛而流利，不似虚脉之按之不振，芤脉之寻之中空，濡脉之绵软无力也。浮为经络肌表之应，良由邪袭三阳经中，鼓搏脉气于外，所以应指浮满也。故凡浮脉主病，皆属于表，但须指下有力，即属有余、客邪。其太阳本经风寒营卫之辨，全以浮脉缓皮、浮脉紧皮分别，而为处治。四大脉为诊经动脉之定法，诊后乃以虚实评之，而后用药，最为简易。其有寸关俱浮，尺中迟弱者，幻象营气不足血少之故。见太阳一经，咸以浮为本脉，一部不逮，虚实悬殊颠倒。亦有六脉浮迟，而表热里寒，下利清谷者，虽始病有热，可验太阳，其治与少阴之虚阳发露不异。是书两寸不分迟、数、浮、沉，最为精到。盖同一脉也，古法一指诊之，安得有四种相反之候。凡病久而脉反浮者，此中气亏损，不能内守也。若浮而按之渐衰，不分左右三部不能无假象发见之虞。又杂证之脉浮者，皆为风象，如类中风痱之脉浮，喘咳、痞满之脉浮，烦瞑、衄血之脉浮，风水、皮水之脉浮，消瘅、便血之脉浮，泄泻、脓血之脉浮。如上种种，或与证相符，或与证乖互，咸可治疗。虽《内经》有肠澼下白沫，脉沉则生，脉浮则死之例，然初起多有浮脉，可用升散而愈。当知阴病见阳脉者生，非若脉细虚微虚与细微皆属评语。之反见狂妄躁渴，难于图治。《医通》。俗法于左右三部，或浮、或沉、或数、或迟，强生分别，是为颠倒。太阴一脉，不能自相违反，古书有违反之条文者，皆以别诊与寸口比较，非一脉可以自反。如仲景但曰寸口，不分左右三部，与别诊趺阳、少阴，始有差池也。

沉 经脉四诊之二，原本在第九。

王叔和《脉诀》曰：沉脉举之不足，按之有余。一曰：重按之乃得。

王士亨曰：沉脉之状，取之于肌肉之下得之。

黎民寿曰：沉者，阴气厥逆，阳气不舒之候。沉与浮对，浮以阳邪所胜，血气发越而在外，故为阳，主表。沉以阴邪所胜，血气困滞不振，故为阴，主里。《决脉精要》。

吴绶曰：沉诊法，重手按至筋骨之上而切之。以察里证之虚实也。若沉微、沉细、沉迟、沉伏可兼无力、无神，为阴盛而阳微，沉为脉名，微细无力无神，皆评脉词，总之为虚。急宜生脉回阳也。若沉疾数、沉滑、沉实，皆有力为热实，为有神，为阳盛而阴微，沉为脉名，疾滑有力有神，皆评脉词。总之为实，虚实为总评，不可以为廿四脉名之二。急宜养阴以退阳也。大抵沉诊之法，最为紧关之要，四大脉同，不可作尊题格语。以决阴阳，冷热用药，死生在于毫发之间，不可不仔细而谨察之。凡脉中有力，为有神，为之可治；脉中无力，为无神，为难治。竟以力与神混同一视，语欠斟酌。

张介宾曰：沉虽属里，然必察其有力无力，以辨虚实，沉而实者，多滞多气，故曰下手脉沉，便知是气停积。滞者，宜清宜攻。沉而虚者，因阳不运，因气不舒。阳虚气陷者，宜温宜补。其有寒邪外感，阳为阴蔽，脉见沉紧而数及有头疼身热等证者，正属邪表，不得以沉为里也。

萧万兴曰：每见表邪初感之际，风寒外束，经络壅盛，脉必先见沉紧，或伏或止，是不得以阳证阴脉为惑，惟亟投以清表之剂，则应手汗浅而解矣，此沉脉之疑似，不可不辨也。

何梦瑶曰：浮沉有得于禀赋者，趾高气扬之辈，脉多浮。镇静沉潜之士，脉多沉也。又肥人多沉，瘦人多浮。有变于时者，春夏气升而脉浮，秋冬气降而脉沉也。脉有随性情而变之理。一人之脉，不因四时而变，此说不确，误读经文以四方为四时。其因病而致者，则病在上、人身之上部。在表、在腑者，其脉浮；上、表、腑皆属阳，浮脉亦属阳，阳病见阳脉也。在下、在里、在脏者，其脉沉也。牵合上下，则又不分部位之说。

迟 经脉四诊之三，原本在第廿一诊经旧法，明白晓畅，易知易行，言脉必如四大脉乃可立法，不致迷周后人。

王叔和曰：迟脉呼吸三至，去来极迟。

滑伯仁曰：迟，不及也，以至数言之，呼吸之间，脉仅三至，减于平脉一至也。为阴盛阳亏之候，为寒，为不足。

吴山甫曰：迟，医者一呼一吸，病者脉来三至曰迟。二至一至则又迟也，若二呼二吸一至，则迟之极矣。阴脉也，为阳虚，为寒。观其迟之微甚，而寒为之浅深，微则可治，甚则难生。乍迟乍数曰虚火。

张路玉曰：迟脉者，呼吸定息，不及四至，而举按皆迟。迟数有何深浅可分？迟为阳气失职，胸中大气不能敷布之候，故昔人咸以隶之虚寒。浮迟为表寒，沉迟为里寒，迟涩为血病，迟滑为气病。此论固是，然多有热邪内结，寒气外郁，而见气口迟滑作胀者，讵①可以脉迟概谓之寒，而不究其滑涩之象，虚实之异哉？详仲景有阳明病脉迟，微恶寒，而汗出多者，为表未解。脉迟，头眩腹满者，不可下。有阳明病，脉迟有力，汗出不恶寒，身重喘满，潮热便硬，手足濈然汗出者，为外欲解，可攻其里。又太阳病脉浮，因误下而变迟，膈内拒痛者，为结胸。若此皆热邪内结之明验也。迟不可云浮所变，以迟在浮沉之外。

董西园曰：脉之至也，由乎气之缓急，故必以息候之。一呼一吸为一息，一息中得四至之半乃为和平之脉。若一息三至，气行也缓，阴之象也。一息六至，气行也疾，阳之象也。

案程应旄曰：迟脉亦有邪聚热结，腹满贯实，阻住经隧而成者，又不可不知。出"阳明病篇"注。今验有癥瘕痃气，壅遏

---

① 讵（jù）：难道，岂。表示反问。

隧道，而见迟脉者，是杂病亦不可以迟概而为寒也。又案：人身盖一脉也，故其见于三部，虽有形之小大浮沉不同，其实此亦众生颠倒，不必分。然至数之徐疾，必无有异。验诸病者为然矣，而仲景书或云尺中迟，或云关上数。非一脉一穴乃有迟数之分。后世脉书，亦云寸迟为某病，尺迟主何证之类，比比皆然。更不足责。此予未尝亲见，窃疑理之所必无也，附记以俟明者。仲景之尺中关上，后人所羼易。原文当是寸口跌阳或少阴，不在一穴，故脉有异同。

数 经脉四诊之四，原本在第五。言数为脉疾，急乃筋络诊法，不必混合。

王叔和曰：数脉去来促急原注一息六七至，一曰数者进之名。

吴山甫曰：数，医者一呼一吸，病者脉来六至曰数。若七至八至，则又数也。九至、十至、十一至、十二至，则数之极矣。七至曰甚，八至已为难治，九至以上，皆为不治。若婴儿纯阳之气，则七至八至，又其常也，不在大人之例。旧来诊法，易知易行，并不含糊。前人以四大脉立为专书教人，乃真暗室一灯，若杂混二十余名，徒乱人意，非也。

徐春甫曰：沉数有力，实火内烁，沉数无力，虚劳为恶。杂病初逢，多宜补药，病退数存，未足为乐。数退证危，真元以脱，数按不鼓，虚寒相搏。微数禁灸，洪数为火。数候多凶，匀健犹可。

张介宾曰：五至六至以上，凡急疾紧促之属，皆其类也，为寒热，为虚劳，为外邪，为痈疡。滑数、洪数者，多热；涩数、细数者，多寒；暴数者，多外邪；久数者，必虚损。数脉有阴有阳，今后世相传，皆以数为热脉，及详考《内经》，则但曰诸急者皮络紧多寒，缓皮肉者多热，滑皮者阳气盛，微皮有热曰粗皮大者，阴不足，阳有余，为热中也，曰缓皮而滑皮者，曰热中。舍此之外，则并无以数言热者，而迟冷数热之说，乃始自《难经》。云数则为热，迟则为寒，今举世所宗，皆此说也。不知数热之说，大有谬误。何以见之？盖自余历验以来，凡见内热伏火等证，脉反不数，而惟洪滑有力，四字皆形容实证之词，不可因之别立脉名。如经文所言者是也。滑涩乃诊皮，专详"诊皮篇"。洪有方中可以言滑，可以不言滑。

薛慎斋曰：人知数为热，不知沉细中见数，为寒甚。真阴寒证，脉常有一息七八至者，但按之无力而数耳。宜深察之。《伤寒后条辨》。有力评之曰实，无力评之曰虚。

汪石山曰：大凡病见数脉，多难治疗。病久脉数，尤非所宜。《医按》。

萧万兴曰：数按不鼓，则为虚寒相搏之脉。数大而虚，则为精血消竭之脉。细疾如数，阴躁似阳之候也。沉弦细数，虚劳垂死之期也。盖数本属热，而真阴亏损之脉，亦必急数。然愈数则愈虚，愈虚则愈数，此而一差，生死反掌。《轩岐救正论》。

张路玉曰：数脉者，呼吸定息，六至以上，而应指急数，不似滑脉之往来流利，动脉之厥厥动摇，疾脉之过于急疾也。滑为诊皮法，动为诊络法，疾为诊筋法，因古法失传，遂混以为脉诊法，失之远矣。数为阳盛阴亏，热邪流薄于经络之象，所以脉遂数盛。火性善动而躁急，故伤寒以烦躁脉数者为传，脉静者为不传，有火无火之分也。人见脉数，悉以为热，不知亦有胃虚及阴盛拒阳者。若数而浮大，按之无力，寸口脉细数者，虚也。

按：以上四名，为诊十二经动脉之古法，故诸家之说，明白显著，易知易行，非如以后二十三脉，不惟诊法难，即其名词亦多不可解，各立一说，无所折中。

伏<small>附经之一</small>。伏者，藏匿不见，当以无脉为正解。若推而可见，终属沉部。

"十八难"曰：伏者，脉行筋下不动也。十二动脉除气口外皆伏，而不见其动。

王叔和曰：伏脉，极重指按之，著骨乃得。<small>此属沉甚。</small>

戴同父曰：伏脉，初下指<small>属浮</small>按不见；次寻之中部，又不见；次重手极按，<small>此乃为沉</small>。又无其象；直待以指推其筋于外，而诊乃见，<small>筋如何可推，究其所云，终属沉部。盖脉行筋下也。气口动脉之谓何。</small>脉之不见，谓不动耳，推筋求之，如鱼潜渊鸟入山，唯恐不深密耶。若如常诊，不推筋以求，则无所见，昧者以为脉绝也。<small>伏即不见之别名。芤脉因按而知，误解芤字。伏脉因推而得。</small>伏与沉相似，沉者，重按乃得；伏者，重按亦不得，必推筋乃见也。若重按不得，推筋著骨全无，则脉绝无而非伏矣。<small>实为伏，虚为绝。伏脉多属郁格，为实证，岂可与沉相似？因推而得深沉，为虚候矣。</small>

张介宾曰：如有如无，附骨乃不见。此阴阳潜伏，阻隔闭塞之候。或火闭而伏，或寒闭而伏，或气闭而伏，为痛极，为霍乱，为疝瘕，为闭结，为气逆，为食滞，为忿怒，为厥逆水气。伏脉之体虽细微，亦必隐隐有力。<small>细微非伏，不见乃为伏。</small>凡伏脉之见，虽与沉微细脱者相类，而实有不同也。盖脉之伏者，以其本有如无，而一时隐蔽不见<small>阻络动机成伏耳。不动为伏，非果藏匿深处。</small>此有胸腹痛剧而伏者；有气逆于经，脉道不通而伏者；有偶因气脱，不相接续而伏者。然此必暴病暴逆者乃有之，调其气而脉自复矣。<small>所以分伏、绝之不同。</small>若此数种之外，其有积困延绵，脉本细微，而渐至隐伏者，此自残灯将绝之兆，安得尚有所伏。

吴又可《温疫论》云：温疫得里证，神色不败，言动自如，别无怪证。忽然六脉如丝，微细而软，<small>不动或略有动机。</small>甚至于无，全然不动。或两手俱无，或一手先伏，无伏不可混称。察其人不应有此脉。如细微脉下又接言无脉，如此文义最足误人。若微虚实毫发千里，果暴病则为伏，不当以六脉如细微。细而软，全用微绝文义，使初学目迷五色。今有此脉者，缘应下失下，内结壅闭，营气逆于内，不能达于四末，此脉厥也。亦多有过用黄连、石膏诸寒之剂，强遏其热，致邪愈结，脉愈不行。医见脉微欲绝，以为阳症得阴脉，为不治，委而弃之，以此误人甚众。若更用人参生脉散辈，祸不旋踵①，宜承气缓缓下之，六脉自复矣。阅历之言

代 附经之二。代与伏同类，经脉本有此象，因非常状，故以归之附脉，不混入浮沉迟数中，以清界限。

王叔和曰：代脉来数中止，不能自还，以复动为还耶？还字下得怪。因而复动。既有复动，何云不能自还？脉结者生，代者死。生死可不问，试详结代之分。

杨仁斋曰：代者，阴也，动中有止，不能自还，四字可以删，上文有止字。因而复动，由是复止，寻之良久，则起。如更代之代。不必添足。

楼全善曰：自还者，动而中止复来，数于前动也。又牵引数字，脉法迷人，皆由圈诬先生所致。不能自还者，动而中止，复来如前，动同而不数也。

李士材曰：代者，禅代之义也。如四时之禅代，不愆其期也。结促之止，止无常数；代脉之止，止有常数。结促之止，一止即来；代脉之止，良久方至。《内经》以代脉之见，为脏气衰微脾气脱绝之象也。立一代名，以微甚分之即得。何必多立名目？

---

① 祸不旋踵（zhǒng）：旋踵，旋转脚跟，比喻时间极短。祸害不久就将到来。

惟伤寒心悸，怀胎三月，或七情大过，或跌仆重伤，及风寒痛家，俱不忌代脉，未可断其必死。

钱天来曰：代，替代也。气血虚惫，真气衰微，力不支给。如欲求代也，止而未即复动，若有不复再动之状，故谓之不能自还，又略久复动，故曰因而复动。

张景岳曰：代，更代之义。谓于平脉之中，而忽见软弱，或乍数乍疏，或断而复起，均名为代。而代本不一，各有深义。如五十动而不一代者，乃至数之代，即"根结篇"所云者是也。从阳入阴，从阴入阳，皆为代，以窘窳分之。五十营而不一代者，昼夜嗅目瞑目平分，专以窘窳言，非诊脉说，详"营卫运行篇"。若脉本均，而忽强忽弱者，乃形体之代，即"平人气象论"所云者是也。又若脾主四季，而随时更代者，乃气候之代，即"宣明五气等篇"所云者是也。凡脉无定候，更变不常者，均谓之代。但当各因其病，而察其情，庶得其妙。

按：代脉诸说不一，然景岳所论，尤为允当矣。《史记·仓公》云：不平而代。又云：代者，时参系乍疏乍大也。张守节《正义》云：动不定曰代，可以确其说矣。张解仓公传多误说，以其喜引《难经》。盖动而中止，不能自还，因而复动者，乃至数之更变。而仲景、叔和所云者，即代脉中之一端也，若其为止有常数者，似泥于经文焉。李士材曰：善化令黄桂岩，心疼夺食，脉三动一止，良久不能自还。施笠泽曰：五脏之气不至，法当旦夕死。余云古人谓痛甚者，脉多代。少得代脉者死，老得代脉者生。今桂岩春秋高矣，而胸腹负痛，虽有代脉，安足虑乎？果越两句，而桂岩起矣。此神医案，直如村歌巷语，何以引之。盖脉即人各有见不同，果否是此证，亦不可知。如书院考课，一人自立自驳，皆可自圆其说是也。

予家君近治一老人，癥块发动，引左胁而痛，绵连不已，药食呕变，其脉紧细而迟，左脉渐微小遂绝止者，二三十动许。覆手诊之，亦然，又渐渐见出如故，良久又绝止如前。用附子建中汤，加吴茱萸。视疗十余日，痛全愈，而脉复常，是代最甚者。正见李氏之言信然矣。又按《伤寒论·不可下》篇云：伤寒脉阴阳俱紧，恶寒发热，则脉欲厥厥者，脉初来大，渐渐小，更来渐渐大，是其候也。又王海藏《阴证略例》云：秦二好服天生茶及冷物，积而痼寒，脉非浮非沉，上下内外，举按极有力，坚而不柔，触指突出肤表，往来不可以至数名。纵横不可以巨细状，此阴证鼓击脉也。一身游行之火，萃于胸中，寒气逼之，搏大有力，与真武四逆等药，佐以芍药茴香，酒糊丸，使不僭上，每百丸，昼夜相接八九服，凡至半斤，作汗而愈，亦世罕有也。以上据景岳言，皆代之属也，故举似于此。

杨玄操云：《难经》言止，《灵枢》言代，按止者，按之觉于指下而中止，名止。代者，还尺中停久方来，名曰代也。其止代虽两经不同，据其脉状，亦不殊别。《濒湖脉学》每脉皆有相类诗，最误后学。

董西园曰：脉因动静而变，故安卧行远，脉形有别，无足怪也。若顷刻之动静，不必远行，即转身起坐五七步间，其脉即见数疾。坐诊之顷，随即平静，即换诊举手平疾，必形一动一静，无不变更，此种脉候，非五尸祟气之相干，多真元内虚之明验。惟其内气无主，脏气不治，而后经脉之气，瞬息变更，将见晕厥僵仆之候，故此种脉情，恒有伏风内舍，经络痹留，或火动于中，或饮发于内者，动则气役于邪，而脉随气变也。此皆因邪之善行数变，以致鼓水扬燃，又为虚中挟实之候，当求其因而调之，庶可转危为安。

平按经又云：代与钩皆络脉病，络脉有钩代，亦可存参。

附：代字三法

络脉代脉

"三部九候论"其脉代而钩者，病在络脉。钩脉惟络有之，以其支络横出，其贲起之状，略有钩形，经则绝无此状，故代与钩，专为诊络定名。小儿三关即络脉，故有钩曲形。

代则乍痛乍止。杨注：代则乍痛乍止。

代则取络脉，且饮药。杨注：邪在血络，致令脉代，可刺去邪血，饮汤实之。

脉代以弱，则欲其安静，无劳用力也。杨注：脉衰代绝，至复微弱不欲烦动者，宜安静恬逸，不得自劳也。

代则取血络"禁服篇"曰：泄其血络。而泄之。杨注：代则乍痛乍止，故刺去邪血之络也。以上《灵·禁服》篇。孙络病者，治其孙络血。血病身有痛者，治其经络。其病者在奇邪，奇邪之脉则缪刺之，留瘦不移，节而刺之，上实下虚，切而从之，索其结络脉，刺出其血以见通之。"三部九候论"

络脉浮而在外，邪客则动，如肉跳、眼皮跳、乳下跳，有动有止，止而复跳，跳又更止，明白显易，故以为诊候。若经脉常动，并无此状，况经亦不以此为候也。

营卫代脉

《灵·根结》篇：五十动而不一代者，五脏皆受气。四十动一代者，一脏无气。三十动一代者，二脏无气。二十动一代者，三脏无气。十动一代者，四脏无气。不满十动一代者，五脏无气。予之短期，要在终始。所谓五十动而不一代者，以为常也。以知五脏之期，予之短期者，乍数乍疏也。此法施之诊脉，均无征验，非诊脉名词。旧法据此以定人命长短，非是，亦无效。

此代以人之寱寐瞑嗔言，非诊脉名词。五十动而不一代，睡醒各半日，昼夜平分之说，老人夜醒昼瞑，百刻中分。或四十刻，或三十刻，或二十刻，或十刻，或不满十刻，睡醒无常，是为衰象，亦不至于遂死。此节专详营卫运行，旧解皆误。

五脏、四脏、三脏、二脏、一脏无气，以五数配五十、四十、三十、二十、一十之动代，各有差等，五数相配以示例。亦如禹贡田赋九等，每州九等，共为八十一等，今每州各一见以示例，九州恰与九等数目相符，借以示例，非每州自占一等，合九州为九等。又《周礼》五等诸侯封国，以五、四、三、二、一百里为次，以五配五，与此尤同，不可望文生训，不可拘为定解。

脾代脉

肝脉弦，经中皆加"如"字，均属举例符号，非真脉形，详"释如篇"。心脉钩，脾脉代，肺脉毛，肾脉石。五方不同，假五字为符号。《素问·宣明五气》篇。

黄者，其脉代也。"邪气脏腑病形篇"。

代则气衰。"脉要精微论"。

其脉乍疏如弦、乍数如钩、乍迟如毛、乍疾如石者，按：络脉云，代乍痛、乍止，此真脉象。此示疏数迟疾，名异实同，经文不应重复，则知复举以示例，非实分别四方异名，不过以四字为符号之符号而已。日乘四季死。按：此用土寄王四时之说，以为脾寄四时，故兼有弦、钩、毛、石四种脉象。又五态之人，化为二十五人，脾在中央。如诗惠此中国，以绥①四国。中央之极，自有五方。一局之中，同有弦、钩、毛、石之象，五方合为五五二十五阳，非独中央有五阳，四方各有五阳，举中央以示例，而四方可知也。"三部九候"。

脾脉者，土也。孤脏以灌四旁者也。"玉机真脏论"。

但代无胃曰死。

---

① 绥（suí）：安抚，使平定。

按：此非谓脾之脉代也，代与弦、钩、毛、石，合为五脉符号，凡言四时分方异宜，以平治学为主，分方言脉王者，不易其宜，不改其俗，异法方异以治之。疾医借用此说，而实非脉名定称。今故辑四时异诊，以为皇帝治法专篇焉。医家不可泥此以为诊病脉法。

人寸比类二门附二　大洪　小细　附躁静

洪实评之小，名词大小比例对勘之辞，洪就本体有加于常言之。

严三点曰：洪如春潮之初至，按之溜溜然。

吴山甫曰：洪犹洪水之洪，脉来大而鼓也。若不鼓，则脉形虽阔大，不足以言洪。若江河之大，如无波涛汹涌，不得谓之洪。望文生训，颇似荆公字说。洪又作鸿，将从鸟解之耶？

张介宾曰：洪，大而实也，举按皆有余。洪脉为阳，凡浮芤实大之属，皆其类也，为血气燔灼，芤何以与实同类？大热之候。浮洪为表热，沉洪为里热，此阳实、阴虚、气实、血虚之候。若洪大至极，甚至四倍以上者，是即阴阳离绝，关格之脉也，不可治。经以大之倍数计之，何必更立洪名。

张路玉曰：洪脉者，既大且数，指下累累如连珠，如循琅玕，不似实脉之举按逼逼，滑脉之软滑流利也。洪为火气燔灼之候，仲景有服桂枝汤，大汗出，大烦渴不解，脉洪，为温病；又屡下而热势不解，脉洪不减，谓之坏病，多不可救。洪为阳气满溢阴气垂绝之脉，故蔼蔼如车盖者，为阳结。脉浮而洪，身汗如油，为肺绝。即杂病脉洪皆火气亢甚之兆，若病后久虚，虚劳失血，泄泻脱元，而见洪盛之脉，尤非所宜。惟恬浊下贱，脉多洪实，又不当以实热论也。

董西园曰：洪，火象也。其形盛而且大，象夏之旺气，火脉也。若以浮大有力为洪脉，则沉而盛大者，将非洪脉乎？故脉见盛大，即当以洪脉论也。《内经》四时分方，以弦钩毛石四物相反示例，非脉名也。四名之中，弦毛石尚可附会，惟钩字不可以解。《难经》乃以洪字易之，不知脉名，皆不用实物名词。凡后人误说，皆含糊不明，不独一洪钩也，能由此推之，自有悟境。

按：滑氏以来，以钩洪为一脉，予谓洪以广而言，歧中又歧，徒使后人迷罔。钩以来去而言，虽具属于夏脉，不能无异，当考《素》《难》之文。张路玉特有洪钩似同而实不类之说，而其言含糊不明。又案：《脉经》一说，并孙思邈及近代何梦瑶辈，皆以浮大为洪脉，故董氏辨之是也。

细一曰小。诊皮法，无大小可言。人寸比较，异部相比，乃有小大可言。同在寸口，则大小相同。王叔和曰：细脉小，大于微，常有，但细耳。《脉经》何足为据，此卷乃伪书。细与粗相反，肤细致与粗糙相反。吴山甫曰：小脉，形减于常脉一倍曰小。愚尝诊之，小如粗线，细如丝线。《脉经》首论脉形二十四种，有细而无小，今之小，其即古之细乎？

李东璧曰：《素问》谓之小。王启玄言：如萦蓬①蓬状，其柔细也。《脉诀》言：往来极微，是微反大于细矣。与经相背。脉细为血少气衰，有此证则顺，否则逆。故吐衄得沉细者生，忧劳过度者，脉亦细。

李中梓曰：细之为义小也，微脉则模糊而难见，细脉则显明而易见。故细比于微，稍稍较大也。既以细小遇微为一类，何必多立四名？误立四名，乃穿凿分析之，郢书燕说，无益有损。经中用诸名词，各有本义，至于形容假借，随文便称，所谓文异义同者，多至立为脉专名，则彼此出入，牵混雷同，徒乱人意。

---

① 萦蓬（yǒu péng）：萦，亦称"狗尾草"。蓬，多年生草本植物，花白色，中心黄色，叶似柳叶。在此形容纤细的样子。

中医脉学经典医籍集成

第七辑

何梦瑶曰：小与大相反，一名细。不当为细。细甚无力，名微。大小有得于禀赋者，世所谓六阳六阴也。有随时令变异者，时当生长则脉大，当收敛则脉小也；有因病而变异者，邪有余则脉大，正不足则脉小也。

张路玉曰：细为阳气衰弱之故。《伤寒》以尺人寸俱沉细，为太阴，为少阴。《内经》如细则少气，脉来细而附骨者积也。仲景无寸关尺三部，今本有数条，皆后人记识语。皮寒脉细，谓之后泄；头痛脉细而缓，为中湿，种种皆阴邪之证验，但以兼浮兼沉，在尺皮在寸，分别而为裁决。《内经》尺字无，作关尺解者，多为字误。

按：《灵》《素》、仲景细小互称，至滑氏始分为二。小，不大也；细，微渺也，遂以细为微。凡脉诀以降，细微混同者，皆不可凭也。

附 躁 静

按：人寸比类篇，躁静详矣。今以原书不见躁静名词，故不详论。

诊皮法入门

滑　涩诊络同　缓　散　紧同急。诊络同
软　革　附　寒　热　粗枯错　致密

滑诊皮法之一。皮肤光滑，为诊皮专名。经云：脉滑者，皮亦滑。脉指络脉言之，非动脉。缓紧滑涩，寒热粗细，同为诊皮法。

滑伯仁曰：滑，不涩也，往来流利，如盘走珠。《千金·平脉》后人羼入。

孙思邈曰：按之如动珠子，名曰滑。滑，阳也。

张介宾曰：往来流利，如盘走珠。凡洪大芤实之属，皆其类也。乃气实血壅之候，为痰逆，为食滞，为呕吐，为满闷，滑大，滑数为内热，上为心肺头目咽喉之热，下为小肠、膀胱二便之热。妇人脉滑数而经断者，为有孕。若平人脉滑而和缓，此自荣卫充实之佳兆。若过于滑大，则为邪热之病，又凡病损虚者，多有弦滑之脉，此阴虚然也。泻利者亦多弦滑之脉，此脾肾受伤也，不得通以火论。滑字尚可附会脉象，涩字则万难解释，亦如弦可牵合，钩则万无此脉。推钩以言弦，由涩以例滑，则二字非脉状，明矣！

案：《伤寒论》以滑皮络为热皮实评之脉。曰：脉反滑，当有所去，下之乃愈。曰：脉滑皮络而疾皮者，小承气汤主之。曰：脉人浮滑皮，此表人浮有热，里皮滑有寒。曰：脉滑皮络而厥手足者，里有热也。曰：脉滑皮络而数人迎者，有宿食也。皆为阳盛热实之候，然虚家有反见滑脉者，乃是元气外泄之候。必浮乃可断。学者可不细心体认哉？

涩诊皮法之二，与滑反对。四时之非脉名，以钩为代表。皮肉之非脉名，以涩为代表。涩者，皮肉甲错，与滑相反，"诊皮篇"粗如枯鱼之甲，是也。

王叔和曰：涩脉，细而迟，往来难且散，或一止复来。无一语可言涩。

王太仆曰：涩者，往来时不利而蹇涩也。不知属皮，故有此说。

玄白子曰：参伍不调，名曰涩，如雨沾沙，短且难。

戴同父曰：脉来蹇涩，细而迟，此别有名。不能流利圆滑者，涩也。与滑相反，如刀刮竹，竹皮涩。又如竹刀刮而竹涩，遇节则倒退。涩脉，往来难之意，如雨沾沙。沙者不聚之物，雨虽沾之，其体亦细而散，有涩脉往来难之意。愈形支离。或一止复来，因是涩不流利之止，与结代促之止不同。凡诸诊名词有定名专诊，有假借形容。在定名则明白显易，假借则不免影响，难于切实。如滑涩诊皮，人所易知。经传或借以形容脉象，此乃与到之言，后人遂于诊脉造二名以诊皮。本义为脉法之转输，脉之如何为滑，如何为涩，则不免词费。必知本义假借，然后可以读经，若牵合九等，诊治加之两寸，以致脉法之难学也。

《周礼》曰：涩，不滑也。虚细而迟，如雨沾沙，脉图画诸细点以为涩形，谓如雨点沙，真属梦呓。若六七只针一宗戳上来也更怪。滑为血有余，涩为气独滞也，滑涩者以往来察其形状之难也。滑涩本义诊皮，脉流利蹇涩，偶假借二词形容之，未尝不可，遂立二脉，则误矣。

何梦瑶曰：涩，糙涩也。与滑相反，往来沾滞者是。

张仲景：往来艰涩，动不流利，为血气俱虚之候。凡脉见涩滞者，多由七情不遂，营卫耗伤，血无以充，气无以畅。其在上，则有上焦之不舒，在下则有下焦之不运。在表，则有筋骨之疲劳。在里，则有精神之短少。凡此，总属阳虚，诸家言气多血少，岂以脉之不利，犹言气多者乎？涩者，皮肉甲错，多属血虫。

张路玉曰：涩皮脉，良由津血亏少，不能濡润经络，所以涩涩不调。故经有脉涩曰痹。"平人气象"指皮络言。寸口诸涩亡血，涩则心痛。"脉要精微"尺皮热脉络涩为解㿺①。"平人气象"种种皆阴血消亡，阳气有余，而为身热无汗之病。亦有痰食胶固，中外脉道阻涩，而见涩数模糊者，阴受水谷之害也。

按"脉要精微"云：滑者，阴气有余也。涩者，阳气有余

---

① 㿺（bì）：同"痹"。

也。故后世诸家，类为气多血少之脉，而景岳辨之详矣。路玉亦云，食痰胶固，中外脉道阻滞，今验不啻①食痰为然。又有七情郁结，及疝瘕癖气，滞碍隧道。而脉涩者，宜甄别脉力之有无，以定其虚实耳。又案：涩脉，古无一止之说。叔和则云：或一止尔。后世脉书多宗其说，而明清诸家有不及止之义者，盖叔和《脉诀》下或字，则涩之正不必定然。然涩之极，或有一止者，则其言止不止，亦不可必也。误中生误，歧而又歧，删而汰之，乃得清谧。

吴又可《温疫论》云：张昆源之室，年六旬，得滞下，后重窘急，日三四十度，脉常歇止。诸医以为雀啄脉必死之候，咸不用药。延予诊视，其脉参伍不调，或二动一止，或三动一止，而后来，此涩脉也。年高血弱，下利脓血，六脉结涩，此明为代脉，以涩强名之脉不能言，其如之何。固非所能任，询其余食不减，形色不变，声言烈烈，言语如常，非危症也。遂用芍药汤，加大黄三钱，大下纯脓成块者两碗许，脉气渐续，而利亦止。数年后，又得伤风咳嗽，痰涎涌甚。诊之又得前脉，与杏橘汤二剂，嗽止脉调。凡病善作此脉，大抵治病，务以形色脉证参考，庶不失其大段，方可定其吉凶也。刘松峰《瘟疫论类》篇云：涩脉不过不流利，非有歇止。此说欠妥。又云：如此说来，是结脉近于代脉之象，岂可以涩脉当之，涩脉原无歇止，与滑字相对。诚为儿童辩日。

缓 皮络筋三脉皆以缓为病候，读与浼同，皮肉解缓。王太仆所谓纵缓之状是也，与平脉之缓不相干。经脉和缓为无病之状，以缓为病候者，皆不指脉。仲景大阳浮，为脉缓紧，皆诊皮法。以有汗、无汗分，风寒缓紧即皮肤有汗无汗之分，非脉也。诊皮法之三。

---

① 啻（chì）：但，只，仅。

孙思邈曰：按之依依名曰缓。《千金·脉法》全与《灵》《素》违反。《外台》无诊脉专篇，乃后人以别书相补，非孙氏原文。

王太仆曰：缓者，谓缓纵之状皮肤，非动脉之迟缓也。"平人气象论"注《脉经》指皮肉言。

吴山甫曰：缓状如琴弦久失更张。纵而不振曰缓自生荆棘，与迟不同。迟以数言，缓以形言，其相别远矣。若脉来不浮不沉，脉以缓为平脉。中取之，从容和缓者，脾之正脉也。此平脉之缓。浮而缓曰卫气伤，沉而缓曰营气弱。因浮沉累及，于缓何罪？诸部见缓脉，皆曰不足，谓其不鼓。脉贵和缓，何必鼓？误说，所以不能自圆。缓为平，无罪状可加责之，以浮沉可也。浮沉为病，不当于缓见之，故知缓为病状，万不能以脉言。

张介宾曰：缓脉有阴有阳，其义有三。凡从容和缓，浮沉得中者，此自平人之正脉。此正脉。若缓而滑大者，多实热，缓为正脉，但责大滑可也。如《内经》所言者是也。缓而迟细者，多虚寒，此诸家所言者是也。既别有主谋，作乱之主名缓，属无辜，何必牵引到案，徒滋扰累。然实热者，必缓大有力，多为烦热，为口臭，为腹满，为痈疡，为二便不利，或伤寒温虐初愈，而余热未清，多有此脉。若虚寒者，必缓而迟细，为阳虚，为畏寒，为气怯疼痛，为眩晕，为痹弱，为痿厥，为怔忡健忘，为饮食不化，为惊溏飧泄，为精寒肾冷，为小便频数，女人为经迟血少，为失血下血。凡诸疮毒外症，及中风产后，但得脉缓者，皆易愈。

案：缓者，弛也，不急也。吴氏以琴弦为喻，是矣。仲景曰：寸口脉缓而人迟，缓则阳气长。又曰：趺阳脉迟而寸缓，胃气如经也。乃知缓与迟，其别果相远矣。经与仲景，凡而下与上，多别为一，诊脉迟而皮肉缓。

散诊皮肉法，与缓同。即所谓解，缓读同涣散之涣，与紧对反。

崔紫虚曰：涣漫不收，其脉为散。《四言举要》。

戴同父曰：散，不聚紧之名。仲景曰：伤寒咳逆上气，其脉散者，皮络死也。《难经》曰：浮而大散者，心也。最畏散脉独见独见，则危矣。以脉定脏为《难经》之误说，经无此法，后亦不能行用。

滑伯仁曰：散，不聚也。有阳无阴，按之满指，散而不聚，来去不明，漫无根柢，为气血耗散，腑脏气绝，主阳虚不敛。

何梦瑶曰：大而盛于浮分，名洪大。而散漫渗开，脉络与肉无界限，名散脉。形本圆敛，今散漫不收，盖虚甚而四散者也。诊经脉不须言散，故立说已不能得散字的状，何况临证？

案：何氏又解秋脉，误解毛字其气来毛，而中央坚，两旁虚，曰虚散也。一脉如线，分中央两旁已怪，又何以有两种形状，真是自欺欺人。惟两旁散，而中央不散也，予尝见真元不足，肝木有余者，其脉中央一线紧细，而两旁散漫，病属不治，亦不可不知也，因附似于此。既紧细，又言两旁散漫，信口开河，其祸害皆《难经》酿之，如梦呓，如灵语，一扫而空，乃见真谛。

紧诊皮肉法之四。仲景：紧与缓对，皆指皮肤。缓汗多，紧汗少。

王叔和曰：紧脉，数如切绳状。一曰如转绳之无常。

案：紧之一脉，古今脉书无得其要领者，皆谓其与弦相似。一脉名状，何至古今不得其要领。诊皮肉之法，以缓紧为专名，移诊皮于经脉，无怪其难通。予家君尝曰：《素问》、仲景所谓紧脉，必非如诸家之说也。名目难解，如此可怪。盖紧即不散也，谓其广有界限，而脉与肉划然分明也。寒主收引，脉道皮肉为之紧束，而不敢开散涣漫，与多汗之缓，解同。故伤寒见此脉也，乃不似弦脉之弦緊，三关端直挺长也。脉本一条，安得不挺长？误以弦为脉状，故展转疑误。矧于数脉之呼吸六七至无仿佛也。如转索，如切绳，戴氏辈虽巧作之解，而不知转索切绳，原是谬说。按《金匮》曰：脉紧如转索无常者，有宿食。《脉经》作左右无常。此谓其脉紧，而且左右夭矫，如转索无常者，有宿食之候也。非谓脉紧，即其状如转索无常也。叔和乃误读此条，于"辨脉法"则云：脉紧者如转索无常也，亦何不思之甚也？而更又生一说。于《脉经》则云：数如切绳状，去紧之义益远矣。后世诸家，率祖述叔和，故尽不可从也。呜呼！紧脉之义，从前模糊。幸赖家君之剖析，得阐发古贤者之本旨，孰不遵守乎哉？《伤寒例》云：脉至如转索者死。紧脉岂尽死脉平？

案孙光裕曰：经文未尝言紧。《内经》曰急，未有紧脉之名，此失考耳。"平人气象论"云：盛脉而紧皮曰胀。"示从容论"：切脉浮经大而紧皮。又《灵枢·禁服》篇：紧为痛痹，且急有二义，有弦急，有数急，皆与紧脉不相干焉。

软皮络诊法之五。软与坚牢对文，谓皮肉软而不坚耳。

王叔和曰：软脉极软而浮细。一曰按之无有，举之有余。一曰细小而软，软一作濡。曰濡者，如帛衣在水中，轻手相得。

刘复真曰：濡，迟而全无力。又曰：濡凑，指边还怯怯。《理玄秘要》。廉夫以濡软同为一脉。

滑伯仁曰：濡，无力也。虚软无力，应手散细，如绵絮之浮水中，轻手乍来，重手却去。濡字从需，与迟同义，不必立此名，如立此名，亦附迟类。

李东璧曰：如水上浮沤，重手按之，随手而没之象。又曰：浮细如绵曰濡。沤不可言细，不可曰如绵，又因字偶从水，遂从水穿凿，直比之于沤，真为怪妄。天下安有如沤之脉象耶？沉细如绵曰弱，浮而极细如绝曰微，沉而极细不断曰细。一笔删之，乃为爽利。

李士材曰：濡脉之浮软，与虚脉相类，但虚脉形大，而濡脉形小也。濡脉之细小，与弱脉相类，但弱在沉分，而濡在浮分也。濡脉之无根，与散脉相类，但散脉从浮大，而渐至于沉绝，濡脉从浮小，而渐至于不见也。众生颠倒，妄闻妄说，一切由心生造，种种形状，不可思议，梦幻痴呓，何日清静？从大而至无者，为全凶之象；从小而至无者，为吉凶相半也。浮生气分，浮举之而可得，气犹未败。沉主血分，沉按之而全无，血已伤残，在久病老年之人见之，尚未至于必绝，其脉与症合也。若平人及少壮暴病见之，名为无根脉，去①死不远矣。即有是证，脉无，如名实不符何？

革诊皮法之八

徐春甫曰：革为皮革，浮弦强大虚，如按鼓皮，内虚外急。

李东璧曰：诸家脉书，皆以为牢脉。故或有牢无革，有革无牢，混淆不辨。不知革浮牢沉，革虚牢实，形证皆异也。《濒湖脉学》

何梦瑶曰：弦大迟而浮虚者为革，如按鼓皮，内虚空而外绷急也。但外绷急为革，内外坚紧为牢。皆诊皮，非诊脉名词。

按仲景曰：脉弦寸口悬而人迎大，弦悬则为减，大则为芤，减则为寒，芤则为虚，仲景丈非一脉兼象，乃人寸并言，故其说有相反者，非专言寸口。寒虚相搏，二部上下比较。此名为革。妇人则半产漏下，男子则亡血失精。因此观之，时珍辨诸家之误，为

---

① 去：距离、离。

得矣。

王士亨曰：革脉如涌泉，谓出而不反也。此原"脉要精微"浑浑革至之革为义，恐与此不相干焉。革一作横，金曰从革，当作从横。《内经》屡言横，当与革同。

牢诊皮法

孙思邈曰：牢脉按之实强作诊皮即得。其脉有似沉伏，名曰牢。牢，阳也。《千金翼》。

杨玄操曰：按之但觉坚极曰牢。《难经注》。

沈氏曰：似沉似伏，牢之位也。即有沉伏可归，何必立此可解不可解之名词？实大弦长，牢之体也。《濒湖脉学》。

李中梓曰：牢在沉分，大而弦实。浮中二候，了不可得。按：牢有二义，坚固牢实之义，又深居在内之义也。误以属脉，故尔词实凡属此类，皆为迷药。故树以根深为牢，深入于下者也。监狱以禁因为牢，深藏于内者也。伏脉，虽重按之，亦不可见，必推筋至骨，乃见其形。而牢脉既实大弦长，才重按之，便满指有力矣。凡一名词，必有独立性质，不与众相犯，旗帜分明，自成一家，如浮沉迟数，是也。后人每立一部，不能成立，乃多引别部名词，凑合而形容之，影响迷糊，使人不可究诘，医学之迷罔，脉书害之也。

张路玉曰：叔和云：牢则病气牢固。在虚证，绝无此脉。惟风痉拘急，寒疝暴逆，坚积内伏，乃有此脉。固垒在前，攻守非细，设更加之以食填中土，大气不得流转，变故在于须臾。大抵牢为坚积，内著，胃气竭绝，故诸家以为危殆之象云。

案：革者，浮坚无根之极；牢者，沉坚有根之极，当以此辨之。

附 寒凉 **热**温 **粗**附枯 **致**

按：四名为诊皮专名，详于"诊皮篇"。以原书二十七脉中，无此名词，故不赘论。

诊络法三门

动 长 短 <small>附贲起 陷下</small>

动 诊络法之一。俗言心跳，眼皮跳，筋跳，肉跳，络跳，同为动脉。

王叔和曰：动脉见于关上，无头尾，大如豆，厥厥然动摇。筋络有此证象，经脉无之。经脉常动不休，不以动为候，络不动者也，故以动为病。考"经脉篇"十二经络脉之动，各有病状不同。病由络分，非以一动字可占一定之病。仲景所谓络脉贲起，非寸脉有此。

王士亨曰：动脉之状，鼓动而暴于指下，不常。误以为诊经法，故必加以别状，乃可为病。气血相乘，搏击而动也。此即所谓弦强，何得为动定称？

何梦瑶曰：数而跳突名动，乃跳动之意。大惊多见此脉，盖惊则心胸跳突，故脉亦应之而跳突也。"经脉篇"云：络不动者，卒然动者，以邪客之。以饮酒为比例，醉后络涨色红，跳动为动，非经脉之动。

仲景曰：若数脉见于关，仲景不言关尺，今书中有之者，浅人妄补，非原文。上下无头尾，如豆大厥厥动摇者，名曰动。络乃有此状，经则无之。

黄韫兮曰：仲景《伤寒论》云：数脉见于关上，上下无头尾，如豆大，厥厥动摇者，名曰动。此类皆后人所伪。愚按：两"上"字，其一乃后人误添，者当是数脉见于关上下。经曰：女子手"手"字六朝后人误添。少阴大溪脉动甚者，妊子也。经脉本动，以甚字占之耳。手少阴属心，当云少阴属肾。是寸有动脉矣。手少阴动脉为神门。王叔和著《脉经》，不知两上字，其一乃衍文，因曰动脉见于关上，遂令后之论脉者，皆曰：动脉只见于关，与经不合矣。总之皆误说。《内经》凡言少阴，皆足少阴。仲景妇女亦诊少阴，后人以妇女不能诊足，乃移之手，亦如贾疏以足阳明为手阳明。

张路玉曰：动为阴阳相搏之脉，阳动则汗出，阴动则发热。然多有阴虚发热发热以不汗言。之脉，动于尺内，阳虚自汗之脉，动于寸口者，所谓虚者则动，邪之所凑，其气必虚。《金匮》有云：脉动而弱，动则为惊，弱则为悸。因其虚而旺气乘之也。经脉本动，动不足以占病，诸家必于动之外，罗致罪名，动之名词，既不能立，其余皆为妄说矣。

案：《脉诀》论动脉，含糊谬妄，时珍已辨之，其实脉书皆同此弊。然犹言止见于关尔。后诸家亦多依之。至何梦瑶、黄韫兮，初就一字为之辨释，极为明备，可谓千古卓见矣。至为可笑，然不知为诊络名词，亦无可如何。

长诊络法之二。络脉跳动，有长有短，故立此名。明白显易经脉之十二部，古以一指诊之，亦有长短之可言，特三指齐下，则不可言长短矣。

高阳生曰：长者，阳也。指下寻之，三关如持竿之状。既以长短立名，必有形状诸说，乃以如字解之，过矣。举之有余曰长，过于本位亦曰长。实耶如耶？络之贲起陷下，跳动有长有短。

王士亨曰：长脉之状，指下有余，如操带物之长。短脉可云如物之短乎？禀赋气强盛血而气拥，其人寿。若加大而数，为阳盛内热，当利三焦。

李东璧曰：长脉不大不小，迢迢自若。朱氏如寻长竿末梢，为平。短如寻短竿耶？如引绳，如循长竿，为病。实牢弦紧，皆为长脉。一指诊动脉，如听会人迎之类，亦有长短之分，故二名附见诊经。

李士材曰：迢迢首尾俱端，直上直下，如循长竿。长之为义，首尾相称，往来端直也。经脉过气口而发见，无长短可言，误以络法说经脉，遂成种种悠谬。长而和缓，即合春生之气，而为健旺之征，长而硬满，即为火亢之象，而为疾病之应也。

何梦瑶曰：长，溢出三指之外。按：寸口之脉，由胸中行至大指端，非有断截，本无长短可言。然脉体有现有不现。不现者，按之止见其动于三指之内；现者，见其长出于三指之外，则长短宜分矣。并无此分，其出入有一定部位，以一指诊之，何有长短。由形以推无形，求其说不得而为之辞耳。

张路玉曰：《伤寒》以尺寸俱长，为阳明受病。误说。《内经》又以长则气治，为胃家之平脉。此一指之诊法。若长而浮盛，又为经邪方盛之兆，亦有病邪向愈而脉长者。仲景云：太阴中风，四肢烦疼，阳脉微，阴脉涩而长者，为欲愈。又有阴气不充，而脉反上盛者。经言寸口脉中手长者，曰足胫痛，是也。所引诸说，皆有别解，不足为据。一云：长短，皆在寸尺，关部则不言长短，可由此而悟致误之由。

短诊络法之三。旧误以为诊经名词，故诸说皆附会不审，以一指诊动脉有定位，故余地分长短。若三指则无长短之可言，故说愈多而愈谬。

高阳生曰：短者，阴也。指下寻之，不及本位曰短。伪《脉诀》

滑伯仁曰：短，不长也。两头无，中间有，不及本位，气不足前导其血也，为阴中伏阳，为三焦气壅，为宿食不消。独诊高骨关部长，即寸尺皆有短，为寸尺不应手。

孙光裕曰：凡诊当细认，不可视其短缩为不足，不可断其短小为虚弱。但阴中伏阳，不能舒畅，有短小之象，不能接续，有累累之状，曰短。说愈多而愈谬。

张路玉曰：尺寸俱短，而不及本位。无此事。不似小脉之三

第七辑

部皆小弱不振，伏脉之一部独伏匿不前也。立脉名者如梦呓，诸家发挥如圆诳，彼此矛盾，奚宗一是。经云：短则气病，良由胃气厄塞，不能条畅百脉，或因痰气食积，阻碍气道。所以脉见短涩促结之状，亦有阳气不充而脉短者。经谓寸口脉中手短者，曰头痛，是也。仲景云：汗多重发汗，亡阳谵语，脉短者死。脉自和者不死。短如何与和对，恐当是和字，误为短。戴同父云：短脉只当责之于尺寸，若关中见短，是上不通寸为阳绝，下不通尺为阴绝矣。可知关部从无见短之理，昔人有以六部分隶而言者，李士材辈是。殊失短脉之义。

何梦瑶曰：歉于三指之中为短。长短有得于禀赋者，筋现者脉恒长，筋不现者脉恒短也。筋不可见，可见者，皆络脉。既混筋络，于诊经尤误。有随时令变异者，则春脉长而秋脉短也。有因病而变异者，则邪当作正。气长而脉长，正气短而脉短也。筋指络，抑筋骨。筋与经脉无干。愈说愈离奇。

按《千金方》论脚气曰：心下急，气喘不停，或自汗数出，或乍寒乍热，其脉促短而数，呕吐不止者，死。盖促短而数者，验之病者，其脉之来去，如催促之短缩而数疾。此毒气冲心，脉道窘迫之所致，乃为死证，是短脉之最可怖者，故附于此。短不能自立一部，则挪扯别人，如短缩、短促、短小、短涩、促短，牵引无辜，文致其罪。

附　贲起　陷下

按：二名见于《内经》屡矣。原本二十七脉中无此名，故附其名于此，法详"诊络篇"中。

诊筋法二门促　结

促为诊筋专名之一。筋缩短而壅起为促。原本第六。

高阳生曰：促者，阳也。指下寻之极数，并居寸口，曰促。渐加即死，渐退即生。《脉诀》。

杨仁斋曰：促者，阳也。贯珠而上，促于寸口，出于鱼际，寻之数急，时似止而复来。出于鱼际，不免与俗说长肚长蒙混。

王士亨曰：促脉之状，自尺上下，寸口促急，有来无去。此皆意想虚拟之词，理不可通。此荣卫无度数，阴气促阳也。以促专占寸部，古不立三部，何以得有此名。

黄星阳曰：促者，促于寸口，出于鱼际。寻之数急，似止而复来。寸口如长，来去皆同，何有长于寸，短于尺之理？所言皆与促义不合。

方龙潭曰：夫促脉者，脉之疾促并居寸口之谓也。所云"并居寸口"筋缩之事，特筋有促短之形，而脉无并居之理。盖促者数之甚，数者促之源，先数而后促，此至数之极也。《脉经》曰：六至为数，数者即热证，转数转热，正此谓也。《脉经直指》

案：辨脉法并王氏《脉经》，以促为数中一止之脉，非也。《素问·平人气象论》曰：寸口脉中手促上击《甲乙经》"击"字作"数"。者，曰肩背痛。经之促，非脉名。此促，急促之义，故《脉诀》谓并居寸口之谓。今详促无歇止之义，《脉诀》为得矣。仲景论促脉四条，曰：伤寒脉筋促，手足厥逆者，可灸之。此盖虚阳上奔，脉促于寸部也。仲景不言三部。曰：太阳病下之后，脉筋促胸满者，桂枝去芍药汤主之。若微恶寒者，去芍药加附子汤主之。曰：太阳病，桂枝证，医反下之，利遂不止，脉筋促者，表未解，喘而汗出者，葛根黄连黄芩汤主之。曰：太阳病下之，其脉筋促，不结胸者，此为欲解也。胸满者喘而汗出也，结胸也，皆为邪盛于上部。故脉急促于寸口者，非数中一止之义也，明矣。后汉荀悦《申鉴》云：气长者以关息，气短者其息稍升，其脉筋络稍促，其神稍越，此乃为数促于寸口之义。虽非医家之言，亦可以为左证矣。屡引《申鉴》当求善本较之。

周寅卿《医说会编》云：罗谦甫治赤马刺食、炙兔内伤，视其脉，气口右手大二倍于人迎左手，关脉尤有力，乃用备急丸，大黄、巴豆之剂，左为人迎，右为气口，既已驳之，则当注明。及无忧散，上吐下利，始平复。案出《卫生宝鉴》项彦章治食马肉，服巴豆、大黄，病转剧，其脉促，宜引之上达，次复利之，以彻余垢而出。所谓上部有脉，下部无脉，其人当吐，是也。以为专在上部，终属诳语。夫伤物一也，而治之不同，药之有异，何哉？由乎脉之异而已。天下之医，治病有不由脉，以有限之药，医无穷之病者，吾不知其何谓也。举此一端，以证其弊，学医君子，其不可不尽心焉。同为太阴脉，左右有二倍之不同，疑心生暗鬼，不知以真人迎比，又作何语？

吴山甫曰：上鱼者，上于鱼际也，世人常有此脉，不可一例论也。有两手上鱼者，有一手上鱼者，若平人神色充实，而有此脉者，此天禀之厚，元气充满，上溢于鱼也，其以必寿。若人素无此脉，一旦上鱼者，此病脉也《难经》云：隧上鱼为溢。《脉经》云：脉出鱼际，逆气喘急，《史记》北王侍人韩女得此脉之类是。

案：上鱼，乃是并居寸口之甚者，故附于此。

结诊筋络法。筋络有时盘结有目可睹为结。结绳解结之结。诸脉名《难经》皆摘取《内经》而失经旨，往往妄立名目。经古诊法，《难经》尽去之，而创独诊两手法，宜其以古诊法，全责之两手寸口。

"十八难"曰：结者，脉来去时一止，止无常数，名曰结也。与代何异？

孙思邈曰：脉来动而中止，按之小数中能还者，举指则动，名曰结。立说已不能自圆，何况临证？考《千金》脉法二卷，皆与伪《脉诀》同，当时虽诊手之风盛行，孙氏独守古法，屏绝《难经》，《外台》无诊脉专篇，此二篇乃后人所妄补，今为《千金》删此误谬矣。

王士亨曰：结脉之状，大小不定，往来不拘，数至时一止，主气结不流行，腹中癥癖，气块成形。或因大病后，亡津液，亡血，或惊恐神散，而精不收，或梦漏亡精，又多虑而心气耗散。若无是因，则其人寿不过一二年。总之，凡立一名，必明白显易，自成一家，不与别脉蒙混，乃为定名。

方龙潭曰：结者，气血之结滞也。至来不匀，随气有阻，连续而止，暂忽而歇，故曰结。言下已不分明，何况实诊？又谓三动一止，或五七动一止，或十动、二十动一止，亦曰歇者，不匀之歇至也。其病不死，但清痰理气自可。说愈多愈迷罔，不识诸人从何得来？

钱天来曰：结者，邪结也。脉来停止暂歇之名，犹绳之有结也。竟以歇名之矣，止何以似结绳。凡物之贯于绳上者，遇结必碍，虽流走之甚者，亦必少有逗留，乃得过也。颠倒梦想，具由心造。此因气虚血滞，邪气间隔于经脉之间耳。虚衰则气力短浅，间隔则经络阻碍，故不快于流行而止歇也。《伤寒溯源集》。

张介宾曰：脉来复止，止而复起，总谓之结。旧以数来一止为促。促者为热，为阳极。缓来一止为结。结者为寒，为阴极。然以予验之，则促类数也，未必热；结类缓也，未必寒。但见中止者，总是结脉，多由气血渐衰，精力不及，所以断而复续，续而复断。常见久病者多有之，虚劳者多有之，或误用攻击消伐者亦有之。但缓而结者为阳虚，数而结者为阴虚。缓者犹可，数者更剧。此可以结之微甚，察元气之消长，最显最切者也。本名不可解说，更与他脉牵混比较，再又泛及证候，自有此等书出，脉法遂如梵咒蛮书，无人能心解，无人能力行。非付之一炬，不能复见大清。至如留滞、郁结等症，本亦此脉之证应。然必其形强气实，而举按有力，此多因郁滞者也。又有无病而一生脉结者，此其素禀之异常，无足怪者。试举诸说，面质作者，当亦默然。舍此之外，凡病有不退而渐见脉结者，此必血气衰残，首尾不继之候，速宜培本，不得妄认为留滞。

张路玉曰：结为阴邪固结之象。越人云：结甚则积甚，结微则气微。言结而力少，为正气本衰，虽有积聚，脉结亦不甚也。而仲景有伤寒汗下不解，脉结代，心动悸者。有太阳病身黄，脉沉结，少腹硬满，小便不利，为无血者。一为津衰血结，一为热结膀胱，皆虚中挟邪之候。凡寒饮、死血、吐利、腹痛、癫痫、虫积等气郁不调之病，多有结脉尝见有二三十至，内有一至接续不上，每次皆然，而指下虚微，不似结脉之状，此元气骤脱之故。峻用温补自复，如补益不应，终见危殆。看脉名不可解，再看七八家说法，更如坠万里雾中。脉法失传，所以酿成杀劫，造物其真不仁哉。

案：结脉始出于《灵枢·终始》篇及"十八难"。而辨脉法以缓来一止为结，以数来一止为促，乃与仲景本论之旨左矣。况缓数对言，此乃以缓为迟者，尤属谬误。张景岳单以结脉为遏止之总称，盖有所见于此也。予前年治一贾人瘟疫，其脉时止，其子寻病，亦脉结。因试连诊其三子，并与父兄一般。此类尽有之，景岳素禀之说，亦不复诬也。一切泡幻，由心颠倒。

四方异诊一名附七

钩 毛 石 规 矩 权 衡

《内经》言：五方四时之人，体态脉象不同，如五态之人，"廿五人篇"详矣。其言分方治法，如"异法方宜论""玉机真藏论""平人气象论"中脉分四时者，《太素·知方地》篇，皆为分方异治专篇。今于古诊法中，别立分方异宜门。而于此书弦脉示其例。人脉各不同，故经常以五行分之。譬如京沪诊家，东西南北海外全球之人，皆来诊视。其脉当以地别，多诊常人，定为公式，方为定法，经不过言其不同而已。

弦古以弦为阴脉。弦即悬绝之悬，阳脉则当作强。弦与钩毛石同为实物，为名词。诊脉不以为法，以脉本一条，弦直为本状，而绝无钩形。凡诊法正名，皆形容词。近之诊家，喜言弦脉，大抵所说，皆为强脉。因附会古书之弦，不知弦非脉，名强。今加入评脉。

王叔和曰：弦脉如张弓弦。脉止一条，直而不曲，其似弦也，固不待言。

严三点曰：弦如筝弦，长过指而有力。长有力，别有专名。弦本脉正形状，以为病脉，乃造为此说。

王文洁曰：弦，一条而来，按之不移。岂有两条举之应手，端直如弦，曰弦。但以弦言，无罪可加，诸说皆从弦外，别造罪状。

李中梓曰：《素问》云，端直以长。叔和云：如张弓弦。巢氏云：按之不移，绰绰如按琴瑟弦。同父云：从中直过，挺然指下。诸家之论弦脉，可谓深切著明矣。直如弦，死道边。曲如钩，封王侯。弦钩即直曲之变文，种种误说，皆由此生。

高鼓峰曰：弦如弓弦之弦脉本形，按之勒指，此为怪脉。胃气将绝，五脏无主，木气太盛，即真脏脉。凡病脉见之即凶。脉弦即凶，此又求其说不得而为之词。

吴山甫曰：双弦者，脉来如引二线也。为肝实，为痛，若单弦，只一线耳。《内经》凡如下为物者，皆非脉正词。

徐忠可曰：有一手两条脉，亦曰双弦双弦尤怪。此乃元气不壮之人，往往多见此脉，亦属虚损。愚概予以温补中气，兼化痰，应手而愈。

黄韫兮曰：《脉经》谓：弦悬脉举之无有。按：疟脉有浮弦者，未尝举之无有也。此即悬脉之悬，旧误以为阴脉者。经曰：疟皆生于风，惟生于风故其脉浮弦，且头疼如破也。即《脉经》《伤寒》条中，亦有"阳明中风，脉弦浮"之语，则所谓弦脉举之无有，疑其误也。

原案弦脉大要有三：有邪在少阳者，有血气收敛，筋脉拘急者，有胃气衰败，木邪乘土者。"辨脉篇"云：弦悬为阴。《脉诀》云：弦为阳。并非也。又按：张路玉曰：寸弦尺弦，以证病气之升沉，夫弦可亘三部而诊得之，岂有寸弦而关尺见他脉，尺弦而寸关见他脉之理乎？故今不取也。今人动云三部，互有异同，且有相反者，疑心生暗鬼，自欺欺人。

钩

古谚：直如弦，死道边。曲如钩，封王侯。此"弦、钩"二字之正义。案：四方异诊以钩脉为代，表脉无钩形。又凡脉皆形容辞，惟此四时之弦直、钩曲、毛轻、石重为名辞实物。皆必加如字于其上，凡加如字者，皆非真脉名。

毛　《孟子》：金重于羽者，岂谓一钩金与一舆羽之谓哉？与此毛石同意。

石　以四时而论，春与秋反，夏与冬反，使四字真为脉名，春脉直弦，则秋乃当为曲钩，冬脉重石，夏乃当为轻毛。今春与夏反，秋与冬反，不过借直曲轻重四等名词，以见四方之人，其脉相反，其相反之实，不能豫定，故借弦钩毛石四实物，以示其例而已。

规春矩夏权秋衡冬

《素问·脉要精微论》：万物之外以十干为万物，六合十二支之内，全球天地上下之变，阴阳之应。十二月旋相为本，各以斗柄所指为春、为寅。彼诗多彼此字，指对冲而言，此指相连，如东彼夏南。

春之暖，五月斗指南，为南方之春。为夏之暑于寅方则为五月夏。彼此如西方彼北。秋之忿，斗指南，即北方之秋。为冬之怒。南春北秋，于西为冬。四变之动，以四时指四方，如周礼之日时本指四方，非谓一人之脉有四时之异，相反如此也。脉与之上下，五方之人，形态不同，脉亦因之而变。以春东半球脉应中规，东规圆与东弦直同。夏南半球脉应中矩，矩方，矩与规反，与弦钩相反同。秋西半球脉应中衡，应者虚拟之词，不过举规矩权衡相反口物，以明四方脉之不同，亦如"宣明五气"之弦、钩、毛、石也。冬北半球脉应中权。亦与权相反。

　　案：人之常脉，四时相同，非一时三月，必有变易。又春夏皆阳，秋冬皆阴，春夏当相类，秋与冬合为同类。今经乃夏与春反，冬与秋反，今诊家多云人有阴脉阳脉之分，无论何时，阴者自阴，阳者常阳，不因四时而变。不知所谓阳脉人，即经之夏南火形人；阴脉人，即经之北冬水形人。四诊异同远方，以地域分之，同居一地，则以形体分之。如五态之人，即今相法五形之说。此法当专示诊家，宜因地因形，而别其异同，不可拘泥执一，以致误人。乃晚近医书，竟以全球人之脉法，责之一人之身，原为本人固有之常脉，责以为乖时。阳脉必死于夏，阴脉必死于冬，以无病为死证，因而杀人者，千余年矣。今地球全通，四海合一，故急明此法，使医家不致误人，且可挟此术以遍诊中外之脉也。

评脉二大门 二小名附六名

实 强即弦 盛 虚 弱 微 芤 悬绝

　　实 总评大名之一。经有五实五虚明文，统指动脉、皮络、声音、颜色，而总为之评。曰实，曰虚，虚实二字，为诊病第一关键。包望、闻、问、切诸法而言，既不专指切脉，尤非寸口经脉诊法之专名词。经文偶尔言脉虚脉实之文，通指诸诊法而言，不得以为经脉之定名，而立实脉虚脉名目。

王叔和曰：实脉大而长，微强，即弦之本名。按之隐指幅幅然。经列诸诊法，皆以求病之实虚，必知虚实，然后不致虚虚实实，故虚实二字，为评脉之总名词，超然立于各种脉名之外，无论脉之阴阳，皆有虚实之分。如浮数有虚证，沉迟有实证，后世以虚实二字，立为脉名，杂于诸脉。黄芪、白苇，混同一视，失此纲领，以致医者心无把握，临证茫昧迷乱。今提出以为诊病总名词，其实二字，不专指评脉而言，望、闻、问皆在所包。在脉言脉，姑以属之脉评耳。

黎民寿曰：脉之来，举指有余，按之不乏。浮中沉皆有力而言之也。则可评之为实。

吴山甫曰：实，中取之，沉取之，脉来皆有力，曰实。浮沉足矣，于其问添中字，《难经》误说，不可从。实而静，三部相得，曰气血有余，实而躁；三部不相得，曰里有邪也。

滑伯仁曰：实，不虚也。评之名词。按举不绝，迢迢而长，动而有力，不疾不迟，为三焦气满之候。为呕，为痛，为气塞，为气聚，为食积，为利，为伏阳在内。

何梦瑶曰：结，实之谓实。如按猪筋，猪筋何异于人，所指想是剥而干者耳。又如葱中水充实。何必如此出奇？

张介宾曰：实脉有真假，实为总评之定名，再不可言真假。真实者易知，假实者易误，故必问其所因，而兼察形证，必得其神，方为高手。

张路玉曰：消瘅、鼓胀、坚积等病，皆以脉实为可治。可云脉实，不可云实脉。若泄而脱血，及新产骤虚，久病虚羸，而得实大之脉，良不易治也。如此亦可通，特"实大"二字，为强盛有力之总评，非脉之定名。

陈远公曰：实脉脉而评以实者。不独按指有力，且不可止抑之状，非正气之有余，乃邪气之有余也。邪气有余，自然壅阻正气矣。《素问》有"通评虚实篇"，此门之所以立也。

附　**强**与弱对　**盛**

按：二名原书二十七名中不载，故不及赘。

虚总评大名之二。虚实为诊法之总归，诸诊皆以验其虚实耳。医能知此，别无他巧，故以殿诸诊之后。

王叔和曰：虚脉迟大而软，按之不足，隐指豁豁然空。经有五实五虚之明文，统诸诊而言，不专属经脉。

周正伦曰：虚，不实也，无力为虚。按至骨无脉者，此为悬绝，非无力可比。谓之无力也。

张介宾曰：虚脉，别有形状，不可直称虚脉。正气虚也，无力也，无神也，有阴有阳。浮而无力为血虚，沉而无力为气虚，数而无力为阴虚，迟而无力为阳虚，虽曰微懦迟涩之属，皆为虚类。其为评语可知，故不可称虚脉。然而无论诸脉，但见指下无神，总是虚脉。当作脉虚。《内经》曰：按之不鼓，诸阳皆然，举此谓也。故凡大洪无神者，即阴虚也。细小无神者，即阳虚也。

何梦瑶曰：虚，不实也。虚甚则中空，名芤。芤当读作空。虚实亦有得于生成者，肉坚实者脉多实，虚软者脉多虚也。亦有变于时令者，春夏发泄，虽大而有虚象；秋冬敛藏，虽小而有实形也。虚实二字死于句下，非也。若因病而异，则大而实，小而虚者，可验正邪之主病；大而虚，小而实，可验阴邪之偏枯。

案黄韫兮：《濒湖脉学》引《内经》云：气来虚微为不及，病在内。此针灸、灸候气法，非诊脉名词。自《难经》以后，凡运气、候气，来至去止，皆总为两寸诊法名词。愚按：虚脉浮大无力，微脉浮细无力，大中不能见细，则虚不可兼言微矣。今考《内经》

谓气来不实而微为不及。不实者，细无力之谓也。故可言微，濒湖硬以为实，改作虚字，误是说似是，而实非也。虚乃脉无力之总名，当作诸诊以后之总平，如"通评虚实篇"之评也。不必浮大无力之谓也。

微虚评小名词。凡微弱濡小空散等，皆为虚评所统。其脉既虚，随单一字以形容，每多便文，不必强为穿凿。盖诊经仅四名词。余为经传评语，则多假借，不尽用本义。后人因经评偶用其词，遂以为脉名，多至二十七部，《内经》、仲景尚有二十余字在外，使不为之划清界限，则迷罔不可究诘矣！

王叔和曰：微脉极细而软，或欲绝，若有若无。

严三点曰：微，如蜘蛛之度微丝，按之无力而动摇。

滑伯仁曰：微，不显也，依稀轻细，若有若无，为气血俱虚之侯。

李东璧曰：轻诊即见，重按如欲绝者，微也。仲景曰：脉瞥瞥如羹上肥者，阳气微；萦萦如蚕丝细者，阴气衰。长病得之死，卒病得之生。

李士材曰：算数者以十微为一忽，十忽为一丝，十丝为一毫。偶尔言微，偶不言微，代以他字，此真望文生训。

张路玉曰：微脉者，似有若无，欲绝非绝，而按之稍有模糊之状，不似弱脉之小弱分明，细脉之纤细有力也。必定实究微字之形状，与弱小细濡等之，所以不同。悠谬之谈，徒乱人意。

何梦瑶曰：古以微属浮，细属沉，分微为阳衰，细为血少。本集各脉，皆直指本义。故以细甚无力为微。评如问官之判断，每每出人意表，无一定之理由，不可拘文牵义以求之。

董西园曰：微为气血不足之象，以指按之，似有如无，衰败之况也。凡脉之不甚鼓指，脉体损小者，即是微脉。若至有无之间，模糊影响，证已败矣，虚极之脉也。脉学之所以不明，皆此辈误说，迷乱人心目。

弱 虚评小名词。归之评语，则为决断词，不指脉之形状，弱与强对文。

王叔和曰：弱脉极软而沉细，按之欲绝指下。评脉偶用弱小细微等名词，今以归之转注，为同意相授，文异义同。又为随文便称，不可穿凿附会，强生分别，妄作解人。

戴同父曰：极软而沉细如绝，指下扶持不起，不能起伏，不任寻按，大体与濡相类。濡细软而浮，弱则细软而沉，以此别之。病后见此脉为顺，平人强人见此，为损为危。

滑伯仁曰：弱，不盛也，极沉细而软，怏怏不前。按之欲绝未绝，举之即无。

李东璧曰：弱乃濡之沉者。《脉诀》言：轻手乃得。黎氏譬如浮沤，皆是濡脉，非弱也。《素问》曰：脉弱以滑，是有胃气；脉弱以涩，是为久病。病后老人见之顺，平人少年见之逆。如涂涂附，不可向痴人说梦，余于此书亦云然。

芤 经传之芤，皆指空言，非指葱形。菊潭翁云：从来不见芤脉，所谓两边实，中间空之怪说也。丹波不知发明，乃引古书有芤字为疑，不知芤字本有别解。芤当读为孔，孔，空也，为虚评之小名词。因从草，而拟以葱，既不能以破葱取象，按葱亦无中空边实之理。

王士亨曰：芤脉之状，如浮而大于指面之下，中断。

张三锡曰：芤，草名。其叶类葱而中空。指下浮大而无力者，是也。亡血阴虚，阳气浮散之像也。血为气配，阴血既伤，阳无所附，故有此脉。诸失血过多及产后多见。

刘三点曰：芤，浮而无力。

张介宾曰：浮大中空，按如葱管。芤为孤阳脱阴之候，为失血脱血，为气无所归，为阳无所附。芤虽阳脉，而阳实无根，总属大虚之候。

按：芤脉，考古今诸说，大抵有三义。有谓浮经大人寸而软皮，按之成两条，直成两条，抑横成两条？中间空者。王叔和、崔嘉彦所说是也。有谓浮沉有力，中取无力者。尤为臆说李士材、张路玉所说是也。有谓浮而按之无力者，王士亨，张三锡所说是也。《内经》无有芤脉，考诸仲景书曰：脉弦寸悬而大人，弦悬则为减，大则为芤，减则为寒，芤则为虚。又曰：脉浮而紧，按之反芤，此为本虚。又曰：脉浮而芤，浮为阳，芤为阴。凡经与仲景文中，有而字与相搏者，必为两部，非诊一脉，加以数种名词。如后人于寸口一部分，臆造各种异诊怪象也。又曰：趺阳脉浮而寸芤，浮者卫气衰，芤者营气伤。此皆浮而无根之谓，而非谓他之体状也。浮沉有而中取无者，董西园、黄韫兮常辨无其脉，极是矣。其按之中央空为两条者，即是双弦之脉，尤怪于常患痕聚人，间见之耳。《巢源·积聚候》：诊得心脉沉而芤，时上下无常处。此盖以中央空而两边有为义者。《周礼·医圣阶梯》云：先君菊潭翁尝曰，吾老医也，从来不见芤脉。此盖眩于诸家谬说，而不求诸古经故也。书有此名，脉无此象，当舍书从脉，再加研究，不能专信误书。

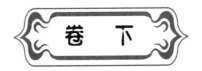

妇人

高阳生辈因六朝以后，缠足之风盛行。妇人缠足不便男子诊视，遂专诊两手，久又移其法于男子，欲明古法，当兴女医。

孙思邈曰：凡妇人脉，常欲濡弱于丈夫。此种说法，须开会议调查，立为公式，不必拘泥旧说。考王叔和真《脉经》六卷，三部九候法与仲景同。隋杨上善《太素》注，尚有人迎寸口合诊法。其尺色诊法，屡以尺为尺泽穴之皮肤，与伪《脉经》五卷，专诊两寸，分左右三部者迥殊。孙氏与杨氏时代相近，其诊法不应与杨氏天悬地别，乃孙氏《千金方》及《翼方》脉法两卷，全与仲景、叔和相反，与伪《脉经》雷同甚多，如出一手。孙在唐初，不应至此。又考《外台》中并无诊脉专篇，疑孙氏原书无此；卷脉法，为后人羼附，亦如仲景书之辨脉、平脉二篇，《脉经》之伪本四卷，皆后人取晚近书参合而成者。

张路玉曰：古人虽有女子右脉常盛及女脉在关下之说。要非定论，其病惟经候胎产，异于男子，他无所殊也。

按：何梦瑶曰：古谓男脉左大于右，女脉右大于左。此本《千金》此全出理想，以为事实，验之则不然。所谓调查立公式者，此也。盖人之右手，比左手略大，有形可见脉亦应之。而右手大于左，不论男女皆然也。因右乎操作勤劳，气血遂有变异，即男女相同，则均诊右寸可也。惟男两尺恒虚，女两尺恒实，差不同耳，亦同前说，出诸理想。此说亦未必也。此亦不确。此书既不分三部左右，此等何必采入，徒灾梨枣耳？

《素问·腹中论》：帝曰：何以知怀子之且生也？岐伯曰：身有病而无邪脉也。张景岳曰：身有病，谓经断恶阻之类也。身病者，脉亦当病，或断续不调，或弦涩细数，是皆邪脉，则真病也。若六脉和滑而身不安者，其为胎无疑矣。

"平人气象论"曰：妇人手全元起本作足少阴动甚者，妊子也。后人诊于尺脉，又以为肾而非心。王太仆注云：手少阴仲景谓少阴属太溪穴，手字衍丈，不必改足字亦可。谓掌后陷者中，王以为神门穴当为足跟太溪。当小指动而应手者也。滑伯仁曰：动甚杨上善少阴不动，动者冲脉动耳。谓脉来过于滑动也。全元起作足少阴，王宇泰《准绳》从之。手字当为后人所补，如仲景法，妇女同诊趺阳、少阴，后来缠足，足不能诊，故乃立专诊两手法，移王于手，求其便利。后来又直以尺脉当少阴耳。后人注《素问》，就手少阴、心立说者，皆误。

张景岳曰：凡妇人怀孕者，其血气留聚胞宫内实，故脉必滑皮数倍常者，此当然也。然有中年受胎，及血气羸弱之妇，则脉见细小不数者，亦有之。不言涩，何也？但于微弱之中，亦必有隐隐滑动之象，此正阴搏阳别之谓，阴阳别论是即妊娠之脉，有可辨也。又胎孕之脉数，劳损之脉亦数，大有相似，然损脉之数，多兼弦涩；误说胎孕之数，必兼和滑。此当于几微中，辨其邪气胃气之异，而再审以证，自有显然可见者。验胎脉旧说甚多，皆无实验，此当从冲脉研究之。

又曰：《启蒙》云，欲产之妇脉离经，离经之脉认分明。其来大小不调匀，或如雀啄屋漏应。雀啄屋漏本出《内经》，为推挈法、候气法，并非诊脉名词，故雀啄、屋漏人人言之，而不能指实其形状也，且脉亦并无此形状也。腰痛腹疼眼生花，产在须臾却非病。

何梦瑶曰：《脉经》云：尺脉按之不绝，妊娠也。误说。其脉离经，而腹痛引腰背者，为欲生也。腹不痛，痛不引腰背者，俱未产，静以待之。

董西园曰：凡素有积气瘕气之体，每于怀妊之后，多见腹痛，其脉皆数急，则积瘕与胚胎，分别甚难，宜考其素来情状，然后酌治，庶不致误。误认破气块，必致堕胎。更有虚损阴虚之候，脉亦动数滑疾，四字杂凑。经闭不行，状类怀妊。凡此之候，与妊娠几微之别耳。但妊娠之脉，滑数中自有和气可观；虚损之数急，非空小而急，或细动而弦，皆属无神之脉，柔和气象，断不可见。若积聚挟实之候，脉多沉著，其起居饮食，自与劳损、妊娠之爱憎动静不同，其形色精神，亦迥然各别。独是虚损之体，复有妊娠者，诚几微之别，不可不留心讨论也。

案离经之脉，《脉诀》云：欲产之妇，脉离经，沉细而滑也，因名。临产之脉，岂尽沉细而滑乎？刘元宾、李晞范、张世贤辈，皆引《难经》一呼三至，一吸三至。验之，率如其言矣。戴同父曰：以离其寻常之脉，昨小今大，昨浮今沉之类，为离经之脉。而排刘李二民之说却非也。戴同甫又云：诊其尺脉何不候足少阴，以妇人足不能诊也。转急，如切绳转珠者，即产。是或然。今试妊妇届产之期，破浆之时，大抵脉一息七八至，既欲分娩之际，脉反徐迟。验数十人皆然。薛立斋云：欲产时，觉腹内转动，即当正身仰卧，待儿转身向下，时作痛。试捏产母手中指中节，或本节跳动，方与临盆即产矣。正可以实据也。

小儿

刘方明曰：《幼幼新书》保生论，小儿三岁以后，或五百七十六日外，今幼科小儿看食指经文形色，即古诊络法。皆可诊两手脉，一指定三关。古法诊手太阴，实只用一手。

王宇泰曰：《幼科准绳》候儿脉，当以大指衰转寻三部，以关

第
七
辑

为准。七八岁，指移少许。九岁，次第依三关部位寻取。十一、十二岁亦同。十四、十五岁，依大方部位诊视。此皆误说，一脉只用一指诊之，大人小儿同，不必如此分别。

案程若水云：初生芽儿一块血，也无形证也无脉。《医彀》今试小儿生下，周身无脉动，及乳潼一进，而脉才现，至其现则可诊视，亦何必三岁也。

张介宾曰：凡小儿形体既具，经脉已全，所以初脱胞胎，便有脉息可辨。故"通评虚实论"曰：乳子病热，《脉经·评妇人病生死》篇诊妇人新产乳子，因得热病，其脉弦小，四肢温者生，寒则死，即引此经文。脉悬小者，手足温则生，寒则死。温寒诊皮。乳子病风热喘鸣息肩者，脉实大也。乳子病热，谓如人新产之后而病热，以其新产，故殊异于常人。若小儿既病热，与大人无异，不当别出也。缓则生，急则死。缓急诊络肉。此轩岐之诊小儿误读乳子为小儿。未尝不重在脉，经文以诊乳母，非指小儿。亦未尝不兼证言也。小儿有脉，则病必诊脉，据理可定，不必牵引，评虚实论苟非此条，张氏将遂不诊脉乎。故凡诊小儿，既其言语不通，尤当以脉为主，而参以形色声音，则万无一失矣。然小儿之脉，非比大人之多端，但察其强弱缓急。四字皆评语。四者之脉，是即小儿之肯綮。大人亦何独不然盖强弱可以见虚实、缓急平变可以见邪正。四者既明，则无论诸证，但随其病以合其脉，而参此四者之因，则左右逢源，所遇皆道矣。再加以声色之辨，更自的确无疑，又何遁情之有。此最活最妙之心法也，若单以一脉凿言一病，则一病亦能兼诸脉，其中真假疑似，未免胶柱，实有难于确据者矣。大人脉亦同此弊。

曾世荣曰：宣和御医戴克臣云，五岁儿常脉，一息六至作八至者，非也。始因镂版之际，误去六字上一点一画，下与八字相类。致此讹传。默菴张氏《脉诀》亦云：小儿常脉，一息，只多大人二至为平，即六至也。

案：《脉经》《脉诀》诸本，并作八至，不可断为镂版之讹。安知今本《脉经》非展转致误。然以六至为平者，似是。后世幼科书率以六至为中和之脉，五至四至为迟，七至八至为数，盖宗曾之说耳。此当调查，立为公式，不能据版本之说。

陈飞霞曰：小儿三五岁，可以诊视。第手腕短促，三部莫分，惟一以指候之，诚非易易。一指候之，不必分三部，三部合化，则为纯一矣。《内经》诊视小儿，以大小缓急四脉为准，予不避僭越，竟易为浮沉迟数，经脉四字足矣。而以有力、无力定其虚实。以为评脉名词。似比大小缓急，更为明悉。后贤其体认之。大人通行尤妙。浮沉四字，脉状也，大小缓急评语也，评语即由脉象而生，易以浮沉四字，加以有力、无力辨虚实，则又大小缓急之变文，当观其通。

怪脉

按：所引七名词，皆见《内经》原文，皆有如字在上，皆言脉来至。经凡言如下，皆非脉名。凡言来至，皆为推按，及候气法，不可以论脉，以七名脉形，无惑乎以怪称之，以经之别法加于脉，脉自不能不怪。

弹石"平人气象论"：病肾脉来如引葛，按之益坚，曰肾病死。肾脉来发如夺索，辟辟如弹石，曰肾死。按：此《内经》以为肾死脉者。

王叔和曰：弹石者，辟辟急也。弹石出《内经》，此非诊法名词。

黎民寿曰：七怪脉六引黎说，其误原于黎氏。《内经》共三十余如字，举此七名，未免挂漏。弹石之状坚而促，来迟去速，指下寻之，至搏而绝，喻如指弹石，此真肾脉也。案：《内经》凡加如字者，皆非诊脉名词。"平人气象论"凡言如者十余见，皆为推按与针灸候气之法，非为诊经脉而言。又其诸如，皆从四时弦钩毛石为起例。如痛心脉来，喘喘如连属，前曲后居，如操带钩，曰心死。夏脉如钩之例。病肺脉来，不上不下，如循鸡羽毛也。曰肺死。死肺脉来，如物之浮，如风吹毛，曰肺死。秋脉如毛。病肝脉来，盈实而滑，如循长竿，曰肝病死。肝脉来，急益劲，如新张弓弦，曰肝死。春脉如弦之例。病脾脉来，实而盈数，如鸡举足，曰脾病死。脾脉来，锐尖，如鸟之喙下是也。如鸟之距，恐当是一句。如屋之漏，下是也。如水之流，曰脾死。病肾脉来，如引葛，按之益坚，曰肾病死。肾脉来，如弹石，曰肾死。案：四时平脉，以为春弦夏钩秋毛冬石，此当为无病之脉。今平人气象，又皆以为死脉，既属矛盾，则弦钩毛石之为四方异名，均非脉象，则此四脏死脉，亦设譬之词，非脉实象也。

解索"平人气象论"：死肾脉来，发如夺索。"脉要精微论"如弦结。"大奇论"如弦缕。十五难曰：来如解索，去如弹石，曰死。

王叔和曰：解索者，动数而随散乱，无复次绪也。

黎民寿曰：或聚或散，如绳索之解，而无收约。口且不能言，何况指下。

雀啄"平人气象论"：死脾脉来，如鸟之啄，下又如鸟之距，如屋之漏，如水之流。如经文言雀啄、屋漏皆脾死脉也。

王叔和曰：雀啄者，脉来甚数而疾，绝止复频来。不出代脉范围，下文云如鸟之距，又何以解之？又曰：长病七日死。七日十日皆妄说，无依据，以不言属何经也，此出《脉经》。

黎民寿曰：若雀啄食之状，盖来三者而去一也。雀啄何以来三去一耶，求其说不得，而为之辞。脾元谷气已绝于内，肠胃虚乏，忽又牵连肠字，怪。无禀赋而不能散于诸经，则诸经之气，随而亡竭矣。

屋漏"平人气象论"：死脾脉来，如屋之漏下。又云：如水之流。是二条同为脾死脉象。按：凡加如言来者，皆非诊脉名词。

王叔和曰：屋漏其来既绝，而时时复起，非俗所谓代脉耶，何遂为死脉？而不相连属也。又曰：长病十日亡。此与上七日死，出《脉经》卷四，诊三部脉八决虚实生死。

吴仲广曰：屋漏者，主胃气既绝，谷气空虚，其脉来指下，按之极慢，二息之间，或来一至，则又为迟之主，不必别立名词。若屋漏之水，滴于地上，四畔溅起之象也。考经文如屋之漏，下又云如水之流，亦为死脉，又何以解之？《诊脉须知》按：崔啄屋漏，原出十五难。

虾游按：虾游即鱼游之变，必以虾鱼分其形状，亦如乌雀啄距，屋漏水流，口且不能言，其分别何能推之实诊？

王叔和曰：虾游者，堪舆家之蟹眼虾须，尚可形状，此更难于揣拟。冉冉而起，寻复退没，不知所在，久乃复起，诸死脉之解，皆不离代字诀。起轻迟而没去速者，是也。

吴仲广曰：其来指下，言来则非指下事。若虾游于水面，泛泛不动，霎然惊霎①而去。鱼翔形状与此又何异？将手欲趁，沓②然不见，须臾于指下又来，良久准前复去。又如虾蟆入水之形，虾子又变青蛙矣，七十二变，原神出现。霎然而上，倏然而去。虾蟆有脚乃能跳，脉亦当如千脚虫手？此即神魂已去，行尸之候，立死也。直可作一篇虾游赋读，无如虾游之形状不一，不免挂一漏万，且与鱼翔龟游，鸡举足践土，又何别异？赋物虽工，然鱼虾容非脉，此中更难融会耳。

鱼翔叔和《脉赋》作鱼跃。按"脉要精微论"：四时以春浮属毛，夏在肤，秋下肤，冬在骨。借鱼虫为比例，则浮如鱼游，不过为浮之形状，何忽以为死脉？大抵此等怪说，皆出自《难经》《脉诀》，后人承踵其误，不自觉耳。

王叔和曰：鱼翔者，似鱼不行，而但掉尾动头，身摇而久

---

① 霎（shà）：短时间。

② 沓（tà）：多而重复。

住者，是也。

黎民寿曰：其脉浮于肤上，不进不退，不合翔游字义。指下寻之，其首定而末缓摇，时起时下，有类乎鱼之游于水。经云：春脉浮，如鱼之游，但当作浮字解。此阴极而亡阳，则不可期以日矣。故夜半占，日中死。大言恐喝。日中占，夜半死也。按：《内经·脉要精微论》春日浮，如鱼之游在波，而秋下更推详四时物候，并未指之为绝脉。考此卷七绝脉名，大抵皆见《内经》，以为常脉者，病脉者，绝脉者，皆加有如字。今忽以为绝脉，实使人无从体验，不如删之为愈。

釜沸以上六目出《内经》，上皆有如字，此条则出伪《脉经·三部决生死》篇中。按：言如者，多有至来字，非诊脉名词，详见"针灸候气""运气"二篇。

王叔和曰：三部脉真《脉经》不言三部，此三部法生死弟八，凡二十六条，首皆冠以三部二字。汉州张柏校云：此篇不知所出，今见《千金方》。如釜中汤沸，朝得暮死，夜半得日中死，日中得夜半死。按：此条《内经》无，全出《脉经》，言三部皆伪《脉经》。

黎民寿曰：釜沸之状，如汤涌沸，指下寻之，中央起，四畔倾流。有进有退，脉无息数。夫阴在内，阳为之守也。阳数极而亡阴，则气无所守，故奔腾而沸涌。气亡则形亡，此所以为死也。伪《脉经》立此伪名，遂曲为之辞，然口舌所不能道，更何能推之实诊？

上七死脉，原于《察病指南》，略举数说。黎氏《精要》，更增偃刀、转豆、麻促三脉，此三名亦见《内经》，若以为脉名，亦终不得其形。似为十怪脉。吴氏《脉语》采《素问·大奇论》，浮合、火薪、散叶、省客、交漆、横格、弦缕、委土、悬壅、如丸、如舂、如喘、"大奇论"十三如，本非诊名，说详"如字考"。霹雳，大抵皆加有如字。及《难经》关格、覆溢，而揭二十四首。张氏《诊宗三昧》亦博稽经文，以详论之。皆不知加如之例，徒乱人意。余谓决生死，王氏"诊百死生诀"及"扁鹊诊诸反逆死脉要诀"等篇，已审且悉矣。不得其法，飞倦知还良亦苦矣。大抵医家能诊恒脉，则诸怪异脉，皆可不须辨而知也。故兹不逐一汇次云。何如并此，七脉亦不立，更为高明。

王中阳曰：虾游雀啄代止之脉，前诸说实不能宣其形状。故名死脉。如所说亦非死脉。须知痰气关格者，时复有之，若非谙练扬历，吞力吐火，别有法门，非如纸上之谈。未免依经断病，而贻笑大方也。既知其误，何必列之。盖病势消烁殆尽者，其气不能相续，而如虾游水动，屋漏点滴，而无常至者，死也。所说终不能销文。其或痰气凝滞，关格不通，则其脉固有不动者；有三两路乱动，时有时无者；或尺寸一无一有者；有关脉绝骨而不见者；或时动而大小不常者；有平居之人，忽然而然者；有素禀痰病，而不时而然者；有僵仆暴中而然者，皆非死脉也。学者当细心参探。愈多愈乱。

薛立斋曰：尝治雀啄脉，屋漏之类，颠倒梦想，妄闻妄见。若因药饵剋伐所致，急用参、芪、归、术、僵、附之剂，多有复生者，不可遂弃而不治也。此又以补法挽救前之谬说，固有此怪名，遂各影响求之，妄念所结成此颠倒，遂弃而不治，因此杀人多矣。考诸名词，半属譬喻，亦如弦钩毛石，并非实名，一笔删之，乃得解脱。

陈远公曰：死亡之脉，全在看脉之有神无神。有神者有胃气也，无神者无胃气也。故有胃气，虽现死脉而可生；经云：有胃气则非死脉。即云有胃气，又云有死脉，所谓死脉者，即此七怪脉耳。无胃气，即现生脉而必死；既曰无胃气，又别有生脉，说皆迷误。又在临证而消息之也。足见所举七怪脉，皆无足重轻。又曰：死亡之脉，现之于骤者，易治。以脏腑初绝，尚有根可救也。诊时先有七怪脉之说存于胸，妄想所结，杯弓蛇影，自生颠倒。其实诸家无一定形，无一定法，笔墨口舌，所不能言者，何况实行诊验？则所谓死脉，实非死脉也。倘时日久，虽有人参，又何以生之于无何有之乡哉？有无可如何者矣。谬种流传，迷罔至此，杀人多矣！故体天好生之德，毅然删削，以扫妖氛。

附

《脉经》卷五，扁鹊诊诸反逆死脉要诀。汉州张柏云，今见《千金方》。病人脉来如屋漏雀啄者死，得病七八日，脉来如雀啄屋漏者死。肺脉来如弹石，去如解索者，死。二句同《难经》。脉困病人，脉如虾之游，如鱼之翔者，死。以上六脉全同但少釜沸一脉。又云：脉如悬薄卷索者死，脉如转豆者死，脉如偃刀者死，脉涌涌不去者死，脉忽往忽来暂止复来者死，脉中侈者死。脉分绝死，丹波氏取前六门。

案栎荫拙者《医胜》上初学诊脉一条云：初学诊脉之际，心以为弦则如弦，既又以为紧则如紧，除浮沉迟数外，皆为尔。譬之静坐，闻鹁鸽声，心认脱布袴而听之，则莫闻而不脱布袴，认德不孤而听之，则莫闻而不德不孤，盖心豫有所期也。王叔和心中易明，指下难晰，方此际洗尽胸次所蓄，寓孔神于三指头，自然得矣。

王兆云《湖海搜奇》亦云：脉理吾惑焉，自太史公作《史记》，已言"扁鹊饮上池水、三十日能隔垣见人五脏"。特以诊脉为名，则其意固可见矣。今以三指按人之三部，遂定其为某腑某脏之受病，分析七表八里九道，毫毛无爽，此不但世少其人，虽古亦难也，世不过彼此相欺耳。

詹东图《明辨类函》云：切脉而断之不差者，所恃先有望也、闻也、问也。予谓问尤急焉，欲得其身之所疾病，与疾之所自始，详在问也。今之医者，自负其明，故不问而切脉，一以脉断，即病者欲以其故告。诞诞然曰：我切得之矣，无烦言也。如斯而得一当，不免为幸中。万一失之，如病者何？故医而自负不求详细，最为大病，人命生死在兹，不可轻试漫投也。

引线候脉条云：世传翠竹翁引丝诊脉，此医书所未言。《襄阳县志》载崔真人名孟传，北水关人，从族兄授医学，扫云留月，直得壶公妙术。万历朝，太后病笃，真人应诏。诏自帘孔引线候脉，投剂立愈。上赐官、赐金皆不受，遂赐以真人号。后于武当羽化，自号朴菴，此恐因小说《西游记》孙悟空之事附会者。按：此妇女且不诊两手，何况头足？《小学》补载一旗妇不肯诊手，遂以病死。此必兴女医，古法方得盛行。

六朝以后，伪法专诊寸口，诸古法全绝，今所专攻者，四书。

《难经》"二十二难"前、伪《脉经》四卷、《伤寒》"平脉""辨脉"、《千金》"平脉"、《翼》"色脉"共九卷。

自唐以下，未尝无名医，即以金元大家言，亦全用二寸法，似能否在于各人。《灵素》《难经》可以并行，不必推倒千余年，从俗之常法，力张汉晋之绝学独是。名医诊法，各有别传，彼此不必同，每难以言传，一人死而一法绝，一人起而一法兴，每每于旧传脉书，屏而不观，是医之名不名，不关脉之诀不诀，则俗传脉法，本在可焚之例，且诊法杂在，经传脉法误，经传因多误解。初学以持脉为入门，入手悠谬，终身迷罔，有志之人，本可深造，恒因脉无定法，倦而思变，医道不昌，此为厉阶，持刃杀人，尤其余事矣。今力复经诊九法，古书积误，群得豁然，简约平实，便于试验，从此脉学昌明，诸法当因之而进步。予于《内经》以截断运气归入阴阳，五行家专以人天治术为第一大功，此明古诊，抑其次也。

此书不分三部，不辨左右，如《内经》、仲景所云寸口而已，以仲景法言之，有趺阳少阴，此独诊寸口，何以自立？

三部左右分配部位，本出《难经》，今本《脉经》有祖

《难经》者，即有与此书同，不分部位者，既知部位之非，决然舍去，乃以为《难经》所无，归狱于王氏《脉经》，此由不知《脉经》真伪参半，其伪书与《难经》如出一手，《脉经》尚有古法，《难经》则专言左右手三部配法，为此书所最不信用之法。

甲寅夏季平跋

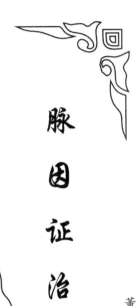

脉因证治

元·朱震亨 著

司徒沛
张建
任聪颖
李玉洁
董升

校注

内容提要

元·朱震亨原著。后由其门人根据朱氏《丹溪手镜》并总结其临证经验而成，二卷。朱震亨（1281—1358），字彦修，尊号丹溪翁，婺州义乌（今浙江义乌市）人。著有《局方发挥》《格致余论》等。全书70篇论70病。一篇一病，每述一病，先脉诊，次病因，再次证论，末为治法，"脉、因、证、治"一以贯之。既严守辨证求因，又有审因论治原则，四者之中，强调首察脉象。卷上列卒尸、痹、痉、厥、伤寒、大头肿痛等内科病证27种；卷下除分载宿食、留饮、嗳气、吞酸、嘈杂、积聚、消渴诸内科病证外；还列述外科、五官、妇人、小儿等病证36种，附有杂证、杂治、五脏证、七情证、杂脉、察视、汗等7篇医论。丹溪认为临床治疗，首先应察知其脉象，继当究其病因，讨论症候，最后乃可确定治法。

本次整理，以清乾隆四十年乙未（1775年）合志堂刊本为底本。

目 录

中医脉学经典医籍集成

第七辑

小 引

尝读丹溪朱震亨诸集，如痰证、卒中、阴虚发热等门，窃叹其入理悬河之论，蠥饼后世之功，不胜缕述。至《脉因证治》二卷，尤先生之卓见。盖医者之于脉，犹听讼之于情。讼得其情，则刑不妄措；医得其脉，则方不混施。凡因之内外，证之虚实，治之缓急，何独非三指得之？昌黎公所谓善医者不视人之肥瘠，唯察其脉之病否而已。故必先求诸脉，而因，而证，而治，四者井然，讵容废一！第脉理玄通，在乎神取，舌难掉其形似，学者譬入蜀之鸟道羊肠，往往望而裹足，几共视为天下之畏途。遂致六部茫然，适燕南指，不过虚应故事，以冀治之悻获。噫！生民不幸，莫此为甚。先生早鉴于此，而砥柱透波。特以脉字领头，治字煞尾。唤醒后之业是道者，必当于指下猛透一针，庶不致心聋而受天人之交谪。推是书也，直与日月俱明，鬼神争奥。诚片笺片玉，足为万世之法程，而一日不可离，一字不可摇者也。向非先生能具只眼至若是哉？脱起张、刘、李于当时，谅必如晦翁云：吾且当避此老三舍耳。予家什袭已久，先君子愿公梨枣，顾有志未逮。不肖望绩成之，自梓以还，将见岐柏重兴，而先生且不死矣。

乾隆四十年岁次乙未孟秋日语溪后学汤望久来苏氏谨识

序

余自归里后，杜门不与世事接。先太宜人病痰饮，延叶眉寿治，历四年弗痊，而眉寿谓为痼疾难效。因遍览方书，颇会其旨，拣方以治，不一年而瘳。后遂旁搜博采，穷幽极渺，而于长沙、河间、东垣、子和、丹溪诸书尤三致意焉。窃尝谓医之有长沙，时中之圣也。而四家并峙，犹清任和之各成其圣，偏焉而至者也。学不从此参究，犹断港绝潢以望至于海也，其能之乎？但四家自河间、东垣而外，子和文多缺略，未为全书；丹溪著作类出门人记载。唯闻《脉因证治》二卷，简而该，约而尽。学者循是而窥长沙，如得其船与楫，沿而不止，固自不可量也。而流传绝少，历三十年未获一觏，心常怏怏。岁乙未，客有持来示余，欲广诸同好。亟请付梓，不禁欣感交集，以为一线灵光，忽然涌现，真为桑榆之幸。因不辞而为之序，以弁其首。

乾隆乙未仲夏吴趋缪遵义书于芝田山房

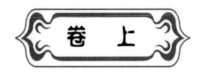

一、卒尸

【脉】寸口沉大而滑，沉则为实，滑则为气。实气相搏，厥气入脏则死，入腑则愈。唇青身冷为入脏，死；身和汗自出为入腑，则愈。

紧而急者为遁尸。

少阴不至，肾气衰，少精血，为尸厥。

趺阳脉不出，脾不上下，身冷硬，呼之不应，脉绝者，死。

脉当大反小者，死。

【证、治】在外者，可治；入里者，死。

血气并走于上，则为厥，暴死。素有痼疾，新加卒病，先治卒病。

尸厥者，昏不知人，脉动如故。开上焦心肺之阳，自愈。

尸厥，脉动无气，气闭静而死也。以菖蒲屑内鼻两孔中吹之，令人以桂屑放舌下。

又方　剔取左角发方寸，烧末，酒和。灌入喉，立起。

救卒死身热者验方。

矾石半斤

以水一斗五升煮消，浸脚令没踝。盖取矾性收涩而敛其厥逆之气。

还魂汤 治卒死，客忤死。

麻黄三两（去节）　杏仁八十个（去皮尖）　炙甘草一两

上三味，水八升，煮取三升，去租，入姜汁少许。令咽之。盖取辛甘通阳气，发越邪气故也。

救卒死目闭方。

捣薤汁灌耳中妙，或吹皂荚末于鼻中，立效。薤汁辟邪安魂，荚末取嚏开窍。

救卒死张口反折方。

灸手足两爪后一十四壮，饮以五毒诸膏散。

外有中恶、中气、中食等状，与卒尸相类。须详谛脉证而投之，慎勿泛视，误人仓卒。变通在神，法难毕述。

二、痹

【脉】寸口喘而坚，痹在心；喘而浮，痹在肺；长而左右弹，痹在肝；大而虚，痹在脾；坚而大，痹在肾。

【因】风，风为行痹，风性善行。寒，寒为痛痹，寒主收引。湿，湿为着痹，湿本重滞。三气致痹之原，或外兼他患有之。若舍此而能痹，未有也。

【证】其合而为痹也。以冬遇者，骨痹；春遇者，筋痹；夏遇者，脉痹；长夏遇者，肌痹；秋遇者，皮痹。久而不去，内舍五脏之合。待舍其合，难治矣。

《痹论》中议痹，乃三气皆可客于五脏，其风、寒、湿乘虚而客之故也。筋痹不去，内舍于肝；皮痹不去，内舍于肺；肌痹不去，内舍于脾；脉痹不去，内舍于心；骨痹不去，内舍于肾。其客于心，则烦心，上气，嗌干，恐噫，厥胀是也；其客于肺，使人烦满而喘吐；其客于肝，多饮，数溲，小腹痛如怀妊，夜卧则惊；其客于脾，四肢解堕，发渴呕沫，上为大塞；其客于肾，善胀，尻以代踵，脊以代头；其客于肠，数饮而小便不得，中气喘争，时发飧泄，夫大肠乃传道之官，为冲和之气，三气乘虚客之，而和气闭矣，水道不通，使糟粕不化，故喘争飧泄也。其客于胞，小腹、膀胱按之内痛，若沃以汤，小便涩，上为清涕，夫三气客于胞中，则气不能化出，故胞满而水道不通，随经出鼻窍；其客于血脉，随脉流通上下，升降一身，谓之周痹。

华佗论痹，乃邪气合四时不正之气，感于脏腑所为。有气、血、筋、肉、骨之分。其气痹者，愁思喜怒，过则气结于上，久而不消则伤肺；正气衰，邪气胜，留于上，则胸腹痛而不能食；注于下，则腰脚重而不能行；贯于舌，则不言；遗于腹，则不溺；壅则痛，流则麻；右寸脉沉而迟涩者是也。其血痹者，饮酒过多，怀热太甚，或寒折于经络，或湿犯于营卫，因而血搏，渐成枯削失血之证，左寸脉结而不流利是也。其肉痹者，饮食不节肥美之为，肉不荣，肤不泽，则纹理疏，三气入之则四肢缓而不收持，右关脉举按皆无力而涩也。其筋痹者，由叫怒无时，行步奔急，淫邪伤肝，肝失其气，寒热客之，流入筋会，使筋急而不舒，左关脉弦急而数，浮沉有力是也。其骨痹者，乃嗜欲伤于肾，气内消而不能闭禁，邪气妄入，脉迟则寒，数则热，浮则风，濡则湿，滑则虚，治法各随其宜。

麻木余辨　是风湿热下陷入血分，阴中阳气不行。其证合目则浑身麻，亦有痰在血分痒者，血不营肌腠。

【治】

附子汤　治风寒湿痹。

附子（炮，去皮脐）　桂枝节　白芍　甘草　茯苓　人参各三钱　术一两行痹，加麻黄、桂汤；痛痹，加附子、姜、茯汤；胞痹，加四苓；肠痹，加平胃、茱萸、草、肉豆蔻等。戴人法：苦剂涌寒痰，次与痰剂，使白术（除湿）、茯苓（养肾水）、桂（伐木）、姜、附（寒胜加）。

麻木方。

参（助阳道）　归（行阴）　生甘草（去热）　苍柏　白术　苓（除湿热）　升麻　柴胡　白芍

痰，加二陈。

忍冬藤膏　治五痹拘挛。

三、痉（即痓也）

【脉】太阳发热，脉反沉细，难愈。太阳证备，脉沉迟，此为痉。寸口脉直上下行，伏坚紧如弦，沉弦沉紧。少阴脉紧，暴微者，欲解。

【因】血气内虚，四气外袭。

因湿，诸痉项强，皆属于湿。寒湿同性，故湿可伤太阳。

《三因》论状，身热足寒，头强项急，恶寒，时头热面赤，目赤脉，独头摇动，猝噤，角弓反张，皆因血虚筋无所养，邪因入之故。寒则紧缩，热则弛张，风则弦急，湿则胀缓。又有因疮口未合，风入之为破伤风，湿入之为破伤湿，与痉同，但少头强项急，余并相如。又有因汗下过多，又有产后怒气致此病者。项强亦有痰者。

【证】有汗而不恶寒，名柔痉；无汗口噤脚挛，名刚痉。

【治】宜流湿、祛风、缓表而安。详有、无汗而药之。

柔痉，葛根加桂汤；刚痉，大承气汤。葛根汤汗之，有表证可用；大承气下之，有里证可用。

四、痿

【脉】浮而大，浮虚大热。

滑而大，滑痰大虚。

洪而缓，洪热缓虚。

【因】肾水不能胜心火，火上烁肺金，六叶皆焦，皮毛虚弱，急而薄着者，则生痿躄。皆因贪欲好色之故。

湿痰亦能为之。

经论有由悲哀太甚，阳气内动，数溲血，大经空虚，热起于心，病则枢纽如折，不相提挈，名曰脉痿。有思想无穷，入房太甚，宗筋弛纵，热入于肝，病则筋急而爪枯，名曰筋痿。有由湿地以水为事，热生于脾，病则胃干而渴，肌肉不仁，名曰肉痿。有因远行劳倦，遇大热而渴，阳气内乏，热舍于肾，病则腰脊不举，骨枯而髓减，名曰骨痿。然此皆热熏于肺之为也，火上炎，肺治节不行而痿躄矣。

【证】面黄、身热、肌瘦、往来寒热、涎嗽、喘满、面浮弱而不用者，为痿；外有痿即软，风也。

柔风脚弱，病同而证各异。

【治】法独取阳明。阳明者胃脉也，五脏六腑之海，主润宗筋，宗筋主束骨而利机关也，故阳明虚而然。

张以黄连解毒汤加归等剂治之。

李以甘寒泻火，苦寒泻湿热，四君子补阳明虚，清暑益气治之。湿痿之为病，宜二陈汤加术、苓、柏治之。

清暑益气汤 治热伤肺，气虚成痿。

芪一钱（汗少减半，暑邪干卫，身热身汗，甘温补之）

参（救火伤气） 术各半钱 苍术一钱（除湿） 甘草（炙）

三钱（益气）　归三钱　升麻一钱（酒润，甘平，润肌热，风胜湿）　葛二钱　陈皮半钱　泽泻半钱（渗湿）　曲半钱（消食，去痞）　五味九分（酸寒，收暑伤金）　麦门冬三钱　青皮二钱半　柏三钱（补水泻热）　或加知母　黄芩

健步丸　治湿热成痿。

羌活　防风　柴胡　滑石　炙甘草　姜（酒洗）各半两　泽泻五钱　防己（酒制）一两　川乌　苦参（酒洗）　肉桂一钱

愈风汤下。

秘方　气虚，四君子加苍白术、苓、柏；痰，加竹沥；血虚，四物汤；湿痰，二陈汤加苍、白术、苓、柏、竹沥，下补阴丸。

论喑痱　乃肾虚也，舌不语，肾脉夹舌本，肾气厥不至，足不行，肾气不顺。

五、厥

【脉】沉微而不数，谓之寒厥；沉伏而数，谓之热厥。

【因】因虚、因痰、因热、因寒。

【证】厥当分二种，次分五脏。

寒厥，为手足寒也。阴气胜则寒，其由乃恃壮纵欲于秋冬之间，则阳夺于内，精气下溢，邪气上行，阳衰精竭，阴独行，故为寒厥。

热厥，为手足热也。阳气胜则热，其由乃醉饱入房，气聚于脾胃，阴虚阳气入则胃不和，胃不和则精竭，精气竭则四肢不荣，酒气与谷气相搏则内热而溺赤，肾气衰阳独胜，故为热厥。

五心烦热　有小肠热者；有心虚而热者。

厥　亦有腹爆满不知人者，或一二日稍知人者，或猝然衰乱者，皆因邪气乱，阳气逆，是少阴肾脉不至也。肾气衰少，精气奔逸，使风促迫，上入胃膈，宗气反结心下，阳气退下，热归股腹，与阴相助，令人不仁。又五络皆会于身，五络俱绝，则令人身脉俱动而形体皆无所知，其状如尸，故曰尸厥。正由脏气相形，或与外邪相忤，则气郁不行，闭于经络，诸脉伏匿，昏不知人。

厥有痰如曳锯声在咽中，为痰厥。

骨枯爪痛，为骨厥。

身直如椽，为肝厥。

因醉而得，为酒厥。

暴怒而得，为气厥。

手足搐搦，为风厥。

喘而狂走，为阳明厥。

此皆气逆之所为也。

【治】李法　痰，用白术、竹沥；热，用承气下之；气虚，补气，四君子；血虚，补血，四物。

张法　降心火，益肾水，通血和气，必先涌之。

六、伤寒

【脉】阳浮而阴弱，谓之伤风。邪在六经俱强，加之风伤阳故浮虚。阳浮，卫中风也；阴弱，营气弱也。

浮紧而无汗，谓之伤寒。寒伤营，营实则卫虚；寒伤阴，故坚牢。阳紧，邪在上焦主欲呕；阴紧，邪在下焦必欲利。

脉浮、头项痛、腰脊强、病在太阳。脉长、身热、目痛、鼻干，病在阳明。脉弦、胸胁痛而耳聋，病在少阳。脉俱沉、口燥、舌干，邪在少阴。脉俱微缓、烦满、囊缩，邪在厥阴。脉俱沉细、嗌干、腹满，邪在太阴。脉阴阳俱盛，重感于寒而紧涩，变为温疟。阴阳俱盛，伤寒之脉，前病热未已，后寒复盛也。脉阳浮滑，阴濡弱，更遇于风，乘变为风温。阳浮而滑，阴濡而弱，皆风脉也，前热未歇，风来乘热。脉，阳洪数，阴实大，遇湿热两合，变为温毒。洪数、实大，皆两热相合。脉阳濡阴弱而阴弦紧，更遇温气，变为温疫。

病发热，脉沉而细，表得太阳，名曰痓。病太阳身热疼，脉微弱、弦、芤，名曰中暍。病若发汗已，身灼然热，名曰风温。风温为病，脉阴阳俱浮，自汗出，身重多眠，睡鼾、语难，以小便不利更被其下。若被火者微发黄色，剧者则惊痫，时瘛疭。若火熏，则死矣。病太阳，关节疼痛而烦，脉沉细，名曰湿痹。脉沉细而疾，身冷则四肢冷，烦躁不欲饮水，狂闷，名曰阳厥。

脉当有神，不问数极迟败，当中有力，即有神焉。神者，血气之先。

伤寒热甚，脉浮大者，生；沉小者，死。已汗，沉小者，生；浮大者，死。

温病二三日，体热、腹满、头痛，饮食如故，脉直而疾者，八日死；温病八九日，头、身不痛，目不赤，色不变而反利，脉来牒牒，按之不弹手，时大，心下坚，十七日死；湿病四五日，头痛、腹满而吐，脉来细强，十二日死。温病汗不出，出不至足者，死。

厥汗出，肾脉强急者，生；虚缓者，死。

温病下痢，腹中痛甚者，死。

热病七八日，不汗，躁狂，口舌暴燥焦黑，脉反细弱或代者，死。八日以上反大热死，邪胜故也。热病七八日，当汗，反下，脉绝者，死。热病得汗，脉躁者，死；脉转大者，死。

厥逆，呼之不应，脉绝者，死。阳厥，有力者，生；阴厥，按之大者，生。

热病七八日，脉不躁，喘不数，后三日中有汗，不汗者，四日死。热病脉涩小疾，腹满、膜胀、身热，不得大小便，死。热病脉浮大绝，喘而短气，大衄不止，腹中疼，死。热病脉浮洪，肠鸣、腹满，四肢清，狂泄，死。热病脉绝，动疾便血，夺形肉，身热甚，死。热病脉小疾，咳、喘、眩、悸，夺形肉，身热，死。热病腹胀、便血，脉大，时时小绝，汗出而喘，口干，视不见者，死。热病脉转小，身热甚，死。热病脉转小，身热甚，咳而便血、目陷，妄言、循衣缝，躁扰不卧，死。热病呕血，咳而烦满，身黄，腹鼓胀，泄不止，脉绝，死。热病瘈疭狂走，不能食，腹满，胸痛引腰脊，呕血，死。脉浮而洪，邪气胜也；身体如油，正气脱也；喘而不休，水浆不下，胃气尽也；体麻不仁，营卫不行，乍静乍乱，正邪争也；故为命绝也。

热病喘咳唾血，手足腹肿面黄，振栗不言，名肺绝，死。丁日死，后仿此。热病头痛、呕宿汁、呕逆、吐血，水浆不入口，狂妄、腹大满，名脾绝，死。热病烦满、骨痛，嗌肿不可咽，欲咳不能咳，歌笑而哭，名心绝，死。热病僵卧，足不安地，呕血，血妄行，遗屎溺，名肝绝，死。热病喘、悸、吐逆、骨痛、短气、目视不明、汗如珠，名肾绝，死。

太阳病脉反躁盛，是阴阳交，死；得汗脉静者，生。少阴病恶寒而踡，下利，手足逆者，死；又吐利躁逆者，死。少阴病四逆，恶寒而踡，其脉不至，不烦而躁者，死。少阴病下利止而头眩，时时自冒者，死；又七八日息高者，死。少阴病脉微沉细，但欲卧，汗出不烦，自欲吐，五六日自利烦躁，不得卧寐者，死。若利止，恶寒而踡，手足温者，可活。少阴病下利止，厥逆无脉，不烦，服汤药其脉暴出者，死；微续者，生。伤寒下利厥逆，躁不得卧者，死；下利至厥不止者，死。伤寒厥逆六七日不利，便发热而利者，生；汗出利不止者，死，有阴无阳故也。伤寒五六日不结胸，腹濡、脉虚，复厥者，不可下；下之亡血，死。热病不知所痛，不能自收，口干，阳热甚，阴颇有寒者，死。热病在肾，渴，口干，舌燥黄赤，日夜饮水不知，腹大胀尚饮，目无精光者，死。伤寒下利日十余行，脉反实者，死。病者胁下素有痞，而下至于脐旁，痛引小腹，入阴侠筋，为脏结者，死。结胸证具，而躁者，死；直视、谵语，喘满者，死；若下利，亦死。

【因】房劳辛苦之过，腠理开泄；少阴不藏，触冒冬时杀厉之气，严寒之毒，中而即病，曰伤寒。不即病，寒毒藏于肌肤之间，至春变为温，至夏变为热病。皆肾水涸，春无以发生故也。皆热不得发泄，郁于内，遇感而发，虽曰伤寒，实为热病。春病温疫，夏为热病及飧泄；秋发痎疟，冬生咳嗽；皆因感四时不正之气，总名之曰伤寒。

【证、治】自外而入，内传经络。

太阳证，头疼、发热、恶寒、腰脊强，脉浮而紧，无汗谓之伤寒，可汗，宜麻黄汤；脉缓自汗，谓之伤风，宜桂枝汤。忌利小便、重汗、下大便。

阳明证，身热、目疼、鼻干、不得卧，不恶风寒而自汗，尺寸脉俱长，宜白虎汤；浮沉按之有力，宜大承气汤。胃，血也，不主汗利，忌汗、利小便。

少阳证，往来寒热，胸胁痛而呕，耳聋，脉弦，宜和解之，小柴胡汤。胆无出入，水火之间，下犯太阳，汗、下、利皆不可，忌利小便，忌汗、忌利大便。

太阴证，腹满咽干，手足自温，自利不渴，时腹痛，脉沉细，其藏寒，宜四逆汤；脉浮，可汗，宜桂枝汤；又大实痛可下，用详。忌三法，宜三法，用详。

少阴证，口噪、舌干而渴，脉沉实，宜大承气汤；脉沉细迟者，宜用温之，四逆汤；身凉脉沉细而虚，宜泻心汤；身热烦躁不宁，大小便自利，脉浮洪无力，按之全无，宜附子泻心汤；其吐泻不渴，脉浮弱，理中汤主之；渴而脉沉、有力而疾，宜五苓散。少阴证，脉沉发热，当汗，麻黄细辛附子汤。少阴证，下利，色不青，当温；色青口燥，当下；脉弱忌下，干燥忌汗。

厥阴证，烦满而囊缩，大小便不通，发热引饮，腹满，脉俱微沉实，按之有力，当下；无力，当温。厥阴乃二阴交尽，曰厥阴。为生化之源，喜温而恶清。

大抵三阴非胃实不可下，此三阴无传经，止胃实可下也。

太阳，标本不同。标热，太阳发热；本寒，膀胱恶寒，故宜汗。阳明从中气，标阳，肌热；本实，妄语；标阳故宜解肌，本实故宜下。少阳标阳，发热，本火、恶寒，前有阳明，后有太阴，故宜和解。太阴标阴，本湿。腹胀满或嗌干、身目黄，从标治则温，从本治宜泄满下湿。少阴标阴，爪甲青冷，本热，脉沉实，口干渴，标宜温，本宜下。厥阴中气宜温，烦满囊缩故为热，宜苦辛下之。

麻黄、桂枝之辈，汗而发之；葛根、升麻之属，因其轻而扬之；三承气、陷胸之辈，引而竭之；泻心、十枣之类，中满泄之。在表宜汗；在里宜下；在半表半里宜和；表多里少和而少汗之；里多表少和而微下之；在上者吐之；中气与脉气微者温之；脉亦同法，又当求本。假令腹痛，用桂枝芍药汤，何不只用芍药却于桂内加之，要知从太阳中来，故太阳为本，又如结胸，麻黄亦然。

刘法　分病及脉，以五藏言之。诸在皮者汗之，麻黄汤内加表之；在内者下之，麻黄细辛附子汤内加下之。此言藏者，五脏也，可通经入脏。物之藏者，腑也，方可下。麻黄汤治外证之外，麻黄细辛附子汤治内证之外。肝脉外证，善洁面青，善怒脉弦，前方加羌活、防风三钱；内证，满秘便难，淋溲转筋，沉而弦，后方加同前。心脉外证，面赤、口干、善笑、脉沉而洪，前方加黄芩、石膏各三钱；内证，烦心心痛，掌中热而哕，脉沉，后方加同前。肺脉外证，面白善嚏，悲愁欲哭，脉浮而涩，前方加姜、桂各三钱；内证，喘咳洒淅寒热，脉沉，后方加生姜、桂枝。脾脉外证，面黄、善噫、善思味，脉浮而缓，前方加白术、汉防己；内证，腹胀满食不消怠惰，脉沉，后方加同前。肾脉外证，面黑善恐，脉浮，前方加附子、生姜；内证，泄如注，下重、胫寒、脉沉，后方加同前。已前外证，皆表之表，汗而发之；内证者，里之表也，渍形以汗。如脉沉复有里证，里证为发热引饮，便利赤涩，泄下赤水，或秘，按之内痛，此为里证。宜速下之，依方加大黄三钱，如邪又未尽，复加大黄二钱。

刘张又相继论　人多劳役饥饱者，得之火化火扰，治之宜以辛凉；比及年少性急劳役，岂非火乎？迟脉年老之人，可以辛温解之，故制双解散，治诸伤寒时气在表里，皆可服之。表里证有相似，药不可差。伤寒表证发热恶寒而渴，独头痛、身热、目疼、鼻干、不得卧，乃阳明经病也，白虎汤主之。杂证里证亦同，但目赤者脏病也，脉亦洪大，甚则呕血，先有形也，乃手太阴肺不足，不能管领阳气，亦以枸杞、地黄等物治之。补泻当察虚实。假如洪、弦相杂，洪，客也；弦，主也，子能令母实。又脉弦无表证，是东方实，西方虚也。又前来者为实邪，依此补泻，余仿此行之。

表汗，通圣散、双解散。

半表半里，凉膈散、柴胡汤。

里下，右手脉实，承气汤；左手脉实，抵当汤。不分浮沉，但实可用。

血气俱实，主三承气汤。

温，四逆汤、真武汤。

解利，五苓散、解毒散、白虎汤、甘露饮、栀子汤。

发黄，茵陈汤。

伤寒，得伤风脉；伤风，得伤寒脉。假如太阳证，头疼、身热、自汗、恶风，脉当缓而反紧，是伤风得伤寒脉也。余以例推之。桂枝麻黄各半汤、羌活汤尤妙。

吐 瓜蒂散

瓜蒂 赤小豆

豆豉汤下一钱。

结胸，脉浮大者，不可下之，下之必死。

小陷胸汤

半夏 连（姜汁炒） 瓜蒌实

大陷胸丸

炒大黄五钱 苦葶苈（炒）三钱 芒硝一钱 杏仁十二个

丸如弹子大。每服一丸，入甘遂末三字，蜜半匙，水煎，至半温服。

六经余证

太阳痉，汗多热利，误下变证。

阳明烦躁，火入于肺，烦也；火入于肾，躁也；栀子豆豉汤，宿食加大黄。狂谵、实热、发斑，胃火呕吐哕。

少阳潮热，有平旦、日晡之分，详见前。

太阴腹痛，有部分同杂证。

【治】痞有虚实，实便秘，厚朴、积实；虚便利，白芍。

少阴心惊悸是杂证。吐泻同霍乱证。治咽喉热，甘草、桔梗，寒热合二方。下利色清，下；色不清，温。渴逆乃阴消阳逆，或兼以舌挛，语言不正，昏冒、咽痛，大承气。

厥阴，羌活汤。

解利伤寒，不问何经，辨两感伤寒之例。

羌活　防风　川芎　炙甘草　芩各一钱　地黄　细辛二钱半　白术二钱

如身热，加石膏四钱；腹痛，加芍药三钱半；往来寒热，加柴胡一钱，半夏五钱；心下痞，加积实一钱；里证，加大黄三钱，邪去止之。

治疫。

麻黄一两　甘草一两半　石膏　滑石　黄芩　白术各四两

煎服表汗。

解利　大羌活汤，治两感伤寒。出李。

防风　羌活　独活　防己　白术　甘草（炙）　黄芩　连苍术　芎　细辛各三钱　知母　生地黄各一两　白芷（阳明加之）

双解散　混解，不问风寒。出张、李、刘，皆用。

栀子豉汤　出李。

消毒饮　治疫疠时毒。

芩　连各半两　翘一钱　陈皮　玄参各三钱　甘草　黍黏子　板蓝根　马勃各一钱　人参　僵蚕各一钱　桔梗三钱　升麻七钱　柴胡五钱　薄荷　川芎各五钱　大黄（便硬加之）

以水煎服。

伤寒中寒说　伤寒为外寒郁内热，伤寒面惨而不舒，恶寒不恶风；中寒谓寒乘其肤腠，不分经络，疏豁一身，无热可发，温补自安，此胃气之大虚也。

风湿不可汗下论　春夏之交，病如伤寒，自汗肢体重痛，转侧难，小便不利，此名风湿，非伤寒也。因阴雨卑湿，或引饮，多有此证。宜多与五苓散，切忌汗下。

四证类伤寒　伤寒右寸脉紧盛，痞满；脚气如伤寒证，但病起于脚胻；痰证、呕逆、头痛，脉浮而滑，痞满、虚烦、不恶寒，不头痛，身疼；阳毒，身重腰脊痛，狂言或吐血，下利，脉浮大数，咽喉痛，唾血，面赤如锦文，五六日可治；阴毒，身重背强，腹中绞痛，咽喉不利，毒气攻心，心下坚，呕逆，唇青面黑，四肢冷，脉沉细紧数，身如打，五六日可治。

阴盛格阳　目赤、烦躁、不渴，或渴不欲水，脉七八至，按之不鼓，姜附主之。

阳盛拒阴　身表凉、痛，四肢冷诸阴证，脉沉数而有力，承气主之。

阳厥极深，或时郑声，指甲、面色青黑，势困，脉附骨，按之有，举之无；因阳气怫郁，不得荣运于四肢，以致身冷。先凉膈养阴退阳，以待心胸微暖，可承气下之。

阴证身静，重语无声，气难布息，目睛不了了。鼻中呼不出、吸不入，口鼻中气冷，水浆不入口，二便不禁，面上恶寒有如刀刺。

阳证身动，轻语有声，目睛了了，鼻中呼吸出入，能往能来，口鼻气热。

伤风，气出粗，合口不开，面光而不惨，恶风不恶寒。

伤食，口无味，液不纳，息肩。

两感　一日太阳受之，即与少阴俱病，头疼、口干，烦满而渴者是。二日阳明受之，即与太阴俱病，腹满身热，不饮食谵语。三日少阳受之，即与厥阴俱病，烦满囊缩，水浆不入口，不知人，六日死。

痉　太阳病，发热、无汗，反恶寒者名刚痉。无汗为表实，恶寒为重感，名刚痉。太阳病，发热、有汗，不恶寒者，为柔痉。表虚伤湿，其病身热足寒、颈项强急、恶寒、时头热、面赤、目脉赤、头摇、卒口噤、背反张。

中湿见前脉，其病一身尽黄，头痛汗出，欲水而不能饮，反欲近火。

头汗，乃邪搏诸阳，热不得越，津液上凑。又见自汗条下。

手足汗，有邪聚于胃则便硬；有寒则便溏，不能食，小便不利。

烦躁，有热传于内，胸中有热，关前洪数，宜解热；有虚，因汗吐下虚，协余热，身不疼，脉不紧数，宜补之。又初解，胃弱强食，胃脉浮洪。

苔皆心经之热浅深也。白而滑，乃邪在半表半里也；白而涩，热在里也；黄而干，热在胃也，黑者宜下。

哕皆胃疾，或寒，或妄下之虚。

厥，手足冷，有寒有热。先热而后厥者，热伏于内；先厥而后热者，阴退阳气复；始得之便厥，皆阳不足而阴胜也，所主为寒。

谵语四证　伤寒谵语，属阳明经，乃胃有热，脉洪大者是，宜调胃承气汤。身不热身困者，谓之郑声，病退人虚，脉和平，宜滋补。妇人经来，适邪气乘虚入于血海，左关脉数者，小柴胡汤主之。有邪祟者，言语涉邪，颇有意思，状多变，与病相违者是。

气喘七证　伤寒太阳证，下之微喘者，内虚外热故也。宜解其表。

饮水过多，水停心下，胸膈满而喘者，宜利其小便。

病本无喘，因药下之，泻止而喘，其色已脱，不治。

喘而四逆者，不治。

喘而噫者，不治。

喘而鱼口者，不治。

喘而目闭面黑者，不治。

目瞪四证　伤寒至目瞪不省人事，此中风痉证，以药开关吐痰，痉退眼开，随证治之。

伤寒病已过经，痉退无热，人困不语，脉和目瞪，谓之戴阳，下虚故也。

阳毒不解，热毒之气伏于太阳之经，故使目瞪。六脉弦劲，渐作鱼口，气粗者死。

太阴痰潮，上灌七窍，两目瞪。与小儿惊风之类同，下痰则愈。

舌卷唇焦，乃心肝热极，三焦精液不生，可治。舌卷卵缩，厥阴绝也，必死。

厥逆幽闷三证　阴毒阳冷，四肢逆冷，心膈幽闷，默默思睡，脉沉伏者是。

伤寒起汗，下后，又战汗过多，人困，身冷，不动者，乏阳也。

伤寒未三日，身冷、额上汗出，面赤、心烦者，非阴毒证，谓之阴盛格阳。阴气并于外，阳气伏于内，其脉沉数也。

咽干二证　少阳证，口苦、咽干，乃胆热也，小柴胡汤。

少阴证，口燥、咽干，主肾热，津液不生，宜下。

恶寒三证　发热、恶寒发于阳，脉浮数，宜麻黄桂枝汗之。

无热、恶寒发于阴，脉沉细，宜四逆温里。

发汗后，反恶寒，气虚也。脉微弱，补虚，芍药附子甘草汤主之。

恶风三证　汗出而脉缓，宜桂枝加葛根汤，便遍身润。

太阳病，发汗过多，亡阳，胃虚、恶风，当温其经，宜桂枝加附子汤。

风湿相搏，骨节烦痛，不得屈伸，汗出恶风，不欲去衣，宜甘草附子汤。

汗后发热并再伤八证发汗不入格，其病不解，宜再汗之。

发汗后，再伤风邪而热，宜发汗。

再伤风寒而热，随证治之。

汗后温之热，脉弦小而数者，有余热也，宜和解之。

汗后温之热，脉静身无痛处，虚热也，宜平补之。

汗后温之热，或渴、或烦、或胸满、或腹急，有里证，脉沉数，宜下之。

劳力而再热，平解劳倦，宜柴胡鳖甲散。

食过而热者，宜消化其食。

中暍　夏月，发热、恶寒，小便已洒然毛耸，脉弦细而芤迟，宜白虎人参汤，忌汗下。

中暑　背寒、面垢，手足微冷，烦躁、引饮，四肢不痛，脉浮，宜五苓、白虎。

中温　冬月冒寒，至春夏再感乖常之气。

风温　先伤风，后伤温，头疼、自汗，体重、息如喘，但默默欲眠，尺寸脉俱浮。风温脉浮，证同前条下。

温毒　汗、吐、下，表未罢，毒邪入脏，身有斑，脉阳洪数，阴实大。

湿温　先伤湿，后中暑。

瘟疫　众人一般。脉，阳虚弱，阴弦紧。

潮热　阳明申酉时分也。胃实宜下。

寒热相继在他时。

太阳病，热在寅卯。

少阳，在巳午。

汗自出　太阳经自汗，营弱卫强也。

中风，太阳脉缓。

风温，身重多睡，脉浮缓。

风湿，脉沉而细，证同前条下。

少阴，咽痛、拘急，四肢疼，厥逆、自汗，亡阳也。

太阳，亡阳自汗。

柔痉，同前痉下。

除中者死　伤寒六七日，脉迟、下利而热，反与黄芩汤彻其热，腹中恶冷，当不能食，今反能食，名曰除中。脾经受邪，则下利而热，反与黄芩，邪热未去而胃气先去。

禁忌

厥阴，心痛、发斑，不欲食，食则吐蛔，下则利不止，诸四肢厥逆，不可下；五六日不结胸，腹痛满，脉虚，复厥者，不可下；当下反汗之，心口烂。

少阴，脉沉细数，病在里，忌汗；微者，忌汗；尺脉弱涩者，不可下之。

太阴，腹满，吐，食不下，自利，时腹自痛，忌下。下之胸下结硬。脉弱自便利，虽用下，宜减之。

少阳，不可汗，忌利小便，忌利大便。犯之，各随上下、前后、本变及中变诸变例。

太阳，小便不利，不可利之。利之，邪气入里不能解，咽干、淋、衄、小便不利。当汗，不可汗。在表，不可下，下之动血。误犯之，成结胸痞气；汗之成血蓄于胸中；当汗而下之，成协热利。

太阳证误下有八变　脉浮者，必结胸；紧者，必咽痛；弦者，必两胁拘急；细数者，头疼不止；沉紧者，必欲呕；沉滑者，必热利；浮滑者，必下血。

阳明，不当发汗，发汗成蓄血，上焦为衄；不当下，下之，血蓄下焦，发狂。有年老患时热狂妄，服附者愈，服寒凉者死。

足太阳，未渴，小便清者，禁利；咽干，禁汗；成蓄血，禁下太早，已渴者，五苓散；谵语、潮热、大渴，宜下。

足少阳三禁，胃实，可下。足太阴，禁下。

足少阴，脉沉、口燥、咽干而渴，禁汗；脉涩而弱，禁下。

三阴非胃实，不可下。

治三焦，便有胆少阳经，作风治，不宜汗下、利小便。

治心，便有肾少阴，故本热标寒，故脉沉细，按之洪大，用承气汤，酒制热饮是也。

治膀胱，便有小肠太阳，故本寒标阳，故脉紧数，按之不鼓而空虚，用姜附，寒饮顿服。

治肺，便有脾太阴，故寒因寒用，大黄、枳实下之。

治阳明，纯阳，大肠喜热恶清，当以热治寒也；络宜清，当以寒治热。

许学士解利外感

伤风者，恶风。用防风二钱，甘草、麻黄各一钱。头痛，加川芎；项背腰痛，加羌活；身重，加苍术；肢节痛，加羌活；目痛、鼻干及痛，加升麻；或干呕、或寒热、或胁下痛，加柴胡。

伤寒者，恶寒。用麻黄二钱，防风、甘草各一钱。头沉闷，加羌活一钱。

凡治伤寒，以甘草为君，防风、白术为佐。是寒宜甘发也。看他证加减。

伤风，以防风为君，甘草、白术为佐。是风宜辛散也。

其伤寒表证，以石膏、滑石、甘草、知母、葱、豉之类，汗出即解；如热半表半里，与小柴胡，汗出而愈；热甚，大柴胡与之；更甚，小承气；里热甚，大承气；发黄者，茵陈蒿汤下之；结胸，陷胸汤下之。

内伤　见于右手。内伤，躁作寒已，寒作躁已，不相并，但有间，且晡时必减，乃胃气得令；潮作之时，精神困倦，乃其气不足。

外伤　见于左手。外伤，但无间，且晡时必作剧，乃邪气盛；潮作之时，精神有余，乃邪气胜。

寒邪不能食，风邪能食。

表虚，不作表虚治。或劳役于凉处解衣，或阴处新浴。表虚为风寒所遏，切不可妄解表。

七、大头肿痛（附：虾蟆瘟）

【因】阳明邪热太甚，故资实，少阳相火而为之也。湿热为肿痛，治之视其肿势在何部分，随结而取之，是天行也。

【治】芩（炒）　甘草　大黄（煨）　黍黏子①（炒）芒硝

阳明渴，加石膏；少阳渴，加瓜蒌根。阳明行经，加升麻、白芍、葛根、甘草；太阳行经，加羌活、防风。

---

①　黍黏子：又名鼠黏子、恶实。现通用名牛蒡子。

虾蟆瘟

【因】风热。

【治】解毒丸下之。

侧柏叶自然汁调蚯蚓粪敷，烧灰大妙。

车前叶服。

或丁香尖、附子尖、南星，酢磨敷皆可。

五叶藤汁敷亦可。

八、霍乱

【脉】微涩，或代，或伏，脉弦滑者，膈有宿食，身却不热，为霍乱。大者，生；微迟者，死；脉洪者，热。

【因】其气有三：一曰火，二曰风，三曰湿。

邪在上焦则吐，下焦则泻，中焦则吐而且利。吐为喝热也，泻为湿也；风胜则动，故转筋也；或因大渴而大饮，或饥、或饱甚，伤损胃气，阴阳交争而不和，此为急病也，不死；如干霍乱而不得吐利，必死。

【证】其状，心腹卒痛，呕吐下利，憎寒发热，头痛眩晕。先心痛则先吐，先腹痛则先下，心腹俱痛，吐利并作，甚则转筋，入腹则死。不然则吐泻。

干霍乱者，忽然心腹胀满，绞刺痛，欲吐不吐，欲利不利，须臾则死。以盐汤大吐之，佳。

外有冲恶，病同而名异。

【治】

五苓散　治热多饮水，关上脉洪者，热也，宜清之。

第
七
辑

理中丸 治寒多不饮水，身不热者。

半夏汤 治霍乱转筋，吐利不止，身痛不止者，宜加桂枝汤。

半夏　曲　苓　陈皮　白术　薄　桂　甘草

和解散 治霍乱。此条内有所积，外为邪气所阻，甚用吐法，二陈汤。

和解散

川芎　苍术　白芷　防风

九、瘟病

【证】众人一般者是。

【治】有三法：宜补、宜散、宜降。

大黄　芩　连　参　桔梗　苍术　防风　滑石粉　人中黄香附子

上神曲丸送下，随宜。气虚，四君子；血虚，四物汤；痰，二陈汤；热甚，童便作汤送下。

春夏不服麻黄，秋冬不服桂枝。

夏不服青龙，冬不服白虎。

十、伤暑

【脉】虚则身热。或浮自汗，自汗者，火动而散故也。

【因】夏火太热，损伤肺金元气。其感有二：动而得之，乃辛苦之人，动而火胜，热伤气也，脉洪而大；静而得之，乃安乐之人，静而湿胜，火胜金位也，脉沉而实。

【证、治】暑喜归心，入心则噎塞，昏不知人；入肝则眩晕；入肺则喘满痿躄；入脾则昏睡不觉；入肾则消渴。病则怠惰嗜卧，四肢不收，精神不足，两脚痿弱，头疼恶热，躁热，大渴引饮，大汗。因动而中，白虎加人参汤主也；头疼、恶寒、拘急、肢节疼，大热无汗。因静而中，大顺散，白虎加苍术。有阴胜阳之极，甚则传肾、肝为痿厥，清暑益气汤主之。

凡中暍死　切忌与冷水凉处，须沃以汤，宜黄龙丸主之。

心虚伤暑　身热、头痛，烦满而渴，五苓散主之。

肺虚伤暑　身热、烦闷而喘，白虎汤主之。

脾虚伤暑　则为痎疟，常山饮主之。

黄连香薷汤　治暑。

挟痰，加半夏；虚，加参芪。

清暑益气汤　治暑伤金，虚甚。

玉龙丸　曾用治暑。

油炒半夏，姜汁丸。

补中益气汤　治主夏痰渗。

二苓汤　治春夏之交，病似伤寒，自汗体重，痛难转侧，此名中湿。

泽泻一两　滑石二两　茯苓　猪苓　术半两

暑风挟火，痰实者可用吐法。

玉龙丸　治暑泄泻，或二便秘。

焰硝　明矾　滑石　硫黄一两　白面六两

水丸。水下。

十一、疟

【脉】疟脉自弦，弦数多热，弦迟多寒。

弦小紧者，可下之；

弦迟者，可温之；

紧数者，可汗灸之；

浮大者，可吐之；

弦数者，风发也，以饮食消息止之。

【因】夏暑舍于营、卫之间，腠理不密，遇秋之风，玄府受之。惨怆之水，寒气闭而不出，舍于肠胃之外，与营卫并行，昼行于阳，夜行于阴，并则病作，离则病止；并于阳则热，并于阴则寒；浅则日作，深则间日；在气则早，在血则晏；因汗郁成痰，因虚弱阴阳相乘。

外因　从六淫，有寒、温、瘅、湿、牝。寒则先寒后热；温则先热后寒；瘅则但热不寒；湿则身骨节疼；牝则寒多不热。

内因　有脏气不和，郁结痰饮所致；有肝、心、脾、肺、肾之说（说见后）。

不内外因疫疟一岁之内，大小相似；鬼疟梦寐不祥；瘴疟乍有乍已；食疟因饮食得之；劳疟因劳得之；母疟有母传染者也。

李论　夏伤于暑，秋为痎疟。暑者，季夏湿土，湿令不行则土亏矣。所胜妄行，木气太过，少阳主也；所生者受病，则肺金不足，不胜者侮之，水胜土之分。土者坤，坤在申，申为相火；水入土，则水火相干，则阴阳交作；肺金不足，洒淅恶寒；土虚少阳乘之，则为寒热；发于秋者，湿热则卯酉之分也。

【证、治】先寒而热，谓之寒疟；先热而寒，谓之温疟；治之宜乎中也。中者，少阳也。

渴者，燥胜也；不渴者，湿胜也。又有得之于冬而发于暑，邪舍于肾，足少阴也。

有藏之于心，内热蓄于肺手太阴也。

但热而不寒，谓之瘅疟，足阳明也。

在太阳经谓之风疟，宜汗之；在阳明经谓之热疟，宜下之；少阳经谓之风热，宜和之。此伤之浅也。

在阴经则不分三经，谓之温疟。宜从太阴经论之，此伤之重也。

太阳经　头痛、腰痛，寒从背起，先寒后热，宜小柴胡羌活地黄汤。

少阳经　心体解㑊①，寒热不甚，恶见人，多汗出甚，小柴胡汤。

阳明经　先寒久乃热，热大汗，喜见火乃快，宜桂枝二白虎一汤。

少阴经　呕吐、烦闷，热多寒少，欲闭户而处，病难已，小柴胡加半夏汤。

太阴经　好太息，不嗜食，多寒热汗出，病至喜呕乃衰，理中汤。

厥阴经　小腹腰痛，小便不利，意恐惧，四物玄明苦楝附子汤。

心疟　烦心，甚欲得清水，反寒，多不甚热，宜桂枝黄芩汤。

肺疟　心寒甚，热间善惊，如有见者，桂枝加芍药汤。

肝疟　色苍苍然，太息，其状若死，通脉四逆汤。

脾疟　寒则腹痛，热则肠鸣，鸣已汗出，小建中汤、芍药甘草汤。

肾疟　腰脊痛，宛转便难，目眴然，手足寒，桂枝加当归芍药汤。

胃疟　将病也，善饥不能食，能食而肢满腹胀，理中汤丸

———

① 解㑊：指困倦无力、懒言、抑郁不欢的症状。

主之。

劳疟　经年不差，后复发作，微劳力不任，名曰劳疟。

母疟　百药不差，结成癥癖在腹胁，名疟母。

治虽不同，疟得于暑，当以汗解；或汗不彻，郁而成痰，宜以养胃化痰发汗；邪气得出，自然和也。虚则补之，脉洪数无力者是也。

羌活汤　治邪气浅在表。

羌活　防风　甘草

恶寒有汗，加桂枝；恶风无汗，加麻黄；吐，加半夏。

麻黄桂枝汤　治夜疟，此散血中风寒。

麻黄一两　桂枝二钱　甘草（炙）　三钱　芩五钱　桃仁三十粒（去皮尖）

邪气深而入血，故夜。以桃仁缓肝，散血中邪。

桂枝石膏汤　治邪深间日。

桂枝五钱　石膏　知母一两半　芩一两

汗出不愈，为内实外虚，寒热大作，必传入阴。太阳阳明，芪、芍；寒热传入太阳，阳明、少阳合病，加柴胡、半夏、人参、甘草。

藜芦散　治久疟，欲吐不能吐，宜吐之。

藜芦

为末。温齑①水调下半钱，以吐为度。

张法　白虎加参汤、小柴胡合五苓散、神祐丸治之。

服前三方未动，次与之承气汤治；甚者，甘露饮调之，人参柴胡饮子补之，常山饮吐之。

老疟丹　治老疟风暑，入阴在脏，碍血气。

川芎　桃仁　红花　当归　苍术　白术　白芷　黄柏甘草

①　齑（jī）：古同齑。细切后盐酱等浸渍的蔬果。

上水煎，露一宿，次早服之。

疟母丸 治疟母食疟。

鳖甲（酢炙，君） 三棱 莪术（酢炙） 香附子 阿魏（食积，加酢化）

截疟丸

先补药、表药，彻起阳分，方可截。

川常山 草果 知母 槟榔 乌梅 川山甲（炒） 甘草（炙）

用水一大碗，煎半碗，露一宿。临发时温服之，宜吐。

一补一发丹 治久疟内伤挟外邪，内发必主痰，外以汗解。

半夏 茯苓 陈皮 柴胡 黄芩 苍术 川常山 葛根

虚，加参、术补气；甚，加芩、连。

有一人夏感，脉沉细，服之愈。

常山汤 治妇胎疟。

常山二两 芩三两 石膏八钱（另研） 乌梅十四个 甘草一两 煎服之。

不二散

白面二两 砒一钱

和匀，以香油一斤煎之，色黄，用草纸压之，去油为末，入江茶三两。每服一字。

神妙绝疟

木通（川者） 秦艽（去芦） 川山甲（炙） 常山各等分 辰砂半钱（另研） 乌梅七个 大枣七个

上以水三盏，煎至半，入酒一盏，再至半。先刮砂枣服，次服药。

十二、疸

【脉、证】脉沉，渴欲饮水，小便不利，皆发黄。脉沉乃阳明畜热，喜自汗，汗出入水，热郁身肿，发热不渴，名黄汗。

脉紧数，乃失饥发热，大食伤胃，食则腹满，名谷疸。数为热，热则大食；紧为寒，寒则腹满。

脉浮紧，乃因暴热浴冷水，热伏胸中，身面目悉如金色，名黄疸。

阳明病脉迟者，食难用饱，饱则发烦、头眩者，必小便难，欲作谷疸。

脉沉弦或紧细，因饮酒百脉热，当风入水，懊𢙐、心烦、足热，名酒疸。其脉浮欲呕者，先吐之；沉弦者，先下之。

脉浮紧，乃大热交接入水，肾气虚流入于脾，额黑，日晡热，小腹急，足下热，大便黑，时溏，名女劳疸。腹如水状，不治。

脉寸口近掌无脉，口鼻冷，不治。

其病身热，一身尽痛，发黄便涩。

【因】内热入水，湿热内郁，冲发胃气。病虽有五，皆湿热也。

【治】诸黄家，但利其小便愈。假令脉浮，以汗解之；如便通汗自，当下之愈。当以十八日为期，治之十日以上为差；反剧者，难治。

治法以疏湿、利小便、清热，或汗之。五苓加茵陈、连类。

茵陈栀子汤

茵陈一两（去茎）　大黄半两　山栀十个

豆豉煎汤下。

五苓散 热，加苦参；渴，加瓜蒌根；便涩，加葶苈；素热，加连。

茵陈蒿汤 治黄疸、寒热、不食，食则头眩，心胸不安者是。

滑石石膏丸 治女劳疸。证见题下。

滑石　石膏

研末。下粥饮。便利则止。

十三、劳（附：劳极、烦热、劳瘵）

【脉】男子平人，脉大为劳，极虚为劳，浮大为里虚。

男子脉虚弱细微者，善盗汗。

男子脉虚沉弦，无寒热，短气，里急，小便不利，面色白，时目瞑，喜衄。

诸芤动微紧，男子失精，女子梦交。

脉沉小迟，名脱气。其人疾行则喘，手足寒，腹满，甚则溏泄，食不消。

脉弦而大，大则为芤，弦则为减。女子漏下，男子失精。

脉微弱而涩为无子，精气清冷。

尺脉弱寸强，胃络脉伤。

安卧脉盛，谓之脱血。

脉举之而滑，按之而微，看在何部，以知其脏。尺弱滑而涩，下虚也；尺滑而涩疾，为血虚。

脉数，骨肉相失，声散呕血，阳事不禁，昼凉夜热者死。

脉，轻手则滑，重按则平，看在何经而辨其府。寸弱而微者，上虚也。

【因】喜怒不节，起居不时，有所劳伤，皆伤其气。气衰则火旺，火旺则乘其脾土，而胃气、元气散解，不能滋养百脉，灌注脏腑，卫护周身，百病皆作。

【证】百节烦疼，胸满，气短，心烦不安，耳聩鸣，眼黑眩，寒热交作，自汗飧泄，四肢怠惰者。

外有脾痹、中风、湿痹病、伤暑。骨热不同。

【治】法以甘寒泻火，甘温补中。温之、收之。

十全散、四物汤治血虚。

四君子汤治气虚，加升麻补中益气汤。

牛膝丸 治肾肝损，骨痿不能起床，筋缓不能收持。

萆薢（炒） 杜仲（炒） 苁蓉（酒浸） 菟丝（酒浸）牛膝（酒浸治肾） 蒺藜（治肝）各等分 桂半两

酒煮猪腰子，丸梧桐子大。空心酒下。亦治腰痛。

肾气丸 治肾脾不足，房室虚损。宜此荣养血以益肾，肾苦燥，以辛润之致津液，故用川芎；酸以收之，故用五味。盖神方也。

苍术（泔浸）一斤 熟地一斤 五味半斤 川芎冬一两夏半两秋七钱春亦七钱

上为末，用枣肉丸。米饮下。

地黄煎丸 解劳、生肌、活血。

生地汁 藕汁 杏仁汁 姜汁各五升 薄荷汁 鹅梨汁法酒二升 沙蜜四两

以上慢火熬成膏，药入后：

柴胡三两（去芦） 秦艽（去芦） 桔梗各二两 熟地黄四两 木香 枳壳（炒） 柏子仁（炒） 山药 茯苓（白）远志（去心） 参 术各一两 麝半钱（另研）

上为末，和前药，丸如梧桐子大。甘草汤下。

辛苦劳

柴胡 参芪 柏 甘草

牡蛎散　治诸虚不足，津液不固，自汗出。

牡蛎（煅取粉）　麻黄根

芪或加秦艽、柴胡、小麦同煎。

麦门冬汤　治大病后虚烦，则热不解不得卧。

半夏　竹茹　陈皮　茯苓　麦门冬　参

炙甘草汤　治虚劳不足，汗出而闷，心悸，脉结代。

酸枣仁丸　治虚劳虚烦不得眠者。

枣仁（炒）一两　参　桂一钱　茯苓三钱　石膏半两　苓三钱

固精丸　治精滑。

牡蛎砂锅煅酢淬七次，酢糊丸梧子大，空心盐酒送下。

参归散　治骨蒸劳。

知母（炒）　参（炒）　秦艽（去尖、芦）　北柴胡（同术炒）鳖甲（麦汤浸七次）　前胡各半两　乌梅三个　地骨皮川常山（酒浸三日）　川归（同柴胡炒）　甘草　白茯苓各七钱半

水煎服。

脾虚，本经宜四君子汤。

肝乘之，胁痛口苦，往来寒热而呕，四肢满闷，淋溲便摩，转筋腹痛，宜柴胡、羌活、防风、独活、川芎、桂、芍药、白术、茯苓、猪苓、泽泻、黄柏、细辛、滑石。

心乘之，宜连、芩、柏、白芍、地黄、石膏、知母。

肺受病，痰嗽短气，懒语嗜卧，洒淅寒热，宜补中益气汤。作涎清涕，肩甲腰脊痛，冷泄，宜干姜、术、附、乌、苍术、桂、茯。

劳极

劳者，神不宁也。

肝劳实热，关格牢涩，闭塞不通，毛悴色夭。肝劳虚寒，口苦关节疼痛，筋挛缩烦闷。

心劳实热，口舌生疮，大便闭塞，心满痛，小腹热。心劳虚寒，惊悸、恍惚、多忘，梦寐惊魇，神志不定。

脾劳实热，四肢不和，五脏乖戾，胀满肩息，气急不安。脾劳虚寒，气胀满咽，食下不通，噫宿食臭。

肺劳实热，气喘鼻胀，面目苦肿。肺劳虚寒，心腹冷气，气逆游气，胸胁气满，从胁达背痛，呕逆虚乏。

肾劳实热，小腹胀满，小便赤黄，末有余沥数少，茎中痛，阴囊生疮。肾劳虚寒，恐虑失志，伤精嘘吸，短气，遗泄白浊，小便赤黄，阴下湿痒，腰脊如折，颜色枯悴。

尽力谋虑则伤肝，曲运神机则心劳，意外致思则脾劳，预事而忧则肺劳，矜持志节则肾劳。

极者，穷极无所养也。

筋实，咳而两胁下痛，不可转动，脚下满不得远行，脚心痛不可忍，手足爪甲青黑，四肢筋急烦满。筋虚，好悲思，肢嘘吸，脚手俱挛，伸动缩急，腹内转痛，十指甲疼，转筋，甚则舌卷卵缩，唇青，面色苍白，不得饮食。

脉实，气衰血焦，发落，好怒，唇舌赫，甚则言语不快，色不泽，饮食不为肌肤。脉虚，虚则咳，咳则心痛，喉中介介如梗，甚则咽垂。

肉实，肌痹淫淫如鼠走，津液开，腠理脱，汗大泄，或不仁，四肢急痛，或腹缓弱，唇口坏，皮肤变色。肉虚，体重怠惰，四肢不欲举，关节痛疼，不嗜饮食，饮食则咳，咳则胁下痛，阴引背及肩不可转动。

气实，喘息冲胸，常欲自恚，心腹满痛，内外有热，烦呕不安，甚则呕血，气短乏不欲食，口燥咽干。气虚，皮毛焦，津液不通，力乏腹胀，甚则喘息、气短、息塞，昼差夜甚。

精实，目视不明，齿焦发落，形衰，通身虚热，甚则胸中痛痛，烦闷，泄精。精虚，尪羸、惊悸，梦泄，遗沥，小便白浊，甚则茎弱核彻，小腹里急。

骨实，热，耳鸣，面色焦枯，隐曲膀胱不通，牙脑苦痛，手足酸疼，大小便闭。骨虚，面肿垢黑，脊痛不能久立，气衰发落齿槁，腰背相引痛，甚则喜唾不了。

烦热

内热曰烦，外热曰热。

身不觉热，头目昏痛，口干、咽燥、不渴，清清不寐，皆虚烦也。平人自汗，小便频并，遗泄白浊，皆忧烦过度，大病虚后烦闷，谓之心虚烦闷。

《古今录验》五蒸汤 治五蒸病。

甘草一两（炙） 参 知母 黄芩各二两 苓 熟地 葛根各三两 竹叶二把 石膏五两（碎） 粳米二合

上㕮咀，以水九升，煮取二升半，分为三服。亦可以先煎小麦水乃煎药。忌海藻、菘菜、芜荑、大酢。

实热，黄芩、黄柏、连（气也）、大黄（血也）。虚热，乌梅、秦艽、柴胡（气也）、青蒿、蛤蚧、鳖甲、小麦、丹皮（血也）。

肺（鼻干），乌梅、天冬、麦冬、紫菀。

皮（舌白唾血），桑白皮、石膏。

肤（昏昧嗜睡），牡丹皮

气（遍身虚热，喘促、鼻干），参、黄芩、栀子。

大肠（鼻右孔干痛），大黄、芒硝。

脉（唾白，浪语，脉络溢，脉缓急不调），生地黄、当归。

心（舌干），生地、黄连。

血（发焦），地黄、归、桂心、童便。

小肠（下唇焦），赤茯苓、木通、生地。

脾（唇焦），芍药、木瓜、苦参。

肉（食无味而呕，烦躁甚不安），白芍药。

胃（舌下痛），石膏、粳米、大黄、芒硝、葛根。

肝（眼黑），川芎、归、前胡。

筋（甲焦），川芎、归。

胆（眼白失色），柴胡、栝蒌。

三焦（乍热乍寒），石膏、竹叶。

肾（两耳焦），生地、石膏、知母、寒水石。

脑（头眩闷热），地黄、防风、羌活。

髓（髓沸骨中骨热），天冬、当归、地黄。

骨（齿黑、腰痛、足逆），鳖甲、地骨皮、牡丹皮、归、生地黄。

肉（肢细肤肿，腑脏俱热），石膏、黄柏。

胞（小便赤黄），泽泻、茯苓、滑石、生地、沉香。

膀胱（左耳焦），苓、滑石、泽泻。

外有胸中烦热，肝中寒，烦闷，肝中风，酒疸，中暑、中风湿。

心痹、脾痹、肝虚寒、精实。

五心烦热、小肠热、心虚热。

足下热、酒疸、女劳疸、日晡热如疟。

劳瘵

【脉】虚。

【因】痰与血病。

【证】其病俗名传尸，虽多种不同，其病与前人相似，大略令人寒热盗汗，梦与鬼交，遗泄白浊，发干而耸。或腹中有块；或脑后两边有小核数个，或聚或散，沉沉默默，咳嗽痰涎；或咯脓血，如肺痿、肺痈状；或腹下利，羸瘦困乏，不自胜持。虽不同证，其根多有虫啮心肺一也。

【治】青蒿一斗半、童便三斗，文武火熬至七分，去蒿，再熬至一升，入猪胆汁七个、辰砂、槟榔末，再熬数沸，以甘草末收之。

治虚劳痰，四物汤。

竹沥　姜汁　便

或加参、术。

三拗汤　治传尸劳瘵，寒热交攻，久嗽、咯血、羸瘦。先服此方，后服莲心散，万无一失。

麻黄　生甘草　杏仁（不去皮尖，炙）

姜枣煎服。痰清则止。

莲心散

归　芪　甘草（炙）　鳖甲（酢炙）　前胡　柴胡　独活羌活　防风　防己　茯苓　半夏　芩　陈皮　官桂　阿胶　赤芍　麻黄（去节）　杏仁　莲心（去心）　天南星　川芎　芫花（酢炒黑）　枳壳（炒）

除芫花，每服二钱半，水二盏半，姜三片，枣一枚，入芫花一抄，煎至八分服。须吐有异物，渐减芫花及甘草，杀虫少之。

调鼎方　治传尸劳，神效。

混沌皮（一具酢浸一宿，焙干）　炙鳖甲　桔梗　芍药胡黄连　制大黄　甘草　豉心　苦参　贝母　秋石（另研）草龙胆　知母　黄柏（蜜炙）　芒硝　犀角一钱　蓬术一个上炼蜜为丸。温酒下二十丸。肠热食前，膈热食后，一月平安。

白蜡尘　治瘵。

十四、热

【脉】浮大而虚为虚。

脉细而实为实。

脉沉细或数者皆死，病热有火者，心脉洪是也；无火者死，细沉是也。

脉弱四肢厥，不欲见人，食不入，利下不止，死。

【因】因心火为之。心者，君火也。火旺则金烁水亏，为火独存。

【证、治】暴热，病在心、肺；积热，病在肾、肝。

虚热，如不能食而热，自汗气短，属脾虚，治宜甘寒，温而行之。

实热，如能食，口干、舌燥、便难者，属胃实，治宜辛苦大寒下之。

火热而郁，乃心火下陷，脾土抑而不伸，五心热，宜汗之、发之。

心神烦乱，血中伏火，病蒸蒸然不安，宜镇阴火，朱砂安神丸主之。

蒸劳热，乃五脏齐损，病久憔悴，盗汗下血，宜养血益阴。阴虚而热者，用四物加柏。

治法　小热之气，凉以和之。大热之气，寒以取之。甚热之气，汗而发之。不尽，则逆治之。

又治法　养血益阴，其热自治。经曰：壮水之主以制阳光。

轻者可降，重者从其性而伸之。

李论　外有元气虚而热；有五脏而热。有内中外而热，轻手扪之则热，重之则不热，在皮毛血脉也。轻按之不热，重至筋骨，热蒸手足甚，筋骨热也。不轻不重而热，在肌肉也。

凡三法，以三黄丸通治之。

肺热者，轻按之，瞥瞥见于皮毛，日西甚。其证喘咳，洒淅寒热。轻者泻白散，重者凉膈、白虎、地骨皮散。

心热者，微按之热见于血脉，日中甚。其证烦心、心痛，掌中热而哕。以黄连泻心汤、导赤散、朱砂安神丸。

肝热，肉下骨上热，寅卯间甚。脉弦，四肢满闷，便难，转筋多怒惊，四肢困热，筋痿不起床，泻青丸、柴胡饮。

脾热，轻重之中见于肌肉，夜甚。怠惰嗜卧，无气以动。泻黄散、调胃承气治实热，补中益气汤治虚热。

肾热，按至骨，蒸手如火，困热不任起床。宜滋肾丸、六味地黄丸。

平旦潮热，热在行阳之分，肺气主之。白虎加芩。

日晡潮热，热在行阴之分，肾气主之。地骨皮、牡丹皮、知母、柏。

木香金铃子散　治暴热心肺，上喘不已。

大黄五钱　金铃子三钱　木香三钱　轻粉　朴硝

上为末。柳白皮汤下三钱，以利为度。止，喘亦止。

大黄散　治上焦烦，不得卧睡。

大黄　栀子　郁金各五钱　甘草二钱半

煎服。微利则止。

黄牛散　治相火之气游走脏腑，大便闭。

大黄一两　牵牛头末半两

酒下三钱。以利为度。此不时热，温热也。

火金花丸

柏　连　芩　栀　大黄（便实则加）

煎丸任用。或腹满吐呕欲作利，加半夏、苓、朴、生姜；如白脓下利后重，加大黄。

凉膈散　退六经热。

翘　栀　大黄　薄荷　甘草一两半　芩半两　朴硝二钱半

如咽嗌不利、肿痛，并涎嗽，加桔梗一两，荆芥半两；咳而呕，加半夏三钱，姜煎；鼻衄呕血，加白芍、地黄；如淋闭，加滑石四两，茯苓一两；或闷而不通，腹下状如覆碗，痛闷难忍，乃肠胃干涸，膻中气不下。先用木香三钱，沉香三钱，酒下，或八正散。甚则宜上涌。

当归承气汤　治阳狂奔走，骂詈不避亲疏。此阳有余、阴不足也。

归　大黄　芒硝各一两　甘草半两

每二两，姜枣煎。

牛黄膏　治热入血室，发狂不认人。

牛黄二钱　朱砂一两　郁金　甘草各半两　脑子一钱　丹皮三钱

上炼蜜丸，皂子大。水下。

三黄丸　治实热能食者。能食为实热也。

白虎汤　治表热恶寒而渴者。

柴胡饮子　治两胁下肌热，脉浮弦者。

四顺饮子　治一身尽热，日晡肌热，皆血热也。

桃仁承气　治血热，夜发热者。

潮热者，黄芩、生甘草；辰戌时，加羌活；午间，连；未时，石膏；申时，柴胡；酉时，升麻；夜间，当归根；如有寒者，黄芪、参、术。

两手大热为骨厥，如在火中。可灸涌泉五壮，立愈。

地黄丸 治久新憔悴，寝汗发热，肠澼下血，骨蒸、痿弱无力，五脏齐损，不能运动，烦渴，皮肤索泽。食后更宜当归饮子。

熟地八两 山茱萸 山药各四两 丹皮 苓 泻各三两

上炼蜜和丸，梧子大。每服五十丸，空心酒下。

当归饮子

柴胡 参 苓 甘草各一两 大黄 归 白芍各三钱 滑石三两

姜煎服。如痰实咳嗽，加半夏；五谷不化完出，淋闷惊悸，上下血，宜火金花丸。

朱砂安神丸 治心神烦乱怔忡，兀兀欲吐，胸中气乱而热，似懊憹状。皆是膈上血中伏火。

朱砂一钱（研） 连一钱半（酒制） 炙甘草五分 生地五钱 归半钱

饼丸，津下。如心痞、食入反出，如煨大黄，除地黄。

补血汤 治肌热燥热、目赤、面黄红、烦渴引饮、日夜不息，脉浮大而虚，重按之全无，为血虚发热。证似白虎，唯脉不长并实耳。

芪一两 归二钱（酒制）

热服。

火剂汤

苓 连 栀 柏

火郁汤 治四肢热，五心烦热。因热伏土中，或血虚得之，或胃虚多食冷物，抑遏阳气于土中。

羌活 升麻 葛根 参 白芍各半两 柴胡 甘草（炙）各三钱 防风二钱半 葱白三寸

煎服。

朱砂凉膈丸 治上焦虚热，肺、脘、咽、膈有气如烟呛上。

连 栀各一两 参半两 砂三钱（另研） 脑子（另研）五钱 苓五钱

上蜜丸，朱砂为衣。水下。

黄连清膈丸 治心肺间及经中热。

麦冬一两 连五钱 鼠尾三钱

上蜜丸，绿豆大。温水下。

补中益气汤 治脾胃虚弱而热。

辰砂滑石丸 治表里热。

辰砂 龙脑 薄荷 六一散

秘方 治阴虚发热，四物汤。

柏 龟板 参 术（二味气虚加之）

治酒发热。

青黛 瓜蒌仁 姜

十五、吐衄下血

【脉】脉涩濡弱为亡血；细弦而涩，按之虚，为脱血也。

脉浮弱，手按之而绝者，为下血。

烦咳者，必吐血；脉沉弦，面无血色，无寒热者，必衄。

沉为在里，营卫内结，胸满，必吐血。

脉滑小弱者，生；浮大牢数者，死。

又，血温身热，脉躁者，死。热为血气散故也。

藏血，脉俱弦者，死；滑大者，生。

【因】外有肺痈、肺痿，亦能咳嗽脓血。劳，亦能吐血。

【证、治】

麻黄汤 治伤寒证大壅塞内热，火气不伸成衄。脉浮紧为寒。

桂枝汤 治证同前。脉浮缓为风。

五苓散 治伏暑，热流入经络。

黄芩芍药汤 治伤寒、风二证，脉微。

衄血方 治出于肺经，如不止，用寒水纸，于胸、脑、大椎三处贴之。

犀角　升麻　栀　芩　芍　生地　丹参　紫参　阿胶

荆芥穗研服，亦良。

萝菔头段捣饮，又汁滴之亦良；大椎、哑门灸之，亦止。

咯唾血方 出于肾，亦有瘀血内积，肺气壅遏，不能下降，肺壅，非吐不可。

天冬　麦冬　知母　贝母　桔梗　熟地　远志　柏

有寒加干姜、肉桂。

呕痰涎血方 出于脾。

芪　连　芍　归　甘草　沉香　葛根

呕吐血方 出于胃。

犀角地黄汤 治实及病余瘀血。

犀角一两　生地八两　芍三两　丹皮二两

小建中汤加黄连 治虚及伤胃吐血。

三黄补血汤 治六脉大，按之虚，面赤善惊，上热，乃手少阴心之脉也。此气盛而亡血，泻火补气，以坠气浮。

丹皮一钱　川芎二钱　熟地二钱　生地三钱　柴胡　归各一钱半　升麻　芪各一钱　白芍五钱

人参饮子 治脾胃虚弱，衄血吐血；又治吐血久不愈。可于气冲三棱针出血，立愈。

甘草一钱　麦冬二钱　归三钱　芪一钱　五味子五个　芍

一钱

救肺饮 治咳吐血。

升麻 柴胡 术 芍各一钱 归尾 熟地 芪 参各二钱 苏木 陈皮 甘草各五分

作一服

清心莲子饮 治咳血兼痰。

凉血地黄汤 治肠澼下血，水谷与血，另作一派。

知母（炒） 柏（炒）各一两 槐子（炒） 青皮 熟地 归

如余证，同痢门法治之。

胃气汤 治风毒客肠胃，动则血下。

芍 术 参 归 桂 芎 苓各等分

尿血方 治心肾，因房劳忧思气结。

发灰能消瘀血，通闭，酢汤下三钱。棕榈烧灰，米炊下亦可。

三汁丹 治小便出血。

水杨树脑 老鸦饭草 赤脚马兰

各自然汁，以水服之。

益阴散 治阳浮阴翳，咯血、衄血。

柏 连 芩（以蜜水浸，炙干） 芍 参 术 干姜各三钱 甘草（炙）六钱 雨前茶一两二钱

香油釜炒红，米饮下，三四钱立安。

三黄丸 治衄血不止，大便结燥者，下之。

大黄半两 芒硝 地黄三钱 连 芩 栀各一钱

老蜜炼丸。

咳血丹 治因身热，痰盛、血虚。

青黛 瓜蒌仁（二味治痰） 诃子 海石（涩） 杏仁

（治嗽甚） 四物汤（治虚） 姜汁 童便 栀

蜜调，噙化。

呕血丹 治因火载血上错经。

四物汤 栀（炒） 郁金 童便 姜汁 韭汁 山茶花

痰，加竹沥；喉中痛，是气虚，加参、芪、术、柏。

衄血丹（凉血） 犀角地黄汤入郁金。

溺血丹 治热。

生地四两 木苏根 淡竹叶 栀（炒） 滑石 甘草 蒲黄（炒） 藕节 归

血虚，加四物、牛膝膏、通草。

下血丹

四物汤

热，加连（酒煮温散）、栀（炒）、芄、升麻、胶珠、白芷；

虚，加干姜（炮）、五倍子；

如寒，药加辛升、温散，一行、一止。

神效方 治吐血、痰血，酒色过度者。

枇杷叶（去毛） 款冬 紫菀茸 杏仁（去皮尖） 鹿茸（炙如法） 桑白皮 木通各一两 大黄半两

炼蜜丸，临卧含化口中。

圣饼子 治咯血。

青黛一钱 杏仁四十粒（去皮尖）

上杏仁，以黄蜡煎黄色，研细，入黛，捏作饼子。每日，柿一个，中破开入药，合定，湿纸煨，饮下。

罗面丹 治内损吐血。

飞罗面（略炒） 京墨磨下二钱

越桃散 治下血及血痢。

栀 槐花 枣 干姜各等分

烧存性，研，米饮下三钱。

伏龙肝散 治便血，因内外有感，凝住在胃，随气下通，亦妄行之类。

伏龙肝八两 术 阿胶 芩 干地黄 甘草各三两

煎服。

赤豆归散 治先血后便，谓之近血。

赤小豆五两（浸令芽出，晒干） 归一两

为末。浆水下。

五灵脂散 治下血。

五灵脂（炒为末）

芎归汤下。

有血脱尽，色白而夭，不泽，脉濡，此大寒证。乃始同而末异，治宜辛温益血，甘热温经，干姜类是也。

有阴结者便血。夫邪在五脏，则阴脉不和；阴不和，则血留之，血无所禀，渗入肠间，其脉虚涩，非肠风藏毒也。治宜生地黄汁、小蓟汁各一升，砂糖、地榆、阿胶、侧柏叶。

十六、下痢

【脉】脉滑，按之虚绝者，必下痢。

寸脉反浮数，尺中自涩，必下清脓血。

脉沉弦者，下重；其脉小大者，为未止。

脉数，若微发热汗自出者，自愈；设脉复紧者，必为未解。

脉微若数者，令自止，虽发热，不死。

脉反弦，发热身汗出，自愈。

脉绝手足厥，灸之手足温者，生；若脉不还，反微喘者，死。

脉迟而滑者，实也，利未止，当下之；数而滑者，有宿食，当下之。

肠澼下白沫，沉则生，浮则死。

肠澼下脓血，悬绝，死；滑大，生。又，沉小流连者，生；数大有热者，死。肠澼转筋，脉极数者，死。

凡诸痢泄注，脉沉小者，生；浮大者，死；身热者，死。或谵语，或腹坚痛，脉沉紧者，可下；迟者，可温之。

下痢不欲食，有宿食；肠满痛，为寒食；肠坚，心下坚，为实。皆可下。

下痢脉迟，紧痛肠鸣，心急大孔痛，皆可温。

伤寒下痢，三部无脉，尺中时小见脉再举头者，肾气也。形损脉未至者，死。

【因】风湿热论之，则火盛而金去，独木火旺而脾土损矣。轻则飧泄、身热、脉洪、谷不能化；重则下利脓血。经曰：春伤于风，夏必飧泄。又曰：诸下利皆属于湿。又曰：下利稠黏，皆属于火。又曰：利下脓血，皆属带下。

【证】前证，皆热证、实证也，忌用龙骨、石脂、粟壳等剂。

虚证泄利，水谷或化，或不化，并无努责，惟觉困倦、脉弦涩者是也。宜温补之。

【治】治法，重则大黄汤主之，轻则黄芩芍药汤主之。后重则宜下，乃有物结坠、里热、脉洪甚，宜下。

若脉洪大甚，不宜下也。又大肠经气不宣，加通、槟榔、木香。

肠痛则宜和胃气。不和，当以茯苓、归、芍和之。

身重则除湿，脉弦则去风。风气因动属于内，大柴胡汤主之。

血脓稠黏，以重药竭之，热甚故也。

身冷自汗，以毒药温之。有暴下无声，身冷自汗，小便清利，大便不禁，气难布息，脉沉微喘吐，虽有里急后重，谓寒邪在内而气散也。可温药而安，则浆水散是也，属少阴。

风邪在内缩，宜汗之也。有厥阴下利不止，脉沉而迟，手足厥逆，涕唾脓血，此难治，宜麻黄汤、小续命汤平之。法曰：谓有表邪缩于内，当散表邪而安矣。李用升举之法亦然。

鹜溏为利，宜温之，谓利有结粪，属太阴；有里者，下之；或后重，或食积与气坠，下之。

在上者，涌之，或痰气在上，涌之安；在下者，竭之。

大法：去者送之，盛者和之，过者止之。假如恶寒热，腹不痛，加芩为主；痛甚，加当归倍芍；如见血，加连。或发热、恶寒，非芩不止，上部血也；如恶寒、脉沉、腰痛，或白痢下痛，或血，非连不止，中部血也；或恶寒脉沉，先血后便，非地榆不止，下部血也。

痢下，有风、湿、热、寒、虚，滞下、噤口痢、疳痢、瘀痢、湿蚀疮，病同而因异。

血痢有瘀血、血枯、肺痿、风血酒痢，证同而因异。

泄痢是积辨 泄痢有期，或久亦然；或久神不瘁，亦然。宜逐去之。此名滞下。

有一人年六十，忧患，滞下褐色，腹微痛，后重频并，食大减，身微热，脉弦而涩，似数稍长，非滞下，乃忧患所致，心血亏、脾弱也。以四物四君合而治之愈。

有一人年三十，奉养后，秋间患滞下，腹大痛，左脉弦大似数，右脉亦然，稍减，重取似紧，此乃醉饱后吃寒凉，当作虚寒治之，遂以四物、桃仁、红花，去地黄，加参、术、干姜，煎入姜汁、茯苓。一月安。

黄芩芍药汤 治泄痢腹痛，后重身热，脉洪疾。

芍　芩各一两　甘草五钱

痛加桂少许。

大黄汤 治前证重者。

大黄一两

酒浸半日，煎服。以利为度。

芍药汤 治下痢脓血，里急后重。行血则便脓自安，调气则后重自除。

芍一两　归　连各半两　甘草（炒）　木香　槟榔　桂各二钱　芩半两　大黄三钱

白术芍药汤 治脾受湿，水泄微满，困弱，暴下无数。

白术　芍药各一两　甘草

腹痛甚，加芩、桂；脉弦、头痛，加苍术、防风；下血，加苍术、地榆，痒则同上；如心下痞满，加枳实。

黄连汤 治大便下血，腹中不痛，谓之湿毒下血；腹中痛，谓之热毒下血。

归半两　大黄二钱半（热毒加之）　芍药　桂（腹痛加之）

诃子散 治虚滑，久不已。

连三钱　木香半两　炙甘草三钱　诃子皮生熟各半两白术

芍药汤送下。

桃花汤 治冷痢腹痛，下鱼脑白物。

赤石脂（煅）　干姜（炮）

饼丸饮下。

浆水散 治暴泄如水，身冷，脉微气少，甚者加吐，急痛。

半夏一两　炮附子　干姜五钱　桂五钱　炙甘草三钱　良姜二钱半

上为末。三五钱，浆水二盏，煎半。和滓热服。

小续命汤　治风积痢。

龙芽草　刘寄奴

椿皮丸　治风邪内陷。

香连丸　止痢。

燥湿和血汤　治肠澼下血，合作一派，腹中大痛，此乃阳明气冲热毒所作也。以下出李。

地黄生熟各半两　牡丹皮钱半　芍一钱半　归二钱　甘草生半钱熟一钱　芪一钱　升麻七钱　苍术　秦艽　肉桂各三钱　橘皮二钱

作一服。

升麻补胃汤　治前证腹中不痛，腰沉沉然，乃阳明少阳经血证，名湿毒下血。效过老人久痢。

升麻一钱　羌活二钱　独活　柴胡　防风各五分　葛根三钱　肉桂少许　白芍一钱半　归三钱　丹皮半钱　地黄生熟各半钱　炙甘草半钱　芪一钱　槐花（治湿毒）　青皮

作二服。

益智和中汤　治前证腹中痛，皮恶寒，脉俱弦，按之无力，关甚紧弦，肌表阳明分凉，喜热熨，为内寒明矣。

升麻一钱半　葛根半钱　白芍一钱半　炙甘草一钱　桂皮四钱　益智半钱　归一钱　芪一钱　牡丹皮（炙）　柴胡　半夏各半钱　干姜（炒）　桂一钱

茯苓汤　治伤冷饮水，变成白痢，腹内痛，减食。

茯苓六钱　泻一钱　归四钱　苍术二钱　生姜二钱　芩三钱　肉桂二钱　猪苓六钱　甘草（炙）半两　芍一钱半　升麻柴胡各二钱

止痢神丸

川黄连　茱萸　粟壳（清泔浸三日，又酒浸七日，炒干。

上二味同此制）

　　上末为丸。热则甘草汤下，寒，姜汤下。八十丸。

　　小柴胡去参汤　治身热，挟外感。

　　没乳丸　治瘀血痢。

　　乳香　没药　桃仁　滑石

　　佐以木香、槟榔、苏木汤下。

　　保和丸　治食积痢。

　　噤口丹　治噤口痢，呕不纳食，亦治痢吐食。

　　枇杷叶（蜜炙）十张　缩砂十个（末）

　　熟蜜调抹口上。

　　半夏四钱　参八钱　姜

　　煮干焙末，以姜粉入香附丸服，连多加参煎呷。

　　大承气汤　治下痢不欲食。

　　许学士云：凡痢病腹痛，以白芍、甘草为君，归、术为佐。见血前后，以三焦热论。

　　凡治痢病，小便清白不涩，为寒；赤涩，为热。

　　又法：完谷不化而色不变，吐利腥秽，沉彻清冷，小便清白不涩，身凉不渴，脉微细而迟者，寒也；谷虽不化而色变非白，烦渴，小便赤黄而或涩者，热也。凡谷消化，无问他证及色，便为热也。寒泄而谷化者，未之有也。

　　伤食，微加大黄；腹胀，川朴；渴者，白茯苓；腹痛，白芍、甘草为主；冬月，白芍药一半，白术一半；夏月，制黄芩。

　　先见脓血，后见大便者，黄柏为君，地榆为佐，加归尾；先见大便而脓血者，制芩、归梢；脓血相杂下者，制连；大便腹不痛，白芍半之；身倦目不欲开，口不能言，黄芪、人参；沉重者，制苍术；不思食者，木香、藿香。余同上。

十七、泄

【脉】脉疾身多动，音声响高，暴注下迫，此阳也，热也。

脉沉细疾，目睛不了了，饮食不下，鼻准气息，此阴也，寒也。

【因】湿多成五泄者，胃泄、脾泄、大肠泄、小肠泄、大瘕泄。

【证、治】胃泄，饮食不化、色黄，宜承气汤。

脾泄，腹胀满、泄注、食呕、吐逆，宜理中汤。一云肠鸣食不化者，经云脾虚。

大肠泄，食已窘迫，大便色白，肠鸣、切痛，宜干姜附子汤。

小肠泄，溲便脓血，小腹痛，宜承气汤。

大瘕泄，里急后重，数圊不得，茎中痛，宜五苓散。

五病治虽不同，其湿一也，有化寒、化热之异故也。虚则无力，不及拈衣而已出，故谓之不禁也，温之、热之；实则圊不便，虚坐努责，宜下之。

积痰下流，因太阴分有积痰，肺气不得下，流降而郁，大肠虚而作泄，当治上焦，以萝卜子等吐之。

水恣泄，乃大引饮，是热在膈上，水多入下，胃经无热，不胜。

寒泄，大肠满而泄鹜溏。

风泄，久风为飧泄，乃水谷不化而出也。防风为君。

平胃五苓散　治湿泄、水恣泄、热泄。此方治一切阳证。

平胃散　五苓散　白术

热，加黄连、木通。

补胃丸 治气虚下溜。

四君子 芍（炒） 升麻

流积丸 治痰积下流，甚则吐之。

青黛 芩 海石 曲（炒）

止泻丸

肉豆蔻五两 滑石 春一两 夏二两 秋一两半

寒，加曲（炒）、吴茱萸；热，加连、茯苓；滑，加诃子（煨）。

温六丸 **清六丸**

脾泄丸

术（炒）二两 芍（酒炒）一两 曲（炒）一两半 查子 半夏一两半 芩（炒）半两苍术

虚，加参、术、甘草；里急后重，加槟榔、木香，荷叶煨饭丸。

姜附汤 治寒泄。

椒术丸 治湿泄。

川椒 苍术 肉果

胃风汤 治风泄。

太平丸 治泄。

连

一方，与干姜（炮）各一两，或加诃、归，名驻车丸。

一方，与茱萸各一两，或加芍药，又名苦散。

肠鸣 乃湿与热相搏也。或大热亦热，或饮水亦鸣。

许论：泄泻有八。

冷泻脉微，宜暖药。

热泻胃中有热，伤寒多，有脉数，宜凉解之。

积泻，脾脉沉弦，宜逐积。

脾泻同上条。

气泄者，躁怒不常，伤动其气，肝气乘脾而泄，脉弦而逆，宜调气。

飧泄者，春伤于风，肝旺受病而传于脾，至季夏土而泄，宜泻肝补土。

惊泄者，因心受惊，惊则气乱，心气不通，水入谷道而泄，心脉散大者，是宜调心利水。病亟气败而泄者，《素问》云"门户不要"也。

厥逆幽闷，困泻不止，四肢冷，困软不能转侧，下泄不知，脉亡阳，喘者，死。

十八、自汗 头汗

【因】湿能自汗。

热能自汗。

虚则盗汗。

痰亦自汗、头汗。

【证】阴阳俱虚，身体枯燥，头汗，亡津液也。

热入血室，头汗。

伤湿，额上汗。因下之，微喘者，死。

胃热上熏头汗，发黄，头汗小便不利而渴，此瘀血在里也。

心下懊㤼头汗。

十九、淋 （附：小便不禁、肾藏风）

【脉】细而数。

脉，盛大而实者，生；虚小而涩者，死。

尺中盛大，此阴血不足，阳乘之，为关。

【因】膀胱有热则淋，然赤涩、淋涩，如脂膏，如砂石，皆内热也，如水煎盐而成也。气不利则不通。经曰：小便为气所化。气不化则脐腹满不利，闷而为淋。

【治】淋者，解热利小便。

闭者行气，则水自下。有气虚则气不行，血虚则气不升，痰多气塞则气不运。治法：气虚补气，血虚补血，痰多导痰。先服本药，后皆用吐之以提其气，气升则水自下，加以五苓散。

有人患淋，乃血滞。故四物汤内加杜牛膝而愈。死血，亦淋也。

李论　皆邪在肺而无资其化源，邪热在肾而闭其下焦，可除其热，泻其塞，当已。

治热在上焦，以栀子、黄芩主之；热在中焦，加以连、芍；热在下焦，加之以柏。

资肾丸　治小便闭不渴，热在下焦血分也。

知母（酒制）　　柏（酒炒）各二两　桂一钱

清肺饮子　治渴，小便不利，热在上焦气分。

茯苓二钱　猪苓三钱　泽泻五钱　琥珀半钱　灯心一钱
木通七钱　通草二钱　车前子一钱　扁豆七钱　瞿麦半钱

导气除湿汤　治小便闭，乃血涩，致气不通。或淋者，即有死血。

知母（酒浸）三钱　柏（酒制）四钱　滑石（炒黄）二钱
泽泻　茯苓各三钱　空心服。

牛膝膏　治前方证，大妙。

肾疸汤　治目黄渐至身，小便赤涩。

升麻半两　羌活　防风　藁本　独活　柴胡各半钱　白术
苍术一钱　猪苓四钱　茯苓二钱　柏二钱　泽泻三钱　芍半钱

曲六钱（炒）　参三钱　甘草三钱

作二服。

秘方　淋热则利之，山栀之类；气虚补之，参、术加木通、山栀之类。

小便不通　气虚，参、术、升麻汤后吐之；血虚，四物汤后吐之；痰气闭塞，二陈汤加木通、香附后吐之。

又方　治淋。

麦门冬　葱头（带根）　参　三臼根　黑豆

浓煎，饮之。

淋方。

五淋散

牛膝根　葵子　滑石　瞿麦

冷，加附；热，加芩；血，加栀子；膏，加秋石，加石韦；气，小腹满闭，加沉香、木香。

发灰散　治饮食忍小便走马房劳，皆致转胞，脐下急满不通。

酢服一合，或加葵子、甘遂，加大蒜捣饼，安脐心，令实，著艾灸三十壮，治小便不通。

小便不禁（膀胱不约为遗溺）

【因、治】 归之，肾冷。

用韭子丸六两炒，佐以鹿茸、肉苁蓉、牛膝、巴戟、兔丝、石斛、杜仲、桂、归、地黄等药。

阿胶散　治湿。

阿胶二两（炒）　牡蛎（煅）　鹿茸（酥炙）四两

煎散任下。

茯苓丸　治心肾虚淋沥。

赤白茯苓各二两　地黄汁

好酒熬膏丸。盐酒下。

【证】划、便闭者，外有骨热不同。

关格者，外有肝实热、心实热。

便利不禁者，外有风湿肝痹不同。

肾脏风 （乃湿）

【治】阴茎痒痛不忍，苦参、大黄、荆芥、皂角洗薰。

阴胞痒虫蚀方

狗脊（不用金毛者）　连　柏　黄丹　水银粉　光粉　赤石脂

为末，敷好。

又方　大甘草汤浸海螵蛸末敷。

二十、头目痛 （附：脑痛、眉骨痛）

【脉】寸脉紧急或短，皆曰头痛。

又浮而滑为风痰，主头目痛；脉反短涩者，死。又猝然无所见者，死；脑痛，脉缓大者，死。

太阳头痛，脉浮紧，恶风寒。

少阳头痛，脉弦细，有寒热。

阳明头痛，脉浮缓长，自汗。

太阴头痛，脉沉缓，必有痰。

厥阴头痛，脉浮缓，为冷厥。

少阴头痛，脉沉细，为寒厥。

左属风，右属痰。

【因】有风有痰者，多风痰结滞。

痛甚者火多，火曰炎上。

血虚头痛者，亦多血不上荣。

诸经气滞亦头痛，乃经气聚而不行也。

【证、治】太阳头痛兼项痛，足太阳所过攒竹痛也，恶风寒。羌活、川芎主之。

阳明头痛，自汗发热。石膏、白芷、葛根、升麻主之。

少阳头痛，额角上偏痛，往来寒热。柴、芩主之。

太阴头痛，有湿痰，实，体重腹痛。半夏、南星、苍术主之。

少阴头痛，主三阴三阳经不流行而足寒逆，为寒厥。细辛主之。

厥阴头痛，顶痛血不及；或痰吐涎沫，厥冷。吴茱萸主之。

气虚头痛，黄芪主之；病则耳鸣九窍不和，参芪主之。

血虚头痛，芎、归主之。

伤寒头痛，从伤寒法治之：太阳证，麻黄汤、桂枝汤；阳明脉洪，白虎；少阳，柴胡；太阴脉浮则桂枝，脉沉则理中；少阴，麻黄加辛、附子；厥阴，桂枝麻黄各半汤。

痰厥头痛，吐之。

火作痛，清之、散之。伤暑亦同。

湿热头痛，证则心内烦。

外有脚气，亦能头痛，其状吐逆寒热，便溲不通。

有谷疸，亦头痛。

半夏白术天麻汤　治痰厥头痛。

天麻半钱　木香一钱　半夏七钱半　芪半钱　苍术　陈皮各半钱　参　泽泻各一钱　曲（炒）一钱　干姜　柏二钱　茯苓半钱

清空膏 治风湿热及诸般头痛，惟血虚不治。

羌活 连（酒制） 防风各一钱 柴胡七钱 川芎五钱 甘草一钱半 黄芩三钱

白汤调下。巅顶痛，加蔓荆子、藁本。

芎归汤 治血虚自鱼尾上攻。

茶调散 吐，头痛，有痰。

家珍方 治偏头痛连睛痛。

石膏 黍黏子（炒）

为末。酒下。

玉壶丸 治风湿头痛，亦治痰患。

雄黄 术 南星 半夏 天麻

香芎散 治一切头风。

香附（炒去毛）二两 川芎 甘草（炙）一两 石膏半两 细辛 防风 草乌 川乌 白芷 荆芥 羌活

煎。

诸头痛有六证

伤风头痛，或半边偏痛，皆因冷风所吹，遇风冷则发，脉寸浮者是也。

食积，因胃中有阴冷，宿食不化，上冲头痛，右手脉浮紧甚者是也。

气虚，因下部气虚，上攻，温温而痛者，异乎邪毒所攻，无邪脉，尺虚浮是也。

伤寒 在太阳经，其痛如破，关前脉数是也，紧数是也。阳明经，胃热上攻，右关洪大而数是也。膈上有风涎冷痰而或呕吐，脉弦细，出于寸口是也。

阴毒伤寒 身不热，脉沉细，目痛。皆血有太过不及，皆能为痛。太过则目壅塞而发痛，不及则无血养而枯痛。目之锐眦，少阳经也，血少气多；目之上纲眦，太阳经也，血多气少；目之下纲，阳明经也，血气俱多；唯足厥阴连于目系而已，血太过者，血得大热而溢于上，所以作痛。治法：血实者决之，虚者补之，宜以辛散之，凉以清之，汗之吐之。

脑痛　乃风热乘虚而入于脑，以辛凉之药散之行之。眉骨痛乃风痰。

羌活汤　治风热壅盛，上攻头目，昏眩疼痛及脑疼。

羌活　防风　芩（酒炒）一两　连（酒制）一两　柴胡七钱　柏（酒炒）　瓜蒌根（酒制）　甘草　茯苓各半两　泽泻三钱

羌附汤　治冬大寒犯脑痛，齿亦痛，名曰脑风。

麻黄　黑附　升麻　防风　白僵蚕　柏三钱　羌活　苍术各半钱　甘草　白芷　芪一钱。

作一服。

眉骨痛方

羌活　防风　甘草　芩（酒炒）　术　半夏　南星　细辛

又方　加乌头、草乌（童便炒去毒）为君。

藿香散　治脑风头痛。

藿香　川芎　天麻　蔓荆子　槐花　白芷

酒调下。

吹搐方　治同上。

谷精草　铜绿各二钱（另）　硝石一钱（另）

研。吹鼻中。

细辛　瓜蒂　良姜各一钱　硝半两

含水满口，以药搐鼻。

荆芥　薄荷　木贼　僵蚕　蝎梢

茶清下二钱。

风成寒中则泣出　风气与阳明入胃，循脉而上至目内眦，人瘦则外泄而泣，宜辛温。

风成热则目黄　风气与阳明入胃，循脉而上至目内眦，人肥不得外泄，故热郁也。

二十一、眩运

【因】痰饮随气上，伏留于阳经，遇火则动。

去血过多，亦使眩运，头眩亦然，兼挟气虚。

【证】外因者，风在三阳经，头重、项强、有汗；寒则掣痛，暑则热闷，湿则重着。皆令吐逆晕倒。

内因者，因七情致藏气不行，郁而生涎，结为饮，随气上厥，伏留阳经，呕吐，眉目疼痛，眼不得开。

因房劳饥饱去血过多者，眼花屋倒，起则晕倒。

【治】

散风行湿汤　治痰火晕眩。

二陈汤

苍术　芩　羌

瓜蒂散　治晕眩痰厥。

芎归汤　治血虚眩晕。

参术汤　治挟气虚头痛，补气降火为主。

参　术　芩　连

二十二、心腹痛

【脉】阳微阴弦，胸痹而痛，责在极虚。

短而数，心痛心烦。

心腹痛不得息，脉细小迟者，生；坚大实者，死；若腹痛，脉反浮大而长者，死。

趺阳脉滑而紧。滑者，谷气强、胃气实；紧者，阴气胜，故痛。

病腹痛而喘，脉滑而利，数而紧者，实也。

心痛，有热厥、寒厥，大实。

【因】劳役太甚，饮食失节，中气不足。或寒邪乘虚而人客之；或久不散郁而生热；或素有热，虚热相搏，结郁于胃脘而痛；或有实积痰饮；或气与食相郁不散，停结胃口而痛。

【证、治】胃病者，腹䐜胀，胃脘当心而痛，上支两胁，膈咽不通，食饮不下。

脾病者，食则呕吐，腹胀喜噫，胃脘痛，心下急。

热厥心痛，身热足痛，四肢寒，甚则烦躁而吐，额自汗，脉洪，可汗。刺太溪、昆仑。

寒厥心疼，手足逆，通身冷汗，便利溺清，不渴，气、脉微弱，可温。

大实心痛，卒然而发，大便或秘，久而注闷，心胸高起，按之痛，不能饮食，可下。

肾心痛与背相接，瘛如从后绞触其心，偃偻，刺束骨、合骨、昆仑。

胃心痛，腹胀胸满，刺大都、太白。

脾心痛，如锥刺，刺然谷、太溪。

肝心痛，状如死，终日不得休息，取行间、太冲。

肺心痛，卧若徙居，心痛间，动作益盛，刺鱼际、太渊。

厥心痛，乃寒邪客于心包络也，宜以良姜、菖蒲，大辛热之药。

盖诸心痛，皆少阴厥气上冲也。刺之，宜通气、行气，无所凝停也。

腹痛（有寒、积热、死血、实积、湿痰、有湿）

【因】有客寒阻之不行，有热内生郁而不散，有死血、食积、湿痰、结滞妨碍升降，故痛。盖痛，当分其部分，其高下而治之。

【证、治】中脘痛，太阴也。理中、草豆蔻主之。

小腹痛，厥阴也。正阳回阳四逆汤主之。

杂证而痛，苦楝汤、酒煮当归丸、丁香楝实丸等主之。

腹中不和而痛者，以甘草芍药汤主之。

伤寒误下传太阴经，腹满而痛，桂枝芍药主之；痛甚，桂枝大黄汤主之。

夏月肌热恶热，脉洪实而痛，黄芩芍药主之。

诸虫痛者，如腹痛肿聚，往来无有休息，涎出、呕吐清水。

痰积腹痛隐隐然，得热汤辛物则暂止，宜导痰解郁，气温散之。

中气虚亦痛，或饥而痛是也。理中汤主之。

胸痹　皆痰水宿饮停留不散，宜瓜蒌、枳实、香附、芎、苍术温散之。

外有似类而痛异名

心痛　有心中寒、有心热、有心虚、有脾积、有宿食留饮、有胸痞。

腹痛有脚气。

胸痛有积实。

小腹痛有肝痹。

胞痛筋虚。

疝。

肠痈。

金铃子散 治热厥心痛，或作或止，久不愈。

金铃子 玄胡各一两

热，加连；疝气，加荔枝核。酒下三钱。

煮雄丸 治大实心痛，疢癖如神。

雄黄一两（另研） 巴豆五钱（生用，去油，烂研，却入雄黄末） 白面二两

上再研匀，水丸梧桐子大。每服时，先煎浆水令沸，下药二十四粒，煮三十沸，捞入冷浆水沉水冷，一时下一丸，二十四时也，加至微利为度，用浸药水下。

术附汤 治寒厥心暴痛，脉微气弱。

附（炮去皮脐）一两 术四两 甘草（炙）二两

姜、枣煎服。

术香散 治心脾卒痛不忍。

木香 蓬术各一两 干漆（炒烟尽）一钱

酢汤下一钱。

燥饭丸 治饮水吞酸作痛。

墙上蚬壳丸。

秘丹 治心痛，久则成郁，郁久必生火原。

川芎 栀子（炒） 苍术 香附 石碱 干姜（炒，反治之法）

有人饱过患此，以火毒治，遂以连六钱、甘草一两，一服而安矣。

有心痛十八年，因酒、牛乳，痛时以一物拄之，脉三至，弦弱而涩，吞酸七月，内以二陈汤、术、芩、连、桃、郁李仁、泽泻。

秘丹　治死血留于胃口作痛。

承气汤　栀子　韭汁　桔梗（能开气血）　麻黄（重者须此发之）

虫痛方　治面上白斑，唇红能食者是。

苦楝根　锡灰

胃脘当心痛，有垢积者。

斑猫　乌梅肉

丸如绿豆大，泔下一丸。

皂树上蕈，泡汤，有肥珠起，饮之。微泄见效，未已又服。无不验。

草豆蔻丸　治脾胃伤损，客寒，一切虚证，心腹大痛。

理中建中汤　治寒腹痛。

调胃承气加木香槟榔汤　治热腹痛。

大承气加方　治有人雨后得凉，腹痛甚。问之，于夏月投渊取鱼。脉沉弦而细实，重按则如循刀上。本方加桂枝二帖，又加桂、桃仁二帖，又加附二帖，下黑血。

二陈芎苍丸　治清痰腹痛，脉滑者是。

二陈汤　台芎　苍术　香附　白芷　姜汁

二十三、腰痛（附：腰胯肿痛、腰软）

【脉】尺脉粗常热，谓之热中。

腰胯痛，脉大者，肾虚；脉涩者，瘀血。

【因】肾虚而致。有湿热、有瘀血、有外感。

肾虚，皆起于内。盖失志伤肾，郁怒伤肝，忧思伤脾，皆致腰痛。故使气结不行，血停不禁，遂成虚损，血气去之，又有房劳过者，多矣。

湿热，亦因肾虚而生焉。肾者，水也。气不利而成湿热者，因肾水涸，相火炽，无所荣制，故湿热相搏而成痛。亦有虚劳，外感湿气，内热不行而成党锢。

瘀血，因用力过多，堕坠折纳，瘀血不行。

外感，因虚袭之。

外有肾风、肾热、肾疟、厥阴疟，皆腰痛。

【证】失志者，虚云不足，面黑，远行久立不能住。

郁怒者，腹急胁胀，目视䀮䀮，所祈不能，意浮于外。

忧思者，肌肉濡渍，痹而不仁，饮食不化，肠胃胀满。

房劳者，精血不足，无所荣养。经曰：转摇不得，肾将惫矣，名骨痿。

湿热者，四肢缓、足寒逆、腰冷如水、冷汗、精滑、扇痛。

外感，如太阳腰痛，引项、尻重；阳明腰痛，不可以顾，善悲；少阳如刺其皮，不可俯仰；太阴烦热，如有横木居中，遗溺；少阴引脊内；厥阴如张弓弦。大抵太阳、少阴多中寒，阳明、太阴多燥湿，少阳、厥阴多风热。

【治】

羌活汤 治腰痛。

羌活 独活 柴胡 防风 肉桂 当归

如卧寒湿地，足太阳、少阴血络中有凝血，加归尾、苍术、桃仁、防己；如湿热痛，加黄柏、苍术、杜仲、川芎；如虚，加杜仲、五味、柏、归、知母、龟板；如坠扑瘀血，加桃仁、麝香、苏木、水蛭。

肾气丸 茴香丸 鹿茸丸

此三方补阳之不足也，劳伤房室之人有之。

六味地黄丸 封髓丹

此二方补阴之不足也，膏粱之人有之。

煨肾丸　治腰痛虚。

杜仲（炒去丝）三钱

上一味末之，以猪肾一枚，薄批五、七片，以盐椒淹去腥水，糁药在内，包以荷叶，用湿纸数重煨热。酒下。

立效散

玄胡索　归　桂等分

为末。酒下。

挫气丹　治挫气腰痛。

山楂子（去核）四两　北茴香（炒）一两

为末。酒下。

腰胯重痛

【因】风寒湿流注经络，结凝骨节，气血不和而痛。痰积趁逐经络，流注搏于血内，亦然。

【治】宜流湿，散风寒，逐痰积，气血自然湍流也。

除湿丹

槟榔　甘遂　赤芍药　威灵仙　泽泻　葶苈各二两　乳香（研）没药各一两　大戟（炒）三钱　陈皮四两

面糊丸，加牵牛末丸。

禹功散　治同。

腰软

【因】肾肝伏热。

【治】宜黄柏、防己。

论余　解协证，少气不欲言，寒不寒，热不热，壮不壮，停不停，乃精气虚而肾邪实矣。治以泽、茯疏肾实，地黄、牛膝、麦门冬补精气。

二十四、肩背痛（附：腰髀痛）

【脉】洪大，洪为热，大为风。

脉促上击者，肩背痛。

脉沉而滑者，背膂痛。

【因】风湿乘肺手太阴经，脉气郁甚不行也。

【证】病则颊颔肿，颈肩臑肘臂外后廉痛，汗出小便数而欠者，皆风热乘肺也。小便遗溺者，皆肺金虚也。

【治】宜通经，益元气，散风泻火之药。

通气散　治风热乘肺，肩背痛。

防风　藁本　独活　羌活（以上通经血）　芩　连（以上降火）　参　芪（上二味虚则加之）

腰髀痛

【因】小肠经气，小肠心痛及腑。外有肺风、肺寒，骨虚而致。

二十五、胁痛（附：身体痛）

【脉】双弦。是两手俱弦也。

【因】肝木气实火盛，或因怒气大逆，肝气郁甚，谋虑不决，风中于肝，皆使木气大实生火，火盛则肝急，瘀血恶血，停留于肝，归于胁下而痛，病则自汗，痛甚，按之益甚。

【证】痰积流注厥阴，亦使胁下痛，病则咳嗽。

外有肝中风，左胁偏痛；肝中寒，胁下挛急，饮水胁下鸣相逐，皆致胁痛，须详之。

辨非血枯证，胸胁肢满，络气不行，妨于食，肝脾伤；病至先闻腥臊臭，出清液，肝病，肺叶伤之；四肢清，目眩，前后血，此年少脱血，或醉行房，肝伤气竭致之故也。

【治】木火盛，宜以辛散之，以苦泻之。当归龙荟丸、泻青丸主之。

死血，宜以破血为主，润血为佐。复元活血、当归导痰等主之。

痰积，宜以去痰行气。二陈汤加南星、青皮、香附、青黛等主之。

龙荟丸　治食积发热，木盛胁痛。

柴胡　甘草　青皮　连　大黄　归　木香　草龙胆　芦荟

川芎治水气实加之。

治血汤　治死血。

左金丸　治肝火。

连六两　茱萸一两

导痰汤　治痰注，诸痰皆生于热。

台芎二两　香附八两　陈皮　苏叶　干姜一两

贴痛　芥菜子研，水敷；茱萸酢研，敷上大效。

熨痛　酢炒灰，热布裹熨之。葱艾炒亦可，韭汁亦可。

身体痛

【脉、证】伤寒太阳经表证，六脉俱紧。

阴毒伤寒，身如被打，脉沉紧。

伤寒发汗后，身体痛，气血未和，脉弦迟。

伤湿之流关节，一身尽痛。风湿相搏，肢体重痛，不可转侧，脉缓。

虚劳之人，气血虚损，脉弦小。

二十六、逆痰嗽

【脉】出鱼际，逆气喘息。

脉弦为咳。咳而浮者，四十日已；咳而弦者，相其人强，吐之而愈；咳而脉虚，必苦冒；咳而沉者，不可发汗。

喘咳上气，脉数有热，不得卧者，死。上气面浮肿，肩息，其脉浮大者，死。

久咳数岁，脉弱者，生；实大者，死。

上气喘息低昂，脉滑、手足温者，生；脉涩、四肢寒者，死。

咳，脱形发热，小坚急者，死。肌瘦下脱，热不去者，死。

咳嗽，脉沉紧者，死；浮直者，生；浮软者，生；小沉伏者，死。

咳而呕，腹胀且泄，脉弦急欲绝者，死。

咳嗽羸瘦，脉形坚大者，死。

暴咳，脉散者，死。

浮为风，紧为寒，数为热，细为湿，此生于外邪之所搏。浮紧则虚寒，沉数则实热，弦涩则少血，洪滑则多痰，此生于内气之所郁。

【因、证】因风、寒、火（附腹满）、劳、痰。

风寒为病主乎肺，以肺主皮毛而司于外。伤之，腠理不疏，风寒内郁于肺，清肃之气不利而生痰动嗽。又寒饮食入胃，从脾脉上至于肺则肺寒，肺寒则内外合邪，因之而咳。

火之嗽，病因火盛生痰，铄肺金也。遂成郁遏胀满，甚则干嗽无痰，或唾血痰。

劳而咳嗽，皆好色肾虚，则子能令母虚，气血俱虚。阴虚则生火，肺金耗败，而津液气血皆化为痰矣。

痰者碍清气升降，滞气而不行，遂成诸咳嗽之证。

论咳逆痰嗽分为二，咳者，谓无痰而有声，肺气伤而不清，而上逆，皆关于肺也；嗽者，谓有痰而无声，脾湿动而为痰，而成嗽，皆积于脾也。盖因伤于肺气，动于脾湿，咳而为嗽也。若脾无留湿，虽伤肺气而不为痰也。然寒、暑、燥、湿、风、火皆令人咳，唯湿痰，饮食入胃留之而不行，上入于肺，则为咳嗽也。假令湿在心经，谓之热痰；湿在肝经，谓之风痰；湿在肺经，谓之气痰；湿在肾经，谓之寒痰。

《三因论》　咳者卫气之失，嗽者营血之失。外伤六气，随风、寒、暑、湿、燥、火，感其部位，而察其元以表之；内伤七情，皆聚于胃而关于肺，多痰嗽也。卫气之失则多痰逆，营气之失则多痰嗽也。

张论　以贫富言之，贫者谓之咳嗽，外感之由也。《内经》曰：秋伤乎湿，冬必咳嗽是也。又曰：岁火太过，肺金受病，民病咳嗽是也。富贵者谓之涎嗽，多饮食厚味，热痰所成也。

李论　皆脾弱受病，肺金受邪，饮食不化精微，留积而成痰，肺气不利，而痰冲清道而成咳。

刘论　皆脾湿入于肺而成痰，伤风而成咳。

痰嗽潮热四证　有痰嗽者，潮热大体虽同，动作有异。或因虚中寒冷，则先痰嗽，嗽久而不已，血形如线，随痰而出，恶寒发热，右寸浮而数。外证日轻夜重，面白痰清。

因忧愁大怒，则吐血而后痰嗽，少寒多热，左寸沉小而数。外证心下噎塞，情思不乐，饮食不下。

或蛊注相传，死魂相逐，则先呕血，不知来处，微有痰嗽，渐成寒热，两手脉弦细而数。外证饮食不为，肌肤、颊红变动不常，身体酸痛倦，及嗽、搐、咽、痛、痰多，或喘、或泻则死。

先因伤湿伤寒，解利不尽，虽病退人起，饮食减少，不生肌肉，身倦无力，劳力则热，身体酸痛，状如劳状，但不吐血，不发潮热，经二三年医无验，此是余毒伏左经络，其脉弦也。再发则愈。

《三因》论状　伤风咳者，憎寒壮热，自汗恶风，口干烦躁。伤寒咳者，憎寒发热，无汗恶寒，不干烦躁。伤暑咳者，烦热引饮，口燥或吐沫，声嘶咯血。伤湿咳者，骨节烦痛，四肢重著，洒洒淅淅。喜伤心，咳而喉中介介如肿状，甚则咽肿喉痹，自汗咽干，咯血，此劳伤心，小肠受之，咳与气俱失。怒伤肝，咳而两胁下痛，不可转侧，则两胠下满，左胁偏疼，引少腹，此怒伤肝，胆受之，咳呕胆汁。思伤脾，咳而右胁下痛，隐隐引肩背，甚则不可动，腹胀心痛，不欲食，此饥饱之伤，胃受之，咳而呕，呕则长虫出。忧伤肺，咳而喘息有声，甚则吐血白沫涎，口燥声嘶，叫呼伤肺，大肠受之，咳而遗矢。恐伤肾，咳而腰背相引痛，甚则嗽，咳涩，寒热，引腰背，或喘满，房劳伤肾，膀胱受之，咳而遗溺。久咳不已，三焦受之，咳而腹满不饮食。

咳、嗽、喘、逆气、短气分别不同。

咳者，无痰有声，喉中如痒，习习如梗，甚者续续不止，连连不已，冲膈击胸，外有心咳，一切血证，肺咳上逆。

嗽者，有痰，外有劳瘵喘促嗽血，肺痿、肺痈。

喘者，促促而气急，喝喝而息数，张口抬肩，摇身攘肚，外有脚气。

逆气者，但脚气上而奔急。外有肺中风、肺中暑、肺热肺寒、肺水肺痹、肝热胆寒、心热肠痹痰水。

短气者，呼吸难，数而不能相续，似喘而不摇肩，似呻吟而无痛。外有脾中风、脾中寒、肺热肾虚、历节风、忧气胸痞痰饮。

【治】咳，咳谓无痰而有声。《素问》云：咳乃皮毛先受邪气，以从其合。其寒饮食入胃，从脾脉上至肺，肺寒则内外合邪，因有咳证。

肺咳，麻黄汤；大肠遗矢，赤石脂禹余粮汤、桃仁汤。

脾咳，升麻汤；胃吐虫出，乌梅汤。

心咳，桂枝汤；小肠气失，芍药甘草汤。

肝咳，小柴胡汤；胆呕苦汁，黄芩半夏汤。

肾虚，麻黄附子汤细辛；膀胱遗溺，茯苓甘草汤。

久咳不已，三焦受之。其状咳、腹满不欲饮食，此皆聚于胃，关于肺，令人多涕唾而面浮肿气逆也。异功白术散。

逆 逆谓气上逆，肺壅而不下。上气逆者，皂荚丸。

火逆上气，麦门冬汤。

上气脉浮者，麻黄厚朴汤。

上气脉沉者，泽漆汤。

泽漆五，桑白皮六，射干、（汁浸）芩、术、苓四，竹茹，治气上逆为热所作。

治法 无痰而有声者，以辛润其肺，青皮以散三焦之气壅。有痰而嗽者，治痰为先，下气为上。痰而能食者下之；不能食者，厚朴汤治之。痰而热者，柴胡汤加膏主之；痰而寒者，小青龙加桃仁主之。

张之治痰以通圣散加半夏。暑嗽，以白虎、凉膈；火嗽，以黄连解毒；湿嗽，以五苓、白术；燥嗽，以木香葶苈散；寒嗽，以宁神宁肺散为上也。更分以吐、汗、下为佳。

方

南星 半夏 枳壳 陈皮

风痰脉弦，加通圣；热痰脉滑，小柴胡；洪，加青黛、连；气痰脉涩，加青、陈皮；湿痰脉缓，加术、防己；寒痰脉沉，加桂、杏、小青龙；发热，加芩、桔；痞，加枳实，重加茯苓；气上逆，加葶苈；气促，加参、桔；浮肿，加郁李仁、杏仁、泽泻、茯苓；上热喘涌，加寒水石、石膏；大便秘，加大黄；能食，加大承气；不能食，加朴。

利膈丸 治胸中不利，痰嗽喘促。

木香 槟榔一钱半 枳实（炒）一两 朴三两 大黄（酒制）一两 参 归各三钱

紫苏饮子 治脾、肺受寒痰涎嗽。

紫苏子 桑白皮 青皮 陈皮 杏仁 麻黄 炙甘草 五味子 半夏 参

千缗汤 治痰妙。

半夏（生）一两 大皂角（去子皮）半两 雄黄（加之，大治痰）

上同入绢袋中，水三升，姜八片，煎至半，以手操洗之。取清汁服。

大热大饮凝于胸中而成湿，故痰作矣，宜吐之。

二陈汤加麻黄杏仁汤 治风寒，行痰开腠理。

本方 加麻黄、杏仁、桔梗。

降火导痰汤 治火。

芩 连 瓜蒌 海石

劳嗽丹

四物 竹沥 姜汁

敛肺丹 治肺胀及火郁。

诃子 杏仁 青黛 瓜蒌 半夏 香附

积痰方。

南星　半夏　青黛　瓜蒌　石碱

如肝痛，疏肝气，加青皮；上半日咳多属胃火，加贝母、石膏；下半日嗽多属阴虚，加知母、柏、川芎、归；虚甚好色者，加参、膏、陈皮、姜。

酒病嗽。

白矾一两（另研）　杏仁一升

上水一升，煎干，摊新瓦上，露一宿，砂锅内炒干。每夜饭后，细嚼杏子十五个。

劫嗽方。

五味半两　甘草二钱　五倍子　风化硝各一钱

为末。干噙化。

鹅管法　治风入肺管。

南星　雄黄　款花　鹅石

上为末，入艾中，放姜片上，置舌上灸。吸烟入喉，以多为妙。

痰方　若或痰白作泡，当于肺中泻水。

滑石　贝母（川）　星　夏　风化硝　白芥子　陈皮　茯苓　皂角（风加）　苍术（湿加）　瓜蒌（润加）　枳实（结加）　青黛　芩（热加）

膏礞石丸　化痰。

麝香丸　治痰。

劳嗽方。

四君子　百合　款花　细辛　桂　五味子　阿胶　半夏　天门冬　杏子　白芍　甘草

煎食。

《三因论》：因怒而伤者，甘草；忧而伤者，枳壳；喜而伤者，五味；悲而伤者，人参。

二十七、喘（附：哮）

【脉、证】实喘气实肺盛，呼吸不利，肺窍壅滞，右寸脉沉实者，是宜泻肺。虚喘由肾虚，呼吸气短，两胁胀满，左尺脉大而虚者，是宜补肾。邪喘由肺感寒邪，伏于肺经，关窍不通，呼吸不利，右寸脉沉而紧，亦有六部俱伏者，宜发散则身热而喘定。

《三因》状虚实　肺实者肺必胀，上气喘逆，咽中塞如呕状，自汗。肺虚者必咽干无津，少气不足以息也。

【因】气虚入于肺，阴虚火起冲上。有痰，有水气乘肺。

【治】喘年深，时作时止。

雄猪肚一个　治如食法，入杏仁四五两，线缝，酢三碗，煮干取出。先食肚，次以杏仁新瓦焙，抰去皮，旋食。永不发。

气虚方　治气虚。

参　柏（蜜炙）　麦冬　地骨皮

血虚方　治阴虚有痰。

四物　连　枳壳　半夏

导痰千缗汤

半夏　南星　陈皮　茯苓　皂角　枳实

劫药方　治喘不止，甚不可用苦寒药，可温劫之。

椒目二钱

为末。姜汤下。

莱菔子（蒸）　皂角（烧存性）

姜汁丸噙。

大黄（煨）　牵牛（炒）各二两

各为末。蜜水下二钱。治热痰暴喘欲死。

泻白散 治阴气在下，阳气在上，咳喘呕逆。

桑白皮一两　青皮　五味　甘草　茯苓　参　杏仁　半夏　桔梗（上二味痰涎呕逆加之）　地骨皮七钱

姜煎。

神秘汤 治水气逆行乘肺。肺得水而浮，使气不通流，脉沉大，此人不得卧，卧则喘者是。

紫苏　陈皮　桑白皮　生姜　参各五钱　木香　茯苓二钱

哮

【因】哮喘主于内，痰宜吐之。

【治】**哮积丹**

鸡子略敲不损膜，浸尿缸内四五日夜，吃之有效。盖鸡子能去风痰。

萝卜子丸 姜汤送下妙。

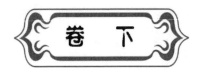

二十八、宿食留饮（附：痰饮）

【脉】寸口脉浮大，按之反涩，尺中亦微而涩，故有食痰。

寸口脉紧如转索，左右无常者，有宿食。

脉滑而数者，实也。有宿食，当下之。

脉浮而滑者，宿食。下利不欲食者，宿食。

脉沉，病若伤寒者，宿食留饮，宜下之。

脉短疾而滑者，酒病。

脉浮细而滑者，伤饮。

【因】饮食自倍，肠胃乃伤。复加之，则胃化迟难，故宿食留饮。

饮，水也，无形之气也。因而大饮则气逆，形寒饮冷则伤肺，病则为咳、满、水泄，重而为蓄积。

食者，物也，有形之血也。因而食饱，筋脉横解，肠澼为重，或呕，或吐，或下利。

【证、治】《千金》云：胃中有澼，食冷物则痛、不能食，有热物则欲食。大腹有宿食，即寒凛发热如疟状；小腹有宿食，当暮发热，明旦复止。

《三因》云：有饮在中脘则嘈，有宿食则吞酸。

李论　戊己火衰，不能制物，食则不消，伤其太阴，填塞闷乱，兀兀欲吐，甚则心胃大痛，犯其血也。治宜分寒、热、轻、重。如初得，上部有脉，下部无脉，其人当吐，不吐即死，宜瓜蒂散。轻则内消，缩砂、炒曲等是也；重则除下，承气汤是也。寒则温之，半夏、干姜、三棱、莪术是也；热则寒之，大黄、黄连、枳实、麦芽是也。饮则下行，或大饮而气逆，或寒冷而伤肺，病则喘咳、痰涎、水肿。轻则宜取汗，利小便，使上下分消其湿，解酲汤、五苓散、半夏、术、枳壳之类是也；重则为蓄积、为满者，三花神祐是也。

张论　饮食不消，分贫富而治之。富者，乃膏粱太过，以致中脘停留，胀闭痞膈，酢心，宜木香导饮丸主之；贫者，乃动作劳、饮食粗，酒食伤之，以致身腹满闷，时吐酸水，宜进食丸主之。

又有重者，病证同太阴伤寒，止脉沉，可与导饮丸治之。

又论　留饮，蓄水而已，虽有四、有五之说，止一证也。夫郁愤而不伸，则肝气乘脾之气而不流，亦为留饮。肝主虑，久不决，则气不行；脾主思，久则脾结，亦为留饮。因饮水，脾胃久衰，不能布散，亦为留饮。饮酒过多，胞经不及渗泄，亦为留饮。渴饮冷水，乘快过多，逸而不动，亦为留饮。夫水者，阴物也。但积水则生湿，停酒则满燥，久而成痰。左胁同肥气，右胁同息贲。上入肺则嗽下入大肠则泻，入肾则涌，在太阳为支饮，皆内气逆得之。故湿在上者，目黄面浮；在下者，股膝肿满；在中者，支饮痞膈痰逆。在阳不去，久而滞气；在阴不去，久而成形。宜治以导水、禹功，调以五苓、葶苈、椒目逐水为全矣。

有伤西瓜、冷水、羊乳、寒湿之物，宜：

　白术二钱　川乌五分　防风一钱　丁香一枚　甘草（炙）一钱

伤羊肉、面、湿热之物，宜：

白术　黄芩　黄连各七钱　大黄二钱　甘草（炙）五分

如心下痞，枳实；腹痛，白芍药一钱；腹胀，厚朴；胸中不利，枳壳；胸中寒，陈皮；渴者，白茯苓；腹中窄，苍术；体肢沉重，苍术。大抵伤冷物，以巴豆为君；伤热物，以大黄为君。

槟榔丸　治伤之轻者，饮食不化，心腹鼓胀。出刘。

槟榔二钱　陈皮八钱　牵牛头末四钱

酢糊丸，梧子大。姜汤下二十丸。

雄黄丸　治伤之重，胁肋虚胀者。

雄黄一两（另研）　巴豆五钱（生用，去油）

丸服。法同心痛。

瓜蒂散　主吐，心胸卒痛闷乱，急以治之。

瓜蒂　赤小豆各三钱

细末之。每服一钱，温酒下。

枳实丸　治伤食。

枳实半两　白术一两

曲丸。木香、槟榔、青皮，此三味气滞加之；大黄、黄芩、黄连三味，湿热加之；萝卜子、连、泽泻，伏湿痞闷加之；栀，病后食伤加之；半夏、豆粉，湿面油腻加之；草豆蔻、棱、莪，伤冷硬加之；干姜，伤水加之；缩砂、丁香，心胃痛加之；参，伤胃加之。

解醒汤　治伤酒。

白豆蔻　砂仁　生姜　葛花各半两　白茯苓　猪苓（去皮）陈皮（去白）　参术各一两半　青皮三钱　曲（炒）　泽泻各二钱五分　木香五分

上为末。白汤送下。

秘方　治胃中有物，恶食。

二陈汤加　术　山楂　川芎　苍术　曲（炒）

神祐丸　治留饮、悬饮，脉弦。又治脉伏，其人欲自利，难利，心下续坚满，此为留饮欲去故也。

茯苓桂术汤　治心下有痰饮，胸胁支满，目眩。

茯苓　桂　术　甘草

大青龙汤　治溢饮体痛，当发其汗。

麻黄七钱　桂　甘草各二钱五分　石膏鸡子大　杏仁　半夏（湿加）

泽泻汤　治心下有支饮，其人苦冒眩，支饮不得息。加葶苈、枣。

朴黄汤　治支饮胸痛。

大黄　厚朴各等分

二陈汤　**小半夏汤**　治呕家本渴，今反不渴，心下有支饮故也。治先渴却呕，水停心下，此属饮，加茯苓。

五苓散　治瘦人脐下有悸者，吐涎沫而颠眩，水也。亦治停痰宿水。

破饮丸　治五饮结为癥瘕，支饮胸满吐逆，心内隐痛，大能散气。

荜茇　胡椒　丁香　缩砂　青皮　乌梅　木香　蝎梢　巴豆（去油）

以青皮同巴豆浸浆水一宿，漉出同炒青皮焦，去豆，将浸水淹乌梅肉，炊一熟饭，研细为膏。姜汤送下五、七丸。

控涎丹　治患胸背手足颈项腰胯，隐痛不忍，连筋骨牵钓痛，坐卧不安，时走易。

甘遂　大戟（红牙）　白芥子（真）

上粉丸，梧子大。白汤送下。

痰饮证状，或咳或喘，或呕或泄，眩晕嘈烦，忪悸惕慄，寒热疼痛，肿满挛癖，癃闭痞膈，如风如癫。悬饮者，水饮在胁下，咳唾引痛。溢饮者，饮水流于四肢，当汗不汗，身体疼痛重。支饮者，呕逆倚息，短气不得卧，其形如肿。痰饮者，其人素盛今瘦，肠间漉漉有声。留饮者，背寒如手大，或短气而渴，四肢历节疼痛，胁下痛引缺盆。伏饮者，膈满咳喘呕吐，发则寒热，腰背痛，目泪，恶寒振振然。悬饮，当下；溢饮，当汗；支饮，随证汗下之；痰饮，宜温之，从小便去之。

二十九、嗳气　吞酸　嘈杂 （附：糟气）

【因】胃中有火、有痰。

《三因》论酢咽，夫中脘有饮则嘈，有宿食则酸，食后噫酸、吞酸者，皆宿食证。（俗名咽酸是也）

【治】方　食郁有痰吞酸。

南星　半夏五钱　黄芩一两　陈皮

燥饮丸　治痰饮心痛。

干螺壳（墙上者）　苍术

曲为丸。

曲术丸　治吞酸，中脘有饮则嘈，宿食则酸。

缩砂　陈皮　苍术　曲（炒）

曲丸。姜汤送下。

又方　治酸皆湿热郁。

黄连（姜汁炒）　苍术　茯苓

汤浸饼丸。

吐清水。

苍术（陈壁土炒）　茯苓一钱　滑石（煨）　术一钱五

分陈皮五分

水煎。

论鲝气

【证】夫鲝饪之邪从口入者，宿食也。其病烦痛，畏风憎寒，心腹胀满，下利不欲食，吞酸，噫宿腐气，或腹胀泄泻，及四肢浮肿。若胃实热，食反溜滞，其脉滑而数，宜下之愈；若脾虚，其脉浮大，按之反涩，尺中亦微涩，宜温消之。

木香丸

木香　硇砂　蓬术　胡椒　半夏　干漆（炒令烟尽）各五钱　桂心　缩砂　青皮三钱　附子（炮，去皮脐）　三棱（酢炙）　干姜一两

上末，蜜丸，梧子大。每服五十丸，姜汤下。

感应丸

肉豆蔻　川芎　百草霜各二两　木香一两五钱　荜澄茄丁香　三棱各一两　巴豆百粒（去皮）　蜡四两　杏仁百粒（去皮）

上除巴豆外，为末，以下别研，巴豆、杏仁和匀，先将油煎蜡熔化，倾出药末，内和成剂，入臼内，杵千余下，丸绿豆大。每服三五丸，白汤下。

又外有酢咽，鲝气，思膈，皆同。

三十、积聚 _{（附：痰块）}

【脉】来细而附骨乃积。寸口，积在胸；关上，积在脐傍；尺中，积在气冲。左积左，右积右，脉两出积在中央。

浮而毛，按之辟易，胁下气逆，背相引痛，名肺积；沉而

抏，上下无常处，胸满悸，腹中热，名心积；弦而细，两胁下痛，邪走心下，足肿寒，名肝积；沉而急，苦脊与腰相引痛，饥见饱减，名肾积；浮大而长，饥减饱见，腹满泄呕，胫肿，名脾积。

寸口沉而结，趺而紧，积聚有系痛。脉弦细微者，为癥，横胁下及腹中有横积。脉弦，腹中急痛，为瘕。脉细而沉时直者，身有痛肿，若腹中有伏梁。脉沉小而实者，胃有积聚，不下食，食则吐。脉沉而紧，若心下有寒，时痛，有积聚。关上脉大而尺寸细者，必心腹冷积，迟而滑，中寒有癥。

脉弦而伏，腹中有癥，不可转也，死；脉紧，强急者，生；虚弱者，死；沉者，死。

【因】胫寒厥气则血脉凝涩，寒气上入肠胃，所以腹胀，腹胀则肠外之汁沫迫聚不得散，日以成积。

又盛食多饮，起居过度，肠胃之络伤，则血溢于肠外，肠外有寒汁沫与血相搏，则气聚而成积。

又外中于寒，内伤于忧、怒，气则上逆，上逆则六腧不通，湿气不行，凝血蕴裹，津液凝涩，渗着不去，而成积。

又生于阴，盖忧思伤心；重寒伤肺；忿怒伤肝；醉以入房，汗出当风，伤脾；用力过度，入房汗出入浴，伤肾。皆脏气不平，凝血不散，汁沫相搏，蕴结而成积矣。

又有食积、酒肉积、水积、涎积、血积、气积，皆因偏爱，停留不散，日久成积块，在中为痰饮，在右为食积，在左为血积。

【证】盖积聚之源则一，其在脏者，始终不移为积；其在腑者，发痛转移，随气结束为聚。积者系于脏，聚者系于腑。癥者系于气，瘕者系于血。

肝之积，名肥气，在左胁下如覆盆，发咳逆疟疟，连岁不已，其中有血，肝主血故也。心之积，名伏梁，起脐下，大如臂，上至心下，令人烦心，有大脓血在于鬲胃之外。肺之积，名息贲，在右胁下，大如杯，洒淅寒热，喘咳肺壅。贲者，贲门也，积在肺下有贲门。脾之积，名痞气，在胃脘，大如盘，四肢不收，黄疸，饮食不为肌。痞者，湿也。食冷，其人伤气，为湿所蓄。肾之积，名奔豚，发于小腹，上至心下，若豚状，上下喘逆，骨痿。

病在六腑，太阳利清气，阳明泄浊气，少阳化精气，失常则壅聚不通，故实而不转，虚则输，属阳无形，随气往来，在上则格，在下则胀，傍攻两胁，如有泥块，易于转变，故名曰聚。又有息积者，乃气息癖滞于胁下，不在脏腑、营卫之间，积久形成，气不干胃，故不妨食；病者，胁下满，气逆息难，频哕不已，名曰息积。

【治】寒者热之，结者散之，客者除之，留者行之，坚者削之，消者摩之，咸以软之，苦以泻之，全真气以补之，随所利而行之，酒、肉、食等积以所恶者攻之，以所喜者诱之。

五积丸　治积块。

连（肝肾五钱，心肺一两半，脾七钱）　朴（肝心脾五钱，肺胃八钱）　巴豆霜五分　川乌（肝肺一钱，心肾脾五钱）干姜（心肝五分，肾一钱五分）　茯苓一钱五分　参（肝肺肾二钱，心五钱）

另研巴豆，旋入和匀，炼蜜丸，梧子大。微溏为度。

肝积，加柴胡二两，皂角二钱五分，川椒四钱，昆布二钱，莪术三钱五分。

心积，加苓三钱，桂一钱，茯神一钱，丹参一钱，菖蒲五钱。

肺积，加桔梗一钱，紫菀一钱五分，天门冬一钱，三棱一钱，青皮一钱，陈皮一钱，川椒一钱五分，白豆蔻一钱。

肾积，加玄胡、苦楝各三钱，蝎、附子各一钱，泽泻二钱，独活、桂各三钱，菖蒲二钱，丁香五钱。

脾积，加吴茱二钱，泻一钱，茵陈、缩砂二钱，椒五钱。

秋冬，加制朴一倍，减芩、连；服人觉热，加连；觉闷乱，加桂；气短，减朴。

又有虚人，不可直攻，以蜡匮其药。又且久留磨积。

肉积，硇砂、水银、阿魏。

酒积，神曲、麦芽。

血积，虻虫、水蛭、桃仁、大黄。

气积，槟榔、木香。

水积，甘遂、牵牛、芫花。

涎积，雄黄、腻粉。

食积，礞石、巴豆。

癖积，三棱、莪术。

鱼鲜积，陈皮、紫苏、草果、丁香、桂心。

寒冷成积，附、朴、硫黄。

化气汤 治息积，癖于腹胁之下，胀满瘀痛，呕吐酸水。

缩砂 桂 木香各一钱 甘草（炙） 茴香（炒） 丁香 青皮（炒） 陈皮 生姜（炮）各五钱 沉香 胡椒各一钱

上为末。姜紫苏汤盐酒调二钱一分。

散聚汤 治久气六聚，状如癥瘕，随气上下，发作有时，心腹绞痛，攻刺胁腰，喘咳满闷膹胀。

半夏 槟 归各三钱 陈皮 杏仁 桂各二钱 苓 甘草 炮附川芎 枳壳 吴茱 朴（制）各一钱 大黄（大便秘加之）

三圣膏 贴敷。

石灰（未化者）半斤（瓦器炒令淡红出，候热稍减，研

之） 大黄一两（末之，就炉微炒，候凉入桂） 桂心半两（末，略炒，醋熬成膏，厚摊贴患处）

又方

大黄 朴硝各一两（末）

大蒜捣膏。贴之亦佳。

张法 无忧散 治诸积不化，桂苓白术散调之。

茶调散 治沉积水气，木香槟榔丸调之。

《千金》硝石丸 止可磨块，不令困人，须量虚实。

硝石六两 大黄半斤 甘草 参各三两

上为末，以三年苦酒（即好酢也）三升，置筒中，以竹片作三片刻，先纳大黄，搅使微沸尽一刻，乃下余药，又尽一刻，微火熬膏，丸梧子大。每服三十丸。

消块丸 此必审确可用。

三棱 莪术（削坚） 青皮 陈皮（破气） 香附（调气） 桃仁 红花（治血） 灵脂（破血） 甘草 牛膝（死血用） 石碱（破痰块） 二陈汤（皮里膜外多痰加之） 山楂（食块加之） 连 茱（炒）一钱五分 益智（炒）一钱五分

葵根、白术等分，碱石汤下。

茶癖散

石膏 芩 升麻

砂糖调服。

治痰块。

苦参 夏瓜蒂 姜

蜜丸。

破块验丸

吴茱萸 连 木香 槟榔 桃仁 郁李仁

又承气加连、芍、川芎、干葛汤下。又瓜蒌、半夏、黄连、贝母，丸。果效。

三十一、消渴

【脉】心脉滑为渴，滑者阳气盛。心脉微小为消瘅。脉软散者，气血虚。脉洪大者，阳余阴亏。寸口脉浮而迟，浮为虚，卫气亏，迟为劳，营气竭。跌阳脉浮而数，浮为风，数消谷。消瘅，脉实大，病久可治；悬小坚急，病久不可治。脉数大者，生；实坚大者，死；细浮短者，死。

【因、证】，膏粱甘肥之变，则阳脉盛矣。阳脉太甚，则阴气不得营也。津液不足，结而不润，皆燥热为病也。经云：二阳结，谓之消。二阳者，阳明也。手阳明主津，病消则目黄口干，是津不足也；足阳明主血，热则消谷善饥，血中伏火，乃血不足也。此皆津血不足而热也。

夫因则火一也，病则有上、中、下三也。盖心火盛于上，为膈膜之消，病则舌上赤裂，大渴引饮。论云：心移热于肺，传为膈消是也，以白虎加参汤主之。火盛于中，为肠胃之消，病则善食自瘦，自汗，大便硬，小便数。论云：瘅成为消中者是也，以调胃承气、三黄等治之。火盛于下为肾消，病则烦躁，小便浊淋如膏油之状。论云：焦烦水易亏者是也，六味地黄丸主之。

【治】热淫所胜，治以甘苦，甘以泻之，热则伤气，气伤无润，则折热补气，非甘寒不治。

李以补肺、降火、生血为主。

秘丹 生血为主，总治三消。

连　花粉　人乳　地黄汁　藕汁

上蜜为膏。徐徐留舌上，以白汤下。

参膏汤 治膈消，上焦渴，不欲多饮。

人参五钱　石膏一两　知母六钱　甘草三钱五分

水煎。或方加寒水石，妙。

顺气散 治消中，能食，小便赤。

川朴一两　大黄四两　枳壳二钱　赤芍药

茴香散 治肾消，小便如油。

茴香　苦楝（炒）　五味

上为末。酒下二钱，食前服。

珍珠丸 治白淫滑泄，思想无穷，所愿不得之证。

黄柏一斤（烧）　真蛤粉一斤

水丸。空心酒下。柏降火，蛤咸补肾。

又方

芦根　瓜蒌根　麦门冬　知母　竹叶　牛乳

生津甘露饮 以下出李。

石膏　甘草（滋水之源）　连　栀　柏　知母（泻热补水）　杏仁　麦冬　全蝎　翘　白葵　白芷　归身　兰香（和血润燥）　升麻　柴胡（行经）　木香　藿香（反佐取之）桔梗

为末。舐之。

酒煮黄连丸 治中暑热渴。

太阳渴，脉浮无汗，五苓、滑石类。

阳明渴，脉长有汗，白虎、凉膈等。

少阳渴，脉弦而呕，小柴胡加瓜蒌。

太阴渴，脉细不欲饮，不思水。

少阴渴，脉沉而自利者，猪苓三黄汤。

厥阴渴，脉微引水，少与之。

神芎丸 以下出张。

连（入心） 牵牛（逐火） 滑石（入肾） 大黄（逐火） 芩（入肺） 薄荷（散热）

三黄汤 治消渴。

大黄（春秋二两，夏一两，冬五两） 芩（春四两，秋夏六两，冬三两） 连（春四两，秋夏七两，冬三两）

桂苓甘露饮调之。

白虎汤调之。

生藕节汁、淡竹沥汁、生地黄汁，相间服之润之。

寒水石、甘草、蛤粉等分，浓煎麦门冬苗，下二钱。

神白散 治真阴虚损。

猪肚丸 治消中。

猪肚一个 连五钱 麦冬（去心） 知母 瓜蒌

上四件末，入肚缝之，蒸烂熟，于砂盆内杵而丸之，如坚，少加蜜，丸梧子大。每服五十丸。

葛根丸 治肾消。

葛根三两 瓜蒌三两 铅丹二两 附一两（炮）

蜜丸，如梧子大。一日三服。春夏，去附。

胡粉散 治大渴，又治肾消。

胡粉五钱 瓜蒌根二两五钱 铅丹五钱 泽泻 石膏 白石脂 赤石脂各五钱 甘草（炙）三两五钱

上杵为末。任意服，痛者减服。

人参白术汤

参 术 归 芍 栀 泻 大黄各五钱 翘 瓜蒌根 芩各一两 桂 藿香 木香一钱 寒水石二两 滑石 硝各半斤 甘草三两 石膏四两

姜煎，入蜜少许。

口燥，口干，口渴，咽干，须详之。

三十二、痞

【因】误下阴虚，食积痰滞，湿土虚痞。

论曰：太阴湿土为积饮痞膈，乃土来心下痞满也。

【证、治】误下多则亡阴，胸中之气，因虚而下陷于心之分野，宜升胃气，以血药治之。亡阴，谓脾胃水谷之阴亡也。

痰积痞膈，胸中窄塞，宜消导之，谓之实痞。

湿土虚痞有二，大便秘能食者，厚朴、枳实主之；大便利者，芍药、陈皮主之。

治法　以泻心汤，黄连为君，泻心下之土邪；厚朴降气。

《三因论》状　心下坚满，痞急痛如刺，不得俯仰，其胸前皮皆痛，短气咳唾引痛，咽塞不利，习习如痒，喉中干燥，呕吐烦闷，自汗时出，痛引彻背。

外有心热而痞之，痞则满硬。

结胸则痛，属胸痹。

大消痞丸　治湿土痞，虚气痞。

连（炒）　芩三钱　姜黄一钱　白术　半夏各一两　甘草（炙）一钱　缩砂一钱

枳实（炒）　生姜五钱　陈皮二钱　曲（炒）一钱　朴三钱　泽泻一钱五分　猪苓一钱五分

丸梧子大。白汤送下。

木香，有忧气结中脘，心下痞满，肚皮底微痛，加之；否则不用。

利膈丸　除痰利膈。

芩（生）一两（炒）一两　连　星　夏各五钱　枳壳　陈

皮各三钱　术二钱　白矾五分　泽泻五钱　曲（炒）

瓜蒌丸　治胸痹，或胁下逆抢心。

瓜蒌子　枳实　陈皮

取瓜蒌皮穰末熬丸。

胸痹切痛，加栀子（烧存性）、附子（炮）各二两。

三十三、肿胀

【脉】迟而滑者胀，盛而紧曰胀，阳中有阴也，故下之。

趺阳紧而浮，紧为痛而坚满，浮为虚则肠鸣。

弦而迟者，必心下坚。又云：肝木克脾土，郁结凝闭于脏气，腑气不舒，胸则胀闭。

脉浮而数，浮则虚，实则数。

脉浮，风水、皮水皆浮。

虚紧涩者胀，忧、思、结连脾肺，气凝大肠与胃，不平而胀。

脉，石水、黄汗皆沉。

脉浮而滑，名风水。

浮而迟，浮热，迟湿，湿热相搏，石水必矣。

弦而紧，弦则卫气不行，水走肠间。

水满腹大如鼓，脉实者生，虚者死。洪大者生，微者死。腹胀便血，脉大时绝极，脉小疾者，并死。中恶腹大，四肢满，脉大而缓者生，紧大而浮者死，紧细而微者亦生。

【因、证】盖肿胀之因，其始则一，其变则二，皆脾胃之土生焉。

水肿之因，盖脾虚不能制水，肾为胃关，不利则水渍妄行，渗透经络。其始起也，目窠上微肿，颈脉动，咳，阴股寒，足胫胀乃大，其水已成矣。按其腹随手而起，如裹水之状。

短气不得卧者，为心水；小腹急满，为小肠水；大便鸭溏为肺水；乍虚乍实，为大肠水；两胁痛，为肝水；口苦，咽干，为胆水；四肢重，为脾水；小便涩，为胃水；腰痛，足冷，为肾水；腹急，肢瘦，为膀胱水。然此十水，谓之正水，审脉证，分经络而治之。

风水，脉浮、恶风，归肝；皮水，脉亦浮，不恶风，喘渴，按没指，归肺；石水，脉沉不恶风，归肾；黄汗，脉沉迟，发热而多寒，归脾。

【治】腰以上肿，宜汗；腰以下肿，宜利小便。主治使补脾气，实则能健运，以参；术是也，佐以黄芩、麦冬制肝木。腹胀，加厚朴；气不运，加沉木香，使以通利，是必全矣。开鬼门，洁净府，正此谓也。外有湿肿，用加附子，脉沉细是也；又有肿痛，为中寒也，加炮附是也。

胀满皆脾土转输失职，胃虽受谷，不能运化精微，聚而不散，隧道壅塞，清浊相混，湿郁于热，热又生湿，遂成胀满。又寒湿抑遏，遏于脾土之中，积而不散而胀，即经云脏寒生满病是也。又五积痰饮聚而不散，或宿食不化，皆成胀满。

烦心短气卧不安，为心胀；

虚喘咳满，为肺胀；

胁痛引小腹，为肝胀；

善哕，四肢脱，体重不胜衣，卧不安，为脾胀；

引背央央然，腰髀痛，为肾胀；

腹满，胃脘痛，妨食，闻焦臭，大便难，为胃胀；

肠鸣痛，冬寒飧泄，为大肠胀；

小腹膜满，引腰而痛，为小肠胀；

小腹气满而气癃，为膀胱胀；

气满于肤，氾氾然，为三焦胀；

胁痛胀，口苦，善太息，为胆胀；

寒气客于皮中，空空然不坚，腹身大，色不变，按不起，为肤胀；

腹胀身皆大，色苍黄，腹筋起者，为鼓胀。

寒气客于肠外，与卫相搏，气不得营，因有所系，癖而内着，其大也如鸡子，至其成如怀胎，按之则坚，推之则移，月事不以时下，为肠覃。寒气结于子门，闭塞不通，恶血当泻而不泻，血留止，日以益大如胎，月事不时，此生于胞中，为石瘕。此二者，皆生于女子，可道而下。

【治】虚则宜补脾以养肺，流湿以散气，治以参、术，佐以平胃、茯苓。热，加芩、连；血虚，四物；死血，桃仁。

风寒外邪，自表入里，寒变为热而胃实满，宜大承气下之。

积痰宿食，宜以消导，或大黄丸下之，经云去菀陈莝是也。

前者之外，有胃寒肠热，腹胀而且泄，胃寒则气收不行为胀，肠热则水谷不聚而泄。

连　木香　大黄　朴　苓　青皮　茱萸

又有胃热肠寒，故痛而且胀，胃热则善饥消谷，肠寒则血凝脉急，故痛而且胀。

又有颈肿、膺肿、胸胀，皆气不顺，有余于上。

又有身肿而冷，胸塞不能食，病在骨节，汗之安。

忌面上黑点，肺败；掌中无纹，心败；脐突，脾败；脚跟肿，肝败；腹满青筋，肾败。

营卫俱绝，浮肿者，死；唇肿齿焦者，死；卒痛，面苍黑者，死；脐肿反出者，死；阴囊茎俱肿者，死；脉绝，口张，肿者，死；足跗肿，胜如斗者，死。

变水汤　治肿胀。

术　苓　泻各二两　郁李仁二钱

煎，入姜汁，调以芪、术，为建中之类。

楮实丸　治胀。

木香散　治肿。

木香　大戟　白牵牛各一两

上为末。三钱，猪肾子一双，批作片子，糁末在内，煨熟，空心服；更涂甘遂末于肚上，少饮甘草水。

十枣丸　治肿胀。

五皮散　治肿，皮水。

大腹皮　桑白皮　茯苓皮　生姜皮　陈皮　木香

消肿丸

滑石　术　木通　牵牛　苓　夏　陈皮　木香　丁香　瞿麦

酒糊丸。麦门冬汤下。

中满分消丸　治热胀，鼓胀，气胀。

苓（刮黄皮）一两　连（炒）一两　姜黄　术　参　猪苓　甘草各一两　苓　缩砂　陈皮各三钱　枳实　半夏各五钱　朴一两

广术溃坚汤　治胀，有积块如石，上喘，浮肿。

朴　草豆蔻　归尾　苓　益智各五钱　甘草　连　莪术　柴　曲　泻各三钱　吴茱萸　青皮　陈皮二钱　半夏七钱　桃仁　苏木　木香　红花一钱

海金沙丸　治肿。

牵牛（生）半两、（炒）半两①　甘遂半两　金沙三钱　术一两

煎服。

---

①　牵牛：其他版本，牵牛（生炒各半两）。

木香塌气丸　治胀。

胡椒　草蔻（面裹煨）　木香三钱　蝎梢三钱五分（去毒）

大补中气行湿散气汤

秘传十水丸

后用尊重丸退余水，水狗贵用乎出丝。

炒甜葶苈（泻）　巴豆（去壳出油）　酢煮大戟　芫花（酢炒）　甘遂（酢炒）　桑白皮　汉椒　茯苓　雄黄

每三钱，用水狗先左一边末，入五更水下，以肉压之，免恶心。

车水葫芦丸　止用一扫光为贵。

木香　丁香各三钱　香黑白二钱　牵牛　枳壳　乌药　芷　归

茶丸。

尊重丸　治蛊胀，腹大水肿；气逆喘乏，小便涩，大便闭，虚危甚效。

沉香　丁香　参　槟榔　木香　青陈皮　枳实　白牵牛　木通　车前　苦葶苈　赤茯苓四钱　胡椒　海金沙　白豆蔻　蝎尾　滑石二钱五分　萝卜子（炒）六钱　白丁香一钱半　郁李仁（去皮）一两五钱

姜汁糊丸。姜汤下。

气分与胸痹中满皆相类，中满，为气虚；胸痹，为气实；气分挟痰饮，病为涎饮所隔。营卫不利，腹满胁鸣相逐气转膀胱，营卫俱劳。阳气不通，则身冷；阴气不通，则骨疼。阳前通，则恶寒；阴前通，则痹不仁。阴阳相得，其气乃行，大气一转，其气乃散，实则失气，虚则遗溺，名曰气分。

寸口迟而涩，迟则气不足，涩则血不足，气寒涩结，水饮所作。

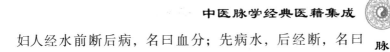

妇人经水前断后病，名曰血分；先病水，后经断，名曰水分。

类别相似　湿肿类多，自正水之余，有风水、皮水、石水、黄汗等，入水门。如脾气横泄、脚气皮满、肤胀、肠覃、石瘕、气分、血分，皆相似也。

类分　膜胀，有胃中风，脾中寒，中湿，心痹，肝虚，脾伤，脾热，饮聚，女疸；小腹胀，有肾热，三焦虚寒，肠痈，女劳疸；面肿，肺中风，肾中风，胃寒，肺水。

有论胕肿七证

有肺气隔于膜外，运行不得，遍身浮肿，脉浮，治宜调肺通气。

有男脏虚，女血虚，伤于冷毒之物成积，碍气道不通，腹急气喘，亦有四肢不肿，只肚鼓胀，脉弦，治宜化积。

有脾寒久年不愈，传为浮肿。且云：内有伏热，因而泻利，及其热乘虚入脾，至胸腹急胀，脉数，治宜解热。

有脾主肌肉，肉如泥，按之不起，土湿病也，脉沉，治宜燥脾。

有脾虚不能制肾水，脾湿如泥，脉沉迟，治宜缓脾元，利水道。

有伤风湿而肿，或伤冷湿而肿，气血凝涩，脉浮缓，治宜发散风湿也。

有久病气虚，面浮手足虚气妄行者，妇人产后，或经事后，有此一证，是气虚也。其脉虚弱，治在调气补血。

结阳者肿四肢，夫热胜则肿，四肢为诸阳之本，阳结于内，不得行于阴，热邪则菀于四肢，大便闭涩，是热也，非水也。宜服犀角、玄参、连翘、升麻、麦门冬、木通、芒硝。

有胁支满，或腹满痛，或胸胀，亦有经气聚而不行，如胁支满，少阳经气不行也。余皆仿此。

有头肿，膺肿，胸胀，皆气不顺，有余于上。

有身肿而冷，胸塞不能食，病在骨节，汗之安。

三十四、呕吐哕

【脉】形状如新卧起。

脉弱而呕，小便复利，身有微热，见厥者，死。

趺阳脉浮，胃气虚，呕而不食，恐怖，死；宽缓，生。寒气在上，阴气在下，二气并争，但出不入。

夫呕家有痈脓者，不可治，脓尽自愈。先呕却渴，此为欲解；先渴却呕，为水停心下，属饮；呕本渴，今反不渴，故有支饮。

呕多，虽有阳明证，不可下，盖邪气不在胃口。

脉数反吐，汗令阳微，膈气空虚。数为客热，不能消谷，胃中虚冷，故吐也。

阳紧阴数，食已则吐。阳浮而数亦然，或浮大，皆阳偏胜阴不能配之也，为格，主吐逆，无阴故呕。

寸口脉紧而芤，紧为寒，芤为虚，虚寒相搏，脉为阴结而迟，其人则噎。

关上脉数则吐。

脉弦者，虚也。胃气无余，朝食暮吐，变为胃反。

寸紧尺涩，胸满不能食而吐，吐止者，为下之，未止者，为胃反也。

趺阳脉微而涩，微则下利，涩则吐逆，谷不得入，或浮而涩，浮则虚，虚伤脾，脾伤则不磨，朝食暮吐，名胃反。

寸口脉微而数，微则血虚，血虚则胸中寒。

脉紧而涩者，难治；呕吐思水者，易解。

关上脉浮大，风在胃中，心下澹澹，食欲呕。

关上脉微浮，积热在胃中，呕吐蛔虫。关上脉紧而滑者，蛔动。脉紧而滑者，吐逆。脉小弱而涩，胃反。

【证】呕、吐、哕，各有所辨。

吐，属太阳，有物无声，乃血病也。有食入则吐、食已即吐、食久则吐之别。

呕，属阳明，有物有声，气血俱病。

哕，属少阳，无物有声，乃气病也。

【治】因胃口有热，膈上有痰，故呕吐；亦有寒气客于肠胃，厥逆上出，故痛而呕。

因胃中虚，膈上热，故哕；亦有痰水满塞而哕。

因胃气虚，阳火上冲，故呃逆；亦有痰热在胃中，气不降而呃。

李论　寒客胃中，物盛上溢，故呕。清厥甚则痹，食而吐。寒气与新谷气俱还于胃中，新故相乱，真邪相攻故哕。三者虽殊，皆因脾胃虚弱，亦因寒气寒胃，加之饮食所伤而致，宜以丁藿二香、半夏、茯苓、陈皮、生姜之类主之。又有痰饮者，必下之。

又论　皆气冲之火，逆胃之脉，反上而作，治宜降火。呃者，气逆也，阴火炎上也，气自脐下为火直冲上出于口而作声也。又火结痰气而上升冲出于口也，治宜降火行气导痰而自安。

刘论　吐有三，气、积、寒也。

上焦吐者，皆从于气。气者，天之阳也。脉浮而洪，其证，食已暴吐，渴欲饮水，大便燥结，气上冲胸而发痛，治宜降气和中。

中焦吐者，皆从于积食与气，相假为积而痛。脉浮而匿，其证，或先吐而后痛，或先痛而后吐。治法，以毒药行其积，木香、槟榔去其积。

下焦吐者，从于寒也。脉沉迟，其证，朝食暮吐，暮食朝吐，小便清利，大便不通。治法，毒药通其闭塞，温其寒气也。

《三因论》　有寒呕、热呕、痰呕、食呕、血呕、气呕。

寒，因胃寒伤食，四肢厥冷，脉弱，宜四逆汤。

热，食入即出，烦躁，脉数，柴胡汤。

痰，昔肥今瘦，肠间有声，食与饮并出，宜半夏、人参主之。

食，呕因胃虚，寒气在上，忧气在下，朝食暮出不消，养胃汤主之。

血，因瘀蓄，冷血聚于胃口，因忧怒气攻，血随食出，宜茯苓汤主之。

气，胃者阳明，合荣于足，今随气上逆，心膈胀，呕却快，宜茱参汤主之。

方论

呃逆切忌热药，丁香类。

病皆胃虚，阴火所乘，宜参、术大补之类。

如痰实者，察其病因，形气俱实，以人参芦吐之。

有伤寒差后呕者，当去余热。

有酒家呕，解酒治之。

有脚弱脾疼而呕者，此脚气内攻，依脚气门治。

有中毒而呕者，解毒治之。

有怀孕恶阻者，依恶阻治之。

有心中风、心中寒、肝中风、中湿、脾痹，有漏气，有走哺，女人患呕吐者甚者死，其阴在上故也。

论皆属于火

呕而心下痞，半夏泻心汤。

干呕而利者，黄芩半夏汤。

呕吐谷不得入，小半夏汤。

呕吐病在膈上，猪苓汤。

食已即吐者，大黄甘草汤。

胃反，吐而渴，茯苓泽泻汤。

似呕不呕，如哕不哕，无奈，姜汁半夏。

哕逆上气者，陈皮竹茹汤。

陈皮　参　草　竹茹

桔梗汤　治上焦气热所冲，食已暴吐，脉浮而洪。以下出刘。

桔梗　术各一两五钱　半夏　曲二两　陈皮　枳实（炒）苓朴（制）一两

水煎，下木香、槟榔末各一两。如大府燥结，加承气汤。

荆黄汤　治前证热气甚者。

荆芥穗一两　参五钱　大黄三钱　甘草二钱五分

调下木香、槟榔末各二钱。

清镇丸　治前证，头痛有汗，脉弦。

柴胡二两　芩七钱五分　半夏　甘草各五钱　青黛二钱五分　参五分

上姜汁浸炊饼，丸梧子大。食后姜汤下。

紫沉丸　治中焦吐，食积与寒气相假，故吐而痛。

半夏　曲　乌梅（去核）　代赭石　缩砂各三钱　杏（去皮尖）　沉香　木香各一钱　陈皮半两　槟榔　丁香各三钱　白豆蔻五分　术一钱　巴霜五分（另入）

上醋糊丸，米大。姜汤下五十丸。

木香白术散　治前证腹中痛，是脾实系强，宜和之。

木香八两　术半两　半夏　曲一两　槟榔二钱五分　苓半

两 草四钱

上浓煎，芍药姜汤下二钱。有积而痛，手不可按，无积者宜之。

附子丸 治下焦，朝食暮吐，暮食朝吐，大便不通。

附子（炮）五钱 巴豆霜一钱 砒五分（另研）

上黄蜡丸，如梧子大。每二丸，冷水下，利为度；更服紫沉丸，不令再闭。

安胃散（李先生） 治呕、吐、哕、以胃寒所致。

丁香五分 茱萸 草蔻 参各一钱 炙甘草五分 芪一钱 柴胡五分 升麻七分 柏三钱 陈皮五分 归一钱五分 苍术一钱

半夏、茯苓、陈皮，此三味，治呕吐痰涎痰饮为患加之，寒则否。

煎，稍热服。

秘方 治痰、呕吐。

二陈汤 山栀（炒） 连（姜汁炒） 香附

虚，加苍术。

呃逆因寒，则可用：

丁香 柿蒂各一钱 竹茹

煎热服。

有恶心，吐虫数条后，乃频作，服杀虫药，则吐虫愈多，六脉皆细，非虫脉也，乃脏寒而不安矣。

有呕，饮食皆不得进，治呕愈呕，此胃风也。

论吐有三证

冷吐，先觉咽酸，呕然后吐食，脉小滑者是。王叔和云：关胃寒不下食，伤寒汗下过多，胃中虚冷，食久反吐，亦属于寒。

胃热而吐者，闻谷气则呕，药下则吐，或伤寒未解，胸中有热，关脉洪，宜凉之。

胸中有宿食，或痰饮，或停水，关沉而伏者，宜吐之。

《三因论》　呕吐出于胃，故有寒、热、食、痰、血、气，同上条。

论呕逆则咳逆也，大率胃实则噫，胃虚则哕，此因胃中虚，膈上热也，故哕。至八九声相连，收气不回惊人者。若伤寒久病得此，甚恶，《内经》所谓坏府是也。

亦有哕而心下坚痞眩悸者，此膈间有痰水，非虚危比也。痰，半夏汤主之；哕，虚，橘皮竹茹汤主之。

论漏气　病者身背皆热，肘臂牵痛，其气不续，膈间厌闷，食则先吐而后下，名曰漏气。此由上焦伤风，开其腠理，经气失道，邪气内着，麦门冬汤主之。

麦门冬　生芦根　竹茹　参　苓　术　草　陈皮　葳蕤

姜亦可。

论走哺　病者上焦实热，大、小便不通，气逆不续，呕逆不禁，名曰走哺，人参汤主之。前方加芩、知母、石膏、栀，去竹茹、麦冬。

三十五、噎膈

【脉】涩小，血不足；大而弱，气不足。

【因】血虚（血，阴血也。主静，内外两静，火则不能生焉），脏腑之火起；气虚（气，肺金生水制火，则不起），脏腑之火炽。而或因金水二气不养；或阴血不生，肠胃津涸，传化失宜；或因痰膈，妨碍升降，气不交通。皆食入复出，谓之膈噎，即翻胃也，噎病也。

大概因血液俱耗，胃脘亦槁，在上近咽之下，水饮可行，食物难入，间或可食，入亦不多，名之曰噎；其槁在下，与胃为近，食虽可入，难尽入胃，良久复出，名之曰膈，亦名翻胃。大便秘少，如羊矢，名虽不同，而病本一也。

张论　三阳结，谓之膈。三阳，大肠、小肠、膀胱也；结者，结热也。小肠结热，则血脉燥；大肠结热，则后不通；膀胱结热，则津液涸。三阳既结，则前后闭，则反而上行，此所以噎食不下，纵下而复出也。宜先润养，因而治下；或涎痰上阻，用苦酸微微涌之。

【证】《三因》有：

五噎

气噎者，心悸上下不通，噫哕不彻，胸背痛。

忧噎者，遇天阴寒，手足厥冷，不能自温。

劳噎者，气上膈，胁下支满，胸中填塞，故背痛。

思噎者，心怔悸，喜忘，目视䀮䀮。

食噎者，食无多少，胸中苦塞痛，不得喘息。

五膈

忧膈者，胸中气结，津液不通，饮食不下，羸瘦短气。

思膈者，中脘食满，噫则酸心，饮食不消，大便不利。

怒膈者，胸膈逆满，噎塞不通，呕则筋急，恶闻食臭。

喜膈者，五心烦热，口舌生疮，四肢倦重，身常发热，胸痛引背，食少。

恐膈者，心腹胀满，咳嗽气逆，腹中苦冷，雷鸣绕痛，不能食。

【治】宜以润养津血，降火散结，万药万全。

有人血耗，便如羊矢，病反胃半年，脉涩而不匀，不大便八九日，先以甘蔗汁煎六君子汤加附子、大黄与之，伺便润，令以牛乳服之。

　　方　四物汤加陈皮（去白）　　红花（酒浸）　　驴尿（防其成虫）

　　秘方　治膈噎。

　　童便　牛羊乳　韭汁　竹沥　甘蔗汁（解酒毒）

　　气虚，加四君；血虚，加四物。

　　胡荽丹　治反胃气结。

　　乌鸡一只（令净）　　胡荽子（入鸡，缝之）

　　煮熟食之，渐尽；不得，再一只鸡妙也。

三十六、疮疡

　　【脉】沉实，发热烦躁，外无焮火赤痛，其邪深在内，故先疏通以绝其源。

　　脉浮大数，焮肿在外，当先托里，恐邪入于内。

　　脉不沉不浮，内外证无，知其在经，当和营卫。

　　浮者，太阳；长者，阳明；弦者，少阳。

　　浮者在表，宜行经；沉者在里，宜疏利脏腑。缓者身重，除湿，缓者湿胜，故重。脉大，心躁乍热，大者，心肺有热；脉弦，眩运，有风肝脉；涩者，气滞乏津，泻气补血，涩者，血虚；脉弦细，便溺多，溺寒水；脉细，为膀胱之寒水。

　　【因】火之属。

　　湿热相搏，肌肉败坏而为脓。

　　营气不从，逆于肉里，乃生痈肿。营气，运气也，逆而不行，其源在经。湿气外伤，害人皮肉，皆营气之不行也。其源在外，盛则内行。膏粱之变，足生大丁①。皆营气逆行，凝于经络，其源在里，发于表也。

【证】疮疡诸证，皆营气偏盛，助火邪而作，随虚而出于经络也。

如太阳经虚，从背而出；少阳虚，从须而出；阳明虚，从髭而出；肾脉虚，从脑而出。

微热则痒，热甚则痛，血虚则痛甚，热甚则肿甚。

【治】外者，宜以辛凉发散之，通圣、凉膈、解毒是也；内者，宜以苦寒下之，三黄汤、玉烛散是也；中者，宜以调经、凉血等是也。

肿疡宜解毒，下之是也；溃疡宜托里，补之是也。如温经，加通经之药妙矣。夫邪气内蓄肿热，宜砭射之也；气胜血聚者，宜石而泄之。如肿疡年壮，谓伏热在心，可降其火；如溃疡年老，发呕不食，谓虚大补。

病疮，腰脊瘈疭者，死。

内疏黄连汤　治呕哕哕，发热，脉沉而实，肿硬色不变，根深，脏腑秘涩。

连　芍　归　木香　槟榔　芩　栀　薄荷　甘草　桔各一两　连翘二两　大黄（便秘加之）

行经　芩　连　连翘　人参　木香　槟榔　柏　泽泻

在腰以上至头者，枳壳；疏利脏腑，用前药中加大黄；痛者，当归、黄芪止之。

伤煎散　治肿焮于外，根盘不深，脉浮，邪气盛，则必侵于内，宜热之。

地骨皮　芪　芍　芩　术　苓　参　归　桂　草　防己各

---

① 丁：古通"疔"。

一两　防风二两

上以苍术一升，水五升，煎至半，去渣入药，煎服。便秘，加大黄；热，加黄连。

黄连消毒汤　治一切疮疽背脑。

连一钱　芩　柏　地黄　知母各四钱　羌活　独活　防风　藁本　归尾　桔梗　连翘各四钱　芪　参草各三钱　苏木二钱　防己五钱　泽泻二钱

远志酒　忍冬酒　不问肿溃，皆有奏捷之功。然二酒有补性、归心、归血之效。

金银花汤　治痛，色变紫黑者，回疮。

金银花（并枝）　甘草各二两　芪四两

酒一升，闭口，重汤煮、酒煮皆可。

乳香散　治痛疮口大。

寒水石（煅）　滑石各一两　乳香　没药各五钱　脑子少许

末。糁口上。

雄黄散　治恶肉不去。

雄黄一钱　巴豆一个（去皮尖）　乳香　没药少许（另研）

细和匀。敷肉上。

木香散　治久不收口。

木香　槟　归各一钱　连二钱

为末。糁之。

出剩骨　血竭罨之，骨自出。

治漏疮剩骨。

青橘叶　地锦草

上二件，杵成膏。先净疮口，用杜牛膝根内入疮中，以膏敷之，缚定。

一上散 治疮疥癣。

雄黄（另） 硫黄（另）各五钱 斑蝥三个（去翅足，另） 黑狗脊（另） 寒水石 蛇床子（炒）各五钱

上细末，同匀。油调搽上。加法随病。

金丝其状如绳线，巨细不一，上下行，至心即死。可于疮头上，截经刺之，出血后，嚼萍草根涂之，立安。

治疔疮（刘先生方）。

乌头尖 附子底 蝎梢 雄黄各一钱 蜈蚣一两 硇砂 粉霜 轻粉 麝乳香各五分 信二钱五分

上末。先破疮口出血，亟以草杖头，用纸带于内，以深为妙。

丁疮毒气入腹，昏闷不食。

紫花地丁 蝉退 贯众各半两 丁香 乳香

温酒下二钱。

治丁疮（李先生方）。

归尾 没药 白芨 乳香 杏仁 黄丹 蓖麻 粉霜 巴豆 木鳖子 芝麻油 桃柳枝

上煎如法，白菊花紫茎者汁服；查敷之，茜草根叶亦可。

丁疮 先痒后痛，先寒后热，热定则寒，四肢沉重，头痛，心惊，眼花，呕逆，则难治。

贴杖疮。

虎骨 柏 连 芩 苦参

以五味煎，入油纸，煎又数沸，次以纸贴上。

恶疮 霜后凋蕉叶干末敷，香油调，油纸掩。先用忍冬藤、葱、椒、金丝草洗，松上白蚁泥、黄丹炒黑，香油调敷；外用油纸夹上，日换。后用龙骨末药于口上收肉，黄丹入香油煎，入朴硝抹疮上。

口疮神方。

焰硝　硼砂

含口不开，以南星于涌泉酢敷之。

饮酒入口糜　导赤散、五苓散。

风寒遏绝，阳气不伸，声不出。

半夏（制）一两　乌头　桂各一钱

煎服。

赤口疮。

白矾（飞）　没药　乳香　铜绿

末。糁。

白口疮。

雄黄　没药各一钱　轻粉五分　巴豆

末。糁。

唇紧燥裂生疮用：

青皮（烧灰）　猪脂

调敷，夜卧头垢亦可。

口痛疮。

五味子一两　柏（蜜炙）　滑石各五钱　铜绿

加糁白蔷薇汁，嗽之良。

有口疮不下食，众以狐惑治之，必死。未若以矾汤，于脚上浸半日，顿宽。以黄柏（蜜炙）、僵蚕（灼末）敷，立下乳而安。

一方神效：

西瓜外皮（烧灰）　柏　连　朱砂　孩儿茶　硼砂

为末。水调抹效。

手疾疮。

皂角　枯矾　轻粉　连　柏

沙疮。

棚地藤（烧灰）

足上毒疮。

密陀僧　黄连

敷之。

又法：

旱莲草（盐敲）　桑白皮

打细。作饼盖，干易之。

杜牛膝　无名异　金星草

俱可。

治脚。

五倍子（研）

牛膝同髓调厚朴。

治阴疮。

腊茶　五倍子等分　腻粉少许

敷孩儿茶妙。

又方

降真香（磨水）

抹效。

三十七、痈疽 （附：瘿瘤）

【脉】数，身无热，内有痈也；脉数，必当发热，而反恶寒，若有痛处，当发其痈。

脉数而虚，咳唾涎沫，为肺痿；脉数而实，或滑，咳则胸中隐痛，为肺痈。

脉紧而数，脓为未成；紧去但数，脓为已成。

脉滑而数，小腹坚满，小便或涩，或汗、或寒，为肠痈。设脉迟紧聚，为瘀血，下血则愈。设脉洪数，脓为已成。肠痈，脉滑为实，数为热。卫数下降，营滑上升，营卫相干，血为败浊，皆湿热之所为也。

死之地分伏兔、腓腨、背、脏俞、项上、脑、髭、鬓、颐。

【因】火之毒，气结之毒，从虚而出也。薄处先穿之义，师全用补。盖厚味之火，气郁之结，壅滞经络，或引痰饮，血为之滞，气为之乱，积久从虚而出其经也。夫阴滞于阳则痈，阳滞于阴则疽。气得淤而郁，津液稠黏，为痰为饮，而久渗入肺，血为之浊，此阴滞于阳也；血得邪而郁，隧道阻隔，积久结痰，渗出脉外，气为之乱，此阳滞于阴也。

肺痿，热在上焦。

肺痈，乃风伤于卫，热过于营，血为凝滞，蓄结成痈。

囊痈，乃湿热下注也，有作脓者，此浊气顺下，将流入渗道，因阴气亏，水道不利而然，脓尽乃安。

骨疽，因厚味及酒后涉水得寒，故热邪深入髀枢穴左右，积痰老血，相搏而成也。

内疽，因饮食之火，七情之火，相郁而发，在腔子而向里，非于肠胃肓膜也，以其视之不见，故名之曰内。

【证】

肺痿病，多涎唾，小便反难而数，大便如豚脑，欲咳不咳，咳出干沫，唾中出血，上气喘满，或躁而渴者，寸口脉数而虚，按之涩。

肺痈病，咳逆上气，浊吐出如粥，脓血，胸中隐痛。又咳脓血，口燥，或喘满不渴，唾沫腥臭，时时振寒，寸口脉数而实，按之滑。

肠痈病，小腹重，强按则痛，坚满如肿，小便数似淋或涩，或自汗复恶寒。

又身甲错，腹皮急，按之濡，如肿状，腹如聚积，按之痛，如淋，小便自调。甚则腹胀大，转侧闻水声，或绕脐生疮，或脓从脐出。

背痛，脉数，身无热而反恶寒，若有背痛处，发其痈。

附骨疽，与白虎飞尸、历节皆相似。历节走注不定；白虎飞尸痛浅，按之便减，能作脓；附骨痈着骨而生，痛深，按之无益。

【治】法宜补气血，泻火散气。初觉，可清热拔毒；已溃，则拔毒补气。用分经络气血多少，可补，可驱。毒如少阳分，少血多气，宜补。

《千金》内托散　内托之名，使气充实，则脓如推出也。

羌活　独活　藁本各一钱五分　防风身梢　归梢各五分　身四钱　翘三钱　芩（酒炒）　芪　参　甘草各一钱半（生用五分）　陈皮　苏木　五味各五分　柏（酒炒）　知母（酒炒）　生地（酒制）　连（酒制）各一钱五分　汉防己（酒制）　桔梗各五分　栀　猪苓（去皮）　麦冬（去心）各二钱　大黄（酒制）三钱

作二服煎。

验方　有妇人年七十，性好酒，形实性急，脑生疽，脉紧急，切之涩。

酒炒锦纹大黄（酒炒）　参（酒熟）

每一钱，姜汁煎服。

验方　有人年五十，形实色黑，背生红肿，近骨下痛甚，脉浮数而洪紧，食亦大呕，时冬月。

麻黄　桂枝（冬月用之）　生附（脉紧用之）　柏（酒炒）　瓜蒌　甘草节　羌活　青皮　半夏　参　芪

姜煎。

验方　治初生一切疮疖痈疽发背，服之殊效，亦能下死血。

大黄　甘草　辰砂　血竭

酒下。

解毒丹　治一切发背、痈疽、金石毒。

紫背车螯（大者，盐泥固济，煅红出火毒）

甘草膏丸，甘草汤下。恶物，用寒水石煅红入瓮，沉井中，腊猪油调敷。

又方　以轻粉为佐；又以灯草为佐。散肿消毒，轻者可杖。

清凉膏　治发背。

归　芷　木鳖肉　白芨　白敛各一两　乳香（研）　腻粉少许　白胶少许　丹五两　麻黄十两

上煎前六味，候紫色去之，入槐柳枝各七寸，再煎，入丹，临时入下。

三生散　治漫肿光色附骨痛，如神。

露蜂房　蝉退　头发各等分

烧灰存性。三钱，研细酒下。

曾用五灰膏，敷一宿，待恶肉腐，以刀去之，尽以香油蘸在锦上，扭干覆之，待好肉如岩合蛊状，方可以收口，用龙骨、白敛、乳、没等药敷之。

肉疽，用四物汤加减服之。

有人性急味厚，在胁下一点痛，每服热燥之药，脉轻则弦，重则艽，知其痛处有脓，因作内疽病治之。

甘草干姜人参　治肺痿。

甘草四两　干姜二两　参一两　枣三个

煎服。

小青龙汤　治肺痈，先解表之邪也，此治肿疡之法也。

葶苈大枣泻肺汤　治痈疽，喘不得卧也。

葶苈（炒黄研，丸弹子大）

水三升，入枣先煎二升，去枣入葶苈，煎至一升，顿服之，先进小青龙汤，三服后进此。

桔梗汤　治咳胸满，唾如米粥，当吐脓血。

甘草　桔梗各一两

苇叶汤　治咳有微热，胸中甲错，此治溃疡之法也。

苇叶二升（切）　薏苡仁　瓜瓣仁各半斤　桃仁五十个（去皮尖）

煎服。

又方

瓜蒌连穰下煎。

薏苡附子败毒散　治肠痈身甲错，腹皮急如胀，本无积聚，身无热，脉数者。

附（炮）　败酱各二钱　薏苡仁十个

水煎。

大黄牡丹汤　治肠痈，小腹或偏在膀胱左右，大如掌热，小便自调，时自汗，脉迟紧，未成脓可下之，脓成不可下。

大黄四两　牡丹皮三两　芒硝二两　瓜子一个　桃仁五十个

水煮顿服。

云母膏

有如腹痛，百分不治，脉滑数，腹微急，脉当沉细，今脉滑数，以云母膏下之。

云母膏（丸梧子大）一百丸　阿胶（烊入）

酒下之。下脓血为度，可止。

青皮当归汤　治便痈。　（李先生方）

青皮　防风　归　草梢

空心煎服。

桃仁承气汤 治便痈。（张先生方）

验便毒方 葫芦巴，末服。川楝灰亦好。

附骨疽方。

青皮 柏 桂枝（冬加） 芩（夏加） 牛膝（虚加）甘草 姜汁 麻黄（发不动加）

又 防风通圣，去硝、黄，入生犀角、浮萍末，治骨疽。

瘿状多着肩背 如坚硬不可移，名石瘿；皮色不变，名肉瘿；如筋脉露结，名筋瘿；赤脉交错，名血瘿；随忧愁消长，名气瘿。

瘤状随气凝结 有骨筋肉脓血之瘤。

三十八、乳痈

【证】乳房为阳明所经，乳头为厥阴所属。

【因】厚味，湿热之痰，停蓄膈间，与滞乳相搏而成；滞乳因儿口气吹嘘而成；有怒气激其滞乳而成。凡病皆阳明经也。浅者为痈，深者为岩，不治。

【治】宜疏厥阴之滞，清阳明之热，行污血，散肿结。

方

煅石膏（清阳明） 橘皮 瓜蒌子（消肿） 甘草节（行血） 白芷 蜂房 台芎 香附（二味郁气加之） 青皮（疏厥阴） 葛根

酒姜汁饮。

又方

大黄 天花粉 归一两 甘草节以下一钱五分 瓜蒌子穿山甲（陈壁土炒）

酒丸服。

三十九、瘰

【因】大抵食味之过，郁气之积，曰毒，曰风，曰热，皆此三端。变化引换，须分虚实，实者易治，虚者可虑。夫初发于少阳一经，不守禁戒，延及阳明。盖胆经至主决断，有相火，而且气多血少。

神效方　牡蛎粉五钱，和鸡胆为膏贴之。又用活石一两，肉桂五钱，调汤服之好。

【证】外有虾蟆瘰，无核但肿。瘰在阳明少阳经，结核按之走痛。瘿或隐僻处。劳瘵结核，连数个在耳边，或聚，或散也。瘤等，亦同。

【治】宜泻火散结，虚则补元气，实则泻阴火。补则十全散，下则玉烛散。

化坚汤

升麻一钱　葛五分　漏芦（足阳明）　牡丹皮三钱（去留血）　归　地黄（生熟）备三钱　连翘一钱（生血脉）　芪一钱（炉皮）　毛　芍（收散）三钱　桂（散结，寒因热用）三钱　柴八钱　黍黏（消肿）　羌活一钱　防风　独活各五分（结散）　昆布（软坚）　三棱（削坚）　广术　参　朴（腹胀加）　连　陈皮　木香（气不顺加）　大黄（便秘加）

大黄汤

大黄（煨）　皂角　甘草（炙）

煎服，以麝香、瓜蒌仁敷之。

法未破核者，用火针针其上，即用追毒膏，点苧线头，内针孔中。

又　用杜牛膝捣敷，缚其上，一日一易。如脓将尽，又用生玄参、地榆、滑石、寒水石、大黄等末敷，缚其疮。

又　用白厄菜、墨草，同缚其疮，以寒水石、大黄、硝、龙骨、木香、槟榔末收口。后又用竹茹，亦能长肉；白膏药收后。红不退，用北�蝓窠敷；如已溃久不收口，须用香付灯烧铁铬，烙其腐处尽，后依前治之。

治耳接耳边、项上生块核是。方：

五倍子　香白芷

为末。蜜调敷。

猵鼠粪①以黄泥炉煅。

去瘰疬毒。

皂角子五两　大黑豆一斤　甘草一两　冬青叶汁一斤

上煮汁干为度，常食，不过二料。

四十、发瘢

【因、治】属表者，因风挟热痰，通经微汗之，下之不可。

属里者，因胃热，助手少阴心火，入于手太阴肺也。故红点如斑，生于皮毛之间耳，白虎、泻心、调胃承气从长而用之。

四十一、丹疹

【因】热与痰、血热也。

夫斑、痘、疹、丹，皆恶毒血热蕴蓄于命门，遇相火合起则发也。

---

①　猵鼠粪：别名鼠矢（《本草经集注》）、雄鼠粪（《日华子本草》）、殿鼠粪（《类证活人书》），为鼠科动物雄性褐家鼠的干燥粪便。

外有赤游风、天蛇漠、丹疹、瘾斑，其状不同，因则一也。

【治】张归之少阳相火。

如遇热之时，以通经辛凉解之。

如在寒之时，以葛根、升麻辛温解之。

如遇疮痈黑陷，腹内喘满者，热而气虚也，急以白虎解之。热，加参，参主喘也；主之全，以凉膈调之。

消毒汤

升麻根　羌活　藁本　细辛　柴胡　葛根　芩（酒炒）生地黄连　柏　翘红花　归　苏木　白术　苍术　陈皮　吴茱萸　防风　甘草

又方

紫草　红花子　芍　胡荽　归

敷方　剪刀草汁，调原蚕沙，敷之。

龙脑丸　治斑疮倒靥。

猪心血调脑子成膏，以紫茸汤化，无脑用辰砂。

四十二、金疮（附：油、火、刀、犬等伤）

【脉】金疮出血太多，脉沉细者，生；浮数实大者，死。

【治】

没药散　治刀箭伤，止血住痛。

定粉　风化灰各一两　枯白矾三钱　乳香五分（另研）

没药一字，即二分半也，一铜钱有四字之故。另研，和匀，糁之。

圣愈汤　治出血太多。

四物汤　参　芪

煎服。

金疮刀伤见血方。

降真香末细贴之。

石灰和人血作饼，旋干贴之。

煨大黄、石膏细研，桐油二分，水一分，拌抹上。

又淹灰搽敷亦良。

救苦散　治热油、刀斧伤、火伤、犬咬伤。

寒水石　油调涂上。

四十三、倾仆

【脉】倾仆，内有血，腹胀满。脓坚强者，生；小弱者，死。

【证】瘀血为病，或痰涎，发于上。

【治】同中风证。恶血归内，留于肝经，胁痛自汗，治宜破血行经。

张论：坠堕使生心恙，痰涎发于上也，治宜补之。

凡杖打、闪朒疼痛，皆血滞证，可下之，忍痛则伤血。

神应散　治瘀血，大便不通。

大黄（酒浸）一两　桃仁　红花二钱　归三钱　瓜蒌根二钱　炮穿山甲二钱　柴胡（引经）　麝（透）

热酒下。

紫金丹　治骨节折伤疼痛。

炮川乌　炮草乌各一两　五灵五钱　木鳖子去壳　黑牵牛各五钱　威灵仙　金毛狗脊　骨碎补　没药　麝香　红娘子各二钱五分　地龙　乌药　青皮　陈皮　茴香各五分　防风　自然铜（烧淬）四两　禹余粮（淬）四两

酢糊丸，梧子大。每十丸酒下。

三圣散　吐之，治痰壅。

四十四、百药中伤

【脉】浮涩而疾者，生。

微细者，死。

洪大而迟者，亦生。

【治法】在上吐之。

解毒丸　治食毒物，救人于必死。

干板蓝根四两　贯众（去土）一两　青黛　甘草

蜜丸。青黛良。

秘传方

续随子　甘草　五味子

茶清下一二碗。

四十五、癫狂（附：痫）

【脉】大坚疾者，癫病。

脉大滑者，自已。

脉小急实者，死；循衣缝者，死；虚而弦急者，死。

脉虚弦为惊，脉沉数为痰热。

【因】痰、火、惊。

血气者，身之神也。神既衰乏，邪因而入。夫血气俱虚，痰客中焦，妨碍不得运用，以致十二官各失其职，神听言动，皆有虚妄，宜吐之而安。

肺入火为谵语，肺主诸气，为气所鼓舞，火传于肺，为之寻衣撮空，胃中大实热，熏于心肺，亦能谵语，宜降火之药。

惊其神，血不得宁也。积痰郁热，随动而迷乱，心神无主，有似邪鬼，可先吐之，后以安神丸主之，佐以平肝之药，胆主惊故也。

【证】狂言、谵语、郑声辨。

狂者，开目与人语，语所未尝见之事，为狂也。

谵语者，合目自言日用常行之事，为谵也。

郑声者，身动无力，不相接续，造语出于喉中，为郑声也。

又蓄血证，则重复语之。

【治】痰者吐之，三圣散；火者下之，承气汤；惊者平之，安神丸。

方　总治。

连　辰砂（三味降火）　　瓜蒌　星　半夏（三味行痰）青黛　柴胡　川芎（三味平肝）

桃仁承气汤　治热入血室，发狂。

犀角地黄汤　治瘀血狂妄，因汗不彻，吐衄不尽，瘀血在内，面黄、唇白、便黑，脚弱，气喘，甚则狂闷。

犀角一两　生地八两　芍三两　丹皮　大黄二两（脉大迟，腹不满，为无热，减之）

煎服。

洪长伏三脉，诸痫发狂，以《局方》妙香丸，以针透眼子，冷水浸服之。

弦细缓三脉诸痫，李和尚五生丸。

治痫方。

黄丹　白矾等分（研细，用杨树火煅过）

曲丸。

又方

川芎二两　防风一两　猪牙　皂角　郁金各一两　明矾一

两　黄赤脚蜈蚣各一条

细末，蒸饼，丸梧子大。空心茶清下十五丸。

四十六、惊悸

【脉】寸口脉动而弱，动为惊，弱为悸。

跌阳脉微而浮，浮为胃气虚，微则不能食，此恐惧之脉，忧迫所作也。

寸口脉紧，跌阳脉浮，胃气则虚，是以悸。

肝脉鹜暴，有所惊骇。

【证】悸有三，惊悸、松悸、痰饮闭于中脘。其证，短气自汗，四肢浮肿，饮食无味，心虚烦闷，坐卧不安。

悸　心筑然而动。

【治】

因血虚，肝主血，无血养则不盛，故易惊，心神忤乱，气与涎结，遂使惊悸。血虚，治宜朱砂安神丸；气涎相结，宜温胆汤，在心胆经。

小儿惊搐，涎潮如死，乃母胎时受怖，为腹中积热，可坠其涎，镇火、清心等是也。

悸因失志气郁，涎聚在心脾经，治宜定志丸。失志者，或事不如意，久思所爱。

少阴心悸，乃邪入于肾，水乘心，唯肾欺心，火惧水也，治在于水。以茯苓导其湿，四逆散调之，枳实、柴胡、芍药、甘草是也。与惊悸不同，名亦谓之悸，故书以别之。

发搐痰饮为证，脉必弦涩，皆用下之。

外有肝痹、心肺疟、心虚寒，皆惊。

朱砂安神丸　治血虚惊悸。

朱砂一两（另研）　连一钱二分　归五分　甘草五分　生

地三钱

炊饼丸。

温胆汤 治心胆性易惊。

半夏 竹茹 枳实二两 苓一两五钱 陈皮三两 甘草一两

寒水石散 治因惊，心气不行，郁而生涎，结为饮。

寒水石（煅） 滑石（水飞）各一两 甘草一两 龙脑少许

热，则水下；寒，姜下。

四十七、疝癞

【脉】寸口弦紧为寒疝，弦则卫气不行，卫气不行则恶寒，紧则不欲食。

寸口迟缓，迟则为寒，缓为气之虚，虚寒相搏而痛。

脉沉紧豁大者为虚。脉滑为疝，急为疝，搏为疝，见于何部而知其何脏。

【因、证】盖全在肝经，因湿热在经，抑遏至久，又感外寒，湿被郁而作痛。或大劳则火起于筋，醉饱则火起于胃，房则火起于肾，大怒则火起于本经。

火郁之甚，湿热便盛，浊液凝聚，并入血隧，流于肝经，为寒所束，宜其痛甚。因痰饮积流入厥阴，聚结成核；因瘀结其本经；因虚而感，或内火外寒郁之，肝经与冲、任、督所会，聚于阴器。伤于寒则阴缩入，伤于热纵挺不收。属木，性速急，火性暴而痛亦暴矣。

张论七疝

寒疝 因湿地雨水风冷处，使内过多，其状囊结硬如石，阴茎不举，或控睾丸而痛，宜以温剂下之，久而无子。

水疝　因醉过内，汗出遇风湿之气聚于囊中，其状肾囊肿痛如水晶，或痒搔出黄水，小腹或按之作水声，阴汗，治宜逐水。

筋疝　因房劳及邪术所使，阴茎肿或溃脓，或痛而里急，筋速缩，或挺不收，或白物如精，或茎痛之极则痒，宜降火下之。

血疝　因使内气血流溢，渗入脬囊，留而不去，结成痈脓，多血，状如黄瓜，在小腹两旁横骨约中，俗云便痈，治宜和血。

气疝　因号哭忿怒，气郁而胀，哭怒罢则散，其状上连肾区，下及阴囊，宜以散气药下之。小儿有此，因父精怯，故不治。

狐疝　与气疝大同小异，状如仰瓦，卧则入小腹，行之则出入囊中，宜逐气流经之剂下之。

癫疝　因地卑湿，江淮间所生，其状如升斗，不痒不痛，宜去湿之药下之。女子阴户突出，虽相类，乃热不禁固也。

《三因》有四癞

肠癞　因房室过度，元脏虚冷，肠边之膋①系不收，坠入癞中，上下无定，此难治也。

气癞　因七情脏气下坠，阴癞肿胀急痛，易治之。

水癞　因湿气得之，则肿胀其阴，易治也。

卵癞　因劳役坐马，致卵、核肿胀，或偏有大小，上下无常，此难治也。

外有妇人阴门挺出，亦名癞病。

丁香楝实丸（以下出李）

归（酒制，去芦）　　炮附　川楝　茴香以上各一两

---

①　膋（liáo）：肠子上的脂肪。

锉，好酒三升，同煮，酒尽，焙干作末。入下药：

丁香　木香各五分　蝎十三个　玄胡索五钱。

上同为末，酒糊丸，梧子大。每服三十丸至百丸，温酒下。

参术汤　治虚疝脉豁大者是。

参　术　栀　香附

仓卒散　治寒疝入腹卒痛，小肠膀胱气绞，腹冷重如石，出白汗。

山栀四十九个（烧半过）　生附子

酒煎二钱。

又一方，乌代附。

神应散　治诸疝心腹绞痛不忍，此方能散气开结。

玄胡索　胡椒　或加茴香

酒煎二钱。

牡丹丸　治寒疝心腹刺痛及血。

川乌（炮，去皮尖）　牡丹皮四两　桃仁（炒，去皮尖）桂各五两　青皮一两

蜜丸。酒下。

桃仁汤　治癫疝。

大桃仁（如法）　茱萸　桂枝　蒺藜　青皮　白茯苓　槟榔　木香　海藻　三棱　莪术（任意加减）

张用导水禹功、猪肾通经等散下之。

秘方　治诸疝。

枳实（治痛）　栀　茱萸　橘子　山楂（去核积）　桃仁（瘀血加之）　川乌（劫痛同栀）　桂枝（不定必用）　荔枝核（湿则加之）　青皮

守丸　治癫要药，不痛。

苍术　星　半夏　白芷（散水）　川芎　枳实　山楂

应痛丸　治败精恶物不出，结成疝，痛不忍。

阿魏二两（酢和荞麦面裹，火煨熟）　槟榔大者二个（刮空，滴乳香满盛，将刮下末，用荞麦拌作饼，慢火煨）

上细末，入硇砂一钱，赤芍一两，同为末，面糊搜和丸，如梧子大。盐酒下。

雄黄散　治阴肿大如斗。核痛不治。

雄黄一两　矾二两　甘草五钱

煎洗。

又方

天萝筋（烧灰）　治疝妙。

四十八、脚气

【脉】浮弦者风，濡弱者湿，洪数者热；迟涩者寒。微滑者虚，牢坚者实。结则因气，紧则因怒，细则因悲。

入心则恍惚妄谬，呕吐，食不入，眠不安，左寸脉乍大乍小者，死。

入肾则腰脚俱肿，小便不通，呻吟，且额皆黑，冲胸而喘，左尺脉绝者，死。

【因】湿之病，南方之人，自外而感；北方之人，自内而致。南方之人，当风取凉，醉房，久坐湿地，或履风湿毒气，血气虚弱，邪气并行虚腠，邪气盛，正气少，故血气涩，涩则脾虚，虚则弱，病发热；四肢酸痛烦闷者，因暑月冷湿得之；四肢结持弱者，因寒月冷湿得之。北方之人，因湩酪醇酒之湿热下注，积久而成肿满瘀痛也，治宜下药，泄越其邪。

【证、治】因病胫肿，小腹不仁，头痛烦心，痰壅吐逆，时寒热，便溲不通，甚者攻心而势迫，治之不可后也，此壅之痰。

壅未成，当宜通之，调以黄柏、苍术类。壅既成，当砭恶血而后以药治之。

攻心脚气，乃血虚而有湿热也，治宜四物加柏。筋动转而痛者，乃血受实热也，治加桃仁、芩、连。有痰流注，加竹沥、姜汁、南星是也。

李曰：湿淫所胜，治以苦温，以苦辛发之，透关节胜湿为佐，以苦寒泄之，流湿清热为臣，故主当归拈痛汤一方治之。

中脚膝论

自内，喜怒忧思，寒热邪毒之气，注于脚膝，状类诸风，谓之脚气也。

自外，风、寒、暑、湿皆有不正之气，中于脚膝，谓之脚气也。

实者利之，虚者益之，六淫随六法以治之，七情随六气以散之。

《三因论》：乃风寒暑毒气袭之也。风则脉浮，寒则脉紧，湿则脉细。表则脉浮，里则脉沉。寒则痛，湿则重，暑则烦，风则行。随其所中经络而治之。

太阳经则头项腰脊皆痛，六淫中之，论同前，宜以麻黄佐金汤。

麻黄　干葛　细辛　白术　茯苓　防风　防己　羌活
桂　甘草

阳明则寒热呻欠，鼻干腹胀，髀膝膑中履外皆痛，六淫亦然，宜大黄左金汤。

大黄　细辛　茯苓　防己　羌活　黄芩　前胡　枳壳
朴　杏仁

少阳则口苦胁痛面垢，体无膏泽，头目颔锐痛，六淫亦同，宜半夏左金汤。

435

半夏 干葛 细辛 白术 茯苓 桂 柴胡 麦冬

三阳合病，寒热，关节重痛，手足拘挛，冷痹上气，呕吐下利，脉必浮弦紧数，合前三方以发之。

太阴腹满，咽连舌急，胸膈痞满，骨节烦疼，四肢拘急，浮肿，宜六物附汤。

炮附 桂各四两 甘草二两 茯苓三两 防己四两 白术三两

少阴上气喘急，小腹不仁，腰、脊、足心、腨、腘皆痛，六淫亦然，宜八味丸主之。

牡丹皮 泽泻 茯苓 桂 附 山药 山茱萸 熟地黄

厥阴胁腰偏疼，阴器抵小腹夹脐诸处胀痛，一如中风，宜神应养真丹。

归 天麻 川芎 羌活 木瓜 熟地 芍

三因元并脏腑不同故也。

当归拈痛汤 治湿热肢节烦痛，肩背沉重，胸膈不利，身痛胕肿。

羌活 炙草 芩（酒炒） 茵陈叶（酒炒） 归各五钱 参 苦参（酒洗） 升麻 葛根 苍术各二钱 知母（酒洗） 防风 泽泻各三钱 猪苓 白冬术各五分

煎服。

羌活导滞汤 治前证便溺阻隔，先以药导之，服前方及此方。

羌活 独活各五钱 防己三钱 大黄（酒煨）一两 归三钱 麸炒枳实三钱

除湿丹 治诸湿。

槟榔 甘遂 赤芍 威灵仙 葶苈 泽泻各一两 乳香（另研） 没药各五钱 黑丑（炒）三钱 大戟（炒）一两

半陈皮二两

脚气方　治湿热。

生地　柏（酒炒）　苍术（盐，酒炒）　术　芎　防己　槟榔　犀角　甘草　木通　黄连　黄芩（二味热加之）　竹沥　姜汁（二味痰加之）　石膏（热时加）　桃仁（便实加）　牛膝（溺涩加）

食积流注方。

苍术　柏　防己　南星　川芎　白芷　犀角　槟榔　龟板（血虚加）

血积转筋方（见论）　治攻心脚气。

阮氏方　治膝痛脚骨热，或赤肿行步难。

苍术四两（泔浸一日夜）　盐炒黄柏四两（酒浸一日夜，炙焦）

㕮咀服。

四十九、虫（附：狐惑）

【脉】䘌蚀阴肛。脉虚小者，生；急紧者，死。

【因、证】湿热之生，脏腑虚则侵蚀，腹内热，肠胃虚，虫行求食。上唇有疮曰惑，虫食其脏；下有疮曰狐，虫食其肛。亦有口疮，非狐惑也。

【治】

集效方

木香　鹤虱（炒）　槟榔　诃子（煨）　芜荑（炒）　炮附　干姜各七钱　大黄一两五钱　乌梅　或加连　柏

上蜜丸。陈皮汤酢汤任下。

化虫丸　治虫即化水。

硫黄一两　木香五钱　密陀僧三钱　炮附一个

上先附末，酢一升，熬膏，入药，和丸绿豆大。荆芥茶清下二十丸。

秘方　治吐虫。

黑锡（炒成灰）　槟榔末

茶饮下。

又方　川椒酒糊丸，治虫。

又方　炒鸡子，白蜡尘治寸白虫，酒糊丸妙。

泻心汤　治惑。

苦参汤

洗之，治狐。

五十、喉痹

【因】热内结。虽有蛾闭、木舌、缠喉、走马之名，火则一也。

论咽与喉，会厌与舌，同在一门，而用各异。喉以候气，故通于天；咽以纳食，故通于地；会厌管乎其上，以司开阖，掩其咽，其食下，不掩之，其喉错，必舌抵上腭，则会厌能闭其咽矣。四者相交为用，缺一则饮食废而死矣。及其为病，皆火也。夫手少阴君火心主之脉，手少阳相火三焦之脉，二火皆主脉并络于喉，气热则内结，结甚则肿胀，肿胀甚则痹甚，痹甚则不通而死矣。至如嗌干痛，咽颔肿，舌本强，皆君火之为也；唯喉痹急速，相火之为也。

【证】咽，咽物之处，咽肿则不能咽，或呕吐咯伤，或多饮啖，痰热皆至，咽系干枯也。

喉，声音出入之处，脏热则肿，其发暴肿闭塞，或心虚寒，有悬痈生在上腭，俗名鹅也，咳而声嘶喉破，俗名声散也。

【治法】微，以咸软之；甚，以辛散之；痰结，以苦吐之；否则砭出血；人火，以凉治之；龙火，以火逐之。凉剂，以热服之是也。宜刺少商出血。

秘方

朴硝　牙硝（各研）　青鱼胆

上以胆放二硝上，干，方研为末，竹管吹入喉中，痰出即愈。

五匙散　治风热喉痹，及缠喉风。

朴硝一两五钱　硼砂五钱　脑子三钱　僵蚕

以竹吹末入喉中。

神效散　治热肿，语声不出。

荆芥穗　蓖麻（生，去皮另研）各一两

蜜丸皂子大。嚼含化。

雄黄解毒丸　治缠喉风及喉痹，仆倒失音，牙关紧急，不省人事。

雄黄一钱（飞）　郁金一钱　巴豆（去皮油）十四个

酢糊丸，绿豆大。热茶清下一丸，吐则止。

蜜附子　治腑寒咽门闭，不能咽。

大附（去皮脐，切大片，蜜涂炙黄）

含咽津。

又方

龙胆　矾

包乌梅肉内，以绵裹，含。

龙火拔毒散　治缠喉急证，先以针出血为上策，缓以丹敷。

阳起石（煅）　伏龙肝各三钱

新水扫之。

又方

白瑞香花根

研水灌之。

秘方 治痰，其证皆因痰也。

以鹅毛刷桐油探吐之。

皂荚灰亦可吐。

僵蚕研姜服亦可。

生艾汁亦可。

五十一、口

【因、证】脾热则甘，胆热则苦，口苦亦有肝虚寒者。

【治】三黄丸治甘。

柴胡汤治口苦及谋虑不决。

柴胡汤加麦冬　枣仁　地骨皮　远志

五十二、舌

【脉】心脉系舌根，脾脉系舌旁，肝脉、肾脉络舌本。

【因、证】因风寒所中，则舌卷缩而不言。七情所郁，则舌肿满不得息。肝壅，则血上涌；心热，则裂而疮；脾热，则滑苔，是虚热；心经，飞扬上窜。脾闭，则白苔如雪；脾热，则舌强。舌卷而卵缩者，厥阴绝也，死。

【治】

金沸草散 治风寒伤心脾，令人寒热，齿浮，舌肿。

金沸草　荆芥四两　前胡　麻黄各三两　甘草　半夏一两

升麻柴胡汤 治心脾虚热上攻，舌上生疮，舌本强，两颊肿痛。

升麻　柴胡　白芍　栀　木通一两　杏子　大青　芩三

钱　煅石膏二两

　　舌肿破　锅底煤（即锅底烟），酢盐敷。

　　出血如泉。

　　白胶香　五倍子　牡蛎

　　末。糁。

　　白苔语涩。

　　薄荷汁　白蜜

　　姜片揩敷之。

五十三、目

　　【因】风热血少，经曰"目得血而能视，肝血不上荣"也。神劳，目者神气之主，劳则魂魄散，不能相得。肾虚，水精不上奉也。

　　【证、治】在腑则为表，当除风散热；在脏则为里，宜养血安神。如暴失明，昏涩、翳膜、眵泪、斑入眼，皆表也，风热也，宜发散以去之。

　　如昏弱不欲视物，内障见黑花，瞳散，皆里也。血少神劳，肾虚也。宜养血补水安神以调之。

　　斑入眼，此肝气盛而发在表。瞳子散大，皆辛热之为也。辛主散，热乘之，当除风热、凉血益血，以收耗散之气。以芩、连苦寒除邪气之盛为君，归身、地黄养血凉血为臣，五味酸寒体浮收瞳散，地骨皮、天冬泻热补气。

　　凡目暴赤肿，以防风、黄芩为君以泻火，黄连、当归为佐以和血。

　　凡目疾暴赤肿，以防风、羌活、柴胡、升麻、白芷、芩、连、甘草、当归。白睛红，加白豆蔻少许。

凡目久病昏暗，以熟地、归根为君，以羌活、防风、甘菊之类杂佐之。

拨云汤

羌活　防风一钱半　藁本　川芎　荆芥一钱　葛根　细辛　柴胡　升麻半钱　知母　归身　川柏　甘草　芪各一钱

内障，是脾虚火盛，上加下药：参、五味、白芍、茯苓、术。湿热，加下药：连（炒）、芩、生地。睛痛，加归、地黄；胸中不利，加槐子；赤翳，加羚角；府秘，加大黄。

百点膏

黄连（水一大碗，煎至半）　加归六钱　防风八钱　蕤仁（去皮尖）三钱

上熬滴水不散，加蜜少许点之。蔓荆、椒眼、地黄、甘草、荆芥、麻黄、升麻，随所长加之。

春雪膏　点眼。

朴硝

置生腐上蒸，待流下，瓦器接之。

地黄丸　治不能远视，近视。此大除风热。

生地　天门冬各四两　炒枳壳　甘菊各二两

蜜丸。茶酒任下。

《局方》定志丸　治不能近视，反能远视。

参　性远志　菖蒲　白茯苓

蜜丸。

泻青丸　治风热。

熟干地黄丸　治血少，安神。

驻景丸　补肾水。

车前子　兔丝子　熟地黄各五两

槐子散　治体肥气盛，风热上行，目昏涩。

槐子　芩　木贼　苍术

末之。茶下。

桔梗丸 治太阳卫虚血实，瞳人肿痛，眼黑，肝风盛。

桔梗一斤 牵牛头末三两

蜜丸。水下。

神仙退翳丸 治一切翳晕，内外障昏无睛，累效。

归（酒洗） 芎 犀角屑 枳实 连 蝉退 瓜蒌根 薄荷六钱 甘菊 蛇退 密蒙花 荆芥（与甘草煎三味） 地骨皮三钱（洗） 炒白蒺藜 羌活 地黄（用干，酒浸）一两 木贼一两半（去节，童便浸一宿，火干用之）

上末，炼蜜丸。末饮下；妇人气旺者，木香汤下之。

家珍方 治眼梢赤。

连 白矾三钱（飞） 铜绿五分 密陀僧一钱 轻粉少许

末贴之。

又方

黄丹 白矾等分

验方 治痘后目上翳。

谷精草 蛇壳 绿豆壳 天花粉

上等分末，粟米泔浸，煮蜜柿，干为度。食之。

羊肝丸 治一切目病，不问障盲。

白乳羊肝一具（竹刀刮去膜） 连一两 甘菊 防风 薄荷（去梗） 荆芥 羌活 归 芎各三钱

上为末，羊肝捣丸。浆水下。

烂翳验方 茜根烧灰，灯草点之，须臾大痛，以百节草刷去之。

七宝膏

珍珠 珊瑚 甘石（三味煅，以连水淬七次） 石沙 脑子 麝 蕤仁（去壳）各一钱研细。点之。

五十四、耳

【因】风热气虚火升。肾寄窍于耳。

【证、治】风毒耳痛。全蝎一两，生姜二两。切作四方块，同炒，去姜，末之。汤点停耳。

耳脓出　用桑螵蛸一个火炙，麝二分五厘，糁之。又加枯矾吹之良。

虫入耳中　麻油灌。

又　猫尿灌耳内好。

五十五、鼻

【因、证】鼻为肺之窍，同心肺上病而不利也。有寒有热，寒邪伤于皮毛，气不利而壅塞；热壅清道。

酒齇鼻，乃血热入肺。

齄鼻息肉，乃肺气盛。

鼻渊，胆移热于脑，则辛頞①鼻渊。

【治】寒邪伤者，宜先散寒邪，后补卫气，使心肺之气交通，宜以通气汤。

羌活　独活　防风　葛　升麻各三钱　川芎一钱　苍术炙草各三钱　芪四钱　白芷一钱　连　黄柏

酒齇鼻方。

四物汤　芩（酒炒）　红花

———————

① 頞（è）：鼻梁。

水煎服。

又方

乳香、硫黄（以萝卜内煨）、轻粉、乌头尖、酥调敷。

又方

鸭嘴、胆矾敷。

鼧鼻息肉　枯矾研为面脂，绵裹塞鼻，数日自消。

又方

瓜蒂末，绵囊裹塞，亦可。

木通、细辛、炮附子，蜜和。绵裹内鼻中，亦可。

防风通圣散加好三棱、山茱萸肉、海藻，并用酒浸炒，末。每服一钱五分。

鼻渊。

薄荷　连二钱半　通圣散一两

孩儿茶服。

五十六、齿

【因、证】夫齿，乃肾之标，骨之余。

上龈隶于坤土，足阳明之贯络也；下龈隶于庚金，手阳明之贯络也。

手阳明恶寒饮而喜热，足阳明喜寒饮而恶热。

肾衰则豁，肾固则坚。

大肠壅，齿乃为之浮；大肠虚，齿为之宣露。

热甚则齿动龈脱，作痛不已。寒邪、风邪客于脑，则脑痛，项筋急粗露，疼痛肿饵，则缺少而色变痒痛。

【治】

羌活散

麻黄（去根节）　羌活一钱半　防风三钱半　细辛五分

升麻　柴胡五分　归　苍术五分　白芷三钱　桂枝　连　骨灰三钱

上先以汤漱口净，擦之。

牙疼方。

土蒺藜半两　青盐三钱

浆水二碗，煎热服。

又方

乌头　熟艾多　葱三株　川椒十数粒

上浓煎漱，有脓痰出而安。

治虫散气。

草茟茇末　木鳖肉

上同研。搐鼻。

治风气走疰痛。

藁本　剪草　细辛

热漱，愈。

治骨槽风。

皂角（不蚛①去子）　杏仁（烧存性）

上每味一两，入青盐一钱，揩用。

治风蚛牙　以北枣一枚去核，入巴豆一粒，合成，文武火炙如炭，放地上良久，研细，以纸捻入蚛孔十次。

五十七、结燥

【因】火邪伏于血中，耗散真阴，津液亏少。夫肾主大便，肾主津液，液润则大便如常。

---

① 蚛（zhòng）：虫咬。

【证】小肠移热于大肠，为虑瘕，为沉。虑瘕，是便涩闭也。

【脉、治】

热燥，有云脾脉沉数，下连于尺，脏中有热；亦有吐泻后肠胃虚，服燥热药多者，宜承气汤下之。

风燥，有云右尺浮也，内肺受风，传入肠中，宜麻仁丸。

阳结，脉数大而实，宜苦寒类治。

阴结，阴燥欲坐井中，二肾脉按之必虚，或沉细而迟者是也。

如有阴证烦躁，脉坚实，阳药中少加苦寒以去热燥。

有年老气弱、津液不足而结，有产妇内亡津液而结，二证并宜地黄丸。

大便闭，小便涩数，谓之脾约。约者，脾血耗燥，肺金受火无所摄，脾津液故竭，理宜养血润燥。

有产妇便秘，脉沉细，服柏、知母、附子而愈。

外有脚气、虚寒、气实，皆相似，亦大便不通。

肾恶燥，急食辛以调之，结者散之。如少阴不得大便，以辛润之；太阴不得大便，以苦泻之。如食伤，腹满，腹响是也。

阳结者散之，阴结者热之。

润肠丸

麻仁　桃仁（去皮尖）各一两　羌活　归尾　大黄（煨）各半两

除二仁别研，余味共捣，以上火枯，蜜丸，梧子大。汤下。

如不大便，邪气盛急，加大黄（酒制）；

血燥而大便干燥，加桃仁、大黄（酒制）；

如风结燥，大便不行，加麻仁、大黄；

如风涩，加皂角仁、秦艽、大黄；

如脉涩，身觉有短气，加郁李仁、大黄；

如阴结寒证，加干姜、附子。有云：大便不通有五证，热、冷、气、风、湿，尺脉伏也，宜温补之。

风、老人、产妇，秘有虚实。能饮食、小便赤，为实。实者，秘物也，麻仁、七宣等主之（见前）。不能饮食、小便清，为虚。虚者，秘气也，厚朴汤主之。

朴　夏　曲　甘草三两　术五两　枳实　陈皮一两

五十八、痔漏

【因、证】因虫就燥也，乃木乘火势而侮燥金，归于大肠为病，皆风热燥湿为之也。

盖肠风痔漏，总辞也，分之则异。若破者，则谓之漏。大便秘涩，必作大痛，此由风热乘食饱不通，气逼大肠而作也。受病者，燥气也；为病者，胃湿也。胃刑大肠则化燥，化以乘燥热之实胜，风附热而来，是风燥湿热四气而合，故大肠头成块，湿也；大痛者，风也；结燥者，主病兼受火邪也；不通者，热也。

【治】去以苦寒泻火，辛温和血，润燥、疏风、止痛。

秘方　凉血为主。

四君子　四物　芩（凉大肠）　枳壳（宽大肠）　槐角（凉血、生血）　升麻

秦艽白术丸

秦艽（去芦）　皂角（烧存性，去皮）各一两　术五钱归（酒洗）半两　桃仁（去皮尖）一两　地榆三钱（破血）枳实（麸炒，泄胃）　泻（渗湿）各半两　大黄四钱

面糊丸，米汤下百丸。空心服，以膳压之。气滞，加槟榔、

木香；湿热胜，加柏。

一云：凡痔漏，苍术、防风为君，甘草、白芍为佐。

苍术泽泻丸

苍术四两　枳子　泽泻各二两　地榆　皂角

饭丸。

淋洗用：

天仙子　荆芥穗　川椒　蔓荆子

煎洗秘方。

五味子　朴硝　莲房　桑寄枝

先熏后洗。

敷肿。

木鳖子　五味子

为末。调敷。

肠风塞药。

炉甘石（煅）　牡蛎粉

痔漏方。

好腊茶（细末）　脑子

同研。津调，纸花贴上。除根用后方。

又方

白矾（枯）二钱、（生）二钱　乳香三钱　真香油

同研为膏。纸花贴。如便秘，枳实当归汤下三黄丸。

皂角散　治痔漏、脱肛。

黄牛角鳃一个（切）　蛇退一条　皂角（小）五个　川山甲

上并切，入瓷瓶，泥固济，候干，先以火烧烟出，方以大火煅红，出冷，研细。胡桃酒下，临卧引出虫；五更却以酒下二钱。

脉痔方　血自肛门边，另作窍。

乌头（炮，去皮尖）　连各一两

又方　亦妙。

槐花　荆芥　石菖蒲各一两

酒痔连丸

连（一味，酒浸酒煮）

酒丸。饮下。

腐痔核即为水。

硼砂（煅）　轻粉　炉甘石（煅）

上以朴硝淬洗辰砂，或加信煅，敷外四围，点核上。

贴痔。

麝　脑　朱砂

研，入山田螺内，待成水，抹头，不拘遍数，以干收为度。

治酒痔下血不止。

干丝瓜一枚（连皮子烧存性）

为末。酒下二钱。

痔血不止。

检漆根灰

空心下。

木槿散　治痔，专封口。能干。木槿花八九月采，阴干，用叶杵敷，亦可。

又方

当归一两　连二两　乌龟一个

酒煮干，日干为末，蜜丸，皂子大。

治脱肛方。

理省藤　桑白皮　白矾

煎洗自收，因治玉茎挺长，亦湿热，小柴胡加连，有块加青皮。

外用热丝瓜汁调五味子敷。

五十九、妇人产胎

【脉】平而虚者，乳子。

阴搏阳别者，妊子。搏者近于下，别者出于上，血气和调，阳施阴化也。

少阴脉动甚者，妊。少阴，心脉也。

尺中按之不绝者，妊。

三部脉浮沉正等，按之无绝者，妊。

妊娠初时，寸微小，呼吸五至，三月而尺脉数。脉滑疾，重以手按之散者，盖三月也。

脉重手按之不散，但疾不滑者，五月也。

寸微关滑尺带数，流利往来，并雀啄是妊。

左沉实疾大，皆为男；纵者，主双。右沉实疾大，皆为女；横者，主双。

脉浮腹痛，痛引腰脊，为欲生也。

脉一呼三至，曰离经。沉细而滑，亦同。尺脉转急如切绳者，皆便生也。

妊三月而渴，脉反迟，欲为水分，复腹痛甚，必坠。妊五月六月脉数，必坏；脉紧，必胞漏；脉迟，必水坏为肿。妊六七月，脉弦，发热，恶寒，其胎逾腹，腹痛，小腹如扇，子脏闭故也，当温之以附子。

妊六七月，暴下斗余水，必倚而堕。妊七八月，脉实大牢强。弦者，生；沉细者，死。妊十月足，身热脉乱者，吉。

少阴脉浮而紧，紧则疝瘕，腹中痛，半产而堕伤，浮则亡血，绝产，恶寒。

脉微涩，为无子；脉弦大，为无子，血气虚不足之故也。

新产脉沉小滑者，生；实大强急者，死。沉细附骨者，生；炎疾不调，死。

新产因得热病，脉悬小，四肢温者，生；寒清者，死。

新产因伤寒中风，脉实大浮缓者，生；小急者，死。

脉得浮紧，当身痛；不痛，腹鸣者，当阴吹。寸口浮而弱，浮为虚，弱无血，浮短气弱有热。趺阳浮而涩，浮气喘，涩有寒。少阴微而弱，微少血，弱生风，微弱相搏，阴中恶寒。胃气不泄，吹而正喧，此谷气之寒也，膏发导之。

少阴滑而数，阴中必疮。少阴脉弦，白肠必挺核。少阴浮而动，浮虚，动痛、脱下。

【因、证、治】胎坠因虚而热。

转胞乃血虚有痰。

胎漏逼胞，致小便不利，溺出不知时。因痰胎避而下，因血气不能升，四物加贝母、滑石。痰，加二陈。

恶阻因痰血相搏，半夏汤主之。

妊娠腹胀，乃气不利而虚有热，枳壳（炒）、芩、术。

妊娠寒热，小柴胡去半夏。

胎痛，乃血少，四物香附、紫苏汤安胎大妙。

胎衣不下，或子死胎中，或血冲上昏闷，或暴下血，胞干不生。

半夏一两半　桂七钱半　大黄五钱　桃仁三十（去皮尖）

先服四物三两，次服煎汤，姜煎：不效，再服。又半夏白蔹丸之。

下死胎　肉桂二钱　麝五分

又方

朴硝半两童便下。

欲堕方。

肉桂一两　瓜蒌一两二钱　牛膝一两　瞿麦半两

绝产方。

蚕种纸一尺（烧灰）

酢汤调服，永不孕产。

难产　乃败血裹其子。

麝一钱　盐豉一两

青布裹烧令红，捶为末。秤锤烧红淬酒，下一钱。

又　百草霜　香白芷　伏龙肝（单用）

童便酢调下。未下，再服。

贝母　白蒺藜　葵子　并治之。

产后阴脱　乃气血下溜。

四物　猬皮（烧）半两　牡蛎（煅）　芩二两　或加升麻，饮下。

蛇床子，布裹熨妙。

乌贼骨　硫黄　五味子　共末。糁患处。

产后血晕　因暴虚，素有痰饮，瘀血随气上攻。

芎归汤　治暴虚，童便下；治瘀血，荆芥下。

行瘀血清魂散　治虚。

泽兰叶　参一两　荆芥一两　川芎　归半两　温酒灌下。

五灵脂　荆芥　童便下。

鹿角灰　酒下。

半夏茯苓汤　治痰饮。

牡丹散

牡丹皮　大黄（蒸）　芒硝一两　冬瓜子半合　桃仁二十个

水煎服。

浮肿 是胎前宿有寒湿。

茯苓 术 芍 归 陈 鲤鱼

如法。

又名胎水，俗名子肿，如肿满状。产后因败血化水，或血虚气滞。

喘急 因营血暴竭，卫气无主，独聚于肺，此名孤阳绝阴，必死。因败血上熏于肺，夺命丹主之；因伤风寒者，旋覆花汤主之。

产后不语 因败血迷心窍。

产后口鼻黑气起及衄 因胃气绝，肺败，气消血散，乱入诸经，却还不得，死矣。

子烦 二火为之，病则苦烦闷。

麦门冬 茯苓 芩 防风 竹叶

心痛 因宿寒搏血，血凝其气。

五灵脂 蒲黄 醋下。

子痛 缺。

漏阻 因事下血，胎干不动，奔上抢心，腹中急迫。返魂丹、达生散、天仙方。

产妇临月未诞者 凡有病，先以黄芩、白术安胎，然后用治病药。肌热者，芩、连、黄芪、人参；腹痛者，白芍药、甘草。感冒依解利。

产后诸病 忌用白芍，以黄芩、柴胡主之。

内恶物，上冲胸胁痛者，大黄、桃仁；血刺痛者，当归。

内伤发热者，黄连；渴者，茯苓。

一切诸病，皆依前法，唯渴者，去半夏；喘咳，去参；腹胀，忌甘草。

产后身热血证，一同伤寒。若伤寒内有痛处，脉弦而健，宜解伤寒。血虚无疼，脉弱而涩，宜补其血。

六十、带下

【脉、因】湿热结于肺，津液涌溢，入小肠为赤，入大肠为白。然任脉自胞上过，带脉贯于脐上，冲、任、督三脉同起而异行，一源而三岐，皆络带脉，统于篡户，因余经往来，遗热于带脉之间。热者，血也。血积多日不流，从金之化，即为白淫。治法同湿证，以十枣、禹功、降火流湿之剂良矣。因痰积下流，渗入膀胱，肥人多有之，二陈汤加升提为主。

【证、治】三阳其气俱欲竭，血海将枯，滑物下流，其有一切虚寒之证，脉洪大而涩，按之全无，宜以温养之。

李先生之酒煮当归丸，治此证。血虚多，加四物；气虚多，加参、术；滑甚者，以龙骨、赤石脂涩之。

外有虫唇疮，亦淋露白汁。

小胸丸 治湿热带下，下之，苦楝丸调之。

苦楝（酒浸） 茴香（炒） 归等分

酒糊丸，梧子大。酒下。

腰腿痛，加四物四两，羌活、防风各一两；虚，加参、芪、甘草，或加白芍。

酒煮当归丸 治一切虚证，上中下元气俱竭，哕呕不止，胃虚之极，脉洪大无力，按之空虚，或不鼓，皆中寒之证。

归一两 茴香半两 黑附（炮） 良姜各七钱

上四味锉细，以酒一升半，煮至酒尽，焙干炒黄。

盐 丁香 苦楝（生） 甘草（炙）各半两 全蝎三钱柴胡二钱 升麻一钱 木香一钱 玄胡四钱

上九味，同前酒煮四味，俱末，酒煮面糊丸。空心淡醋汤送下。

固真丸　治脐腹冷痛，目中溜火，此皆寒湿乘其胞内，汗轻伏火。

白石脂一钱（以火烧赤，水飞研细末）　　白龙骨一钱（二味以枯以湿）　　干姜（炮）四钱　　（泻寒水）　　黄柏半钱（因用引导）　　柴胡（本经使）一钱　当归一钱（和血脉）　　白芍半钱（导之）　　参　芪（虚甚加之）

上白石、龙骨水飞研细外，余同极细，水煮，面丸鸡头大，日干。空心汤下，以膳压之。忌生冷、油腻、湿面。

血海将枯，加白葵花七朵，郁李仁（润燥而滋津液）。

不思饮食，加五味子。

《衍义》方　治白脓带下，此肠胃有脓也。去尽脓，自安。

红葵根　白芷　赤芍药　白矾

蜡丸。米饮下。

又方　治白带、白浊，以：

黄荆子（炒焦）

为末，酒下。

张用瓜蒂散吐寒痰升气，导水丸下湿热，甘露散调之，利湿热。

燥湿痰方　治肥人。

海石　半夏　南星（治痰）　　柏（治湿痰）　　苍术（燥湿痰）　　川芎（升之）　　椿皮　香附（调气）　　牛膝（风痛加之）

刮热方　治瘦人。

柏（相火）　滑石　椿皮　川芎　连（性躁加）

滑者，加龙骨，加石脂；滞者，加葵花；血虚，加四物。甚用吐、下，吐用二陈加苍术，下用白术，调治神祐丸。

六十一、经候

【脉】经脉不行者，血生于心。因忧愁思虑则伤心，心气停结，故血闭不行，左寸沉结，宜调心气，通心经，使血生而自通。或因堕胎，或产多，其血先少而后不通，此为血枯，脉两尺弱小，宜生血。

【因、证】血随气行，结为块，日渐长，宜散之。

久发盗汗，致血脉干枯而经不通，宜补血。是汗出于心，血生于心，血与汗出也。

久患潮热，则血枯燥。盖血为热所消，寒热病则血自生。脾胃不和，饮食减少，则血不生，血者饮食所化。经云：二阳之病发心脾，女子不月。

血为气引而行，血之来而先有病，皆气之患也。来而后有病者，皆血之虚也。病出意外，皆血之热也。

【治】

将来作痛　乃气实也。

桃仁　红花　香附　枳壳　连

不及期者　乃血热也。

四物加川连

过期有二　乃血少与痰多也。

血少，芎、归、参。

紫黑成块加连。

痰多，色淡也，肥人多有。二陈加苍术、香附、芎。

闭而不行乃虚而热。

来而成块　乃气之滞。

错经妄行　乃气之乱。

六十二、崩漏

【脉】洪数而疾。

漏血下赤白，日下数升。脉急疾者，死；迟者，生。紧大者，死；虚小者，生。

【因、治】热，血热则流；虚，虚则下溜。

盖阴虚阳搏谓之崩，由脾胃有亏，气下陷于肾，与相火相合，湿热下迫，脉洪而疾，先见寒热往来，心烦不得眠，治宜大补脾胃而升其血气。

盖心气不足，其火大炽，在于血脉之中，致脾胃有亏，火乘其中，形容似不病者，此心病也。治法同前，微加镇坠心火之药，补阴泻阳，经自止矣。

盖肾心真阴虚，不能镇守包络相火，故血走而崩也。是气血俱虚，为大寒之证。轻手其脉数疾，举指弦紧或涩，皆阳脱也。阴火亦云，或渴，此皆阴燥。宜温之，补之，升之。

脾胃者，血气之根本，周荣滋身。心者，血之府。脉者，人之神。俱不足则生火故也。

方

升阳散火、除湿　羌活、防风、升麻、柴胡、川芎。

凉血泻相火　生地、黄连、柏、芩、知母。

和血补血　酒洗当归、芪。

胃口客寒，当心痛，加草豆蔻、炒曲；气短，加参、术；冬寒，加麻黄、桂枝；血气俱脱大寒证，加附子、肉桂；不止，加阿胶、艾叶，或加丁香、干姜。

四物加荆芥穗、发灰，治血不止，如神。单味蒲黄炒黑亦妙。

治标方　急则治其标。凡药须炒黑，血见黑则止。白芷汤调棕榈灰，后用四物汤加姜调治。五灵脂末亦可。凌霄花末酒下。

治本方　四物汤。连，热则加之；参、芪，虚加之；干姜，寒加之；芩，热加之。

胎漏方　血虚有热。

地黄（生）一半、（熟）一半　白术一两　芩（炒）　枳壳各半两

煎汤，调下地黄末。

六十三、小儿证

【脉】八至者平，九至者伤，十至者困。

紧为风痫；沉为乳不消；弦急客忤气；沉而数者，骨间有热。脉小，大便赤青飧泄，手足温者，生；寒者，难已。

【证】有四，曰惊、疳、吐、泻。

病，其头毛皆上逆者，死；汗出如珠，着身不流者，死。

【因、治】有二，曰饱、暖。

小儿十六岁前，禀纯阳气，为热多也。小儿肠胃常脆，饱食难化，食则生积为痰。肝只有余，肾尚不足，肝病亦多也。

张皆归之湿热，常以牵牛、大黄、木通为丸，以治诸病。

惊

因热痰，主急，当泻，降火痰丸，养血汤下。

因脾虚，主慢，当补，朱砂安神丸，参术汤下。

疳

因土热也。

连（去热，炒）二钱　胡黄连（去果子积）半钱　阿魏

（去肉积，酢浸）　神曲各一钱

丸如米大。

啼　因肝热。

姜汁炒川连　甘草　竹叶

煎服。

吐泻　脾虚。

斑疹　是火，与前丹疹条下同。

夫恶血留于命门，伏于一隅，待气虚、血虚，脾损，相火生焉。二火交炽，煎熬太阴，其证呵欠，寒热，喷嚏，手足稍冷，睡惊，俱属少阳相火、少阴君火显证。自吐吐泻者，邪出也，即吉，宜消毒解火。大便不利，当微利之。身温者，顺；身凉者，逆。

痘　同疹论。切忌热药，亦勿泥。

宜分气血。虚则补之，气虚，四君；血虚，四物。吐泻少食，为里虚；陷白倒靥，面灰白，为表虚。不吐泻能食，为实，宜解毒，芩、连等是也。实则更补，必结痈脓也。

解毒方

丝瓜　升麻　白芍酒炒　甘草　糖毽　黑豆　犀角　朱砂单用丝瓜煮汤亦可。

血痢三黄汤　食积痢用。

炒曲　苍术　白芍　芩　白术　甘草　陈皮　苓

下保和丸。

治小儿虫用：

胡黄连　连　芜荑　山楂　曲　青陈皮　芦荟　和丸。

急慢惊风。

辰砂一颗　蝎一枚　生犬血

快研服。

六十四、杂证

湿热，相火病多，土火病多。

气常有余，血常不足。

肥人血多湿多，瘦人气实热多。

白者，肺气弱，血不足；黑者，肾气有余，忌黄芪。

热伤血，不能养筋，故为拘挛；湿伤筋，不能束骨，故为痿弱。

气属阳，无寒之理。下用补相间，劳病忌寒药，此东垣之旨也。

寒不得热，是无火也；热不得寒，是无水也。

肺痈非吐不可。

辛苦饥饱疼痛，皆伤血。

服药之力峻，须用酸收。

指甲卷，是血少不养筋。

身如被打，湿伤血也；亦有血虚而痛。

腑病责脏用，脏病责腑用。

气血弱，远枳壳，以其损气也；血盛，忌丁香，以其益气也。

治病先调气。病分气血阴阳。昼增夜静，是阳气病，而血不病；夜增昼静，是阴血病，而气不病。夜静日恶寒，是阴上溢于阳；日夜并恶寒，是阴部大盛兼有其阳，当泻其寒，峻补其阳。夜静日热，是阳盛于本部；日静夜恶寒，是阴自主于本部。日安夜躁烦，是阳气下溜于阴中，当泻其阳，峻补其阴。日恶寒，夜烦躁，为阴阳交，饮食不入，必死。伤寒中暑，与伤饮食一般。人火正治，龙火反治。

诸病有郁，治之可开。

恶心，有热，有痰，有虚。

悲者，火乘金。

阳绝则阴亏，阴气若盛，阳无暴绝之理。

虚劳，不受补者死。

诸病能发热，风、寒、暑、湿、燥、火、七情，皆能发热。

寒湿同性，火燥同途，非也。寒宜温之，湿宜燥之，火宜降之、凉之，燥宜润之。

诸病寻痰火，痰火生异证。

诊脉，观形，察证，三者殊途，不可执一。

诸病先睹胃气。

六十五、杂治

恶寒

有湿痰积中，脉沉缓，抑遏阳气，不得外泄，身必恶寒，宜江茶入香油、姜汁，吐其痰，以通经散去麻、硝、黄，加归、地黄。

伏脉，有热甚而血虚，亦恶寒，脉沉而涩，宜四物倍地黄、术、芪、柏、参、甘草。

战栗有热

一阳发病，少气，善咳，善泄，其传为心掣。掣，动也。子母传，故泄，理中主之。

劳风

法在肺下，使人强上冥视，劳生热，唾出若涕，感风、恶风而振寒。肺主皮毛，宜通经散加半夏、归。

痹气

乃阴气盛而血不荣，故身寒如水中，皆虚寒之证，宜姜、附。

五实五虚

脉盛，脉细，心。

皮热，皮寒，肺。

腹胀，饮食不入，脾。

闷瞀，气少，肝。

前后不通，泄利前后，肾。

阴滞于阳

有作劳而冷，饮酒醉，次日膈痛，似饥过饱，遂成左胁痛，有块，脉细涩沉数，服韭汁、桃仁、童便等安。

又有如前，左乳痛有核，服石膏、白芷、干葛、瓜蒌、蜂房等。

阳滞于阴

有事不如意，衄如注，脉浮数，重而大且芤，四物加萱草、姜汁饮之。

有逃难饮酒下血，脉沉涩似数，以郁金、芎、芷、苍、芍、葛、香附。

右肾属火，补之以巴戟、杜仲之类；左肾属水，补之以地黄、山茱、黄柏之类。

六十六、五脏证

肝　胃脘当心而痛，上支两胁（肝经），膈咽不通，饮食不下（土衰病），甚则耳鸣眩转，目不识人，善暴僵仆，里急缩戾，胁痛呕泄，令人善怒也。虚则目无所见，耳无所闻，善恐，如人将捕之。

心　胸中热，嗌干胜满，皮肤痛，寒热咳喘，惊或狂妄，一切血证，胸中痛，胁支满，膺背肩胛间痛，虚则胸腹大，胁下与腰背相引而痛。

脾　蹠肿，骨痛阴痹腰脊头项痛，大便难，积饮痞膈，霍乱吐下，飧泄肠鸣，脾热之主虚。

肺　骨节内变，右肤胁痛，寒侵于中，鹜溏，心胁满引小腹，不可反侧，嗌干面尘脱色，丈夫癩疝，妇人小腹痛，实则咳逆肩背痛，虚则少气不能报息，耳聋咽干。

肾　腰腿痛，大关节不利，屈身不便，腹满痞坚，寐汗，实则腹胫肿身重，虚则胸中满，大小腹痛清厥。

六十七、七情证

怒　为呕血，飧泄，煎厥薄厥，胸满胁痛，食则气逆而不下，为喘渴烦心，为消脾肥气，目暴盲，耳暴闭，筋缓。怒伤肝，为气逆，悲治怒。

喜　为笑毛革焦，伤气不收，甚则狂。喜伤心，为气缓，恐治喜。

悲　为阴缩，筋挛，肌痹脉痿，男为数溲，女为血崩，酸鼻辛頞，泣则臂麻。悲伤肺，为气消，喜治悲。

惊　为痰涎，目寰吐，痴闲不省人事。惊伤神，为气乱，习治惊。

劳　为咽噎，喘促，嗽血，唾血，腰重痛，骨痿，男少精，女不月。劳伤血，气耗，逸治劳。

思　为不眠，好卧，昏瞀，三焦痞塞，咽喉不利，呕苦，筋痿，白淫，不嗜饮食。思伤脾，为气结，怒治思。

恐　伤肾，为气不行，思治恐。

六十八、杂脉

寸口脉但实者，心劳。

寸口脉沉，胸中气短；浮而绝者，气痹；大而滑，中有短气。数而不加，六至者为滑。微弱，者少气。

尺脉沉滑者，寸白虫。

男女皆当以左手尺脉常弱，右手尺脉常盛为平，阳盛阴虚，下之安。

二寸实大，尺短少，此伤寒之邪乘其里虚而入于腑者是也。如尺脉弱，寸强，则阴不足阳往乘之，下之安，汗之死，余以类推。

脉俱弦，指下又虚，脾胃虚弱。证食少而渴，痞，腹中痛窄狭，二便不调。

脉俱沉紧，按之不鼓，膀胱胜小肠也。或泻利不止而腹胀，或纯白赤，或杂血便多不渴，精神少；或面白脱色，此失血之故；或面黄而气短，此元气损少之故，是丙火小肠为壬膀胱所克而外走也。屯火投于水，大寒之证，宜温之则愈。

姜　附各半两　赤石脂钱半（飞）　朱砂一两（研）

茯苓汤下二三十丸。

脉，诸按之不鼓，为虚寒。

二寸短少，谓之阳不足，病在下。

脉，诸搏手，为寒凉，或寒药治之；脉虚，亦姜、附。

脉二手相似，而右为盛，皆胃气虚。

二寸求之脾胃，当从阴引阳。

脉中少有力，盛甚则似止，胸中元气不及。

脉贵有神。神者，不问迟数之病，中外有力者，为神也。

脉，诸短，为虚。二关脉实，上不至，发汗；下不至，利大便。

脉，诸大，为虚。二关脉沉细，纯虚也，宜补之。

脉涩与弦而大，按之有力，为实；无力，为虚。

脉沉迟，寸微滑者，为实。

二尺不见，或短少，乃食塞，当吐之。

凡脉盛大以涩，外有寒，证名寒中，乃寒独留，血脉泣，故大也。

脉大而实，不可益气。

滑脉，关以上见为大热，关以下见为大寒。火并于上，以丙火化；火并于下，以壬水化。

杂病脉沉者，多属痰，宜吐。

伤寒寸脉浮滑者，有痰，宜吐。

劳热，脉沉细无火者，死。

阳脉浮、阴脉弱者，则血虚，血虚则筋急。

凡有者，为实；无者，为虚。假令脉浮，则为阳盛阴虚；脉沉，则为阴盛阳虚。此有则彼无，彼有则此无。又如弦，则木实、金亏、土虚。

浮诊见者，为腑，为上部，为阳。

按之见者，为脏，为下部，为阴。

脉来者，为阳，为气；去者，为阴，为血。假如脉来疾去迟，为阳有余而阴不足也，故曰外实内虚是也。出以候外，疾为实，入以候内，迟为虚。

寸微尺紧，为虚损，阴盛阳征之故也。

诸浮脉无根，死，脏腑无根故也。

长病脉

虚而涩，虚而滑，虚而缓，

虚而弦，微而伏，浮而结，

浮而滑，实而大，实而滑，

细而软，如蛛丝，羹上肥，

如屋漏，如雀啄，如霹雳，

如贯珠，如水淹。以上此脉，得之则生，反之则死。（一本，

"如水淹"之下，注曰：皆死脉也，无"以上此脉，得之则生，反之则死"

三句，有识者详之）

卒病

与长病条下，反之则死。

人病甚，脉不调，难差；

脉洪者，易已。

形脉相应

肥人，脉细欲绝者，死。

瘦人，脉躁者，死。

身温，脉滑者，死。

身滑，脉涩者，死。

身小，脉大者，死。

身大，脉小者，死。

身短，脉长者，死。

身长，脉短者，死。

六十九、察视

黑气起于耳目鼻上，渐入口者死；白色者亦然。

赤色见于耳目额上，五日死。

张口如鱼，出气不反者，死。

循衣摸缝者，死。

无热妄语者，死。

遗尿不知者，死。

爪甲青者，死；爪甲肉黑者，死。

舌卷卵缩者，死。

眉倾发直者，死。

唇反人中满者，死。

阴阳俱闭，失声者，死。

神气不守，声嘶者，死。

汗出不流者，死。

口臭不可近者，死。

回目直视，肩息者，死。

齿忽黑色，面青目黑，面青目黄，面青目白，面青唇黑者，皆死。

面白目黑，面白目白，皆死。

面赤目黄，面赤目白，死。

面黑目白，死；面黑胁满，不能反侧者，死；面黑唇青，死；面黑目青，死。

面黄目白，面黄目青，面黄目黑，死。

以上，黑如燃，白如枯骨，赤似血，青似草，方为死候。

心绝　肩息，回盼目直，一日死。

肺绝　气去不快，口如鱼，三日死。

骨绝　腰脊痛，不可反侧，五日死。

脾绝　口冷，足肿胀，泄，十二日死。

肾绝　大便赤涩，下血，耳干，脚浮，舌肿者，六日死。

筋绝　魂惊虚恐，手足爪甲青，善呼，骂不休，九日死。

肠绝　发直，汗出不止，不得屈伸，六日死。

肝绝　恐惧伏卧，目直面青，八日死。又，即时死。

胃绝　齿落，目黄者，七日死。

七十、汗

脉沉微细弱，不可汗。沉细，为在里；微弱，气血虚。

浮而紧，法当身痛，当以汗解。假令尺脉迟者，不可汗，此血微少故也。

阴病，脉细沉数不可汗，病在里之故也。

伤寒风湿，素伤于风，复伤于热，四肢不收，头痛身热，常汗不解，治在少阴厥阴。不可汗，汗之谵语内烦，不得卧，善惊，目乱无精光。

伤寒湿温，素伤于寒，因而中暍，苦两胫冷腹满，头目痛妄言，治在足太阴。不可汗，汗出必不能言、耳聋，不知痛所在，身青面变死。

伤寒头痛，形象中风，常微汗出，又自呕者，心懊侬，发汗则汗。

伤寒脉弦细，头痛而反热，此属少阳，不可汗。

太阳与少阳并病，头项强痛，或眩冒，心下痞坚，不可汗。

少阴病，咳而下利，谵语者，此强汗之故也。

咽中闭塞，不可汗，汗之则吐血。

厥阴，不可汗，汗之声乱咽嘶。

亡血家，不可汗，汗之则寒栗。

衄，不可汗，汗之必额陷直视。

淋家，不可汗，汗之必便血。

疮家，不可汗，汗之则汗。

汗家，不可重汗，汗之必恍惚；脉短者，死。

冬时发其汗，必吐利口疮。

下利清谷，不可汗，汗之必胀满。

咳而小便利，或误汗之则厥逆。

诸逆发汗，微者难愈，剧者言乱，睛眩者，死。

动气在，不问左右上下，一切不可汗。

脉浮大，可汗（问病者，设利，为虚而不可汗也）；浮而紧，可汗。

太阳病脉浮弱，可汗；浮而数者，亦可汗。

脉迟，汗出多，微恶寒，表未解，可汗。

热如疟，此为阳明，脉浮虚，可汗。

身痛清便自调，可汗。

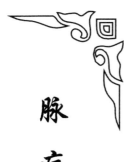

脉症治方

明·吴正伦 编撰

孙俊波
高增辉
任建坤 校注
杜彩霞
时明伟

内容提要

明·吴正伦（字子叙，号春岩子）编撰。四卷。成书于明嘉靖四十三年（1564年）。本书以六气及气、血、痰、郁四因，类分外感、内伤病证约三十证，皆先论其脉，后采《内经》金元四家及前贤要论，详其证治，并附方九十首，书末列有春岩医案四十二则，所载医案脉症论述详细完整，论治处方确切，疗效显著。卷一为风门、寒门，卷二为暑门、湿门、燥门，卷三分为火门、气门、血门，卷四分为痰门、郁门、补门。全书均以脉、症、治、方为纲，按脉审症，因症酌治，因治定方，四者相承。内容涉及中风、伤寒、中寒、瘟疫、伤暑、伤湿等外感病，以及黄疸、消渴、气证、血证、痰证、郁证、虚证等多种内伤杂病。如凡例所言："每门类中，又复挨次编辑。首论脉，次论症，次论治，次论方，使见者了如指掌，故即以是名书。庶阅者，可因名思义也。"

本次整理，以清康熙十二年癸丑（1673年）澄溪倚云堂刻本为底本。

目　录

序

　　余尝读《方技传》，至扁鹊善治病，秦太医令李醯使人刺杀之，未尝不废书而叹①也，曰庸医之嫉能盖至此乎？夫庸医者，当以药杀人，固囿于才，而暗于识矣，其心或本不欲误人，则犹有可原，使得秘术而传焉，不转庸为良乎！今不自耻其能之庸，徒解②妒贤嫉能，是泥方误人，与阴贼害人者，罪同实也，终其身为人之贼而已。又怪扁鹊者，明能洞见垣一方③，而不能烛李醯之嫉忌，术足以起死人，智不能全身以还害，岂非正道之难容从？古圣贤夫皆然，固不独医师技术之流乎？语曰：士无贤不肖，入门见嫉。名医国手，间世而仅一见；嫉能之子，往往不绝于世。越二千余年而有吴春严先生遇毒一事，先生讳④正伦，字子叙，别号春严，今医家所传《养生类要》诸方，即其书与其人也。先生幼而失怙⑤，家贫不能从师，童年畜⑥鸡积卵以购书读，谓儒业必登第仕宦，而后能济生利物，不必登第仕宦而可以济生利物，莫如医，于是弃儒业不事，专精医。壮岁游京师，值穆宗有贵妃善病，日就困太医院，屡药不效，诏求良医疗治之。春严公以布衣应诏，为诊脉呈方，一药而愈，

---

　　① 废书而叹：出自《史记·孟子荀卿列传》，指因有所感而停止读书。

　　② 解：知道。

　　③ 洞见垣一方：出自《史记·扁鹊仓公列传》，指能看到墙另外一边的人，形容医术高明。

　　④ 讳：对死去人的尊称。

　　⑤ 失怙（hù）：失去父亲。

　　⑥ 畜：饲养。

太医某者既愧其方不售①，而又自身居高位，布衣疏贱，一旦技出以上，且惧移主眷而夺其位。于是忌心炽，杀机兆矣，置毒卮②中以饮，公相对尽欢，公归就枕，午夜忽大笑数声。时公有次子从公，闻其声，疑公喜其方速效鸣得意也。平明启衾，僵卧物故，死时年仅四十。然则先生术太医之忌，虽有全身之智，猝不及防，此与秦医事，适③相烦，古今人同事，亦同正道之难容。

宁独一醯之嫉忌乎？韩非子曰："秦医虽善除，不能自弹也。"乃于公益信然。彼小人者，计能贼善良，至其所为书，与其所为名，卒不能少毁而掩蔽之也。扁鹊虽见刺，而古今以良医，闻春严公虽遇毒，公之书至今而流传岐黄家，多奉为绳尺，子孙盖世传之。公曾孙有冲孺翁者曰："吾先曾祖善著④书，书存数种，有《活人心鉴》，有《养生类要》，有《脉症治方》《虚车录》等书，惟《类要》一书，久行于世。余尚秘青囊在，我后人责其可辞。"于是研精较订，梓其书传之，脉症治方此其一也。冲孺翁亦世⑤其家学，州间疾病者，多在门，梓未就而翁即世。翁之子侄，善承翁志，并成春严公之志，欲使是书终表见于世，而谒予问，序余颔之而未报也。明年秋，适余较士秦中，骢车行部道扁鹊之墓，感鹊技高而遇刺，又感春严公事与鹊适相类，又喜公后人能世其家学，是书行，不仅以发明先业循其方，以济生利物，其有功于生人者甚大，遂泚笔⑥而为之

----

① 不售：没有效果。
② 卮：古代盛酒的器皿。
③ 适：恰巧。
④ 着：通"著"。
⑤ 世：指传承。
⑥ 泚（cǐ）笔：以笔蘸墨。

序。余闻公殁时，仲子居敬公辞行简在旁，年才舞象①力能持其丧归，兄弟皆读书，而恒苦饘糜不继，居敬公读父书，继父业，而以资兄弟勤读，兄居易讳行素，弟居可讳行兆，皆举明经官学博，最有名黉序②至今，比五世而读书知医者，蝉联不绝，春严公益泽流姚远哉。

时康熙癸丑阳月秦中督学使者洪琮拜题

---

① 年才舞象：指男子15岁。
② 黉（hóng）序：古代的学校。

小　言

　　医固非小技也，上之察运气之变迁，下之原方土之殊异，远之窥两圣之奥窔①，近之通群哲之源流，庶几乎切脉有必中之方，而临症无不平之治，虽技乎进于道也。已往者，先大人为余小子言，曾大父春严公幼失怙，资颖嗜学，年舞象，已博极群书，每典衣以补不逮，尤笃好医，医日进。小试之乡曲间，罔弗验者。已而游三吴，服膺平湖陆声野先生，从之游。既告归，犹不远千里而晰疑，因着有《虚车录》一书。方是时，公之全活人甚众，名藉藉②吴越间矣。已而东游齐，悲其人之不善摄生也，著《养生类要》诏③之。北入燕，不戒而孚④，日起名公卿之剧疾，而甚则救大司马王公于已死，慨然谓运气变迁，方域殊异，非身阅寒暑足遍南北者未能知，此《医验录》所由作也。由是誉噪京师，声闻于大内。方是时，明神宗皇帝尚在褆，会不豫，一匕而痊。越月，某贵主弥留，亦应手愈。沐明穆宗皇帝奖谕甚盛，赏赉⑤甚丰。一夕，诸太医官公治具酒公，公坦衷人，弗疑也。酒而归，达曙遂不起。时大父居敬公以侍养，兼肆业侍侧，视之已不可治矣。甚矣，人心之险与，嗟乎！宠盛则必争，名高则必忌，朝市尽尔，方技犹然。甚矣，夫人心之险也！时先大人教小子，至此未尝不涕下洟⑥，发上指也。

---

　　①　奥窔（yào）：奥妙精微之处。
　　②　名藉藉：名声盛大。
　　③　诏：告诫。
　　④　不戒而孚：不需告知即获信任。典出《周易》泰卦六四爻"不戒而孚"。
　　⑤　赏赉（lài）：赏赐。
　　⑥　洟（yí）：鼻涕。

先是《类要》一书梓于齐，不啻洛阳纸贵矣。若《医验录》成于燕，及《活人心鉴》《脉症治方》成于手，便辑古格，论录师说之余，而酌以己见，尚未布诸天下也。余小子窃窥斯道，著述家多矣，或引前证后，而雅郑①之杂陈，或葺案蒐②奇，而枣芰③之偏隘。偏隘则阙遗而嗟其少，杂陈则芜蔓而叹其多。若《脉症治方》一书，察其脉，随审其症，教之治，又主以方，井井有条，意多辞简，彻表彻里，至大至精。下学可与遵途，而上达无能立异。倘所称汇群哲之源流，而探圣人之奥窔者，其在斯乎？先大父善读父书，凡诸父兄弟畴敢不敬其业，代有能者，惟小子瞠焉后之，胜冠时偶膺疾，因辍举子业，覆读曾大父诸书，忻然有得，而疾亦瘳。既而思小道不能致远，遂持筹游吴越淮海间，所如多合，会亲友有沉痼不起者，按脉审症而定方以治之，无有不效。此非余小子之效，曾大父之书之效也。毫而归卧南窗，念欲合梓曾大父诸书，俾其功在一时者在后世，而小子亦得以验之己者公之人，庶几不大拂乎天地之心与古今圣贤之志尔。岁歉不继，谨以《脉症治方》先之用。俟昆弟子侄力田有秋④，务成斯志云。

己酉菊月曾孙象先百拜谨书

① 雅郑：雅乐和郑声，引申为正与邪、高雅与低劣。语本汉·扬雄《法言·吾子》，其谓"或问：交五声十二律也，或雅或郑，何也？曰：中正则雅，多哇则郑。"

② 蒐（sōu）：通"搜"，寻找。

③ 芰（jì）：菱，喻指不值得的东西。《韩非子·难四》："屈到嗜芰，文王嗜菖蒲，非正味也，而二贤尚之，所味不必美。"

④ 力田有秋：努力耕田有收获。《尚书·盘庚上》："若农服田力穑，乃亦有秋。"

凡　例

此书专以六气四因为主，盖风、寒、暑、湿、燥、火自外而致，气、血、痰、郁自内而生，虽曰变幻多端，大要皆不越此。

治病，必以脉为先。脉不明，则无由识症，而阴阳寒热，亦无从辨。故引用脉义，专以崔真人《脉诀》为主，而以王叔和《脉经》参之。其有未备者，则附己意。

脉明，而后审症。症不审，则无以施治。故论症专以《内经》为主，次以刘、张、李、朱四家议论为羽翼。或未备，则参以诸家之说，而直称某书云，或某云，使阅者知有根据。

症明，而后论治。治法不明，则用药无所据。故治法亦以《内经》、四子为主，然后参以诸家之说。有合经意者，则录之。未备者，则附己意以补之。其余概不敢泛录，恐雅郑之混也。

治法明，而后义方。方不当，则不能愈疾。故立方专取古之名方一二道为主，顺四时变症，随症加减，则庶乎无胶柱之诮矣。

按脉审症，因症酌治，因治定方，四者相承，诚于此四者无讹，而医无余理矣。书中分门别类，既已条理井然，而每门类中，又复挨次编辑。首论脉，次论症，次论治，次论方，使见者了如指掌，故即以是名书。庶阅者，可因名思义也。

症治内，或宜用别方，悉探附于卷末，以便检阅。

妇人、小儿诸症，虽有胎产、血气、惊疳、变蒸、痘疹之异，亦不外乎六气四因。然病同丈夫者，治亦同法。余症亦各附于篇内，兹不详及。

药方，悉照今之分两，以一帖为式，所以便用也。

　　纂述此书，甚有便于初学。所谓下学之事也，而上达之功，亦不外此。然人命匪轻，何敢自信为议论之已精，采撮之尽当，设有疵漏，惟高明之士，幸垂正焉。

　　　　　　　　　　　　　　　　　　　　　春严吴正伦议

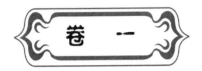

风门

中风（附瘫痪疬风惊风）

脉

《脉诀》云：浮为中风。又云：阳浮而滑，阴濡而弱者，为中风。寸浮而滑者为痰，微而弱者为虚，缓而涩者为血虚，微而迟或沉者为气虚。浮大为风，浮数为热，浮迟为寒，浮缓而涩为皮肤不仁，浮滑散大为瘫痪，浮弦急数为惊风发搐。大抵六经之脉，亦与伤寒同，但少瘥耳。

症

《内经》曰：风之伤人也，或为热中，或为寒中，或为偏枯（半身不遂是也），或为疬风，或为惊搐，皆风之所为也。抑考风有中腑、中脏、中血脉之异。中腑者，面如五色，恶风恶寒，拘急不仁，或中身之后，或中身之前，皆易治。中脏者，唇吻不收，舌卷不转而失音，鼻不闻香臭，眼昏耳聋，大小便闭皆难治。中血脉者，口眼歪斜，语言謇涩，口吐涎沫。又有寒中、热中、瘫痪、疬风、惊风之类，此皆属湿热，或痰火兼血虚也。亦有气中，因七情所伤，与中风相似，若作风治，杀人多矣。盖中风者身温，且多痰涎；中气者身凉，而无痰涎，有此不同。

丹溪云：真中风邪者甚少，若阴虚阳乏，痰火内炽，或内伤饮食，变为卒暴僵仆之病类乎中风，则常有之。世医不分，悉以风治，杀人多矣。又云：真中风邪，西北人有，东南之人，只是湿土生痰，痰生热，热生风也。张仲景云：风之为病，当半身不遂。经络空虚，贼邪不泻，或左或右，邪气反缓，正气即急，正气引邪，㖞僻不仁。邪在于络，肌肤不仁，在经则重不胜，入腑则不识人，入脏则吐沫难言。刘河间云：中风者，非为肝木之风实甚而卒中之，亦非外中于风。由乎将息失宜心火暴甚，肾水虚衰不能制之，则阴虚阳实而蒸热拂郁，心神昏冒，筋骨不用，而卒倒无知也。或因喜、怒、思、悲、恐，五志过极，皆为火甚故也。李东垣云：中风者非外来风邪，乃本气自病也。凡人年逾四旬，气衰之际，或因忧喜忿怒伤其气者多有之。若壮岁体肥，则间有之，亦是形盛气衰所致，亦有贼风袭虚而伤者。说者谓昔人主乎风，河间主乎火，东垣主乎气，丹溪主乎湿，而有昔人三子各得其一之说。殊不知河间之论实具于火类之下，而不以风言，且别注中风论治甚详。东垣谓自内伤气，且曰亦有袭虚挟风，而分在腑、在脏之异。丹溪谓因于湿热，必曰外中者亦有。三子何尝偏于火气湿而言无中风也耶？愚谓风者乃六淫之一，流行于四时，浩荡于天地，上下八方，无所不至。人居其中犹鱼在水，水淡则鱼瘦，气乖则人病，体之虚者即感而伤之，但所受浅深不同，八方虚实有异耳。

治

东垣云：中腑者多着四肢。有表症而脉浮，恶风寒，拘急不仁，或肢节废，治宜汗之。中脏者，多滞九窍，唇缓失音，耳聋鼻塞，目瞀，大便秘结，或气塞涎上，不语昏危多致不救，治宜下之。中血脉则口眼㖞斜。三者治各不同。若中血脉而外有六经之形症，则从小续命汤加减以发其表，调以通圣辛凉之剂。若中腑而内有便溺之阻隔，肢不能举，口不能言，此中经也，宜大秦艽汤、羌活愈风汤，补血以养筋。瘫痪者，有虚有实，经谓：土太过，则令人四肢不举，此膏粱之疾，非肝肾之虚，宜泻之，令土平而愈，三化汤、调胃承气汤选而用之。脾虚亦令人四肢不举，治以十全四物，去邪以留正也。至于子和，用汗、吐、下三法治之，盖吐者如水郁则达之，谓吐之令其条达也。汗者风随汗出也，下者推陈致新也。失音闷乱，口眼歪斜者，以三圣散吐之，如牙关紧急者，鼻内灌之，吐出涎沫，口自开也，次用凉膈散调之。大抵风本为热，热胜则风动，宜静胜其燥，以养阴血为主，阴血旺则风热无由而作矣。须按此法治，须少汗，亦须少下，多汗则伤其卫，多下则损其荣，故经有汗下之戒，尤宜审之。丹溪云：中风大率[①]主血虚有痰，或挟火与湿热，治法以顺气、祛痰、清热、疏风、发散、吐下之类为先，补养次之，更以伤、中、感三者辨别轻重为治乃妙。在左属死血，四物加杏仁、红花之类，甚者桃仁承气汤下之。在右属痰与气，二陈加南星、贝母、姜汁、竹沥之类。气用乌药顺气散。痰壅盛者，或口眼歪斜不能言语，皆用吐法，瓜蒂、藜芦、虾汁之类，详轻重用之。气虚卒倒，用参芪补之。挟虚，浓煎参汤，加竹沥、姜汁。血虚宜四物补之，挟痰亦加姜汁、竹沥。半身不遂，在左在右，治法如前气血二药，并加姜汁、竹沥。疠风是受天地间不正之气，得之者，须分上下，气受之则在上，血受之则在下，气血俱受，则上下皆然。盖皆不外乎阳明一经。阳明者，胃与大肠也。治宜先泻湿热之剂清之，在血补血，在气补气，治用疏风散毒药治之。妇人胎产惊风，乃血虚生内热，热则生风，因七情所触而动也，宜四物汤，随症

---

① 大率：大略，大约。

加减，益母丸、乌金丸、辟巽锭子，皆可选用。小儿惊风，有急有慢，慢惊属脾虚所主，宜温补，参术汤化下朱砂安神丸。急惊属痰热，宜凉泻，以牛黄清心丸或利惊丸主之。七情气中者，忧愁不已，气多厥逆，初得便觉涩潮壅塞，牙关紧急，宜以苏合香丸灌之，使醒，然后随证调之，辟巽锭子亦好。用者触类而长之，思过半矣。

方

小续命汤　治诸风中风，四时加减通用。

麻黄一钱（去节根）　　人参五分（去芦）　　黄芪一钱　当归一钱（酒洗）　　川芎八分　杏仁八分（去尖）　　防己八分　附子八分（炮）　官桂六分　防风一钱五分（去芦）　　甘草三分　白芍药一钱

上用姜五片，枣一枚，水二钟，煎一钟，去渣，食前热服。

太阳经中风，有汗，加桂枝汤；无汗，加麻黄汤。

阳明经中风，加葛根汤。

少阳经中风，加羌活、柴胡各一钱，或小柴胡汤。

太阳经中风，加干姜八分，倍附子。

少阴经中风，加桂枝八分，倍附子。

厥阴经中风，加连翘、羌活各八分。

胎前中风，加荆芥穗、天麻、桑寄生各一钱，去桂附。

产后中风，加荆芥穗各一钱，桃仁、红花、泽兰叶各八分。

中风无汗而拘急者，加羌活、白芷、苍术各一钱，去桂附。

中风汗多而恍惚，加黄芪一钱，茯神一钱，远志七分，去麻黄、杏仁、桂附。

四肢拘急，疼，加大麻、秦艽、羌活各八分。

痰涎壅盛，加南星、半夏各一钱五分，姜汁一盏，竹沥二盏。

春月，宜倍用麻黄、川芎。

夏月，宜加石膏，倍用黄芩。

秋月，宜倍用当归，加生地黄（姜汁浸三日，焙干）。

冬月，宜倍用附子，加干姜七分。

又方　防风通圣散　四时通用，治诸风热。

防风一钱五分　川芎八分　川归一钱　白芍药一钱　白术一钱二分　麻黄一钱二分　石膏一钱　滑石八分　桔梗八分　连翘八分　黄芩八分　栀子八分　荆芥七分　薄荷七分　大黄二钱（看虚实）　芒硝一钱　甘草五分

上作一服，姜三片，枣一枚，水二钟，煎一钟，食远热服。

风痰壅盛，加南星、半夏各一钱五分，天麻、白附子各七分。

热痰，加二陈汤，入姜汁半盏、竹沥一盏。

气虚卒倒，加参芪各一钱五分，去麻黄、石膏、滑石、桔梗、连翘、栀子、薄荷、芒硝、大黄。

口干有热，加柴胡、葛根、天花粉各八分。

头痛，加用川芎、石膏各一倍，半夏一钱五分。

半身不遂，在右者，加痰药；在左者，加血药，并用姜汁、竹沥。能食者，去竹沥，加荆沥传送。

抽搐，加天麻、白芷各一钱，僵蚕、全蝎各七分。

肢节寒湿疼痛，加羌活、苍术各一钱，桂（少）五分。

肌肉蠕动，加天麻、羌活、白芷各一钱，蝎梢五分。

七情所伤，成气中者，中乌药、枳壳、香附、紫苏各一钱，去麻黄、石膏、滑石、连翘、芒硝、大黄。

饮酒被风，头痛如破，加黄连、葛粉、半夏、苍术各八分，去麻黄、滑石、连翘、芒硝、大黄。

风伤于肺，喘急咳嗽，加半夏、贝母、杏仁、金沸草、款冬花各八分，去硝、黄、滑石。

破伤风，在表则以辛散之，去硝、黄，加姜、葱。在里则以苦泄之，去麻黄。汗下后，通利气血，驱逐风邪，本方煎调羌活末、全蝎末各一钱。

诸风潮搐，小儿急慢惊风，大便秘结，邪热暴甚，肠胃干燥，寝汗切牙，目睛上揎，谵语不安，转筋惊悸，本方倍大黄、栀子，煎调茯苓末、全蝎末各一钱。

腰胁走注疼痛，本方加硝石、羌活末各一钱，煎调车前子末、海金沙末各一钱，木香末五分。

打挟伤损，肢节疼痛，腹中瘀血不下，加当归、大黄（倍用）、桃仁、煎调乳香、没药各一钱。

头旋脑热，鼻塞浊涕时下，加黄连、辛夷、薄荷、煎服（《内经》曰：胆多热于脑，则辛颏①鼻渊浊涕下不已也）。

气逆者，本方去活石、连翘、硝黄，加枳壳煎调木香末一钱。

小便淋闭，去麻黄，加木通、车前子各一钱，煎调木香末五分。

大便结燥，或秘，去麻黄、桔梗，加桃仁、麻仁、枳壳，倍当归。

生瘾疹，或赤或白，加麻黄，葱白三根，升麻七分，牛蒡子、连翘各一钱，出汗即愈，去芒硝、以其咸走血而肉凝、不得汗故也。

解利四时伤寒，内外所伤者，本方一两，对益原散一两，葱白十茎，盐豉一合，生姜半两，水一大碗，煎五七沸，温服一半，以筋探吐，吐罢，后热服一半，汗出立解。

---

① 颏（è）：鼻梁。

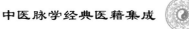

疠风，加牛蒡子、苦参各一钱五分，全蝎、天麻、羌活、白芷各八分，蕲蛇肉二钱，去硝、黄。

冒风症（右关弦而缓带浮者是），本方去硝、黄、黄芩、连翘、石膏、活石、麻黄、桔梗、荆芥、薄荷，加人参、白茯苓、入粟米煎，好冒风汤也。

诸疮疡，清热散毒，加牛蒡子、苦参、金银花各一钱。

妇人吹乳，加金银花、木通、贝母、蒲公英各一钱二分，穿山甲、青皮各五分，甘草节六分。

杨梅疮与便毒，初起或误服轻粉，用此散热解毒，加木通、白藓皮、五加皮、金银花、皂角刺各八分或一钱，土茯苓二两，芭蕉根三钱。

又方　开关散　治诸中风，中痰中气，牙关紧急，痰涎壅盛者，先用此散灌之，然后随症用药。

荆芥穗一两，皂角（去皮弦子）一钱五分，麝香一字（另研）

共为末，每服方寸匕，姜汤调灌下。

又方　辟巽锭子　治大人诸风，小儿急慢惊风，四时皆可用。

防风（去芦）五钱　天麻五钱　胆南星七钱　白附子（炮）五钱　川乌（炮）五钱　干姜（煨）三钱　川芎五钱　白芷五钱　白茯神五钱（去木）　人参（去芦）五钱　白术五钱　木香五钱　薄荷（去梗）五钱　僵蚕二十一个　全蝎二十一个　牛黄三钱　片脑五分　朱砂一两（半另研为衣）　麝香二钱

上件除朱砂起，以下五样，各另研，余药为细末，用麻黄一斤，甘草四两，蜜二两，熬作膏子，稀稠得宜。将药末和匀，印作锭子，金箔为衣，或丸，如龙眼大，蜡包尤好，藏久，每服用一锭，随症依后引下。

治大人中风，中痰，中气，厥症，并用姜汤调灌下。

左瘫右痪，荆芥汤下。

风狂颠痫，金银汤下。

大人小儿，伤寒，伤风，伤湿，并姜葱汤热调下，得微汗即解。

破伤风，温酒调下。

小儿急惊风，薄荷汤下。

小儿慢惊风，浓枣汤下。

妇人产后惊风，益母草汤下。

妇人产后，心虚恍惚，如见鬼邪，金银汤下。

妇人产后，血晕昏迷，童便煎姜汤下。

伤风

脉

人迎与右寸浮大而缓，两关尺浮缓而涩。《脉诀》云：伤风之脉，阳浮而缓，阴濡而弱。

症

河间云：伤风之症，身热、头痛、项强、肢节烦疼或目疼、干呕、鼻鸣、手足温、自汗、恶风。又云：伤风则恶风，理必然也，盖风喜伤卫，卫者阳气也，风邪客之，则腠理反疏，不能卫护，故自汗而恶风也。外症头疼，肢热，咳嗽，鼻塞，声重，或流清涕，或鼻塞不闻香臭者，是也。

治

大抵伤风属肺者多，治法必以解表、清热、降气、行痰为主。先用解表清热，姜、葱、紫苏叶、黄芩、葛根之类，次用消痰止嗽，杏仁、贝母、款冬花、前胡之类。若汗出，憎寒，而加头项强痛者，桂枝葛根汤主之。若无汗，烦躁不解，无表症者，双解散主之。

方

芎芷葛苏散 春夏伤风宜服。

川芎　白芷　干葛　苏叶　陈皮　半夏各一钱　桔梗　前胡　淡豆豉各七分　甘草三分

上用水一钟半，生姜三片，葱白三根，煎至八分，食后热服，微汗即解。

身热不退，加柴胡一钱，黄芩八分。

头疼甚，加石膏一钱，细辛五分，升麻三分。

巅顶痛，加羌活、藁本各八分。

眉棱痛，加防风、蔓荆子各七分。

肩背痛，因风邪者，加防风、羌活、当归各一钱。

胸胁不利，加枳壳、香附各八分。

咳嗽生痰，加桑白皮、杏仁、知母、贝母、款冬花、金沸草各八分。

喘急气壅，加麻黄、石膏各二钱五分，杏仁、枳壳各八分。

鼻塞，或流清涕，加菊花、辛夷、苏梗各八分，细辛五分。

又方　参苏散 秋冬伤风宜服。

人参　苏药　桔梗　葛根　前胡　淡豆豉　陈皮　半夏　茯苓　枳壳　甘草（减半）　金沸草加黄芩各等分　桂枝五分　杏仁七分

上用姜三片，葱白三根，枣一枚，水一钟半，煎八分，食后热服，微汗即解。

咳嗽，加五味子五分，款冬花、贝母各八分，天门冬、瓜蒌仁各一钱。

久嗽肺火，加桑白皮、杏仁、黄芩、石膏、麦门冬、五味子各等分。

喘急气壅，加苏子、麻黄、杏仁、石膏各一钱。

头疼，加川芎一钱，细辛五分。

发热，加柴胡一钱，黄芩八分。

潮热恶寒，加麻黄一钱，桂枝七分。

呕吐，加藿香八分，砂仁七粒，寒月再加干姜五分，丁香三分。

胸膈痞闷，加枳实、白术、香附各八分。

肩背痛，加羌活、当归、乌药各八分。

汗出憎寒，加桂枝、葛根各八分。

无汗，烦躁不解，加麻黄一钱五分，杏仁八分，姜三片、葱三根。

挟食者，加白术、陈皮、枳实、山楂、麦芽各八分。

四肢疼痛，加防风、羌活、苍术各八分。

房劳伤风，加当归、白术各一钱。

痰多，嗽不止，加贝母、南星、瓜蒌仁、杏仁各八分。

寒门（伤寒　中寒　瘟疫大头病附　内伤脾胃附）

伤寒

脉

人迎脉必紧盛，或浮或紧，无汗。太阳尺、寸俱浮，阳明尺、寸俱长，少阳尺、寸俱弦，太阴尺、寸俱沉细，少阴尺、寸俱沉，厥阴尺、寸俱微缓。又浮大属阳，沉细属阴。伤寒热盛，脉大者生，沉小者死。已汗，沉小者生，浮大者死。《脉诀》云：阴阳俱盛，重感于寒，变为温疟，阳脉浮滑，阴脉濡弱，更遇于风，变为风湿，阳脉洪数，阴脉实大，更遇湿热，变为湿毒。病发热，脉沉细，表得太阳，名曰痉①（痉有刚柔二种，有汗名柔痉，无汗名刚痉）。病太阳，关节即痛而烦，脉沉，名曰湿痹。病太阳，身热疼痛，名曰中暍②。病发汗，身内热，名曰风温。其症脉阴阳俱浮，自汗、身重、多眠，小便不利。

症

谨按《内经》曰：凡伤于寒者，则为病热，热虽甚不死，若两感③于寒而病者，必死。尺、寸俱浮者，太阳受病也，当一二日发。以其脉上连风府，故头项痛，腰脊强也。尺、寸俱长者，阳明受病也，当二三日发。以其脉挟鼻，络于目，故身热、目疼、鼻干，不得卧。尺、寸俱弦者，少阳受病也，当三四日发。以其脉循胁，络于耳，故胸胁痛而耳聋。此三阳经受病，未入于府者，可汗而已。尺、寸俱沉细者，太阴受病也，当四五日发。以其脉布胃中，络于嗌，故腹满而嗌干④。尺、寸俱沉者，少阴受病也，当五六日发。以其脉贯肾，络于肺，系舌本，故口燥舌干而渴。尺、寸俱微缓者，厥阴受病也，当六七日发。以其脉循阴器，络于肝，故烦满而囊缩。此三阴经皆受病，已入于府，可下而已。若更感异气变为他病，当依旧坏症病而治之。若两感于寒者，一日太阳受之，即与少阴俱病，则头痛口干，烦满而渴。二日阳明受之，即与太阴俱病，则腹满、身热、不欲食、谵语。三日少阳受之，即与厥阴俱病，则耳聋囊缩而厥，水浆不入，不知人者，六日死。若三阴三阳、五脏六腑皆受病，则荣卫不行，脏腑不通，即死矣。

---

① 痉：原作"痓"，为"痉"之误字，下同。
② 暍（yē）：中暑。
③ 两感：指表里两经同时受病，出自《素问·热论》。
④ 嗌干：指咽干。

第
七
辑

又按仲景《伤寒论》曰：冬气严寒，万类潜藏，君子当固密，则不伤于寒。触冒之者，乃名伤寒耳，其伤于四时之气者皆能为病。以伤寒为毒者，以其最为杀疠之气也。自霜降后，至春分前，感寒而即病者，名曰伤寒。不即病者，寒毒藏于肌肤，至春变为温病，至夏变为暑病也。是以辛苦之人，春夏多温热病者，皆由冬时触寒所致，非时行之气也。若春时应暖而反寒，夏时应热而反凉，秋应凉而反热，冬应寒而反温，此非其时而有其气。是以一岁之中，长幼之病，多相似者，此则时行之气也。若天令温暖而感之，是为冬温。如春时天令温暖而壮热为病者，乃温病也。如天气尚寒，冰雪未解，感寒而病者，亦曰伤寒。若春末夏秋之间，天气暴寒，而感之为病者，此乃时行寒疫也。如夏至后，壮热脉洪者，谓之热病也。然又有温疟、风温、温毒、温疫、中寒、中风、伤风、中湿、中暑、中暍、湿毒、湿温、痰症、脚风、内伤、食积、虚烦、阴虚阳乏，亦皆发热，状似伤寒，故世俗不辨，悉以伤寒治之，杀人多矣。且温病热病，乃因伏寒而变，既变，不得复言为寒也。其寒疫，乃天之暴寒，与冬时严寒，又有轻重不同。时气是天行疫疠之气，又非寒比也。温病乃山泽蒸气，暑乃炎日之火，风乃天之贼邪，皆伤于人者也。有中者为重，伤者犹轻也。温疟、风温，又系伤寒坏症，更感异气所变，治亦不同。且诸症似伤寒者，各有其因，岂可通谓伤寒而混治之耶？且名不正，则言不顺，名尚不正，岂可以言治乎？幸东垣发内、外伤辨之论，救千古无穷之弊，其功盛已哉。

又按东垣《内外伤辨》曰：夫伤寒者，其寒邪多伤于太阳之经，而后传变，故先头疼身痛而发热。其脉见于左手，人迎脉必紧盛，或浮紧而无汗。其寒热齐作而无间，晡时必剧，乃邪气盛。潮作之时，精神有余。语言壮厉，口鼻之气俱盛，手背热而手心不热，乃邪气胜。此为有余，当泻不当补也。内伤则见于右手，气口脉必紧盛，手心热而手背不热，燥作寒已不相并，但有间耳，日晡时必减，乃胃气得令。潮作之时，精神困倦，少气懒语，身无大热，脉不紧数，但大而无力，是阳气自伤，不能升达，降下阴分而为内热，是阳虚也。此为不足，宜补不宜泻也。若劳心好色，内伤真阴，阴血既伤，则阳气偏胜而变为火矣，是为阴虚火动，或盗汗、遗精、咳嗽寒热，或于午后发热，身无痛处，惟觉困倦，其脉细数无力，宜补阴降火。伤食者，因饮食停滞而发热，气口脉亦紧盛，或右关短滑，大①抵伤食则恶食，理必然也。又或噫气吞酸，或恶食气，或欲吐不吐，或恶心痞闷，按之则痛，或胃口作疼，或停食而复感寒者，则气口人迎之脉俱大也，亦头痛发热，恶寒拘急，中脘痞闷，或吐或呕，或痛者，为伤食也。若发热脉浮缓而有汗者，谓之伤风也。必口气粗，合口不开，面光不惨，恶风不恶寒也。虚烦者，谓虚热，心中郁郁不安，故谓之烦。但只不恶寒，头身不痛，脉不紧数，此为异耳，痰症者，乃停痰留饮，凝结中脘，亦令人寒热，状如伤寒。若痰在上焦，则寸沉滑，或沉伏。痰在中焦，则右关滑大，兼气郁，则沉而滑。挟食则短而滑也。凡关脉滑大者，膈上有痰，可吐之。脚气之症，亦发寒热，或呕逆，或举体转筋，足胫焮赤而肿者，是有瘀血。症为跌扑损伤。初时不觉，过七八日或十余日，则寒热始作，但胁下及小腹必疼，手不可近。若血上冲，而昏迷不省，良久复苏，此瘀血也。温病者，春时地天道和暖，若壮热烦渴而不恶寒者，温病也。若夏至以后，时令炎暑，患壮热烦渴而不恶寒者，热病也。时气乃天行温疫，四时不正之气，人感之，则长幼一般病

---

① 大：原作"太"，据清抄本改。

也，亦与伤寒相似，盖伤寒因寒而得之，此乃瘟疫之气，不可与伤寒同论也。寒疫者，乃天之暴寒为病。四时之中，或有风寒之作，感而即病者，寒疫也，亦与伤寒相似，但略轻耳。冬温者，因冬时有非节之暖，实时行之气也。若发斑者，亦曰温毒也。中暍，即中热也，盖伤大阳经与伤寒相似，故曰中暍，必汗出身热而渴，或身重而疼也。中暑者，热伤于心脾之经，而不在太阳，其候面垢、自汗、身热、烦渴、脉虚或背微寒，盖暑喜伤心，心不受邪，则包络受之，包络本相火也，以火助火，故热甚而昏也。或小便不利，或呕吐头疼，胸膈痞满，或腹痛，又有伤暑之症，虽属外感，却类内伤，与伤寒大异，盖寒伤形，寒邪客表，有余之症，故宜汗之。暑伤气，元气为热所伤而耗散，乃不足之症，故宜补之，东垣所谓清暑益气是也。又有因时暑热，而过食冷物以伤其内，过取凉风以伤其外。此则非暑伤人，乃因暑而自致之病，宜辛热解表，或辛温理中之剂，却与伤寒治法相类者也。风湿者，春夏之交，病如伤寒，肢体重痛，转侧则难，小便不利，因阴雨毕湿，或引饮多，有此症，宜五苓利之，忌汗下。有疮疡者，凡疮疡初生，必寒热交作，必须视其身体有无疮头，仔细详辨，不可便作伤寒治之。凡脉浮数，当发热而洒淅①恶寒，若饮食如常，而有痛处，必生恶疮。常见俗医，妄名流注，伤寒遍考诸书，并无此名，何其谬哉？凡此之类外形相似，内实不同，治法多端，不可或谬。必须审其果为温病、热病及温疫也，则用河间法。果为气虚、伤食及内伤也，则用东垣法。果为阴虚及痰火也，则用丹溪法。果为正伤寒例病也，则遵用仲景法。如此则庶无差误以害人性命矣。世俗但见发热之症，一概认作伤寒治之，悉用汗药以发

---

① 洒淅：犹寒栗。淅，原作"浙"，为误字。

其表，汗后不解，遽用下药以疏其里。设是虚症，岂不死哉？故经曰：实实虚虚，损不足而益有余。如此死者，医杀之耳。仁者鉴此，岂不痛欤。

治

愚考仲景治伤寒，着三百九十七法，一百一十三方，然究其大要，无出乎表里、虚实、阴阳、寒热八者而已，若能明究其的，则三百九十七法了然于胸中也。何以言之，有表实，有表虚，有里实，有里虚，有表里俱实，有表里俱虚，有表寒里热，有表热里寒，有表里俱热，有表里俱寒，有阴症，有阳症。病各不同，要辨明而治之。其脉浮紧，发热恶寒，身疼而无汗者，表实也，宜麻黄汤以汗之；若脉浮缓，发热恶风，身疼而有汗者，表虚也，宜桂枝汤以和之；设腹中硬满，大便不通，谵语潮热，脉实者，里实也，宜大柴胡、大小承气之类，看虚实下之；或腹鸣自利，有寒有热者，里虚也；如表里俱实者，内外皆热也，脉浮洪，身疼无汗，宜防风通圣散汗之，若口渴饮水，舌燥脉滑者，人参白虎主之。若弦大而滑者，小柴胡合白虎主之；如表里俱虚，自汗自利者，宜人参三白汤，或黄芪建中汤加人参白术主之，脉微细，足冷者，加附子以温之；如表寒里热，身寒厥冷，脉滑数，口燥渴，白虎汤主之；如里寒表热者，面赤，烦躁，身热，自利清谷，脉沉者，以四逆汤温之；如表里俱寒，而自利清谷，身疼恶者，此内外皆寒也，先以四逆救里，后以桂枝治表；如阴症发热，则脉洪数而爆渴矣，大抵麻黄、桂枝之类汗而发之，葛根、升麻之类因其轻而扬之，承气、陷胸之类引而竭之，泻心、十枣之类因中满而泄之。在表者汗之，在里者下之，半表半里者和之，表多里少者和而少汗之，里多表少者和而微下之，在上者吐之，中气虚而脉微者温之，全在活法以施治也。若表里汗下之法，一或未当，则死生系反掌之间，可不深思而明辨哉！

按陶氏《伤寒启蒙》云：发热恶寒，头项痛，腰脊强，则知病在太阳经也；身热，目痛，鼻干，不得眠，则知病在阳明经也；胸胁痛，耳聋，口苦，舌干，往来寒热而呕，则知病在少阳经也；腹满，咽干，手足温，或自利，不渴，或腹满时痛，则知病在太阴经也；引衣倦卧，恶寒，或舌干口燥，则知病在少阴经也；烦满囊缩，则知病在厥阴经也；潮热自汗，谵语发渴，不恶寒，反恶热，揭去衣被，扬手掷足，或发斑黄，狂乱，五六日不大便，则知病在正阳明胃府也。设若脉症不明，误用麻黄，令人汗多亡阳。误用承气，令人大便不禁。误用姜、附，令人失血发狂。正为寒凉耗其胃气，辛热损其汗液，燥热助其邪热，庸俗狐疑，莫此为甚。盖伤寒之邪，实无定体，或入阳经气分，则太阳为首，其脉必浮；或入阴经血分，则少阴为先，其脉必沉。浮而有力无力，是知表之虚实；沉而有力无力，是知里之虚实；中而有力无力，是知表里缓急。脉有浮沉虚实，症乃传变不常，全在活法二字，不可拘于日数。但见太阳症在，直攻太阳；但见少阴症在，直攻少阴；但见真寒，直救真寒。见此三症，便作主张，不必悉具。当知如何处治，此为活法，若同而异者明之，似是而非者辨之。在表者，汗之、散之；在里者，下之、利之；在上者，因而越之；陷下者，升而举之；从乎中者和解之，直中阴经者温补之，若解不开，不可攻里，日数虽多，但有表症而脉浮者，尚宜发散，此事不明，攻之为逆。经云：一逆尚引日，再逆促命期。若表症解而里症具者，不可攻表，日数虽少，但有里热症而弦实者，急当下之，此事不明，祸如反掌。经云：邪热未除，复加燥热，犹抱薪积火矣。如直中阴经真寒症，无热恶寒，不渴，只宜温补，切禁寒凉之药，此事不明，杀人甚速。经云：非从无益，而反害之。阴症似阳者，温之；阳症似阴者，下之；阳毒者，分轻重下之；阴毒者，分缓急温之；阳狂者，下之；阴厥者，温之；湿热发黄者，利之、下之；血症发黄者，溃之、下之；谵语者，下之、温之；中满者，消之、泻之；结胸者，解之、下之；太阳症以少阴者，温之；少阴症似太阳者，汗之；衄血者，解之，止之；发喘者，汗之、下之；咳嗽者，利之、解之；正伤寒者，大汗之、大下之；感寒或冒寒者，微汗之、微下之；劳力感寒者，温散之；温极病者，微解之、大下之，此经常之大法也。有病一经已用热药，而又用寒药，如少阴症用白虎汤、四逆散寒药者，又少阴用四逆汤、真武汤热药者，庸俗狐疑，拒能措手哉！呜呼！能发伤寒之症名，而得伤寒之方脉，如此视切，乃为良医。始在寒药如少阴，乃传经热症也。热药治少阴，乃直中阴经，真寒症也。辨名定经，明脉识症，验症用药。真知在表而汗，真知在里而下，真知直中阴经而温，如此而汗，如彼而下，又如彼而温。辛热之剂，投之不瘥，寒凉之药，用之必当，病奚逃乎？须分轻重缓急，老少虚实，久病新发，妇人胎产，室女经水。大凡有胎产伤寒，不与男子伤寒同治法，无胎产者治相同。妇人经水适来适断，即是热入血室，但宜和解表里。久病者过经不解，坏症也，新发者，始病也。老者血气衰，少者血气壮，缓者病之轻，急者病之重。寒药热服，热药凉服，其中和之剂，则温而服之。战汗分为四症，要知邪正盛衰类伤寒，四症照常法例治之，虽云发蒙，实登仲景之楷梯也。

又按陶氏"伤寒见症识病"条云：伤寒之邪，从表入里，里必达外，见症之由，所属必相应，庶无误也。且如头痛项强，身热者，太阳症也。无汗，麻黄汤；有汗，桂枝汤。头摇者，里病也，随症治之。头汗者，里有瘀血，必发黄也，犀角汤、茵陈汤。面戴阳者，下虚也，姜附汤。面惨不光，伤寒也，麻黄汤。面光不惨，伤风也，桂枝汤。面上乍黑乍白，唇口生疮，狐惑也，治以桃仁、雄黄之类。面如锦纹者，阳毒也，大青一物汤，或阳毒升麻随机选用。舌上有黄白苔，内热也，或黑者，热极也，并用黄连解毒汤。鼻燥，漱水不下，或目瞑①，溺血也，犀角地黄汤。目睛黄，小肠热也，茵陈五苓散加木通。懊憹者，胃虚也，栀子豉汤微吐之。喜怒如狂，蓄血也，桃仁承气汤下之。肉瞤筋惕汗下，虚也，宜温经益阳。身如被杖，阴毒也，正阳散、甘草汤。一身尽痛，多眠，或微肿难转者，风湿也，甘草附子汤、苍术白虎汤。身目俱黄，湿热疸病也，茵陈五苓散。身如虫行，表虚也，黄芪加桂汤。背恶寒，阴胜阳也，人参附子汤。不眠，因汗下多而神虚也，酸枣仁汤。坐而伏者，短气也，宜补之，下利清谷，内寒也，附子理中汤。咽中生疮，上实下虚也，黄连加桂治之。舌生刺，热甚也，黄连解毒汤。又手冒心，因汗多而血虚也，黄芪建中汤。腹满自利，手足温者，邪入太阴也，理中汤。舌卷浓缩，邪入厥阴也，大便实，承气汤。手足厥，茱萸四逆汤温之。以上乃大要耳，临症详而用之，思过半矣。

方

麻黄汤　治太阳无汗，脉浮紧者，宜此汗之。

麻黄三钱　桂枝二钱　杏仁一钱五分　甘草一钱

上作一服，姜五片，葱白三根，枣三枚，水二钟，煎至一钟，去上沫，热服。以衣被盖取汗热，热遍身至手足心即止，不必再服。如须臾汗未出，宜吃热稀粥一碗，以助药力，汗出即止。如未出，再煎一服，加淡豆豉一撮。如前汗之。三服汗不出者难治，必用蒸法。大抵此方只宜用于天令寒冷之时，若

---

①　瞑：原作"瞑"，据《伤寒六书》改。瞑，眼目昏花。

炎暑之月，则当通变，不可执用此方，又宜葛根、葱白、淡豆豉或双解散等辛凉之剂，以发散也。

本经头疼，发热、恶寒、无汗而喘者，加川芎、防风、羌活、白芷、苍术、白芍药各一钱。

本经恶寒发热，身痒面赤者，加柴胡、芍药各一钱五分。

本经头痛，发热、恶寒、胸中饱闷者，加枳壳、桔梗各一钱。

又方 桂枝汤 治太阳症自汗，脉浮缓者，宜服。

桂枝 白芍药各三钱 甘草二钱

上作一服，姜三片，枣二枚，水煎温服。

如汗不止，加横二钱。

如喘急，加柴胡、杏仁各一钱五分。

如胸中饱闷，加白术二钱，枳壳、桔梗各一钱。

又方 葛根汤 治阳明经病宜解之，阳明府，别用承气下之。

葛根三钱 柴胡二钱 黄芩 桂枝各一钱五分 芍药二钱

上作一服，水二钟，姜三片，枣二枚，煎一钟，温服。

本经恶寒甚者，去黄芩，加麻黄二钱，冬春宜用麻黄，夏秋宜用苏药一钱。

本经有汗而渴者，加石膏、知母各二钱，粳米一钱。

本经头痛，加川芎、白芷各一钱五分。

又方 小柴胡汤 治少阳症，往来寒热，胸胁痛而呕。

柴胡三钱 黄芩 半夏 人参各二钱 甘草（炙）五分

上作一服，姜三片，枣一枚，水二钟，煎一钟，温服。

本经小便不利，加茯苓一钱五分。

本经胁痛，加青皮、枳壳各一钱。

本经渴，加天花粉、知母各一钱五分。

本经呕吐者，加姜汁一盏，竹茹二钱。

本经嗽，加五味子一钱，金沸草一钱五分，人参减半。

本经痰多，加瓜蒌仁、贝母各二钱五分，人参减半。

本经寒热似疟，加桂一钱。

本经齿燥无津液，加麦门冬、五味子、天花粉各半。

本经坏症，加知母、鳖甲各一钱五分。

本经症，心下饱闷，未经下者，非结胸，乃表邪传至胸中，犹当作表治，加枳壳、桔梗各一钱五分，未效，本方对小陷胸汤，加枳、桔，一服豁然，此陶公之心法也，予曾用亦效。

虚烦类伤寒证，本方加竹叶一钱，石膏（炒）、粳米各一钱半。

本经与阳明合病，加葛根二钱，芍药一钱五分。

妇人热入血室，加当归一钱五分，红花一钱，男子加生地黄一钱五分。

又方　大柴胡汤　治阳明内实，大便难，不恶寒，反恶热。

柴胡三钱　黄芩　芍药　枳实各二钱　半夏钱半　甘草五分　大黄（壮者五钱，虚者三钱）

上作一服，姜三片，枣一枚，水二钟，将诸药先煎，将熟，再下大黄，煎四五沸，约一钟。热服以微利为度，若大满大实者，根据后加减利之。

本方加桂枝二钱，名桂枝大黄汤，去黄芩。

本方加芒硝二钱，厚朴一钱五分，去柴胡、黄芩、半夏、甘草，名大承气汤。

只加厚朴，名小承气汤。加桃仁二钱，名桃仁承气汤。此数方皆宜量虚实斟酌用之。

又方　理中汤　治太阴自利不渴，实多而呕，腹满鸭溏霍乱。

人参二钱　白术二钱　干姜二钱　甘草一钱

上作一服，水一钟半，煎服，或丸，名理中丸。

诸结胸，或太阴症下之，胸而鞕，加黄芩一钱五分，枳壳一钱五分，桔梗一钱。寒实结胸，本方加枳实，名枳实理中汤。

腹满下利，加附子二钱，名附子理中汤。

动气，左右上下，加桂二钱，去水。

吐多者，加生姜，去术。下多者，倍术。

小便不利，加茯苓二钱。

渴，加乌梅三个。

腹痛，加桂枝一钱五分，芍药二钱。

又方　四逆汤　治直中阴经寒症，以此温之。

附子五钱　干姜四钱　甘草二钱

上作一服，水煎温服，附子若加至一两，名通脉四逆汤。厥逆下利，脉不至，附子加至六七片。面赤加葱白九茎，呕加生姜五片。痢止，脉不出，加人参三钱，麦门冬二钱，五味子一钱。

上仲景先生正伤寒方也，六经正治，宜根据此加减用之，兼有变症，须参全书，兹不备录。

又方　易老九味羌活汤　治春夏秋伤寒通用，太阳阳明经药也。

羌活　防风　苍术各一钱五分　川芎　白芷　黄芩各一钱　细辛五分　生地黄八分　甘草三分

上作一服，用生姜三片，葱白三根，水二钟，煎热服。

夏月，本方加石膏、知母，名神术散。如服此汤后，再不作汗，本方加苏叶。喘而恶寒，身热，加杏仁、生地黄。

汗后不解宜服，汗下兼行，本方加大黄，如釜底抽薪之法。

其春、夏、秋，感冒非时伤寒，亦有头疼、身热、恶寒之症，脉浮缓，自汗，宜实表，本方去苍术，加白术。汗不止，加黄芪一钱五分。再不止，以小柴胡，加桂枝、芍药各一钱，如神。

胸中饱闷，加枳壳、桔梗，去生地黄结胸加同。

身热不退，加柴胡一钱五分，倍黄芩。

燥渴，加石膏、知母各一钱五分，粳米一撮。

夹内伤，加白术、陈皮、半夏、藿香、厚朴各一钱，去生地黄。

潮热似疟，加柴胡一钱五分，青皮八分。

发狂，加黄连、石膏各一钱五分，大黄三钱，去生地、细辛。

发黄，加茵陈一钱五分，茯苓、山栀各一钱二分，去细辛、生地。

湿症，加五苓散、倍苍术，去生地、细辛。小便不利，加减同。

大便秘，五六日不大便，加厚朴、枳实各八分，大黄三钱，芒硝一钱五分，去细辛。

头痛如破，加藁本、蔓荆子。痰厥头痛，加石膏二钱五分，半夏一钱五分。

风湿相抟，一身尽痛，加当归、白术各一钱五分，去细辛、倍苍术。

寒湿，腰腿膝痛，加杜仲、牛膝、木瓜、防己，去川芎、细辛。

又方 香苏散 春月用，治伤寒伤风。

紫苏叶二钱　香附子二钱　陈皮一钱　甘草五分

上作一服，姜三片，葱白三根，水一钟半，煎八分，热服。

头痛，加川芎、白芷各一钱，名芎芷香苏散。

头痛如斧劈，加石膏二钱，葱头连须三根。

偏正头痛，加石膏二钱，薄荷、细辛各七分。

太阳穴痛，加荆芥穗一钱，石膏一钱五分。

伤风自汗，加桂枝一钱，无汗，加麻黄、干葛、薄荷各一钱。

伤风发热恶寒，加柴胡、黄芩、苍术各一钱五分。

咳嗽不止，加半夏、茯苓、贝母、杏仁各一钱。

胸膈痞塞，加黄连、枳实、桔梗各八分。

伤寒鼻塞声重，咽膈不利，加苦梗、旋复花各八分。

伤寒涎壅盛，加南星、半夏各一钱五分，姜汁半盏，竹沥一盏。

气促不安，加大腹皮、桑白皮各一钱。

鼻塞不闻香臭，加羌活、荆芥穗各一钱。

伤风寒，蕴热，吐血、衄血，加麦门冬、黄芩、黄麻各一钱。

伤风寒，中脘寒，不思饮食，加白术一钱五分，砂仁、青皮各七分。

呕吐恶心不止，加干姜、砂仁各八分，半夏一钱五分。

饮食不能消化，加砂仁七分，山楂、麦芽各一钱，青皮八分。

伤风寒，时作寒栗，加桂枝八分。

伤风寒后，时作虚热不退，加柴胡、知母、人参各一钱，去苏叶。

伤风寒一向不解，作潮热，白日至暮不退，日日如是，加地骨皮、柴胡、知母、当归、人参各一钱。

初感时，头痛作热，鼻塞声重，或恶风寒，加防风、羌活、川芎、白芷各一钱二分。

感风寒，头项强急，浑身痛，不能转侧，加羌活、当归、赤芍、紫荆皮各一钱，官桂七分。

伤风寒，肚腹或小腹疼痛不可忍，加木香、干姜、吴茱萸各七分。

妇人被气所苦，胸痞胁痛，小腹急疼，加木香、砂仁、枳壳、官桂各八分。

伤食腹疼，呕吐泄泻，加白术、白茯苓、半夏、藿香、干姜、砂仁、厚朴各七分，木香五分。

心卒痛者，加玄胡一钱五分，木香、桂各五分。

饮酒大过，或遍身发疸，或两目昏黄，加茵陈一钱五分，山栀、赤茯苓各一钱。

伤酒呕吐，加黄连、扁豆、葛根、半夏、藿香、苍术各一钱，去苏叶。

妇人产后，感风头痛，壮热，恶寒，不能转侧，加生料五积散。

产后感寒，头痛发热，加不换金正气散一半。

妇人产后，发热不退，烦渴，加人参、麦门冬、生地黄各八分。

产后虚热不退，加人参、黄芪、麦门冬各一钱。

产后腰痛不已，加当归、官桂各一钱，木香三分。

感风后日久，冷嗽不已，加杏仁一钱，五味子、干姜各六分，细辛五分。

脚气，加木瓜、牛膝、紫荆皮、吴茱萸、川楝子、黄柏、苍术各一钱，木香五分。

又方　柴藿汤　治春末夏初伤寒，挟内伤者，宜用，此太阳、少阳、阳明、太阴药也。

柴胡一钱五分　黄芩一钱　藿香一钱　甘草三分　半夏一

钱　白术一钱　陈皮参八分　白茯苓八分　厚朴八分　苍术一钱　川芎八分　白芷八分　枳壳八分　桔梗七分

上作一服，姜三片，枣一枚，水二钟，煎一钟，食远热服。

春初挟感寒者，加紫苏叶、防风、干葛各八分。

凡感寒无汗，加紫苏叶、淡豆豉各一钱，葱白三根，有汗勿加。

热甚，燥渴，加石膏一钱五分，知母、粳米各一钱，乌梅二个。

疟疾，加草果、青皮各八分，乌梅二个，欲截，再加常山一钱五分，槟榔七分。

时气热病，加羌活、防风各一钱。山岚瘴气，加同上。

伤食发热，胸满呕吐，加山楂、神曲、砂仁各八分。

伤酒发热，头痛呕吐，加干葛、黄连、扁豆各八分，去柴胡。

春夏肚腹作痛，加白芍药、山栀、香附各一钱，干姜炭、薄桂各五分。

夏至后感寒，加石膏一钱五分，桂枝三分。

暑月远行受热，加香薷一钱五分，扁豆一钱，滑石八分，去柴胡、白芷。

霍乱转筋，两脚冷，汗出，上吐下泻，日间感热，夜间感冷，邪气正气，两不分也，加木瓜、扁豆、砂仁各八分，干姜五分，泽泻、青皮各七分。

又方　双解散　治夏月伤寒伤风通用。

防风一钱二分　川芎　当归　白芍　白术一钱　苍术各一钱　黄芩七分　石膏一钱五分　滑石一钱五分　连翘　山栀各八分　荆芥穗　薄荷各六分　桔梗各六分　甘草三分

上作一服，水二钟，姜三片，枣一枚，煎一钟，稍热服。

无汗，加麻黄、淡豆豉各一钱，葱白三根，有汗不用。

大便结燥，加大黄三钱，芒硝一钱五分。

瘟疫发散，加防风五分，羌活一钱五分，葛根、白芷各一钱。

其余杂症，与防风通圣散加减同，兹不备录。

又方　参苏饮　治秋月伤寒伤风通用方见伤风类。

又方　五积散　治冬月伤寒宜用，此太阳、阳明、太阴、少阴药也。若挟有内伤，或兼伤风者，仍遵仲景法治。

川芎　当归　白芍药　苍术各一钱　半夏　陈皮　厚朴　白茯苓　枳壳各八分　白芷　桔梗各七分　干姜（炒）　薄桂各七分　麻黄（一钱五分或二钱无汗用，有汗去之。）

上作一服，姜五片，枣二枚，淡豆豉半合，水二钟，煎钟，食远热服。

潮热，加柴胡、黄芩各一钱。

头痛，加羌活二钱，细辛五分。

呕吐，加藿香一钱，丁香七粒。

胃脘痛，加木香、吴茱萸各六分，香附一钱。

食积痛，加白术一钱，枳实、山楂、神曲各八分，木香、槟榔、砂仁各五分。

一身尽痛如被杖，加羌活、独活各一钱，柴荆皮八分。

脚气，加羌活、独活、防风、木瓜、牛膝、汉防己各八分。

咳嗽，加杏仁、款冬花各八分，五味子五分，去姜桂。

痰嗽，加瓜蒌仁、贝母、百合各一钱，去姜桂。

嗽而声哑，加天门冬一钱，百药箭八分，乌梅二个，去姜桂。

产后感寒，加柴胡、黄芩各一钱，人参八分。

经水感寒，加柴胡、荆芥穗、防风各一钱，生地、红花各六分。

上以上方，皆非正伤寒药，乃刘张李诸公所立，治非时伤寒，或挟内伤者，或挟食，或兼风兼湿者，宜随症加减用。若正伤寒，仍遵仲景六经传变施治，庶无误也。

中寒

脉

六脉沉微而伏，重按至骨乃见，或迟而涩，挟风则带浮，眩运不仁，兼湿则带濡，而四肢肿痛。大抵中寒脉多沉细而微，四肢厥，而手足爪甲青。

症

《集成》云：中寒者，寒邪直中三阴也，非比伤寒，邪从外循经而入，以麻、桂辈微表而安。以病不甚虚也。中寒则仓猝感受，因其腠理疏豁，一身受邪，难分经络，无热可散，温补自解，此大虚也，不急治则死矣。大抵一时为寒所中，则昏不知人事，口噤失音，四肢僵直，挛急疼痛，或渐渐恶寒，或翕翕发热，汗出，或唇青厥逆，中脘及脐腹疼痛，此皆中寒之候。

治

《蕴要》云：寒中太阴，则中脘疼痛，宜理中汤加附子。寒中少阴，则脐腹疼痛，宜五积散加吴茱萸。寒甚，脉沉足冷者，四逆加吴茱萸。厥阴则小腹疼痛，宜当归四逆汤加吴茱萸，甚者，倍加附子。如极冷，唇青厥逆，无脉囊缩者，用葱熨法，或茱萸炒熨，并灸脐中及气海、关元，二三十壮，待脉渐应，手足温暖，乃可生也。如仓猝无药，急用茱萸一合，煎浓汤灌下亦妙。大抵寒者温之，治宜姜、附等药，以散寒气，不可妄施吐、下，如舌卷囊缩者不治。

方

第七辑

附子理中汤　治中寒及一切寒症，随症加减用。

人参二钱　白术二钱　甘草五分　干姜（炮）二钱　附子（面包，煨）二钱

上用水一钟半，煎至八分，食远服。

寒中太阴，依本方。

寒中少阴，加吴茱萸二钱。

寒中厥阴，加当归、芍药、桂枝各一钱五分，吴茱萸二钱。

沉寒痼冷，加丁香一钱，官桂一钱五分，沉香七分。

心腹冷痛，加官桂、吴茱萸、白芍药、玄胡索①各一钱五分，木香一钱。

胃寒咳逆，加丁香一钱，柿蒂一钱五分。

妇人血虚寒，加当归、官桂、艾叶、吴茱萸各一钱五分，益智仁一钱。

男、妇下元冷极，久不孕育，加鹿茸、官桂、茱萸各一钱五分，蕲艾一钱，沉香一钱。

久泻元气虚，脉微欲绝者，加黄芪二钱。

小儿冷泻，加肉豆蔻一钱五分，丁香七分。

脚膝冷痛，加鹿茸、牛膝、官桂各等分，或丸，或煎。

腰冷如冰，加鹿茸、杜仲、破故纸、肉苁蓉各等分，或丸亦可。

精清如水，精冷如冰，加肉苁蓉、韭子、鹿茸各等分，海狗肾一具。

瘟疫（大头病附）

脉

《脉诀》云：瘟病之脉，散而难名，如太阳脉浮，阳明脉

---

①　玄胡索：今统用"延胡索"。

长，少阳脉弦，太阴脉细，少阴脉沉，厥阴脉微缓之类。又云：阳脉濡弱，阴脉弦紧，更遇温气，变为瘟疫，阳脉洪数，阴脉实大，更遇温热，变为瘟毒者危。凡瘟病大热，脉沉涩细小足冷难治；洪大有力，或浮大者，可治。脉不浮者为传染。若左寸浮大，右寸浮缓而盛，按之无力者，宜补中带表而治之。

症

夫瘟疫之症，多由房劳太过，腠理开泄，少阴不藏，触冒冬时杀疠之气、严寒之毒。中而即病曰伤寒。不即病者，寒毒藏于肌肤，至春变为瘟病，至夏变为热病也。又有时行不正之气，如春应暖而反寒，夏应热而反凉，秋应凉而反热，冬应寒而反温，此非其时而有其气。是以一岁之中，无分少长，病皆相似者，此则时行之气，即瘟疫也。外症头痛，壮热，口渴，不恶寒。

治

丹溪云：治法有三，有宜补，宜散，宜降。人参、白术、防风、羌活、苍术，并大黄、黄芩、黄连、石膏、活石、人中黄之类主之。又吴氏云：凡尺、寸脉浮者，发于太阳也，宜人参羌活散，加葛根、紫苏、葱白、生姜以汗之。或有自汗身疼者，九味羌活汤主之。尺、寸俱长者，阳明也，宜葛根解肌汤或十味芎苏散汗之。尺、寸俱弦而数者，少阳也宜小柴胡加减主之。如兼太阳，羌活散，加柴胡、黄芩。兼阳明，小柴胡，加葛根、升麻主之。抑考瘟病，先因伤寒热未除，更感时行之气，而为瘟疫也，治与伤寒不同。盖瘟病因春时温气而发，初非寒伤于表也，乃郁热自内而发于外故宜辛平之剂以发散之。况时令已暖，不可用麻黄，如时令尚寒，少佐之亦可。凡瘟病发于三阳者多，三阴者少。若发于三阴者，必有所因也。或食寒物内伤太阴而得之，或因过欲先伤少阴而得之，治制皆与伤寒各条同，惟发表不同耳。又有大头天行病，乃湿热在高巅之上，并阳明邪热大甚，资实少阳相火而为之。视其肿势在何部，随经治之，用防风、羌活、酒芩、酒蒸大黄，随病加减治之，不可用降药。

方

人参败毒散　治瘟疫及大头病初感，服此药散之。

人参一钱五分　白术二钱　白茯苓一钱　甘草五分　羌活一钱五分　防风一钱五分　柴胡一钱五分　前胡一钱　黄芩一钱　枳壳八分　苍术一钱二分　桔梗七分

上作一服，用生姜三片，枣一枚，水二钟，煎一钟，热服微汗为度。

又方　三黄石膏汤　治疫症燥渴，将欲发狂者。

石膏三钱　黄芩　黄连　黄柏各一钱五分　麻黄一钱五分（寒用多，暖用共之）　山栀一钱　热甚者加大黄三钱

上用水二钟，粳米一撮，煎服，连进三五服即愈。

又方　普济消毒饮子　治瘟疫热毒，清热解毒，大头病，头面肿，亦可服。

柴胡一钱五分　黄连（炒）　黄芩（炒）　玄参　生甘草桔梗　连翘　鼠黏子　白芷　马勃　川当归各一钱　僵蚕七分　升麻七分　板蓝根一钱（如无以蓝叶代之或真青代亦可）

如虚，加人参一钱五分。大便秘，加酒蒸大黄二钱。

又方　辟瘟丹　凡春夏秋间预服，以免疫气传染，或初感，服此药，得小汗亦愈。

防风（去芦）一两五钱　川芎　当归　白芍药　白术　麻黄　石膏　滑石　黄芩　连翘　栀子各一两　桔梗　荆芥　薄荷各八分　玄胡粉一两五钱　大黄（煨）二两　鬼箭羽　马勃贯众各一两二钱

上为细末，腊雪水，或冰水为丸，如弹子大，每服一丸，姜葱汤下，得周身微汗即解。此药用五月五日，六月六日，或冬至腊日，焚香礼斗，至诚修合，无不应验。合时忌与妇人、鸡、犬、孝子见之。

内伤（脾胃附）

脉

脉大而无力为内伤，气口脉大于人迎二倍，或三倍，其急大而数，重按无力，为劳后内伤。右关脉弦滑而沉，或弦大而数，或浮滑而疾者，为饮食内伤也。右关弱甚，或隐而不见者，为脾胃虚损也。左关脉缓，右关脉弦者，为肝木乘脾土也。右关脉数，为胃热，弦滑为胃寒，脉结为思伤脾也。

症

谨按东垣论：人迎脉大于气口为外伤，气口脉大于人迎为内伤，外伤则寒热齐作而无间，内伤则寒热间作而不齐。外伤恶寒，虽近烈火不能除，内伤恶寒，得就温暖则解；外伤恶风，乃不禁一切风寒，内伤恶风，惟恶些小贼风。外伤症显在鼻，故鼻气不利而壅盛有力；内伤症显在口，故口不知味，而腹中不和。外伤则邪气有余，故发言壮厉，且先轻而后重；内伤则元气不足，出言懒怯，且先重而后轻。外伤手背热，手心不热；内伤则手心热，手背不热。东垣辨法，大略如此。有内伤而无外感，有外感而无内伤，以此辨之，则判然矣。又王节斋云：东垣以饮食劳倦伤，为内伤不足之病，谓因伤饥失饱，伤损脾胃所致。盖人之所藉以生者，脾胃为本，必赖饮食滋养，若调养失宜，劳后过伤，失其所养，则脾胃气虚，不能升达，降下阴分而为内热，非有饮食停蓄者也，故用补中益气等药。若饮食停积不化，郁发为热，乃是不足之中，继之有余，此为饮食所伤，宜消导之，又或先因饮食而后犯于房劳，或先因劳役而后犯于饮食，此皆不足之中，兼之有余，须于数者之间，审察明白也。

治

丹溪云：世之病此者为多，但有挟痰者，有挟外感者，有热郁于内而发者，有饮食所伤者，皆以补元气为主，看所挟而兼用药。挟痰者，补中益气加半夏，以姜汁、竹沥传送。挟外感者，补中益气加发散，如防风、羌活、白芷之类。挟食者，补中益气加消导，如山楂、枳实之类。气虚热甚者，少加附子，以行参、芪之功。又卢氏云：若内伤外感兼病而相合者，则其脉症必并见而难辨，尤宜细密求之。若显内症多者，则是内伤重而外感轻，宜以补养为先，而发散次之。若显外症多者，则外感重而内伤轻，宜以发散为急，而补养次之。此东垣未之及也，因并赘于此，用者详之。

方

补中益气汤　治劳役所伤，时作虚热，四肢无力，怠惰嗜卧。

人参（去芦）一钱五分　黄芪一钱五分（蜜炙）　甘草五分　陈皮八分　当归一钱二分　白术一钱二分　升麻四分　柴胡五分

上作一服，姜一片，枣一枚，水二钟，煎八分，食远服。

气血虚甚者，加熟附子一钱五分，以行参、芪之功阳旺则生阴也。

挟外感，加防风、羌活各一钱五分，干葛、白芷、川芎各八分，倍柴胡。

挟痰者，加半夏一钱五分，茯苓一钱，姜汁半盏，竹沥一盏。

兼郁热者，加川芎、山栀、香附各等分。

腹中痛者，加白芍药一钱二分，官桂六分。

腹中恶寒冷痛者，加桂心五分。

腹中恶热喜寒而痛者，加白芍药一钱二分，黄芩八分。

夏月腹痛，不恶热，加炒黑干姜七分，藿香一钱，薄桂三分。

天时热腹痛者，加白芍药、山栀各一钱，桂三分。

天时寒腹痛，加半夏一钱，益智仁八分，干姜五分，桂三分。

头痛，加蔓荆子、川芎各八分，细辛五分。

顶脑痛，加藁本七分。诸头痛，并用此四味足矣。

脐下痛甚者，加熟地黄一钱，其痛立止，如不止者，乃大寒也，更加桂心五分。

咽干，加葛根七分，麦门冬一钱。

心下刺痛，加香附一钱，当归倍用。

精神短少，加麦门冬一钱五分，五味子七分，夏月亦加，救天暑伤庚金。

有痰嗽，加贝母、杏仁、瓜蒌仁、款冬花各一钱，去参、芪，虚者勿去。

咳嗽，春加款冬花、佛耳草各一钱，川芎五分。夏加麦门冬一钱五分，五味子五分或七分。秋冬加连节麻黄一钱。久嗽肺中伏火，去人参、黄芪，加石膏一钱五分，黄芩一钱。

食不下，乃胸中有寒，或气涩滞，加青皮七分，木香五分，陈皮一钱。冬月更加草豆蔻、益智各五分，夏月更加姜炒芩、连各七分，秋月更加槟榔、砂仁各五分，春月更加川芎、藿香各七分。

心下痞满，加枳实、黄连各八分，白芍药一钱，桂二分。

腹胀，加枳实八分、木香、砂仁各五分，厚朴七分，秋月加干姜、肉桂各五分，去甘草。

胁痛或急缩，春月乃肝木盛以致生火，加青皮、枳壳各一钱，倍柴胡，余月加山栀、苍术、香附、贝母各一钱，青皮、枳壳、黑干姜各五分。

大便秘，加当归一钱五分，桃仁一钱，大黄（煨）二钱。

脚软乏力，或痛，加黄柏、防己各一钱，桂三分。

时时发热，乃下元阴火蒸发也，加生地黄一钱，黄柏八分。

大便虚坐，或了而不了，腹中迫急，气虚血涩也，加木香、槟榔各五分，倍用当归。

身热沉重，虽小便多，亦加茯苓、泽泻各七分，黄柏五分，苍术一钱。

脾胃不和，加茯苓、半夏各八分，砂仁、扁豆各六分，生姜三片。

注夏，加白芍药、茯苓、黄柏各八分，厚朴、苍术各一钱，去柴胡、升麻。

痰厥头痛，此太阴脾经所作也，加半夏、石膏各一钱五分，川芎八分，姜汁二匙，葱汁二匙。

若挟外感，重以本方，加本经发散之药治之。如见太阳症，加羌活、藁本、桂枝各等分；如见阳明症，加葛根一钱，倍升麻；如见少阳症，加黄芩、半夏各一钱，川芎八分，倍加柴胡一钱；如见大阴症，加枳实、厚朴各一钱；如见少阴症，加瓜蒌根一钱，生甘草五分；如见厥阴症，加川芎一钱；若变症发痰，加玄参、干葛各一钱，倍升麻。

思虑伤心脾，神气不安，夜卧不眠，加茯神八分，远志六分，麦门冬、酸枣仁各一钱，辰砂七分（为末临服投入），圆眼①五个。

自汗，加桂枝七分，浮麦一撮。

盗汗，加知母、麦门冬、麻黄根各一钱。

骨蒸劳热，日久虚损，加牡丹皮、地骨皮、黄柏、知母、熟地黄各八分，倍柴胡，去升麻。

久患冷泻冷痢，或元气下脱者，加干姜（炒黑）五分，熟附八分，肉果一钱。

如身有疼痛，及身肿或风湿相抟，一身尽痛者，加羌活、防风、藁本各一钱，升麻、苍术各八分，勿用五苓散，所以然者，盖风药已能胜湿，故别作一服与之，如病去勿再服，盖风药能损人元气故也。

如心下痞，脉迟缓，加半夏、黄连、枳实各八分。

如脉弦，四肢满闭，便难，而心下痞，加柴胡、黄连各八分，青皮五分。

心下痞而呕逆，加生姜二片，黄连、陈皮八分，冬月加藿香、丁香七分。

心下痞，腹中气上逆者，是卫脉逆也，加黄柏五分，黄连五分。

中脘当心痛，加草豆蔻仁冬一钱，半夏五分。

多吐白沫，胃口上停寒也，加益智仁八分。

如救胸水泻伏火，加白芍药一钱，黄连五分，秋冬不用。

男、妇发热，或扪之而肌表热者，此表症也，只服本方二三服，得微汗则凉矣。

又方 香砂养胃汤 治饮食所伤，脾胃不和，四肢困倦，

---

① 圆眼：桂圆别名。

发热。

人参一钱　白术一钱五分　茯苓八分　陈皮八分　半夏八分　甘草三分　厚朴八分　苍术八分　藿香八分　砂仁七分　枳壳八分　桔梗七分

上作一服，姜二片，枣一枚，水一钟半，煎八分，食远服。

伤酒，头痛，呕吐，加黄连、扁豆、川芎各八分，葛根一钱二分。

伤肉食，加草果、枳实、山楂、麦芽各八分，砂仁五分。

伤豆粉、面食、辛辣、湿热之物，加黄连、连翘、山楂、麦芽各八分，神曲八分，砂仁六分。

伤生冷、西瓜、乳酪、寒湿之物，加川乌、防风各五分，砂仁、白豆蔻仁各七分，丁香四分，干姜五分，山楂一钱。

饮食间着恼闷不快，加香附一钱，木香、青皮、槟榔各五分。

湿痞满闷，加泽泻、萝卜子各八分。

病后多食心烦，加山栀一钱，黄连、枳实各五分。

食积作痛或痞积气块，加三棱、莪术各八分，枳实、官桂、白芍药、香附各一钱，木香、槟榔各五分。

翻胃，吐后作痛，加半夏曲、大腹皮、木香、干姜二味减半，扁豆、茱萸、炒过黄连各一钱，青皮五分。

又方　平胃散　去湿，强脾健胃。

厚朴一钱　苍术一钱五分　陈皮一钱　甘草五分

上作一服，姜一片，红枣一枚，水一钟半，煎八分，食远服。

湿伤脾胃，或久泻久痢，胃弱者，加人参、白术各一钱五分，白茯苓一钱。

四时泄泻，加茯苓一钱，泽泻、诃子、肉果各八分，冬月加干姜五分。

四时赤白痢疾，加木香、槟榔各七分，黄连、枳壳、肉果各八分。

四时疟疾，加白术、人参、半夏、柴胡、黄芩各一钱，槟榔、草果、青皮、乌药各八分，乌梅三个，欲截，再加恒山一钱二分。

风痰，加南星、半夏各一钱，荆芥、细辛各七分。

头风，或旋运①，加半夏、天麻各一钱，白芷、藁本各八分。

冷泪，及眼上风热，加木贼、荆芥、甘菊花各等分。

小便赤涩，加赤茯苓、荆芥、山栀、木通各等分。

气块，或痞，加白术一钱五分，枳实、三棱、莪术各一钱。

水气肿满，加桑白皮、大腹皮、茯苓、木通各等分。

冷热气痛，加茴香、木香各八分，山栀、香附各一钱，干姜（炒黑）、桂各五分。

肠风下血，加黄芩、枳壳、川续断、荆芥穗各等分。

素有痰涎，加半夏、茯苓各一钱。

腰痛，加杜仲、八角茴香各一钱。

膝痹，加菟丝子、羌活、桑寄生各一钱。

酒伤脾胃，加藿香、砂仁各七分，扁豆、黄连、半夏各八分，干葛一钱。

伤食，加豆蔻仁、砂仁、枳实、山楂各八分，白术一钱。

遇久雨水湿，加白术、茯苓、泽泻各八分，桂四分。

胃寒，加干姜、肉桂各六分，丁香三分。

湿伤脾胃，困弱不思饮食，加黄芪、人参、白术各一钱。

---

① 旋运：眩晕。

第
七
辑

伤寒时疫头痛，加防风、羌活、川芎各一钱，葱汁一盏，藿香、半夏各八分。

浑身拘急，有热，加地骨皮、麦门冬各一钱。

心下痞满不快，加木香七分，枳实一钱，去甘草。

咳嗽，饮食减少，加黄芪、白术、归身各一钱。

脉缓病急，怠惰嗜卧，四肢不收，或大便泄泻，此湿胜也，加人参、白术、黄芪各一钱，升麻三分，防风五分。

男、妇脾胃不和，心腹胁肋胀满刺痛，口苦无味，胸满气短，呕哑吞酸，面黄体重，怠惰嗜卧，骨节烦疼，自利，完谷不化，易饱易饥，霍乱，五噎八痞，反胃膈气，加白术、半夏曲、黄连、吴茱萸（炒过）各一钱五分，木香五分，砂仁五分。

妇人腹痛，加木香一钱五分，乌药、当归、白芍药各一钱，官桂五分。

赤白带下，加川归、黄柏、黄芪、白术、白茯苓各一钱。

小儿呕吐泄泻，面黄肌弱，加山楂、白术各一钱五分为末，米汤调下，每服二钱。

小儿吐逆频并，手足心热，不进乳食，加半夏曲、神曲、白术各一钱五分，山楂二钱为末，每一钱，枣汤调下。

又方　参苓白术散　和中，健脾，消食。

人参（去芦）一两五钱　白术（炒）二两　砂仁（炒）一两一钱二分　甘草（炙）五钱　白扁豆（炒）一两一钱二分　山药一两五钱　薏苡仁（炒）一两五钱　桔梗（炒）一两一钱二分　白茯苓（去皮）一两五钱　莲子（去心）一两五钱

上为末，每服二三钱，食远清米汤调下，或蜜丸亦可。

本方一斤，加山楂末半斤，名二妙调脾散，治大人小儿食积伤脾，泻痢，膨胀，呕吐，脾胃不和等症，有效此芜湖夏小儿家传方。

血不和，加当归一两五钱，香附一两。

气不和，加陈皮一两，木香五钱

脾胃不快，呕吐，加藿香、半夏曲各一两。

胃寒，加干姜一两，内桂五钱，丁香三钱

泻后调理脾胃，加厚朴、苍术、陈皮各一两。

病后调理脾胃，加黄连、吴萸（炒）一两，木香五钱，石莲肉一两。

疟后调理脾胃，加陈皮、白芍药各一两，青皮五钱。

产后调理脾胃，加炒黑干姜七钱，当归、香附各一两。

膈症，脾胃虚损，加牛胎一具（为末），芦柴根（捣汁）、打淮安口子末糊为丸，红枣汤下，屡①试有效。

又方　枳术丸　一运一动，一补一消，乃理脾之圣药也。

白术四两（陈土炒过去土不用），枳实（去穰麸炒）二两

上为末，荷叶包老米饭煨熟，捣烂为丸，如梧桐子大，每服八十丸，食远清米汤送下。

有痰在膈上，满闷不快，加陈皮（去白）一两，半夏（姜制）二两，名橘半枳术丸。

破滞气，消积，开胃，进饮食，加木香一两五分，名木香枳术丸。

饮食太过，或食间着恼，以致心腹满闷不快，加香附一两（童便浸炒），神曲、苍术、山栀、抚芎各一两五钱，木香五钱，名越鞠枳术丸。

伤肉食、湿面、辛辣、味厚之物，加黄连、大黄、黄芩（三味俱酒蒸妙）、山楂、神曲、陈皮各二两，木香一两，名三黄枳术丸。

---

① 屡：原作"鲁"，据文义改。

伤生冷并冷物，加苍术、半夏、陈皮各二两，草豆蔻、砂仁各一两，木香五钱，丁香三钱。

若元气素弱，食饮难化，食已即腹内不和，疼痛泄泻，此胃虚有寒也，加人参、白芍药、陈皮、山楂、神曲各二两，木香、砂仁各一两。

素有痰火，胸膈郁塞，或吞酸吐酸，呕吐嘈杂，或酒积，或泄泻结痛，此皆湿热也，加木香各五钱，黄连（吴萸炒）、白芍药、陈皮各二两，生甘草五钱，夏加石膏冬，加干姜七钱（炒）。

有食积痞块，坚硬在腹内者，加山楂二两，黄连、厚朴、莪术、阿魏、昆布各一两，木香五钱，槟榔八分。

痞积气块在腹胁者，加黄连（吴萸炒）一两五钱，木香一两，莪术、阿魏各一两五钱，瓦龙子①（煅）一两，鳖甲一两。

勉强多食，致心腹痞闷不快，加山楂、神曲、陈皮各一两五钱，厚朴、砂仁各一两

伤冷食不消，腹痛溏泻，加半夏、陈皮各一两，砂仁、干姜（炮）、大麦芽、山楂各一两。

湿热痞闷，加茯苓、泽泻、连翘、萝卜子（炒）各一两五钱。

心口胃脘痛，加干姜、砂仁各一两，丁香四钱。

素有痰火人，加半夏、橘红各一两五钱，白茯苓、黄芩、黄连各一两。

若胸膈不利，服辛香燥药，以致上焦受伤，胃脘干燥，而呕噎膈等症作矣，加黄连（吴萸炒）、山栀（姜汁炒）、白芍药、当归各一两五钱，石膏、桔梗各一两，生甘草五钱。

---

① 瓦龙子：即"瓦楞子"。

膈上顽痰胶结，及大便燥秘，加当归、白芍药、黄芩各一两五钱，枳壳、桔梗、石膏、玄明粉各一两，生甘草五钱。

　　若能食好食，但食后反饱难化，此胃旺脾阴虚也，加白芍药（酒炒）二两，人参、黄连、香附各一两五钱，石膏一两，生甘草、木香各五钱。

　　老人脾虚血燥，易饱易饥，大便难，加白芍、当归各一两五钱，人参一两，山楂、麦芽、桃仁（去皮尖，另研）各七钱，升麻、甘草各五钱，此老人常服之药也。

　　泻痢后虚膨，加人参、白茯苓、陈皮各一两五钱，木香五钱。

　　小儿泻痢不止，加山楂二两，诃子、肉果、黄连（烧酒浸，炒）各一两，木香五钱。

　　小儿疳积，加胡黄连、使君肉、山楂各二两，芜荑一两。

　　小儿久疟，左胁有块，加山楂、鳖甲各二两，青皮、白芥子各一两。

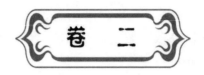

暑门

伤暑（附暑风）

脉

《脉诀》云：脉虚身热，得之伤暑。脉浮自汗，或浮大而散，或洪而大，或弦细芤迟而隐，伏而弱，或虚迟无力，中得洪缓，皆曰暑病也，或浮而虚者，暑风也。

症

戴氏云：暑乃夏令炎暑也，有冒、有伤、有中，三者有轻重之分。或腹痛泄泻水者，胃与大肠受之。作呕者，胃口有痰，此二者冒暑也，宜黄连退暑热，香薷消蓄水。或身热头疼，燥乱不宁，或身如针刺者，为伤暑，此为热伤血分也，宜人参白虎汤，加黄芩、柴胡。或咳嗽，发热发寒，盗汗不止，脉数者，热在肺经，乃火乘金也，此为中暑，宜清肺，黄连香薷饮、清暑益气汤之类。急治则可，少迟则难治矣。暑风，乃相火行令也。感之自口鼻而入，伤心包络之经，故卒倒不省人事也，其脉虚浮，外症头疼、口干、面垢、自汗、倦怠、少气，或背寒恶热，名曰暑风也。

治

按洁古云：动而得之，乃辛苦之人。动而火胜，热伤气也，脉洪而大，宜人参白虎汤主之。静而得之，乃安乐之人。静而湿胜，火伤金位，脉沉而实，宜大顺散，或苍术白虎汤主之。有阴胜阳者，宜清暑益气汤，大抵暑症，只宜黄连香薷饮、清暑益气汤、五苓散、白虎汤等药。挟痰加半夏，虚加参、芪之类。暑风，有挟火、挟痰者，二陈汤加黄连主之。实者，可用吐法，昏迷不省人事者，先以苏合香丸，次以黄连香薷饮加羌活，或用双解散，加香薷尤妙。

方

黄连香薷饮　治暑症，自汗，烦渴而噪。

香薷三钱　厚朴（姜制）　扁豆（姜炒）各二钱　黄连一钱五分

上作一服，用水二钟，煎一钟，井水沉冷服。

远行受热者，加人参、石膏、滑石各等分，甘草五分，此动而得之。

燥渴引饮，自汗，脉沉，加人参一钱五分，麦门冬二钱，五味子一钱，此静而得之。

虚烦身热，自汗，清暑益气汤。

伤暑挟痰，加半夏、南星各一钱，姜汁、竹沥传送。

呕吐，加干姜五分，藿香、半夏、陈皮各一钱。

挟泻，加五苓散五钱

暑风，加防风、羌活各一钱，有痰壅盛，再加半夏、陈皮各八分。

又方　清暑益气汤　养脾，清肺，补中，行湿，夏秋治暑通用。

黄连　人参　白术各一钱五分　当归　苍术　陈皮　麦冬

各一钱　神曲　泽泻　黄柏各七分　青皮　甘草　升麻　干葛各五分　五味十二粒

上用姜一片，枣一枚，煎，食远稍热服。

暑泻，加厚朴、扁豆各一钱，去当归、麦门冬。

暑痢，加黄芩、黄连、槟榔、枳壳各八分，木香六分，乌梅二个。

暑疟，加柴胡、黄芩各一钱，川芎、草果各八分，倍用青皮。

暑渴，加石膏二钱，知母、粳米各一钱五分。

伏暑之时，头痛，身热，脚软，精神短少，四肢无力，不思饮食，怠惰嗜卧，俗呼为注夏，加白芍药、半夏各一钱，川芎七分，去泽泻、青皮。

暑风，加防风、羌活、荆芥穗、香薷各一钱，去泽泻、青皮、黄柏。

中暑，脉微迟，或隐伏，渴而下利，四肢厥冷，不省人事，本方加熟附一钱，以行参、芪之功，达于四肢，而自温矣，勿作寒治。

霍乱

脉

六脉隐伏，右关弦滑，浮洪者可治。微而迟，气少不语者难治。两关弦缓者，乃木克土也，不急治而则死。

症

陈无择云：霍乱者，心腹卒痛，呕吐下利，憎寒壮热，头痛眩晕。先心痛，则先吐；先腹痛，则先痢；心腹俱痛，吐痢俱作，甚则转筋入腹遂毙矣。盖此症乃阴阳反戾，清浊相干，阳气暴升，阴气顿绝。治之则宜温暖，切禁寒凉。转筋以阳明养宗筋，属胃与大肠，今暴吐下，津液顿亡，外感四气，内伤七情，饮食甜腻，攻闭诸脉，枯削宗筋，失养必致挛缩，甚则舌卷卵缩者，难治也。又有干霍乱者，忽然心腹胀满，绞刺疼痛，蛊毒烦冤，欲吐不吐，欲利不利，顷刻便至闷绝，最难治，死在须臾，以其升降不通故也。惟吐法最良，或下之亦妙，吐下后，以二陈加参、术调之。

治

霍乱，乃阳明症，宜和中平胃为主，治以生姜理中汤最妙。吐利转筋，胁下痛，脉弦者，木克土也，平胃散加木瓜主之。吐利转筋，腹中痛，体重，脉沉而细者，四君加白芍药、干姜主之。四肢厥冷，脉微者，附子理中汤主之。身热烦渴者，钱氏白术散。转筋者，男子宜以手挽其阴，女子以手牵其乳，此千金妙法也。大抵此症急无药，惟陈氏吐法最佳，后随症调理。

方

六和汤　治伏暑霍乱。

人参　白术　半夏　杏仁各八分　甘草四分　砂仁六分
藿香　木瓜　茯苓　扁豆　厚朴各一钱　香薷①一钱五分

上作一服，用生姜三片，枣一枚，水一钟半，煎八分，不拘时服。

不渴，腹痛，吐利，加干姜七分。

渴而腹痛，吐利，加干葛八分，泽泻、滑石各七分，麦门冬八分，五味五分。

转筋，加酒当归、酒红花各七分，黄芩八分。

四肢厥冷，脉微者，加干姜、附子各一钱。

又方　三因吐法　用治霍乱，并干霍乱，急无药者，此法

---

①　薷：原作"茹"，据《太平惠民和剂局方》改。

极妙。

用极咸盐汤二升，热饮一升，刺口探令吐宿食尽。不吐更服，吐讫仍服，三吐乃止，此法胜于他法远矣。世俗鄙而不用，坐视其死，哀哉！吐后以二陈汤，加参、术调理，万无一失。

泄泻

脉

右关脉弦大，或弦濡而滑，为泄泻，脉数疾为热，沉细为寒，弦而迟者气泄，心脉止者惊泄。《诀》云：下利微小即为生，脉大浮洪无瘥日。

症

经曰：春伤于风，夏生飧泄。又曰：湿多成五泄。戴氏云：有飧泄者，谓水谷不化而完出，湿兼风也；溏泄者，渐下污积粘垢，湿兼热也；鹜泄①者，利下澄澈清冷，小便清白，湿兼寒也；濡泄者，体重软弱，泄下多水，湿自甚也；滑泄者，久下不能禁，因湿胜气脱也；若此有寒热虚实之不同，其可执一而治之乎？

治

按戴氏云：泻水腹不痛者，湿也，宜四苓散加二术。饮食入胃不住，完谷不化者，气虚也，四君子汤加白芍药、升麻。腹痛，泻水，肠鸣，痛一阵泻一阵者，火也，四苓散加芩、连、木通。或泻或不泻，或多或少者，痰也，二陈加苍白术、海石、青黛、黄芩、神曲，或用吐法。腹痛甚而泻，泻后痛减者，食积也，轻者，保和丸，重者白术、枳实、山楂、神曲、大黄，消而下之，后用参苓平胃散调之。大抵治泻通用胃苓汤，随症

---

① 鹜泄（wù xiè）：病名，出《宣明论方》卷十，又称鹜溏、鸭溏、鹜泻。

加减。

方

胃苓汤 治泻通用。

厚朴 苍术各一钱 白术一钱五分 陈皮八分 甘草（炙）三分 茯苓八分 猪苓 泽泻 车前子各七分 桂三分

上作一服，姜一片，红枣一枚，水一钟半，煎八分，食远服。

夏秋之间，温热大行，暴注水泄，加黄连、扁豆各八分，升麻、山栀、木通各五分，白芍药一钱。

发热燥渴，加葛根、石膏、滑石各一钱。

黄疸，小便赤涩，加茵陈、石膏各一钱，山栀、木通、白芍药各八分。

饮酒便泄，此酒积也，加白芍药、黄连、扁豆、干葛各一钱，去桂。

寒月溏泄清冷，腹痛，或伤生冷冻饮料食者，加神曲、麦芽、砂仁、益智、木香各七分，干姜五分。

久泻胃气下陷者，去猪苓、泽泻、车前子，加人参、黄芪、白芍药各一钱，升麻、柴胡、羌活、防风各四分。

久泻，脾胃虚滑不禁，加肉豆蔻一钱，诃子八分，木香、干姜各五分。

久泻，胃虚膨闷，干呕者，加藿香、砂仁、半夏、干姜各七分，去猪苓、泽泻、车前子。

热甚下泄如热汤者，加芩、连、木通、滑石各八分，去桂。

腹中疠痛，下泄清冷，喜热不渴，此寒泻也，倍桂，加干姜、肉果各八分，木香五分，寒甚者，附子理中汤方见寒门。

久泻谷道不合，或脱肛，此元气下陷，及大肠不行收令而然也，本方去厚朴、苍术、猪苓、泽泻、车前子，加人参、芍药、神曲、诃子、肉果、乌梅、五倍子各等分为丸，防风升麻汤下。完谷不化，属热，加芩、连、滑石各一钱。属气虚者，加人参、芍药、升麻各等分，去猪苓、泽泻、桂。

食积泻，加山楂、神曲、麦芽、白豆蔻仁各一钱，甚者，枳壳大黄汤。

凡诸泻，本方春加防风、白芍药各八分，夏加黄连、香薷、扁豆各一钱，秋加藿香、槟榔、枳壳各七分，乌梅二个，冬加干姜、砂仁各七分。

又方 助胃丸 治大人小儿诸般泄泻。

厚朴　苍术　陈皮各一两五钱　甘草（炙）四钱　猪苓　泽泻　茯苓各一两　白术一两五钱　桂三钱　肉果（鸡蛋清炒）一两一钱二分　山楂二两

上为末，神曲二两，打糊为丸，如龙眼大，每服一丸，清米汤化下。

痢疾

脉

脉滑，按之虚绝者，必痢也。寸浮数，尺涩，必下青脓血。沉弦，必下重。脉数，若微发热，汗出者，自愈。脉微弱数，自止。脉沉小留连者，易治。数大身热者，难治。

症

痢者或脓或血，或脓血相杂，或肠垢，或无糟粕相混，虽有痛、不痛、大痛之异，然皆里急后重，逼迫恼人者，谓之痢也。属湿、热及食积，三者，别青、黄、赤、白、黑五色以属五脏。白者湿热伤气分，赤者湿热伤血分，赤白相杂，气血俱伤。黄者食积，或云青绿杂色，是风与火。下如豆汁者，赤白相混，湿毒也。钱氏云：红、黄、黑皆热，青、白谷不化者为冷也。抑考其本，皆由肠胃所受饮食之积，余不尽行，留滞于内，湿蒸热秽，郁结日深，伏而不作，时逢炎暑，相火司令，又调摄失宜，复感酷热之毒，至秋阳气始收，火气下降，蒸热蓄积，而滞下之症作矣。以其积滞之滞行，故名滞下，即痢是也。其湿热秽积干于血分则赤，干于气分则白，赤白混下，气血俱受邪矣。久而不愈，气弱不运，脾积不磨，陈积既滑，下凝犹鱼脑矣。甚则脾胃空虚，开司失守，浊液进流，色非一类，错杂混下，状如豆汁矣。若脾胃下陷，虚坐努簀，色如白脓矣。其热伤血深，湿毒积秽，粘结紫色，则紫黑矣。其秽浊积而欲出，气滞而不与之出，所以下迫窘痛，后重里急，数欲便而不能便，此皆大肠经有所途遏窒碍，气液不通故也，宜详审之。

治

河间云：滞下症，属湿热郁遏肠所致。又云：无积不利，初起一二日，元气未虚者下之，枳壳、大黄之类，此通因通用法也。又云：行血则便脓自愈，当归、白芍药、桃仁、红花之类，调气则后重自除，木香、槟榔之类，切忌止涩。又云：后重则宜下，木香槟榔丸主之。腹痛则宜和，白术、白芍药、甘草、陈皮、当归之类。身重则宜温，姜、附之类。脓血稠粘，以重药竭之。身冷自汗，以重药温之。风邪内缩，宜汗之，防风、羌活之类。鹜溏为利者，温之，附子理中之类。在表者汗之，在里者下之。在上者涌之，谓吐也，在下者竭之，谓下也。身表热者内疏之，柴胡、葛根之类。小便涩者分利之，五苓之类。火热者寒之清之，芩、连之类。气滞者调之，木香、槟榔、枳壳之类。积滞者去之，枳实、厚朴、大黄之类。气虚而下陷者升举之，人参、黄芪、白术、甘草、升麻之类。血虚者补之，人参、当归、芍药之类。呕者和之，生姜、半夏、陈皮之类。噤口者，胃热也，人参、黄连补而清之。各从其类也，变症多端，难以枚举，姑撮其要，以俟知者。

方

加减黄芩芍药汤　治赤白痢疾。

黄芩（炒）　枳壳各一钱五分　白芍药（炒）二钱　槟榔一钱　木香八分　甘草（炙）三分　当归一钱　苍术一钱　厚朴八分　白术一钱五分　陈皮八分　黄连（炒，一钱，三味乃痢必用之药）

上作一服，姜一片，枣一枚，水二钟，煎一钟，食远服。

腹痛，加砂仁、木香各五分。

后重，加滑石一钱五分。

赤痢，加川芎、桃仁各一钱，再加当归五分，初欲下之，加大黄五钱或三钱，量虚实用。

白痢，加白茯苓（炒）、滑石各一钱，初欲下之，加大黄五钱，并量虚实增损。

赤白相杂者，并加上二药，盖芎、归、桃仁以理血，滑石、茯苓、陈皮以理气，初欲下者，亦加大黄五钱。

食积，加山楂、枳实各一钱五分。

如白痢久，气虚胃弱，或下后未愈，减芩、连、芍药一半，去槟榔、枳壳、厚朴，加人参、黄芪、茯苓各一钱，砂仁、干姜各五分。

赤痢久，血虚胃弱，或下后未愈，减、芩、连、枳壳三之一，加川芎、熟地黄、阿胶各一钱。

赤黑相杂，此湿胜也，或小便不利，及赤涩短少，加木通、泽泻、茯苓各一钱，山栀八分，以分利之。

血痢，加川芎、生地、槐花、地榆各一钱，添当归五分。

久不愈，减芩、连各七分，去槟榔、枳壳、厚朴、苍术，加阿胶、地榆、侧柏叶各一钱五分，荆芥穗五分，炒黑干姜七分。

痢已久，重不去，此大肠坠下，去槟榔、枳壳，加升麻、荆芥穗各五分。

呕吐，加石膏一钱五分，半夏、山栀各一钱，入姜汁一盏，缓呷之，以泻胃口热。

痢而腹痛，加干姜、肉桂各七分。

痢久滑泄不禁，腹中已消，去槟榔、枳壳、厚朴，减芩、连一半，加诃子、肉果、粟壳各一钱，乌梅二个。

痢久气血两虚，元气下陷者，去芩、连、枳壳、槟榔、厚朴，加人参、黄芪各一钱五分，升麻、柴胡各五分。

痢而渴者，加麦门冬、滑石各一钱，五味十五粒，乌梅二个。

秋后痢，加扁豆、炒黑干姜、半夏各八分，减芩、连三分之一。

春冬痢，加干姜、肉桂各七分，藿香、白豆仁、砂仁各八分，肉果一钱，减芩、连三分之一。

痢而脉沉，四肢厥，自汗，下如鹜溏，或澄澈清冷者，寒也，减芩、连、槟榔、枳壳、厚朴、苍术，加人参、熟附子、干姜各一钱五分，以温之。

又方　加味香连丸　治赤白痢疾，里急后重，脓血稠粘者。

黄连（去芦毛净一斤，用吴茱萸半斤，烧酒半斤，湿透同黄连盦一时、炒干，去吴萸），木香四两（不见火），肉果六两（用鸡蛋清炒透），滑石六两（用牡丹皮三两同煮半日，去丹皮），当归二两（酒浸焙干），枳壳（麸炒）二两，甘草（炙）一两

上为末，每用粟米糊为丸，绿豆大，每服大人八十丸，小儿五十丸。赤，灯心乌梅汤下。白，生姜粟米汤下。

又方　参苓白术散　痢后调理甚妙方见内伤类。

本方加石菖蒲一两，木香五钱，为末，空心饮汤调服二钱。

疟疾

脉

《脉诀》云：疟脉自弦，弦迟多寒，弦数多热，弦小紧者宜下，弦迟宜温，弦数宜汗，浮大而滑宜吐，洪数无力为虚，代散则死。

症

《内经》曰：夏伤于暑，秋必痎疟。盖先热后寒，名曰温疟。但热不寒，名曰瘅疟。经年不瘥，结成癥瘕，名为老疟，亦曰疟母。寒热身重，骨节烦疼，胀满自汗，为湿疟。寒热不除，但惨慽①振栗，病以时作，为牝疟②。因伤食而得为食疟。一岁之中，长幼相似，谓之疫疟。愚按：《内经》明言夏伤于暑所致，何世医悉谓脾寒，而用温热之药。盖战栗恶寒者，火极似水，亢则害，承乃制故也。又按丹溪云：疟因暑邪舍于荣卫之间，腠理不密，复遇风寒，闭而不出，舍于肠胃之外，与荣卫并行。昼行于阳，夜行于阴，并则病作，离则病止。并于阳则热，并于阴则寒。浅则日作，深则间日。在气则早，在血则晏。渴者燥胜，不渴者湿胜也。《机要》云：在太阳经为寒疟，治多汗之。阳明经为热疟，治多下之。少阳经为寒热疟，治多汗之。此三阳经受病，谓之暴疟。发在夏至后处暑前，乃伤之浅者，在三阴经，则总谓之温疟。发在处暑后冬至前，乃伤之重者。此说良是，其三阴经则作于子午卯酉日，少阴疟也。作于寅申巳亥日，厥阴疟也。辰戌丑未日，太阴疟也。临症宜详辨之。

---

① 惨慽（cǎn qī）：悲伤凄切。
② 牝疟（pìn nüè）：病名。疟疾之多寒者，因阳虚阴盛，多感阴湿所致。

治

丹溪云：疟得于暑，当以汗解。或汗不得出，郁而成痰。宜养胃化痰，发汗为主，邪气得出，自然和也。无汗要有汗，散邪为主，带补，小柴胡，加川芎、苍术、升麻、葛根之类。有汗要无汗，扶正为主，带散，以参、芪、归、术、芍药、黄柏、麦冬、五味之类，补而收之。虚者，必用参、术一二帖托住，其气不使下陷，后随症用他药。大渴大热，头疼如破，小柴胡，去半夏，加川芎、石膏、知母主之。暑疟，宜人参白虎汤。有痰者，二陈加常山吐之。不食者，必从食上得，当以食治，平胃散，加山楂、神曲、草果、青皮主之。疟母在左胁下，令人自汗作痛，以青蒿、鳖甲为主，佐以三棱、莪术、香附、青皮、桃仁治之。凡疟数发之后，便宜①小柴胡，加常山、草果、青皮、乌梅截之，久则中气虚弱，病愈深而难治矣。

方

柴苓二陈汤 治诸疟，热多寒少者宜服。

柴胡　白术　苍术各一钱五分　人参　半夏（姜制）　黄芩各一钱　藿香　川芎　茯苓　陈皮　青皮各八分　甘草三分厚朴七分

上作一服，姜三片，枣一枚，水一钟半，煎八分，食远服。

初发阴阳未分，加猪苓、泽泻各八分，桂四分。

若一日一发，午前者邪在阳分，加黄芪一钱，添茯苓、半夏各五分。

热甚，头痛，加石膏一钱五分，葱白汁二匙。

口渴，加石膏一钱五分，知母一钱，麦门冬一钱。

间日，或三日，午后，或夜发者，加当归、芍药、地黄、

---

① 便宜：可以斟酌。

知母各一钱，酒红花、酒柏、升麻各四分，此邪在阴分，提起阳分，方可截。

若间一日，连二日，或日夜各发者，气血俱病，加黄芪一钱，添人参、茯苓各五分以补气，加当归、芍药、地黄各一钱五分以补血。

阳疟多汗，加黄芪一钱五分以敛之，无汗，加葛根一钱五分以发之。

阴疟多汗，加当归、芍药、地黄、黄柏、知母各二钱以敛之，无汗，倍柴胡、苍术，加升麻七分，葛根一钱五分以发之。

胃弱食少，或服截药，伤脾胃，食少者，添人参五分，芍药（酒炒）、麦芽各一钱，砂仁五分，扁豆八分。

若因食积者，加山楂、神曲、枳实、草果各一钱，黄连四分。

瘅疟，加槟榔、知母、葛根、白芷各一钱，乌梅三个。

疟后变痢疾，补虚清热为主，添人参五分，加砂仁七分，扁豆、黄连各一钱，木香七分，当归一钱二分，芍药一钱五分，槟榔七分，乌梅二个。

若欲截之，加常山一钱五分，槟榔、草果各一钱，乌梅七个，水二钟煎，空心服。

若日久虚疟，或痎疟①，连岁不已，本方，去厚朴、苍术、川芎、藿香、青皮、减柴胡、黄芩一半，加黄芪、当归各一钱五分，白芍药、知母、青蒿、地骨皮各一钱，鳖甲（九棱或七棱者，炙）二钱。

热多寒②少者，或大渴者，加石膏一钱五分，知母、葛根各一钱，麦冬、山栀各八分，添黄芩五分。

---

① 痎疟（jiē nüè）：疟疾的通称，亦指经年不愈的老疟。
② 寒：原作"枣"，据文义改。

寒多热少，或但寒不热，加丁香七分，官桂一钱，干姜一钱，草果一钱，甚者，加附子一钱，减柴、芩一半。

春疟，加防风、干葛、白芷各一钱。

夏疟，加黄连、扁豆各一钱，香薷一钱五分，麦门冬一钱，五味五分。

秋疟，加知母、归身、贝母、杏仁、麦冬各一钱。

冬疟，加杏仁一钱，桂枝八分，干姜七分，寒多更加丁香五分。

若日久寒热不多，或无寒而但微热者，邪气已尽，夏月用清暑益气汤，余月用补中益气汤，加麦冬、黄柏、短母各八分，滋补气血，截后调理，亦同此条。

又方　截疟丹　截诸疟神效，历试有验。

人参二两（去芦）　雄黄一两六钱（另研）　辰砂六钱（另研）

上三味各为末，称定，于五月五日取五家粽为丸，豆大，大人十丸，小儿五丸。发日，五更空心无根水煎青蒿汤送下，忌生冷、鸡、鱼一月。

湿门

伤湿（附痠痹脚气）

脉

沉细微缓，或涩或濡，皆为湿脉。浮濡为风湿，沉涩为寒湿，滑疾，身热，烦喘，胸满，口燥，发黄，为湿热自甚，洪而动，湿热为痛。

症

《内经》云：地之湿气，感则害人皮肉筋脉。又云：诸湿肿满，皆属于脾土。按戴氏云：东南地下，多阴雨，地湿，凡受多从外入，多从下起，腿肿脚气者多，治当汗散，久者宜疏利，渗泄。西北地高，多食生冷，湿面、奶酪、鱼肉、辛香、炙煿之物，或饮酒后，寒气拂郁，湿热之邪，不能发越，故作肿胀，甚则水气胀满，通身浮肿如泥，按之不起。此则自内出也，辨其多少，通利二便而渗泄之。贾氏云：湿为土气，火热能生湿土，故夏热而万物湿润，秋凉则万物干燥，湿本不自生，因热拂郁而不能宣行，故停滞而生湿也。况脾脆弱之人，易于感冒，岂必水不流而后为湿哉，人只知风寒之威严，不知暑湿之炎暄，感人于冥冥之中也。治湿之法，宜理脾清热，利小便为上，故曰治湿不利小便，非知治也。

治

丹溪云：六气之中，湿热为病，十居八九。湿有自外入者，谓阴雨地湿，皆自外入，宜微汗散。经曰：湿上甚而热，治以苦温，佐以甘辛。以防风、羌活、白术、苍术、茯苓、甘草，微汗为动而已，不欲汗多，故不用麻黄、桂枝等剂。湿在中下，宜淡渗利小便也。在下宜升提，贾氏谓治湿用葶苈木香散，煎下神芎丸，下水湿，消肿胀，利小便，理脾胃，无出乎此，亦妙法也。

方

加味五苓散　治诸湿身重，小便不利。

白术二钱　白茯苓一钱五分　猪苓一钱　肉桂五分　泽泻苍术各二钱　羌活一钱五分

上作一服，姜一片，枣一枚，煎服。

如湿在上，肩背疼，头重项强者，加防风、白芷各一钱，升麻五分，微汗之。

湿在中，腹胀脐突，小便不利，加木通、姜皮各一钱五分。

湿在下，腰膝痛，足重不能移，加薏苡仁二钱，木瓜、汉防己、黄柏各一钱。

湿热郁成黄疸，两眼及遍身如金色者，加茵陈、石膏各二钱。

寒湿在下，腰重足痛，加酒防己、附子各一钱。

湿症汗多者，加黄芪一钱，桂枝、当归各七分，麻黄根一钱五分。

风寒湿三气合而为痹，手足缓弱，肌体不仁，加防风、防己、当归、牛蒡子、威灵仙各等分。

诸痿因肺热所致，加人参、黄芪、生地黄、麦门冬、防己、黄柏各一钱，五味子十五粒，薏苡仁一钱五分。

风湿相抟，一身尽痛，手足痿痹，加防风、白芷各一钱，当归一钱五分，乌药、五加皮各一钱二分，木香五分。

臂痛，加当归一钱五分，白芍药、防风、川芎、白芷各一钱，升麻五分，去猪苓、泽泻、桂。

脚气，防己、当归、木瓜各一钱五分，黄柏、防风、白芷各一钱，槟榔、苏叶各七分，去猪苓、泽泻。忌补剂，并洗。

诸湿浮肿，并水气上多者，加防风、白芷各一钱五分，麻黄一钱，以汗之。下多者，加茯苓皮、生姜皮、大腹皮、五加皮各一钱，木通一钱五分，以利之。

暑湿熏蒸，令人燥闷，自汗烦渴，加香薷二钱，黄连、扁豆、厚朴各一钱，去羌活，名薷苓汤。

麻木属气虚湿痰及死血，加人参、黄芪、当归各一钱二分，白芍药、防风、白芷各八分，柴胡、升麻各五分，黄柏、半夏各一钱。

第
七
辑

四肢百节走痛，名痛风，在上，加川芎、白芷、酒芩、桔梗各八分，当归一钱，威灵仙一钱，桂枝七分，去猪苓、泽泻。在下，加当归一钱五分，牛膝、陈皮、桃仁、木通、黄柏、防己各一钱，去羌活，加川独活七分。

两手挛急，加半夏、当归、防风、天麻、白芷各一钱，去猪苓、泽泻桂。

两脚挛急，加当归、杜仲、黄柏、木瓜、牛膝、薏苡仁各一钱五分，去羌活。

走注疼痛，加当归、川芎、威灵仙各一钱，木香、枳壳各七分。

脚跟痛，加当归、白芍药、薏苡仁各一钱五分，知母、黄柏、牛膝各一钱，去羌活，加独活。

肿胀（肿即水肿，胀即肿满）

脉

脉沉而濡，或浮而数者，为水肿。弦而实，洪而数者为胀满。两关弦缓，两尺紧涩，皆为肿胀。浮大者可治，沉细而濡者难治，唇肿齿焦，脐肿凸出，掌内无纹者，皆不治。

症

《内经》曰：诸湿肿满，皆属于脾。又曰：诸胀腹大，皆属于热。盖肿胀之症，起自中宫，由土虚不能制水，水渍妄行，故通身面目手足皆浮肿，名曰水肿。或腹大如鼓，而面目四肢不浮者，名曰胀满，又名鼓肿，皆脾上湿热为病，肿轻而胀重也。

治

按丹溪云：宜补脾，又须养肺以制木，使脾无贼邪之患，滋肾水以制火，使肺得清化之源，却盐味以防助病邪，断妄想以保母气，无有不安。仲景云：腰以上肿者，宜汗之，麻黄、桂枝之类；腰以下肿者，宜利小便，五苓散之类。大概宜补中、行湿、利小便，切不可下，当以人参、白术、茯苓为主，佐以陈皮、黄芩、麦门冬以制肝木，厚朴、苍术以消胀气。不运，加木香、木通以行之。气下陷，加升麻、柴胡以提之。血虚，加补血药。痰盛，加利痰药，随症加减，用无不效。

方

索矩三和汤　治肿胀

白术二钱　陈皮一钱　厚朴　苍术各一钱五分　甘草二分　木通一钱五分　紫苏　槟榔各七分　海金沙一钱

上作一服，水一钟半，灯心二分，同煎，食远服。

气虚，加人参、白茯苓各一钱五分。

血虚，加当归、白芍药各一钱五分。

腰以上肿者，加麻黄二钱，杏仁一钱，防风一钱以汗之。

腰以下肿者，加茯苓一钱五分，猪苓、泽泻、木通各一钱以利之。

恼怒，加香附一钱五分，青皮五分，木香三分。

小便不利，加泽泻、山栀各一钱，木通一钱五分。

大便溏，加人参、厚朴各一钱，苍术、白芍药各一钱五分。

腹胀大而坚者，加萝卜子、莪术各一钱。

有痰，加半夏、茯苓各一钱五分。

有热，加黄芩、山栀、麦门冬、木通各一钱。

元气下陷，加升麻四分，柴胡五分。

又方　中满分散丸　治中满气胀水肿。

黄芩（酒炒）　黄连（姜汁炒）　枳实（麸炒）　半夏（姜制）　白术　白茯苓（不去皮）　人参　陈皮　厚朴　苍术各一两　猪苓　泽泻（去毛）　姜黄　干姜　砂仁　知母各

五钱

上为末，炊饼为丸，梧桐子大，每服百丸，滚白汤送下。

黄疸

脉

脉多沉数，渴欲饮水，小便不利，皆发黄也。脉浮紧，乃因暴热入冷水，热伏胸中，身面目悉如金色，名曰黄疸。脉紧数，乃饥发热，大食伤胃，食则腹满，名曰旻疸。阳明病脉迟者，食难用饱，饱则发烦，头眩者，小便难，欲作谷疸。脉沉弦，或紧细，因酒百脉热，当风入水，懊恼，心烦，足热，名曰酒疸。脉浮者，先吐之，脉沉弦者，先下之。寸脉微而弱，微则恶寒，弱则发热。当发不发，骨节疼痛，当烦不烦，而极汗出。趺阳脉缓而迟，胃气反强，饱则烦满，满则发热，客热消谷，食已则饥，谷强肌瘦，名曰谷疸。尺脉紧为伤肾，趺阳脉紧为伤脾，风寒相搏，食已则眩，谷气不消，胃中浊气下流小便不通，阴被其寒，热流膀胱，身体尽黄，名曰谷疸。脉浮紧，乃大热交接入水肾，气虚流湿于脾，额黑，日晡热，小腹急，足下热，大便黑，时溏，名曰女劳疸。腹如水状不治。

症

《内经》曰：中央黄色，入通于脾。夫黄疸为病，肌必虚肿而色黄，盖湿热郁积于脾胃之中，久而不散，故其土色形于外。盖脾主肌肉，肺主皮毛，母能令子虚，母病子亦病矣。丹溪云：不必分五疸，同是湿热，如盦曲相似。外有伤寒热，病阳内实，当下而不得下，当汗而不得汗，当分利而不得分利，故使湿热拂郁内甚，皆能令人发黄也。

治

病虽有五，同是湿热，治宜渗湿清热，五苓散，加茵陈、黄连之类。食积者，量其虚实下之，其余但利小便，小便利，则黄自退。在上者，尤宜发汗为佳。

方

茵陈五苓散　治湿热发黄。

白术二钱　茯苓一钱五分　猪苓一钱　泽泻一钱　桂枝八分　茵陈三钱

上作一服，用姜三片，枣一枚，灯心一弹丸，煎服。

湿甚，加苍术二钱，厚朴一钱。

热甚，加黄连一钱五分，山栀一钱。

痰甚，加半夏一钱五分，枳实一钱，或用吐法。

食积，加山楂、神曲、三棱、莪术各一钱五分，针砂、枳实各一钱（共为丸妙）。

酒疸，加葛根、黄连各一钱五分，郁金、石膏各一钱。

谷疸，加厚朴、枳实、栀子各一钱，大黄二钱五分。

脾胃不和，黄肿，小便赤涩，加滑石一钱五分，厚朴、苍术、陈皮各一钱。

肾疸，目黄、小便赤涩，加黄柏、苍术各一钱五分，桂五分。

黄疸，脉沉细而迟，肢体逆冷，腰以上冷汗，本方去猪苓、泽泻，加干姜、附子各一钱五分，甘草五分。

发黄而喘，加桑白皮、黄芩各一钱五分，葶苈子（炒）一钱。

瘀血发黄，加当归、桃仁得一钱五分，犀角一钱，去猪苓、泽泻。

诸黄，小便自利，不渴，加黄芪、桂枝、白芍药、甘草（减半，余）各等分，去猪苓、泽泻。

诸黄，小便不利而渴，加麦门冬、山栀、木通各一钱五分，滑石一钱。

妇人小儿诸疸同，大人加减用。

诸痛（头心脾腹胁腰背是也）

脉

诸痛脉弦紧，痛甚则沉伏，兼浮者风，兼沉者气，兼数则热，兼迟则寒。两寸弦滑，头痛。两寸浮紧，伤寒头痛。浮缓，伤风头痛。《脉诀》云：头痛短涩应须死，浮滑风痰病易除。仲景云：头痛脉浮紧属太阳，弦细属少阳，浮大而长属阳明，沉属太阴，沉细属少阴，沉缓属厥阴。东垣《头痛论》宜考。阳微阴弦，短而数者，心痛。左寸弦紧，胃脘当心而痛。右寸滑而实，胃脘痰积而痛。两关弦大而芤者，死血。沉细而迟者可治，浮大弦长者难治。两关脉弦为脾，疼痛必当心连于两胁。腹痛脉多细小紧急，阴弦则腹痛。尺脉弦急，小腹痛。尺脉紧，脐下痛。两尺短涩属血虚，两尺沉微属气虚。弦为食，滑为痰。细为湿，数为热，迟为寒。细小而迟者生，浮大而疾者死。两手脉双弦者，肝气有余，两胁作痛，沉涩属郁，细紧或弦者怒气，腰痛之脉，多沉而弦。兼浮者风紧者寒，濡细为湿，实则挫闪。左尺脉大为肾虚，涩为瘀血，滑疾为痰。脉促上击者，肩背痛，寸关洪而大，沉而滑者，皆主肩背痛。

症

头痛之候，东垣论之详矣。按东垣云：东风生于春，病在肝，腧在颈项，故春气者病在头。又诸阳会于头面，夫风泛上受之，风寒伤于上，邪从外入，客于经络，令人振寒头痛，身重恶寒。治在风池、风府，调其阴阳，不足则补，有余则泻，汗之则愈，此伤寒头痛也。头痛耳鸣，九窍不利者，肠胃之所生，气虚头痛也。心烦头痛者，病在耳，过在手，巨阳少阴，乃湿热头痛也。如气上不下，头疾颠疾，下虚上实也，过在足少阳，巨阳甚则入肾，此寒湿头痛也。如头半寒痛者，先取手少阳阳明，此偏头痛也。其真头痛者，甚则脑甚痛，手足寒至节，死不治。有厥逆头痛者，所犯大寒，内至骨髓，髓者以脑为主，胸逆故令头痛，齿亦痛。凡头痛皆以风药治之者，以风药能上行也。又有伤风头痛，或半边偏疼，皆因风冷所伤，遇风冷即发，其脉浮。食积痛者，因胃中有阴冷宿食不化，上攻而疼。其脉右寸紧盛，气虚者，因下部气虚上攻，温温而痛。异乎邪毒所致，其脉浮，症各不同，宜详辨而治之。

丹溪云：心痛即胃脘痛。有热厥、寒厥、大实、死血、食积、痰、虫之类。《机要》云：热厥心痛，身热足寒，甚则烦躁而吐，额自汗出，脉洪可汗，刺太溪、昆仑。寒厥，心痛手足逆，通身冷汗，便溺清利，不渴，气脉微弱，可温，术附汤。厥逆心疼者，寒邪伤心包络也，良姜、菖蒲辛热之剂主之。大实心痛，卒然发痛，大便或秘，久而注闷，心腹高起，按之则痛，不能饮食，可下，煮雄丸利之。虫痛者，痛则懊𢙷发作，肿聚往来，上下行痛，有休作，痛定即能食，时作时止，涎出，呕清水，面色乍青乍白乍赤，是痰者。隐然痛，而小便不利，得辛热汤则暂止也。戴氏又云：死血痛者，痛有常处，不动移者是。食积痛者，痛甚欲大便，便后痛减者是，宜详审之。

脾疼者，起于心口，连于两胁，呕吐不食，乃肝木火甚，乘于脾土也，亦有挟痰与火者，大抵因七情所触者多。

腹痛，丹溪云：有沉寒、积热、死血、气滞、食积、虫、痰之异，亦有风寒暑湿，冷热泻痢，脚气五脏血气攻刺，积聚疝瘕淋秘，饮食客忤等痛，必审虚实而施治也。戴氏又云：绵绵痛而无增减者寒也；时作时止者热也；脉微自汗，得食而略定者虚也，宜补；脉弦实，大痛不休者实也，宜下；或上或下或往或来，痛无定处，喜温而恶寒者气也，宜散其余。死血、食积、痰、虫，皆与心痛相类，故不细录，宜详辨之。

胁痛，左属肝有余，右属肺不足。有余则乘脾土，土虚则不能生金，金不足，则木无所制，而反欺土，故治必以制肝为主。丹溪云：有肝木气实、火盛、有死血、有痰、有郁。注云：木气实火盛者，或因怒气伤肝，肝气大逆，或风中于肝，皆使木气实生火，火盛则肝急而胁痛。死血者，因瘀血恶血，血停留于肝，归于胁下，而痛多在左，其候则自汗而痛，按之益甚。痰者，因痰积流注于厥阴之经，亦使胁下痛，肺病则咳而急引胁下痛。郁者，因谋不决，或因怒气逆于经络而不散，亦令胸胁作痛，须详别之。

腰痛，戴氏云：久痛不已者，肾虚也。日轻夜重者，瘀血也。遇天阴雨而痛，或久坐而痛者，湿也。四肢缓，足寒逆，腰冷如冰，冷汗精滑扇痛，是湿热也。大抵因于房室过伤而肾虚者为多，盖肾虚则火旺，火旺则阴愈消，不能营养，故作痛也，久而不治，则成骨痿。盖腰者，肾之府，乃一身之大关节。故经曰：转摇不能，肾将惫矣。又或六气乘虚而外入，七情感触而内伤，如恣志伤肾，郁怒伤肝，或负重损伤，或行走䏐闪，瘀血蓄而不行，皆使气停血滞，着而成病矣。

肩背痛，因风热乘肺太阴经，肺气郁甚不行，病则颊颔肿，颈项肩臑肘臂外后廉痛。汗出，小便数而欠者，皆风湿乘肺也。小便遗失者，皆肺金虚也。痛不可回顾者，此太阳经气郁而不行，以风药散之。脊背项强，腰似折，项似拔，此是太阳经不通。如身重沉沉然，此寒湿也，宜疏风、胜湿、泻火、和血、顺气。若伤湿流于关节，遍身尽痛者，治如上法。

治

按东垣治法云：头痛之候，惟多以风药治效者何？盖高巅之上，惟风可到，故味之薄者，乃阴中之阳，自地升天者也。然亦有三阴三阳之异，故太阳头痛恶风，脉浮紧，川芎、羌活、独活、麻黄为主。少阳经头痛，脉弦细往来寒热，小柴胡为主。阳明头痛，自汗，发热恶寒，脉浮缓长实者，升麻、葛根、石膏、白芷为主。太阴头痛，必有痰，体重，或腹痛，为痰癖，其脉沉缓，苍术、半夏、南星为主。少阴头痛，三阴三阳，经不流行而足寒气逆而寒厥，其脉沉细，麻黄、附子、细辛为主。厥阳头项痛，或吐痰沫，厥冷，其脉浮缓，吴茱汤主之。血虚头痛，川芎、当归为主。气虚头痛，人参、黄芪为主。气血俱虚，调中益气，少加川芎、蔓荆子、细辛之类。又白术半夏天麻汤，治痰厥头痛药也。清空膏乃风热头药也。羌活附子汤，厥阴药也。如湿气在上者，以苦药吐之，全在活法，不可执方而治。

心痛，丹溪云：须分新久，若明知身犯寒气，口食冷物，于初得之时，便宜温散，如草豆蔻丸之类，稍久，则成郁热，《原病式》中论之详矣。若欲行温散，宁无助火为病乎？故古方多以山栀为主，加热药为向导，则邪易伏，病易退，正气复而愈矣。以二陈加川芎、苍术、干姜、焙栀子，煎服，予曾试验极妙。大实心痛者，金花丸主之，或煮雄丸下之。死血痛者，桃仁承气汤下。食积痛者，备急丸主之。痰者吐之，梨芦末一钱，入暇汁半碗，探吐得痰尽为妙。虫痛者，理中汤加乌梅主之，或苦楝根、锡灰、槟榔、鹤风草之类，为丸治之。

脾疼者，制肝扶脾为主，越鞠二陈汤加海石丸服效。

腹痛，属寒者，宜温，吴茱萸、干姜之类，甚者四逆汤。属热者，清痰降火，二陈、芩、连、山栀、白芍药顺气，木香、槟榔、枳壳、香附或越鞠丸，加木香、槟榔亦可。死血者行血，川芎、当归、桃仁、红花、木香、玄胡索，甚者，桃仁承气汤下之。食积痛，宜消导之，白术、白芍药、木香、砂仁、青皮、煎汤吞下保和丸，甚者，木香槟榔丸下之。痰者，二陈加枳实、山栀。虫痛者，苦楝根、槟榔、鹤风之类，或理中汤，加乌梅亦佳。其余风、寒、暑、湿、泻、痢、时气、五脏攻刺、疝、瘕、淋、秘等腹痛，自有本条。大抵腹痛宜分三阴部而治，中脘太阴，脐腹少阴，小腹厥阴。初起必推荡之，虚与久病，宜升宜消。

胁痛，肝木气实火盛，白芍药、当归、山栀、川芎、龙胆草、柴胡、青皮或泻青丸。死血宜行血为主，润血为佐，桃仁、红花、牡丹皮、川芎、当归、香附、青皮、玄明粉、大黄润而下之。痰者，二陈加南星、白芥子、枳实、香附、川芎。郁用越鞠丸，加青皮。咳而痛，二陈加青黛、瓜蒌、姜汁。右胁痛，二陈加枳壳、片芩、贝母。两胁痛，发寒热者，小柴胡汤加青皮。诸胁痛，必以柴胡、枳壳、青皮为主。

腰痛，肾虚者最多，大补阴丸，加杜仲、牛膝、枸杞子、五味子、猪脊髓丸，服或用青娥煨肾丸。房劳精不足者，斑龙丸。痰者，行痰，香附、半夏、贝母。湿者，燥湿，杜仲、苍术、桑寄生、川独活、黄柏之类。瘀血者，顺而消之，当归、杜仲、木香、桃仁。郁怒忧思而痛者，当归、贝母、香附、侧柏叶、杜仲、黄柏。大抵诸腰痛，不宜补气药及寒凉药。亦有外感因虚而袭，如太阳、少阴多中寒，阳明、太阴多燥湿，少阳、厥阴多风热，临症尤宜详审。腰胯痛，多是湿痰流注经络，故气不和而痛，宜苍术、黄柏、木瓜主之。肾着者，体重腰冷如冰，饮食如故，小便自利，此下伤寒湿所致，宜渗湿，兼温散理中，去人参，加苍术、茯苓主之。

肩背痛或一身尽痛，皆风寒湿热乘肺也，宜通经络，益元气，散风泻火，宜羌活胜湿汤，加附子、防己主之，或拈痛汤

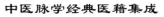
亦好。

方

加味芎归汤 治诸头痛，根据后加减。

川芎一钱　当归一钱五分　柴胡一钱　半夏一钱五分　甘草三分　防风八分　羌活八分　黄芩　黄连各一钱（酒浸，炒）

上作一服，姜三片，煎，食后服。

太阳经头痛，加麻黄一钱五分，葱白五根，倍羌活，去黄连。

少阳经头痛，倍柴胡，去羌活、黄连。

阳明经头痛，加升麻五分，石膏一钱五分，白芷八分。

太阴头痛，加苍术、白术各一钱□分，南星一钱，天麻八分。

少阴头痛，加细辛七分，蔓荆子一钱，去黄连。

厥阴头痛，加干姜七分，吴茱萸八分，去羌活、芩、连。

血虚头痛，加天麻、白芍药、生地黄各一钱，去羌活、柴胡、黄连。

气虚头痛，加人参、黄芪各一钱，去羌活、柴胡、芩、连。

气血俱虚，加参、芪、白术、天麻各一钱五分，熟附五分，蔓荆子八分，细辛五分，去羌活、柴胡、黄连。

火盛头痛，依本方，加石膏二钱，酒蒸大黄三钱。

痰厥头痛，加南星、石膏各一钱五分，倍半夏，甚者，吐法效。

诸头痛，加入川芎、藁本、蔓荆子、白芷、细辛，并用此五味足矣。

又方　越鞠二陈汤 治心痛，胃脘痛，脾疼，腹痛，胁痛，并宜加减用之。

川芎一钱　苍术一钱二分　香附（醋浸，炒）　山栀（炒

半黑）各一钱五分　半夏一钱二分　陈皮一钱　甘草三分　干姜（炒黑）一钱

上作一服，水一钟半，姜三片，煎，不拘时服。

属寒而痛者，加丁香、草豆蔻各一钱，甚者，再加熟附子一钱

属热而痛者，加吴萸（炒）、黄连一钱，酒炒黄芩一钱。甚者，宜加大黄三钱，白芍药一钱五分，桂枝五分。

属痰者，加枳实一钱五分，倍半夏，或用吐法，尤妙。

郁怒痛，加桂枝、青皮各七分，白芍药一钱五分。

食积痛，加枳实、山楂各一钱五分，萝卜子、砂仁各八分，神曲一钱。

气不顺而痛，加木香七分，槟榔、乌药各一钱。

死血痛，加枳壳、当归尾、桃仁各一钱五分，大黄三钱，厚朴一钱，去川芎、半夏、陈皮、干姜。

妇人产后痛，加桃仁、牡丹皮、当归各一钱五分，红花、玄胡索各八分，木香五分。

属痛，加槟榔、雷丸各一钱，或用苦楝丸，或理中汤加乌梅。

脾痛，加海石一钱五分，青皮一钱，桂五分，或丸或散皆可。

腹痛，亦宜分三阴部分加减，中脘属太阴，加厚朴、半夏；脐腹少阴，加桂、木香、玄胡索；小腹厥阴，加吴茱萸、官桂、白芍药。各随症轻重，度而用之。

虚者理中汤，实者桂枝大黄汤。寒热相并，大痛脉沉细实者，附子理中汤，合大承气汤，温而下之。

其余寒热、气血、郁怒、食积、痰蠹①，治法皆与心痛同。

胁痛左属肝木盛，加白芍药、龙胆草、柴胡各一钱二分，青皮七分。

右胁痛，属肺火与痰，加贝母、枳壳、白芥子各一钱。

咳而胁痛，加贝母、白茯苓各一钱，白芥子、青黛各八分，姜汁半盏。

瘀血攻注胁痛，桃仁承气汤，加桂枝、芍药、青皮，润而下之。

气郁胁痛，加木香七分，枳壳、青皮各一钱。

胁前发寒热者，本方去干姜，加柴胡、黄芩各一钱五分，青皮八分。

又方　当归羌活汤　诸腰痛胯痛，脚气及肩背身体痛，并宜加减用之。

当归　羌活　独活　柴胡　防风　杜仲　桑寄生各等分
桂减半

上作一服，姜枣煎，食远服。

如卧寒湿地腰痛，恐是太阳、少阴血络中有凝血，加当归尾、苍术、桃仁、牛膝、防己各等分。

湿热腰痛，加黄柏、木瓜、苍术、川芎各等分。

脞闪瘀血腰痛，凝滞在内，加桃仁、红花、苏木各一钱五分，木香五分，麝香一分（临服下），酒煎服。

肾虚腰痛，宜补阴丸，加胡桃肉、杜仲、破故纸、人参、天门冬各一两五钱，砂仁、五味各七钱，蜜丸服。

腰胯痛，乃湿热流注下焦，加黄柏、苍术、黑丑各一钱。

肾着属湿伤下焦，加白术、茯苓、甘草、干姜，去防风、

---

①　蠹（dù）：指蛀蚀器物的虫子。

羌活、柴胡。

腰软，乃肾肝伏热，加黄柏、防己各一钱五分。

肩背痛，皆因风热乘肺，加藁本、蔓荆子、黄芩、山栀各一钱。

肩背因寒湿而痛，加干姜、熟附子各八分，甘草五分。

郁火作痛，加贝母、黄芩、山栀、香附、青皮各等分，去独活，桑寄生。

风寒湿三气所伤，体重腰冷，一身尽痛，如被杖，加苍术、白术、茯苓各一钱二分，干姜、甘草各五分。

气血不和，身体痛，加术香七分，紫荆皮、五加皮各一钱。

湿流关节，一身尽痛，加五苓散一半。

湿痰流注经络，一身骨节痛，加南星、半夏各一钱五分，姜汁半盏，竹沥一盏，香附一钱五分。

杨梅疮毒疼痛，自有本条。

伤寒后身体痛，有阳症、阴症、受湿，治各不同，详伤寒门。

喘嗽

脉

脉多沉滑，或浮紧而数，右寸沉实者，宜泻肺。左尺浮大而虚者，宜滋肾。右寸沉而紧者，肺中有寒邪。脉滑手足温者生，四肢寒者死，脉数身热者不治。咳嗽，《脉诀》云：浮为风，紧为寒，数为热，细为湿，此外因之邪，自外而感者。浮紧虚寒，沉数实热，洪滑多痰，弦涩少血，此内因之邪，自内而得者。短涩者房劳，右关濡者伤脾，左关弦短伤肝，浮短而涩伤肺。右寸微急为咳，吐脓血，浮直而濡者易治。喘逆上气，脉数有热不得卧者难治，咳而弦急欲绝者死。

症

《机要》云：喘者，促促气急，喝喝息数，张口抬肩，摇身撷肚。短气者，呼吸虽数而不能接续，似喘而不摇肩，似呻吟而无痛苦，呼吸虽急而无痰声。逆气者，但气上而奔急，肺壅而不下，宜详辨之。丹溪云：喘急者，因气虚火入于肺，为火所郁而然，亦有火炎上者，有痰者，有阴虚自小腹下起而上逆者，有气虚而致短气者，有水气乘肺者，皆令人喘急，治各不同。咳嗽，经云：秋伤于湿，冬生咳嗽。《机要》云：咳谓无痰而有声，肺气伤而不清也；嗽谓无声而有痰，脾湿动而为痰也；咳嗽谓有声有痰，因伤肺气，动于脾湿，因咳而嗽也。若伤风咳者。憎寒，壮热，有汗，恶风口干，烦渴而燥。伤寒咳嗽者，憎寒，发热恶寒，烦躁不渴。火咳者，因火盛上炎燥肺金，遂成郁满，甚则咳嗽无痰。或吐血痰劳者，由好色肾虚，则子能令母虚，气血俱虚，阴虚则生火，肺金耗散，而津液气血皆化为痰矣。痰者方碍清气升降，滞气不行，遂成咳嗽。肺胀者，肺气因火伤极，遂成郁遏，胀满，或左右不得眠者。有伤暑亦令人嗽，其症烦热引饮口燥，或吐沫，声嘶咯血。伤湿咳者，骨节烦疼，四肢重，着洒淅寒热。大抵风寒为病，主乎肺。盖肺主皮毛而司于外，伤之则腠理不疏，风寒内郁于肺，清萧之气不利，而生痰动嗽。又寒入胃，从脾脉上至于肺，则肺寒，肺寒则内外合邪壅而为咳。学人必求其本而治之，无不效也。

治

丹溪云：喘嗽须分虚实，急喘者，气实肺盛，呼吸不利，肺窍壅滞，右寸脉沉。实者宜泻肺，桑白皮葶苈杏仁泻之，或用三拗汤，盖麻黄定喘最妙，甚者加黄芩、石膏。虚喘者肾虚，先觉呼吸气短，两胁胀满，左尺脉大而无力，宜补肾，用阿胶、人参、五味子补之。痰者清痰，火者降火，二陈加芩、连、瓜蒌、枳实主之。水气喘者不得卧，卧则喘愈甚，盖火气上乘于肺，肺得水而浮，气壅滞而不得流通，宜神秘汤。又云：治嗽最要分肺虚、实、新、久而治。久嗽肺虚，宜款冬花、紫菀、五味、马兜铃之类补之。若肺实有火邪者，黄芩、麦门冬、杏仁、桑白皮泻之。新病风寒，则发散之，麻黄、葱白、杏仁、前胡、金沸草之类。火热则清之，芩、连、麦门冬之类。湿热则泻之，半夏、贝母、苍术、石膏、黄芩、山栀之类。久病便属虚与郁，气虚则补气，血虚则补血，兼痰则行痰，兼郁则开郁，滋之、润之、咳之、降之。此治嗽之大法也。

方

清肺饮子　治喘治嗽，通用，依症加减。

黄芩一钱二分　麦门冬一钱二分　贝母一钱五分　陈皮（去白）一钱　白茯苓一钱　甘草三分　桔梗八分　枳壳七分　杏仁（去皮尖）一钱　半夏（姜制）一钱二分

上作一服，姜三片，煎，食后服。

肺实而喘，加麻黄、桑白皮各一钱五分，石膏二钱，甚者，再加葶苈。

肺虚喘，加人参、阿胶、天门冬各一钱，五味子五分，去枳壳、半夏。

食积喘，加山楂、神曲、麦芽各一钱，去麦冬、杏仁。

痰盛而喘，加瓜蒌仁、枳壳、苏子各一钱，姜汁、竹沥各一盏。

火盛而喘，加石膏一钱五分，黄连、栀子各一钱，甚者，酒蒸大黄。

水气喘者，加桑白皮、苏子、葶苈子、萝卜子各一钱。

肺胀嗽喘，加诃子一钱五分，五味七分，海蛤、香附、青黛、天花粉各一钱。

凡嗽，春是春升之气，宜润肺抑肝，加知母一钱，五味七分，川芎、白芍药各八分。

夏是火炎上，最重，本方去半夏，加桑皮、知母各一钱，石膏一钱五分，五味七分。

秋是湿热伤肺，宜清热，泻湿，本方去半夏，加桑白皮、天门冬各一钱，五味子七分，苍术、防风、山栀各八分。

冬是风寒外感，宜解利，加麻黄、桂枝、防风各一钱，干姜八分。如发热头疼，鼻塞声重，再加藁本、川芎、前胡、柴胡、苏叶各一钱。

清晨嗽者，此胃中有食积，至此时火气流入肺中，加栀子、知母、地骨皮、当归各一钱，天门冬一钱二分，五味子五分。

上半日嗽多者，胃中有火，加石膏、知母各一钱五分。

午后嗽多者，属阴虚，加当归、白芍药、熟地黄、黄柏、知母各一钱。

黄昏嗽多者，本是火气浮于肺，不宜凉剂，本方去黄芩、半夏，加天门冬、百药煎、诃子各一钱，五味七分，敛而降之。

嗽而无声有痰，加白术一钱，五味七分，防风八分。

嗽而有声无痰，加防风八分，升麻、五味、生姜各等分。

嗽而有声有痰，加白术、阿胶各一钱，防风八分，五味五分。

嗽而寒热交作者，加柴胡、知母、地骨皮，挟虚再加人参、当归、白芍药各一钱，去枳壳、杏仁。

气虚嗽，本方去半夏、杏仁、枳壳，加四君子汤三钱，款冬花、天门冬、阿胶各一钱，五味五分。

血虚嗽，本方去半夏、枳壳，加四物汤四钱，紫菀、阿胶、知母各一钱。

气血俱虚嗽，本方去半夏、枳壳，加八物汤五钱，款冬花、紫菀、阿胶、天门冬各一钱，五味七分。

冷嗽，右寸脉弦迟，本方去黄芩、麦门冬、杏仁，加干姜、细辛、白芍药、五味各七分。

风寒郁于肺，夜嗽者，加麻黄、桑白皮、知母、生姜各一钱。

喘嗽遇冬则发，此寒包热也，解表，热自除，加麻黄一钱五分，防风、紫苏叶、木通各一钱。

嗽而声哑，加天门冬、五味、乌梅二个，当归、阿胶各二钱，属寒，加北细辛五分，生姜五片。

干咳嗽，乃火郁之甚，不得志者多有之，用苦梗开之，上用本方，加山栀、香附、青皮各等分，下用补阴降火，不已则成劳。

劳嗽宜补阴清金，属血虚者，本方去半夏、枳壳，加川芎、生地各一钱，当归、白芍药各一钱，知母、天门冬、紫菀、阿胶各一钱二分，五味七分，玄参八分。

劳嗽属气虚者，本方去桔梗、枳壳、半夏，加人参、白术、百合、款冬花、阿胶、薏苡仁各一钱，黄柏五分。

阴虚喘嗽，或吐红者，加当归、白芍药、生地黄、知母、天门冬、紫菀、牡丹皮、地骨皮、阿胶各一钱，去半夏、枳壳。

酒嗽，加葛根粉、瓜蒌仁、黄连各八分，酒嗽者，因酒多伤肺也。

夏月热嗽咽痛，加黄连、荆芥各八分。

肺痿，宜补血养肺滋阴，其症右寸脉数，咳而口中有浊唾涎沫者是，本方去半夏、枳壳，加紫菀、知母、阿胶各一钱，五味、人参、当归、天门冬各八分，薏苡仁一钱五分。

先因咳而有痰者，咳为重，主在肺，麦门冬、黄芩倍用。因痰而致咳者，痰为重，主在脾，二陈倍用。

燥门

燥症（大便闭结附）

脉

脉紧细而微，或涩而数，为火燥，短涩，为血虚而燥。浮数而弦，为风燥，尺、寸紧数，为火盛水枯，燥极之候也。

症

按《内经》云：诸涩枯涸，干劲皴揭，皆属于燥。《易》曰：燥万物者，莫熯乎火。盖干为天而为燥金，坤为地而为湿土，天地相反，燥湿异用。故燥金主于紧敛，而湿土主于纵缓也。譬犹长夏地湿，则纵缓滑泽，秋干则紧缩燥涩、皴揭之理，显可见焉。

治

《内经》云：肾恶燥，急食辛以润之。古方以血药治燥者，甘辛以润之也。热者清之，黄芩、山栀、麦门冬、槐实之类。燥者，当归、生地黄、桃仁、麻仁、之类。风者平之，天麻、防风、荆芥之类。凡治燥药，必以清金为主，养血疏风佐之。

方

清金润燥汤 治诸燥。

麦门冬一钱五分　黄芩一钱　当归一钱五分　生地黄一钱黄柏一钱　五味五分　人参八分　黄芪八分（蜜炙）　防风五分　枸杞子一钱

上作一服，水煎，食远服。

皮肤燥痒，加白芷、牛蒡子各二钱，去参、芪、五味、枸杞。

唇①舌生疮燥裂，加黄连八分，白芍药一钱，去参、芪、五味。

大便闭结，亦有肺经燥热，移于大肠所致，亦有血虚秘结，亦有热生风而结血秘者，加桃仁、麻仁、大黄、倍当归，甚者，桃仁承气汤下之。风热秘者，加皂仁、麻仁、槐实、大黄，倍防风，并减参、芪、枸杞、五味，下并用蜜导法。

皮肉燥湿，毛发焦枯，加天麻、荆芥穗、地骨皮、槐实各一钱。

痿症

脉

脉浮洪，缓滑，右寸浮大而涩，浮缓为虚，洪大为热，滑则多痰，涩而少血。

症

丹溪云：《内经》言诸痿生于肺热，又谓治痿独取阳明胃。盖肺金体燥，居上，而主气，畏火者也，脾土性湿，居中而主四肢，畏木者也。火性炎上，若嗜欲无节，则水失所养，火寡于畏，而侮所胜，金肺得火邪而热矣。火性刚急，肺受热，则金失所养，木寡于畏而侮所胜，土脾得木邪而伤矣。肺热则不能管摄一身，脾伤则四肢不能为用，而诸痿作矣。经虽有筋脉骨肉之分，一皆主于肺热，临症宜详审之。

治

东垣取黄柏、苍术为君，黄芪、当归为佐，以治诸痿，无一定之方。有温多者，有热多者，有温热相伴，有挟风者，临病制方，其善于治痿者欤。又云：泻南方，则肺金清，而东方

---

① 唇：原作"辰"，据文义改。

不实，何脾伤之有；补北方，则心火降，而西方不虚，何肺热之有。故阳明实，则宗筋润，能束骨而利机关矣。治痿之法，无出于此。虽然，天产作阳，浓味发热，凡病痿者，若不淡薄食味，必不能保其全安也。

方

加减清燥汤　治诸痿通用。

人参七分　黄芪一钱五分　归身一钱五分　麦门冬一钱黄柏一钱　苍术一钱　黄芩八分　五味九粒　生地黄七分　升麻二分　柴胡三分　甘草三分　白术　陈皮　白茯苓各八分泽泻五分

上作一服，姜一片，枣一枚，煎，食远服。

兼风者，加羌活、独活、桑寄生。

兼湿者，加木瓜、防己、薏苡仁。

消渴

脉

两寸脉滑者为上消，两关洪数者为中消，两尺浮大为下消，濡散为气实血虚，洪大为阳盛阴虚，脉沉小有力者可治，实大浮涩者皆难治。

症

《内经》云：二阳结谓之消。东垣云：二阳者，手、足阳明也。手阳明大肠主津，病则目黄口干，是津不足也。足阳明胃主血，热则消谷善饥，胃中伏火，火烁而血干涸也。津血不足，而消渴生矣。虽有三者之分，因于火则一也。上消者心移热于肺，多饮而渴，少食而呕。中消者，脾移热于胃也，善食而瘦，大便燥，而小便黄。下消者，肾移热于膀胱也，小便淋浊，如脂膏之状。大抵渴症皆因膏粱甘肥之变，或过服金石热药，致阳盛阴虚，津液不足，结而不润，皆责于火也。

治

宜养肺、降火、生血为主。或曰上消渴，是心火刑炼肺金所致，治宜降火清金，以黄连、麦门冬、兰草、白豆蔻、仁梨、藕汁，加升麻、黄柏之类，清气上升，而渴自止矣。中消渴者，胃中伏火，不生津液，食已则饥，不营肌肉，宜芩、连、石膏治之，甚者，调胃承气汤。下消渴者，烦躁引饮，耳叶焦，小便如膏，正所谓焦烦水易亏是也，此为肾消，宜六味地黄丸主之。《圣济总录》云：未传能食者，必发痈疽背疮，不能食者，必得中满鼓胀，背为不治之症。洁古分而治之，能食而渴者，白虎加人参汤，不能食而渴者，钱氏白术散，倍加干葛治之。上下既平，则不复传下矣。

方

五汁饮　总治三消。

川黄连一钱五分　麦门冬一钱五分　天花粉一钱　生甘草三分　人参八分　石膏一钱五分　知母一钱五分　归身一钱白芍药八分　黄柏七分　梨汁（以下临服加入）　藕汁　生地黄汁　人乳汁各一盏　姜汁二匙　竹沥半盏

上作一服，加兰草叶一钱，同煎，食远服。临服时，将五汁加入，连药服之，外无加减。

噎膈

脉

沉缓无力为气虚，数而无力带涩为血虚，洪数有力为火，寸关脉沉而滑为痰，两关弦滑为吐逆。缓滑者可治，涩弱者难治。

症

《内经》曰：三阳结谓之格。注云：三阳者，大肠、小肠、膀胱也。结者，热结也。小肠热结，则血脉燥，大肠热结，则后不通，膀胱热结，则津液涸。三阳既结，则前闭后必反而上，此所以噎食不下，纵下而复出也。《三因》虽有五噎、五膈之分，其实病本则一，虽按法施治，若不断厚味、戒恼怒、慎起居，纵服良剂，莫能为也。故张机峰云：膈当神思间病，惟内观自养，可以治之。此言深中病情，可不信哉！

治

宜生津，养血，顺气，清痰，降火，开结，使阴阳和平，气顺痰下，则病无由而作矣。用童便、姜汁、竹沥、芦根汁、韭汁、人乳或牛羊乳。气虚，入四君子；血虚，入四物；有痰，入二陈；有热，入解毒。切忌香燥之药。古方用人参以补肺，御米以解毒，竹沥以清痰，当归以养血，粟米以实胃，蜜以润燥，姜以去秽。不比《局方》，悉用辛香燥烈之药，一概混治，遇挟寒者，间或偶效。但今人悉因痰火七情所致，其无寒也明矣，若妄投前药，咎将谁归？

方

清痰养血汤 治噎膈，吞酸，吐酸水。

半夏曲一钱五分　白茯苓一钱　当归二钱　陈皮一钱　甘草三分　白扁豆一钱　人参一钱　白术五分　御米（炒）八分　萝卜子（炒）七分　黄连（吴萸同炒，去吴萸）一钱

上作一服，水一钟半，煎八分，食远服。临服，加姜汁五匙，竹沥一盏，芦根汁二盏，同药搅匀服。

痰盛，加贝母一钱，枳实五分。

火盛，加山栀仁（姜汁炒）、黄芩（酒炒）各八分。

顺气，加木香五分，槟榔八分。

第
七
辑

开郁，加香附（童便浸，炒）一钱五分，神曲七分。

养血，加麦门冬一钱，桃仁二十粒，生地黄八分，牛羊乳各一盏。

生津，加同上，再加乌梅一个。

润燥，加麻仁、杏仁各一钱，郁李仁一钱，人牛羊乳各不拘多少。

抑肝，加白芍药、橘叶各一钱，青皮五分。

补脾，加莲子五枚，倍用参、术。

止呕，加藿香、砂仁各七分。

消膨，加枳实、砂仁各七分。

止泻，加白芍药、肉果各一钱，去当归。

吞酸吐酸，加藿香八分，砂仁五分，倍用茱萸、炒黄连。

心腹痛，加木香五分，槟榔七分，青皮五分，白芍药一钱，桂三分，白豆蔻仁五分，去参、术，当归减半。

大便闭结

脉

两关脉实数，右寸涩数，两尺弦涩。盖数者火盛也，涩者血枯也。由火盛而血衰。服药而脉变缓滑者易治，反结促者难治。《集成》云：脾脉沉数，下连于尺，为热结。两尺脉虚，或沉细而迟者，为阴结。右尺浮，为风结也。

症

《内经》云：肾主大便，大便难取足少阴。东垣曰：肾主五液，津液润，则大便如常。若饥饱劳逸，损伤胃气，及食辛热味浓之物，而助火邪伏于血中，耗散真阴，津液亏少，故大便结燥。窃详燥之为病不一，有热燥，有风燥，有阳结，有阴结。吐泻后，肠胃虚，服热药多者，为热结，宜承气汤下之。肺受风邪入肠中，为风结，宜麻仁丸。年老气弱，津液不足，或产后内亡津液，而结为气血虚也，六味地黄丸主之。大便闭，小便数，则为脾约，脾约者，脾血耗散，肺金受火，无所摄脾，津液故竭，宜养血润燥。若能食，小便赤，为实闭，麻仁、七宣等药主之。不能饮食，小便清，为虚闭，为气闭也，厚朴汤主之。小肠移热于大肠，为宓瘕，是便涩闭也。医者不究其源，一概用巴豆、牵牛等药下之，损其津液，燥结愈甚，复下复结，极则以致引导于下，而不能通者，遂成不救之症，可不谨哉！

治

《内经》云：肾恶燥，急食辛以润之，结者散之。《治法》云：如少阴不得大便，以辛润之；太阴不得大便，以苦泻之；阳结者散之，阴结者温之，有物结者下之。久病腹中有实热，大肠闭者，以润肠丸治之，慎勿峻利。脾约者，谓胃脾弱，约束津液，不得四布，但输膀胱，故小便数而大便难，名曰脾约。与脾约丸以下脾之结燥，使肠润结化，津液入胃而愈。然既曰脾约，必阴枯槁，内火燔约，热伤元气，故肺金受火烁而津竭，必窃母气以自救，金耗则土受木伤，脾失转输，肺失传送，宜大便难，小便数，而无藏蓄也。理宜滋养阴血，使阳火不炽，肺金行清化，而脾土清健，津液入胃，肠润而通矣。今此丸用之于热甚而气实，与西北人禀壮实者，服无不安。若用之于东南方人，与热虽盛而气血不实者，虽得暂安，将见脾愈弱而肠愈燥矣。惟知西北以开结为主，东南以润燥为主，斯无误矣。

方

滋血润肠汤 治大便秘结，或血虚秘，气滞秘，风秘，热秘，并治之。

当归（身尾）一钱五分　桃仁一钱五分　麻仁（去壳）一钱五分　大黄一钱五分　羌活　防风各一钱　生地黄　枳壳

槟榔各八分　甘草（生）五分　皂仁七分　红花二分　木香一分

上作一服，姜一片，枣一枚，煎，食前服。

又方　脾约丸　治大便难，而小便数，名脾约，以此丸治之。

枳实（去穰麸炒）　厚朴（姜汁制）　芍药各二两（酒炒）　大黄（酒蒸）四两　麻仁（去壳，净）一两三分　杏仁（去皮尖）一两二钱

上为末，炼蜜丸梧子大，每服三五十丸，白汤下，量虚实用之。

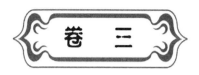

火门

火热（颠狂附）

脉

脉洪大而数，或燥疾而急，来往紧大坚实者为火。左寸洪滑为心火，洪数为小肠火，左关弦大而长为肝火，弦小而数为胆火，左尺沉数为肾膀胱火，右寸浮数为肺火，洪大而数为大肠火，右关洪数为胃火，洪实为脾火，右尺沉数为命门火，沉微为命门火衰，浮数为三焦火，沉细浮数为阴虚火动。六部脉洪有力者易治，反沉难细者难治。《脉诀》云：脉浮弦而数为发热，洪数为烦热，滑数为心下壅热，弦紧而数为寒热往来，沉细数疾为热兼寒。寸紧数，尺沉微，为上热下寒。浮紧而滑，为外热内寒。轻手微迟，重按紧滑，为外寒内热。两寸浮大而数，热在心肺。两关弦滑而数，热在肝脾。两尺洪实，或沉数，皆为热在下焦。右寸关洪实，热在脾肺。右关滑数，溢过寸口，为热在胃口，主呕吐。六脉短涩而数，或沉细而数，皆热在阴分。洪大而长，或浮洪滑数，皆为热在阳分。经曰：脉至而从，按之不鼓，诸阳皆然。王注云：病热而脉数，按之不鼓动，乃寒盛格阳而致之，非热也。形症是寒，按之而脉气击于指下盛者，此为热盛拒阴而生病，非寒也。又曰：推而内之，外而不内，身有热也。《伤寒论》曰：寸口脉微为阳不足，阴气上入阳中，则洒淅恶寒。尺脉弱为阴不足，阳气下陷入阴中，则发热也。与《难经》云：覆溢相乘，及浮损小沉实大之义相同，皆诊法之至要，于热症大宜。

症

按丹溪云：《素问》病机一十九条，属火者五，而河间推广其说，火之致病者甚多，深合《内经》之意。其曰：诸病喘呕吐酸，暴注下迫转筋，小便混浊，腹胀大，鼓之有声，痈疽疮疡，瘤气结核，吐下霍乱，瞀郁肿胀，鼻塞衄蔑，血溢血泄，淋闭，身热恶寒战栗，惊或悲笑谵妄，衄蔑血污之病，皆少阴君火之火，乃心、小肠之气所属也。若瞀瘛，暴喑冒昧，燥扰狂越，骂詈惊骇，胕肿疼酸，气逆冲上，禁栗，如丧神守，嚏呕，疮疡喉痹，耳鸣及聋，呕涌溢，食不下，目昧不明，暴注，瞤瘛，暴病暴死，皆少阳相火之热，乃心胞络、三焦之气所属也。《原病式》云：诸风掉眩，属于肝火之动也。诸痛痒疮疡，属于心火之用也。诸湿肿满，属于脾火之胜也。诸气膹郁，病痿，属于肺火之升也。此皆火之为病，出于脏腑者然也。若夫五志之交攻，七情之妄动，其火随起，如大怒则火起于肝，醉饱则火起于脾，房劳则火起于肾，悲哀动中，则火起于肺，心为君火，自焚则死矣。《辨疑录》云：人禀五行各一，惟火有二，有君相之分。君不主令，相火代之，寄于肝肾之内，附于脾肺之间。凡诸经动者，皆属于火。起于肝谓之风火，生于脾谓之痰火，入于气为无根之火，动于肾为消阴伏火，存于心肺入于血分为有余之火，散于各经为浮游之火。故曰火者化也，善行数变，莫测其机。经又曰：诸寒之而热者取之阴。注云：取之阴者，所以补肾水之不足，而制心火之有余也。东垣云：

发热之症，有元气虚损，而热有五脏，热有内中外热。是故，轻手扪之而热，热在皮毛血脉也，心肺主之。重按至骨，蒸手而热，热在筋骨也，肾肝主之。不轻不重而热，热在肌肉也，脾主之。又云：昼则发热，夜则安静，是阳气自旺于阳分也。昼则安静，夜则发热、烦躁，是阳气下陷入阴中也，名为热入血室。昼夜不分，是重阳无阴也，亟泻其阳，峻补其阴。《难经》云：重阳者狂，六脉洪实，宜以苦寒药泻之。重阴者癫，六脉沉微，宜以甘温药补之。仲景云：病患身大热，反欲近衣者，此热在皮肤，寒在骨髓也；身大寒，反不欲近衣者，此寒在皮肤，热在骨髓也。治宜详别。

治

戴氏云：火之为病，其害甚大，其变甚速，其势甚彰，其死甚暴，何者？盖能燔灼飞走，蓦越烧烁，于物莫能御之，游行于三焦虚实之两途。曰君火者，心火也，可以湿伏，可以水灭，可以直折，惟黄连之属可以制之。曰相火者，龙火也，不可以水湿，不可以直折，从其性而伏之，惟黄柏之属，可以降之。噫！泻火之法，岂止如此，虚实多端，不可不察。以脏气加之，如黄连泻心火，黄芩泻肺火，芍药泻脾火，柴胡泻肝火，知母泻肾火，柴胡、黄芩泻三焦火，木通泻小肠火，石膏泻胃火，黄柏泻膀胱火，此皆苦寒之味，能泻有余之火耳。若饮食劳役，内伤元气，火不两立，为阳虚之病，以甘温之剂降之，如参、术、归、芪之属。若心火亢极，郁热内实，为阳狂之病，以寒咸之剂折之，如硝、黄之属。若肾水受伤，真阴失守，无根之火妄炎，为阴虚之病，以壮水之剂制之，如黄柏、地黄、玄参之属。若右尺命门火衰，为阳脱之病，以温热之剂制之，如姜、附之属。若胃虚过食冷物，郁遏阳气于脾土之中，为火郁之病，以升散之剂发之，如升麻、葛根之属。又治法云：小热之气，凉以和之；大热之气，寒以取之；甚热之气，汗而发之，发之不尽，则逆取之。又云：暴热病在心肺，积热病在肾肝。虚热不能食，自汗，气短，属脾虚，以甘寒温而行之。实热能食，口干舌燥，便难，属胃实，以辛苦大寒药下之。火郁而热，乃心火下陷脾土，抑而不伸，五心烦热，宜汗之发之。心神烦乱，血中伏火，蒸蒸然不安，宜镇心火，朱砂安神丸治之。骨蒸劳热，乃五脏齐损病，憔悴发热，盗汗失血，宜滋阴养血。苟不明此诸火热之病，施治何所根据，故集其略以备参考，庶免实实虚虚之祸也。

方

三补汤 治实热实火通用，虚者不宜。

黄芩（酒炒）二钱五分　黄连（姜汁炒）一钱五分　黄柏（盐酒炒）二钱五分

上作一服，水煎，食远热服。兼有他症，依后加减。

心火实热，加生地黄、麦门冬各一钱五分，生甘草五分，加黄连一钱

肝火实热，加川芎一钱，赤芍药一钱，龙胆草一钱五分，大黄三钱。

脾火实热，加白芍药一钱，山栀一钱五分。

肺火实热，加石膏、天门冬各一钱五分，桑白皮一钱，山栀一钱五分。

肾火，加熟地黄、知母各一钱五分，玄参一钱，泽泻八分，减芩、连。

小肠火，加木通二钱，活石一钱五分，甘草梢五分，赤茯苓一钱。

胆火，加柴胡一钱五分，竹茹八分，青皮七分。

胃实火，轻者，加石膏、知母各二钱，甘草七分，粳米一

钱五分，甚者，加大黄三钱或五钱，芒硝一钱。

大肠火，加当归一钱五分，连翘、槐实各一钱五分。

膀胱火，加泽泻一钱，白茯苓一钱五分，细辛五分。

三焦火，加连翘、防风、荆芥、山栀各一钱五分。

命门火盛，以四制黄柏丸降之，火衰，以茸附丸温之。

郁火，去芩、柏，加香附、山栀各一钱五分，青黛、川芎各一钱。

心肝肺热甚，两目红肿疼痛，加赤芍药、川芎各一钱，当归、生地黄各一钱五分，龙胆草、甘菊花各一钱二分，防风、荆芥、薄荷各七分。

心火亢极，胃肝火盛，狂乱谵妄，加石膏二钱，山栀一钱五分，大黄三钱或五钱，芒硝一钱，即三黄石膏汤也。

中上二焦火热，凉膈散主之，本方去黄连、黄柏，加山栀、连翘、大黄各二钱，朴硝、薄荷、甘草各七分。

上焦火热，喉痛喉痹，舌肿口疮，加山豆根一钱五分，玄参一钱，桔梗、甘草各八分。

阳明火盛攻上，头面肿，或腮颊肿，牙龈肿，齿痛，加升麻五分，白芷八分，防风一钱，细辛五分，石膏二钱，去黄柏一半。

少阳火盛，耳肿痛，颈项肿痛，加川芎一钱，柴胡一钱五分，夏枯草、牛蒡子、连翘各一钱五分，防风八分，甘草、青皮各五分。

太阳火盛，头痛痰盛，加石膏二钱，升麻五分，羌活一钱，半夏、南星（胆制）各一钱五分，川芎一钱，本方各减半。

热结下焦，大小便秘不通，加山栀、木通各一钱五分，大黄三钱或五钱，甘草梢五分。

肠风脏毒下血，痔漏等症，皆胃与大肠素有积火，及风热所致，加槐实（胆制）、荆芥、防风各一钱二分，生地黄、当归各一钱五分，地榆、连翘、人参、白术各一钱，补而清之。

五淋赤白浊，小便秘涩，皆心、肺与小肠、膀胱素有郁火，复因外邪所触，骚动其火所致，加木通、赤茯苓各一钱五分，车前子、泽泻、郁李仁、甘草梢各钱半，大黄三钱。

血淋尿血，加当归、生地黄、地榆各一钱五分，发灰五分，牛膝一钱。

气淋气秘，加木香五分，青皮一钱，木通一钱五分，乌药八分。

癫痫狂妄，属痰与火，实者，本方对二陈汤，加南星、竹沥、姜汁，先服十数剂，清其痰，后用牛黄琥珀丸主之。虚者，先用十全大补汤，减去川芎、官桂，加麦门冬、酸枣仁、黄连各一钱，远志五分，滋培其血气，后亦用牛黄琥珀丸主之丸方见后附方内。

妇人产后惊风搐搦，语言恍惚，治亦同上，但不去川芎、官桂，加防风、天麻、白芷各一钱。

以①上加减法亦大概耳，临症斟酌，方能尽变通之妙。按先贤云：凡火盛者骤用寒凉，必须温散。火急甚者，必缓之，生甘草兼泻兼缓。虚者，参、芪、甘草亦可用。人壮气实，火盛癫狂者可用前法正治，或硝水、冰水与之。虚火狂者，姜汁、竹沥制之，若根据前法正治立死。又有补阴则火自降之说，炒黄柏、生地之类，经曰壮火之主以制阳光是也。噫！虚实施治，相背千里，吉凶之机，应若影响，可不深思而明辨哉！

又方　调中散火汤　治症热发热，虚火通用。

人参　黄芪（蜜炙）各八分　当归　白芍药　白术各一钱

---

① 以：原作"已"，据文义改。

甘草四分　柴胡六分　升麻五分　葛根　防风　羌活　黄芩
七分

上作一服，姜枣煎，食远服。兼有他症，依后加减。

阴虚发热，加麦门冬、黄柏、知母、地骨皮各一钱，倍柴胡。

手心发热，加山栀、香附各一钱，川芎、白芷各七分。

虚热不能食，自汗气短，加茯苓、陈皮各八分。

天明时发热，加麦门冬、地骨皮各八分，倍柴胡。

肺经发热，按之热在皮毛，日西甚，加石膏、知母、地骨皮各一钱。

心经发热，微重按之，热在血脉，日中甚，加麦门冬、黄连各一钱。

肝经发热，重按至肉下骨上热，寅卯甚，倍柴胡，加青皮七分。

上焦发热，加知母、天门冬、麦门冬各一钱，保定肺气。

中焦发热，属脾虚、倍参、术，加陈皮、白茯苓各一钱。

下焦发湿热，或膀胱有火邪，加汉防己、龙胆草、黄柏各一钱。

蒸蒸发热，昼夜不退者，加知母、秦艽、牡丹皮、地骨皮各一钱，柴胡倍用。

昼则发热，夜则安静，四君子汤，加麦门冬、胡黄连、秦艽、地骨皮各等分。

夜则发热、烦躁，昼则安静，四物汤对小柴胡汤，一二服愈。

凉血解除五心烦热，四物汤，加麦门冬、连翘、山栀、薄荷。

潮热（阴虚火动附）

脉

脉多沉细而数，或弦涩而短，或弦细而微。左偏大无力，为血虚；右偏大无力，为气虚；六脉形大力薄，为气血俱虚。滑数者有汗，沉涩者无汗，两尺细数者，阴虚火动，宜详辨之。

症

潮热者，若潮水之来，不失其时。一日一发，必有定时，于日晡时为多。若一日三五发，即是发热，非潮热也。气虚潮热，热在平旦，肺气主之。血虚潮热，热在晡时，肾气主之。阴虚火动，潮热寝汗者，皆由血气虚损，亦当从金水二脏求之。大抵潮热为虚，发热为实，治各有异。

治

平旦潮热属阳，心肺主之，人参白虎汤，加黄芩。日晡潮热，属阴，脾肾主之，四物汤，加白术、陈皮、牡丹皮、地骨皮、知母、黄柏。阴虚火动，潮热脉细数，八物汤，加知母、黄柏、麦门冬、柴胡、地骨皮。大抵潮热，宜以四物汤，加柴胡、黄芩、生甘草。辰、戌时发，加羌活；午时，加黄连；未时，加石膏；申时，加升麻。夜加当归、知母，昼加地骨皮、人参。血虚多加当归、地黄，气虚多加参、术、黄芪。大略如此，临症尤加详审。

方

八物汤　治气血俱虚，寝汗潮热。

川芎七分　当归一钱五分　白芍药一钱五分　人参一钱白术一钱五分　白茯苓一钱　甘草三分　地黄一钱凉血用生补血用熟

上作一服，姜枣煎，食远服。兼有他症，根据后加减。

一切潮热，并加黄芪、黄柏、知母、柴胡、牡丹皮、地骨皮各等分。

男子血虚，有汗潮热，本方去川芎，加黄芪一钱，陈皮八分，远志、五味子各五分，官桂三分，名人参养荣汤，治有汗潮热咳嗽。

男子气虚，有汗潮热，本方减川芎、白芍药、熟地黄、白茯苓，加黄芪、陈皮、升麻、柴胡，名补中益气汤。有嗽，加麦门冬、紫菀、五味子、黄柏、知母更妙。

男子血虚，无汗潮热，本方加陈皮、半夏各一钱，枳壳、桔梗、前胡、紫苏、干葛、柴胡各八分，名茯苓补心汤。

男子气虚，无汗潮热，本方去川芎、芍药、地黄，加黄芪、地骨皮、防风、柴胡各等分，薄荷减半，名人参清气散。

男子气血两虚，有汗潮热，咳嗽，加知母、麦门冬、牡丹皮、地骨皮、柴胡、贝母、紫菀各等分，去川芎。

男子气血两虚，无汗潮热，咳嗽，加秦艽、地骨皮、柴胡各等分，紫苏、薄荷各减半，款冬花八分。

妇人血虚，有汗潮热，加黄芪、麻黄根各一钱。

妇人气虚，有汗潮热，本方去川芎、地黄，加柴胡、荆芥、薄荷、地骨皮各等分。

妇人血虚，无汗潮热，本方去参、芪，加秦艽、知母、地骨皮、沙参、鳖甲、前胡各等分。

妇人气虚，无汗潮热，本方去川芎、地黄，加半夏、柴胡各一钱，干葛七分，名人参柴胡散。

妇人气血两虚，无汗潮热，咳嗽咯血，本方去参、芎、地黄，加柴胡、薄荷、地骨皮、紫菀、麦门冬各等分。

妇人气血两虚，有汗潮热，咳嗽，本方去川芎、白芍药，加半夏、柴胡、黄芩、桔梗、阿胶、款冬花各八分，知母、麦门冬各一钱，五味子、薄荷各五分，名知母茯苓汤。

男子阴虚火动，骨蒸劳热，咳嗽，吐红，吐痰，本方去川芎、人参，加天门冬、麦门冬、知母、贝母、黄柏、远志、陈皮、阿胶、北五味子各等分，名滋阴降火汤。此病大忌过服参、芪，如久服寒凉，伤脾，气血俱损者，参、芪亦可用。

妇人室女，经闭成劳，自汗潮热，咳嗽吐红，皆由七情损伤心脾所致，宜本方去参、芎、地黄，加柴胡一钱五分，黄芩、麦门冬、紫菀、地骨皮、牡丹皮、贝母、知母、香附、陈皮各等分。

凡火病易效亦易误，医家当按脉辨症而慎治之。

上部（眼耳口鼻舌牙咽喉是也）

脉

眼病 寸脉浮数，关脉弦数，为风热内障。寸、关浮弦而涩，为风湿肿痒。寸脉弦而沉，为气热痒痛。弦而滑，为痰火攻上。寸浮，关弦，尺涩，为血虚，火盛，水衰，眼目昏暗。

耳病 肾脉浮而盛为风，浮而数为热，涩而濡为虚，右寸滑数为肺经痰火上攻于耳。

口病 关脉洪数。脾气通于口，脾热则口臭，热甚则口糜①。口疮，胃热则唇口生疮，口内腥臭。

鼻病 右寸脉洪数。鼻乃肺之窍，鼻病皆肺热所致，肺伤风热，右寸浮数，而鼻塞不闻香臭。

舌病 左寸脉滑数。盖舌乃心之苗，舌病皆心热所致。心脉系舌本，脾脉络于舌傍，肝脉络舌本。心热盛，则舌生疮破裂；肝热盛，则血上涌；脾热则舌强，甚则滑而苔。风寒所中，

---

① 糜：原作"糜"，据文义改。

则舌卷缩而不能言。

牙病　属肾虚胃火，右关洪数，溢过寸口。兼浮者为风，兼沉者为寒，濡细者为湿。

咽喉　肿痛，两寸必浮洪而数。虽有数种之名，率皆上焦风热所致。

症

按东垣云：十二经脉，三百六十五络，其清阳气上散于目，而为精，其气走于耳而为听。若因心烦事冗，饮食失节，劳役过度，致脾胃虚弱，心火旺盛，则百脉沸腾，血脉逆行，邪害空窍，犹天明而日月不明也。夫五脏六腑之精气，皆禀受于脾，上注于目。脾者诸阴之首也，目者血脉之宗也，脾虚则五脏精气皆失所司，不能归于目矣。心者，君火也，主人之精，宜静而安，相火化行其令。相火者，包络也，主百脉，皆营于目。既劳役运动，势乃妄行，又因邪气所并，而损血脉，故诸病生焉。经曰：目得血而能视，血气盛则精盛，血气衰则精弱，精弱则水虚，水虚则火动，火动则东方实，东方实则肝邪盛，而视物不真矣。所以视植物为动物者有之，视动物为植物者有之。然血有太过不及，皆能为痛，太过则目壅塞而障痛，不及则无血养而枯痛。目之锐，皆少阳经也，血少气多。目之上纲，太阳经也，血多气少。目之下纲，阳明经也，血气俱多。惟足厥阴经，连于目系而已。血太过者，血得热而溢于上，所以作痛。治之之法，风热者，发以散之；血少神劳，肾虚者，补血滋阴以调之。实者决之，虚者补之，辛以散之，凉以清之，随其病而药之，无不愈也。

按诸书论耳症不一，有气聋、热聋、阴虚聋、脓耳、聤耳、气厥而聋，又挟风与劳损而聋者。盖十二经脉，上络于耳，其阴诸经，适有交并，则脏气逆而厥，厥气抟入于耳，是为厥聋，

第七辑

必兼眩运。况耳为宗脉之所附，若脉虚而风邪乘之，经气闭而不宣，谓之风聋，必兼头痛。如瘦悴力怯，昏昏积积而暗暗然者，为劳聋，必兼虚怯等症，此好色肾虚者有之。有痰火上升，郁于耳中而鸣。有热气乘虚，随脉入耳，结为脓汁，谓之脓耳。或耳有津液，风热抟之，结硬成核塞耳，亦令暴聋，为聤耳。大抵耳属足少阴之经，肾之寄窍也，肾气通于耳，所主者精，精气充足，则耳闻而聪也。若劳伤气血，精脱肾败，则耳聋矣。治之之法，风者散之，热者凉之，肾虚者补而养之，痰火者清而降之，各随其宜，不可不察也。

口臭生疮，皆脾胃中有浊热所致。盖脾热则口干燥，胃热则唇破裂。又云：五脏之气，皆通于口。是以脾热则口甘，肝热则口酸，肾热则口咸，肺热则口辛，心热则口苦，胃热则口淡，胆热则口酸苦，皆因谋虑不决而得。

丹溪云：鼻乃肺之窍，因心肺上病而不利也，有寒有热，寒邪伤于皮毛，气不利而壅塞，热壅清道，所以塞而不闻香臭矣。又有面鼻红紫黑，皆热伤血而血热所致。盖面乃阳中之阳，鼻居面中，一身之血运到面鼻，皆为至清至精之血。多酒之人，酒气熏蒸于上，面鼻得酒热之气，血为极热，血热复遇感冷，污浊凝结不行，面鼻紫黑而肿，俗名酒齇鼻是也。治宜清热，化滞血，生新血。或曰酒齇鼻者，皆由肺经壅热所致。盖肺气通于鼻，清气出入之道路，或因饮酒，气血壅滞上焦，邪热伏留不散，为鼻疮矣。或肺经素有风热，虽不因酒，亦自生也，齆鼻①塞肉，亦由于此。

舌病，乃心肝脾壅热所致，说见脉下。

牙齿肿痛，按东垣论云：齿者肾之标，骨之余，上龈隶于

---

① 齆鼻（wèng bí）：因鼻孔堵塞而发音不清。

脾土，足阳明胃之脉贯络也。手阳明，恶寒饮而喜热，足阳明，喜寒饮而恶热，热甚则齿动龈脱，作痛不已。有恶寒痛者，有恶热痛者，有恶寒恶热痛者，有恶热饮，少寒饮多痛者，有动摇痛者，有齿袒则痛者，有齿龈为疳所蚀，血出而痛者，有齰①肿起而痛者，有脾胃中有风邪，但觉风而痛者，有痛而臭不可近者。盖齿为关门，肾之荣，骨之余也，肾衰则齿豁，精固则齿坚。大肠虚，则齿露，大肠壅，则齿浮。挟风则攻于头面，眼目疳蚀，则齫脱为痔，亦有气郁而致者，医者诚能求其本而疗之，厥疾弗瘳者，未之有也。

喉痹，按子和云：热气上行，搏于喉之两旁，近外肿作，以其形似，是谓乳蛾，一为单，两为双也。比乳蛾差小者，名喉痹。热结于舌下，复生一小舌，名曰重舌。胀热，结于舌中肿起，名曰水舌。胀热结于咽喉，肿绕于外，且麻且痒，肿而大者，名曰缠喉风。喉痹暴发暴死者，名曰走马喉痹。其名虽殊，火则一也。夫少阴君火，心主之脉，手少阳，相火三焦之脉，二火皆主其脉，并络于喉，气热则内结，结甚则肿胀，肿胀甚则闭，闭甚则不通而死矣。至于嗌干咽痛，颔肿舌本强，皆君火之为也，惟喉痹急，连属相火也。经云：甚者从之。又云：龙火以火逐之。故古人疗喉痹等症，用甘桔等汤治之。世医不达此旨，妄云大寒之剂，或至冷草药服之，扞搕其气而不救者，吾见多矣。其出血之法，最为紧要，但人畏针，委曲旁求，若病之急者，即闭而死，良可痛哉！

治

河间云：目疾在腑为表，当除风散热，在脏为里，当养血安神。如暴失明，昏涩翳膜，眵泪斑疮，入眼暴散，皆表也。

---

① 齰（zé）：啮，咬。

此风热所干，宜表散以去之。如昏弱不欲视物，内障见黑花，瞳散睛背，久病，皆里也。此血少神劳，肾虚所致，宜养血补水安神。王节斋云：眼痛亦肿，古方用药，内外不同。在内汤药，则用苦寒、辛凉之剂，以泻其火。在外点洗，则用辛热、辛凉之药，以散其邪。故点药莫要于冰片，而冰片大辛热，以其辛性急，故借以拔出火毒，而散其热气，古方用烧酒洗眼者，皆此意也。大概火眼是火邪上攻于目，故内治用苦寒之药治其本也。然火邪既客于目，从内出外，若外用寒凉以阻逆之，则郁火内攻，不得散矣，故点药用辛热，而洗眼用热汤，是火抑则发，因而散之，从内达外法也。《治法》云：久病目昏暗，熟地黄、当归为君，防风、羌活、甘菊佐之。暴发赤肿，芩、连、防风为君，以泻火，四物为佐，以凉血养血，羌活、柴胡、甘菊为使，以疏风散热。血气壅盛而痛，四物，加龙胆草、大黄以下之。肥人多是痰火，宜凉血清热行痰。瘦人多是血少火盛，宜养血药为主，少加风药佐之。

丹溪云：耳聋，属少阳、厥阴二经郁热多。有气闭者，有痰火上攻而鸣，或聋，治宜开痰散风热，通圣散、滚痰丸之类皆可用。大病后与阴虚火动而聋者，宜滋阴降火，以四物汤，加知母、黄柏。耳鸣，宜当归龙荟丸，饮酒浓味之人，宜木香槟榔丸。王节斋云：耳鸣一症，世人多作肾虚，治不效，殊不知此是痰火上升，郁于耳中而为鸣，郁甚则壅闭矣。大抵此症，多因先有痰火在上，又感恼怒而得，怒则气上逆，而少阳之火客于耳也。若肾虚而鸣者，其鸣不甚，治宜详之。

口病或疮，皆中上二焦积热，轻者泻黄散，重者凉膈散主之。口病服凉药不愈者，此酒色过度，劳役不睡，或因忧思损伤中气，虚火泛上无制，用理中汤，加附子或官桂冷服。一方治口疮，以黄连六钱，官桂一钱，为末，噙下，或调敷疮上，甚效。口臭以黄连、生甘草、藿香、兰草、扁豆、砂仁为末，清茶调下。

鼻塞不利，有肺热，或肺经素有火邪，久郁于内，遇寒便塞，宜清肺降火，而佐以通气之剂。亦有感冒风寒而致，鼻塞声重，或流清涕者，作风寒治，宜表而散之。鼻或红，及酒齇鼻者，皆热伤肺经，以致血气壅滞，宜凉血化滞，清肺药主之。

舌肿舌疮，皆心热所致，治宜泻心汤，甚者黄连解毒汤。舌苔者，治各有法，如伤寒舌苔，或黄或黑者，谅轻重下之，详见本门。杂病舌苔，宜清之，黄连解毒汤，或凉膈散，选而用之。

王节斋云：牙床肿痛，或齿动摇，或黑烂脱落，世人皆作肾虚治，殊不知此属阳明经湿热。盖齿虽属肾，而生于牙床，上下牙床属阳明大肠与胃，犹木生于土也。肠胃伤于美酒浓味，膏粱黏滑之物，致湿上攻，则牙床不清，而为肿为痛，或出血，或生虫，故齿不得安，而动摇黑烂脱落矣。治宜泻阳明经之湿热，去肠胃中之伏火，则牙床清宁，而齿自安固矣，以防风通圣散，去芒硝主之。

丹溪云：喉痹之病，多属痰热，虽有数种之名，轻重之异，乃火之微甚故也。微者以酸爽之，甚者以辛散之，甚而急者，惟用针砭刺出血，最为上策。人火以凉治之，龙火以火逐之，或用吐法尤妙。经云：咽与喉，会厌与舌，同在一门，而用各异。喉以候气，故通于天，会厌管乎其上，少司开阖，掩其厌，则食下不掩，其喉必错，必舌抵上腭，则会厌能闭其喉矣。四者相交为用，缺一则饮食废而死矣。

方

四物菊花汤　治一切眼疾，清热，养血，疏风。

川芎七分　当归（酒浸）一钱五分　白芍药一钱五分　淮

生地一钱　甘菊花一钱五分　防风七分　黄连八分　白扁豆七分　甘草（生用）五分　甘州枸杞子八分

上作一服，水一钟半，煎八分，食后服。兼有他症，依后加减。

肝经壅热，加龙胆草一钱，黄芩一钱，赤芍药八分，青皮五七分，甚者，加大黄酒蒸过三钱下之。

肺经壅热，白睛红，加桑白皮、黄芩、山栀、麦门冬、石膏各等分。

心经壅热，睛红内障，加赤茯苓、麦门冬、倍黄连。

胆腑热，睛红肿痛，隐涩难开，加龙胆草、柴胡各一钱，青皮七分。

胃中伏火上攻，赤肿胀痛，加连翘、黄芩、石膏各一钱五分，大黄三钱。

肝肾虚眼暗，加熟地黄、山药各一钱二分，黄柏八分，五味子五分，去黄连。

翳膜遮睛，加草决明、密蒙花各一钱，木贼八分，外用点药。

能远视，不能近视，乃血盛气虚，加人参、白茯苓各一钱，石菖蒲五分。

能近视，不能远视，乃气盛血虚，倍当归，加熟地黄一钱五分。

风热火眼，加羌活、柴胡、黄芩各一钱，连翘、赤芍药各八分，大黄三钱。

目疾久服寒凉伤脾，致脾胃虚损，不能生血，反昏暗者，宜服清神益气汤。

又方　固本还睛丸　出《医学正传》治肝肾脾肺虚损，风热乘之，以致目暗不明，视物昏花，或翳膜朦蔽，内外障痛，一切眼疾，并宜服之，久服诚有奇效，非惟明目，且能滋养百骸，调和五脏。

天门冬（去心）二两　淮生地黄二两　人参一两五钱　麦冬（去心）二两　淮熟地黄二两　当归一两五钱　五味子七钱　青相子一两　石斛一两五钱（去根）　牛膝（酒洗）一两　犀角（炒）一两　川芎一两　枳壳（麸炒）一两一钱二分　黄连（酒炒）一两一钱二分　菟丝子（酒洗，去土，蒸熟，捣碎，晒干）一两五钱　枸杞子（甘州者去梗）一两五钱　柏子仁（去壳，净，炒）一两五钱　决明子（炒）一两五　杜仲（姜汁炒，断丝）一两　羚羊角（白者）一两　黄柏（盐酒炒）一两五钱

上二十一味，除二冬、二地酒煮捣膏，柏子仁另研，余药共为细末，炼蜜为丸，如梧桐子大，每服九十丸，空心盐酒送下，忌煎炒、五辛、发物。

又方　和气饮　治耳鸣久聋。

川芎一钱　当归一钱　乌药一钱五分　陈皮八分　贝母一钱　黄芩（酒炒）一钱　山栀八分　桔梗七分　升麻三分　木通八分　木香三分　石菖蒲一钱五分

上作一服，姜三片，煎熟，加葱自然汁半盏，和服。

又方　加减凉膈散　治口鼻舌诸病，皆由上焦壅热所致。

连翘　栀子　黄芩　石膏　大黄各一钱五分　防风　荆芥　薄荷各八分　甘草四分　当归　川芎　白芍药　生地黄　麦门冬各一钱

上作一服，水一钟半，煎，食后服。

口疮，加黄连一钱二分，桂二分。唇疮，加全①上。

---

①　全：同"同"。

腮肿，加升麻五分，白芷七分，牛蒡子一钱五分，倍石膏。

舌肿胀，加白芍药、黄连各一钱，玄明粉八分。

舌疮，加黄连、青黛各一钱。舌苔，加同上。

牙缝舌根，无故出血，加牡丹皮、侧柏叶、槐实各一钱。

牙疼，加升麻五分，白芷八分，黄连一钱，川椒七粒。

走马牙疳，以女人溺桶中白垢（火煅）一钱，铜绿三分，胆矾二分，麝香一分，研末敷上，立效。

咽喉肿痛，加黄连、山豆根各一钱，玄参、桔梗各八分，牛蒡子一钱五分，升麻三分，一法本方加马兰根、夏枯草各二钱三钱。大抵咽喉之症，所关甚急，煎药则但能拔去火邪耳，惟以针刺出血，为急要法也。

下部 （淋浊疝及女人血崩带下是也）

脉

淋家之脉，尺细而数，左尺脉数，妇人则阴中生疮，男子则为气淋。肺脉浮弦而涩，为便闭。鼻头色黄者，小便难，尺、寸急数，为小便闭。右寸肺主之，左尺肾、膀胱主之。尺脉芤者，便血。尺脉实数者，热结膀胱而小便淋沥不利也。

遗精白浊，女人带下赤白，尺、寸必洪大而涩。按之无力，或细微，或沉紧而涩，皆为元气不足。又云：急疾者难治，迟者易治。女人两尺弦细者，必白带。洪数者，必赤带。淋浊带下，皆下焦湿热之所为也。

疝脉，关尺弦急，或寸口弦紧为寒，豁大急搏为热，沉、迟、浮、涩皆为疝。痛视在何部，而知其脏，如心、肝、脾、肺、肾之属，各按本经脉症治之。又云：牢急者生，弱急者死。

崩漏之脉，两尺洪数而疾为热，微迟弦细为寒。寸微、关弦、尺芤，为气盛血衰。大抵血崩之脉，属火者脉多洪数。又云：迟缓者易治，急疾者难治。

症

丹溪云：淋有五，皆属于热。又云：小便滴沥痛者淋，急满不痛者，谓之闭也。亦有痰气闭塞于上，热结于下，宜吐以提其气，气升则水自降，而热自除。盖气乘其水，而气不得下输，热结膀胱，而小便淋闭不利也。譬犹滴水之器，必上窍通而下窍之水出焉，其斯之谓欤？

戴氏云：便浊带下，俱属湿热，虽有赤白之异，终无寒热之分。河间云：天气热则水浑浊，寒则澄清。由此观之，湿热明矣。盖寒则坚凝，而热则流通故也，何疑之有哉？

《集成》云：疝之一症，专主肝经，肾经绝无相干。或曰：肝经与冲、任、督脉所会，聚于阴器。伤于寒，则阴缩，伤于热，则纵挺不收。盖木性急速，火性暴，而痛亦暴也。前人论疝甚多，或曰膀胱，或曰肾，或曰小肠气，其实皆归于肝经也。大抵此病始于湿热在经，遏而至久，又得寒气外束，不得疏散，所以作痛。若只作寒论，恐为未备，必兼湿热乃可。

《内经》曰：阴虚阳抟谓之崩。按东垣论云：由脾胃气亏，下陷于肾，与相火相合，湿热下迫，而致崩也。亦有肾水枯竭，真阴虚损，不能镇守胞络相火，故血走而崩也。盖脾胃气血之本，心者血之府，脉者人之神，俱不足而生火，火得以乘虚，而迫血妄行也，宜详治之。

治

《治法》云：淋属湿热，宜五苓，加山栀、木通。老人血气虚而淋，宜参、芪、归、术，带木通、山栀。肾虚者补肾，兼利小便，不可独用利药。死血者，四物汤，加牛膝主之。痰气滞于上焦，宜二陈吐之。若湿热流注下焦，热结膀胱，而小便闭涩，用益原散，以黄柏、山栀、泽泻、煎汤调下切当。大抵

第
七
辑

淋闭之症，有肺燥不能生水，治宜清金，车前子、茯苓、麦门冬、黄芩之类；有热结膀胱，宜泻膀胱火，黄柏、知母之类；有脾湿不运，而精不升，故肺不能生水，当燥湿健脾，苍白术、陈皮之类，治各有别。

丹溪云：浊与带同是湿热，白属气，赤属血，治以清热渗湿为主。气虚入参、术，血虚入芎、归，甚者必用吐以提其气，下用二陈，加二术、白芍药、黄柏，煎服。丸药以樗根白皮、黄柏、青黛、干姜、滑石、蛤粉、神曲糊丸服，或用六味地黄丸尤妙。亦有思虑过度，则水火不交，快情恣欲，而精元失守，故尿前尿后，凝结流下，名曰白浊，亦曰遗精。宜抑火养心，安脾，实肾，则水火相交，其流固自清矣。

《辨疑录》云：疝症本湿热，怒气伤肝，房劳过伤，心肾胞络之火郁结于内。盖小肠乃多气少血之经，心气郁结，则腑受邪，肝气一盛，而子亦盛矣，故二气攻入小肠、膀胱，而痛作矣。治用五苓散，内加行气之药，乃利小便出邪之法。按《药性》云：猪苓、泽泻，分阴阳以和心，心与小肠为表里，心和则小肠之气亦通矣。白术利腰脐间湿，并死血，茯苓淡渗利窍行湿，桂伐肝邪，伐其本也。加茴香，善治小肠之气；金铃子、橘核，去膀胱肾气；槟榔坠下，少加木通以为导引小肠之火出也。治亦近理，又法治疝，盖因湿热为寒郁而发，用山栀子以降湿热，乌头以破寒郁，二味皆下焦之药，而乌头为栀子所引，其效甚速。

女人崩漏，多因七情之火内动，或因气所使而下。急则治其标，白芷汤，调下百草霜，甚者棕榈灰、莲蓬灰、血余灰俱妙。缓则治其本，以四物汤，加参、术、黄芪、便制香附、地榆、蒲黄、荆芥穗各等分，升麻五分，屡治有效，宜随症加减用之。

方

加减五苓散 治诸淋，及小便闭涩，随症加减用。

白术一钱　赤茯苓一钱　泽泻一钱　木通一钱五分　滑石一钱　桂三分　郁李仁八分　黄芩一钱　山栀子一钱　甘草梢五分　秋石一钱　黄柏（童便炒）一钱

上作一服，水一钟半，灯心一握，煎八分，空心服。

血淋，加当归一钱五分，生地黄一钱，牛膝一钱，藕节、侧柏叶各一钱，去桂。

气淋，加青皮、香附、海石各一钱，沉香五分。

结热蓄于下焦，成砂石淋，加归尾一钱，黄柏加一倍，大黄三钱。

小便血出如淋，加归身尾、小蓟根、生地黄、侧柏叶、藕节、蒲黄（生用）各等分。小便前后血，加同上。

小便闭不通，加车前子一钱五分，大黄（生）三钱或五钱，海金沙一钱。

小便涩，加青皮七分，黄连八分，枳壳七分。

小便多，或不禁，或不时遗出，以八味丸，减泽泻一半，黄柏、知母煎汤吞下，一月即效，亦可治久远遗精白浊。

又方　加减厘清饮 治赤白浊，梦遗精滑，及女人赤白带下。

白术　白茯神　麦门冬　黄连　黄柏　益智仁　川草　石菖蒲　乌药　泽泻　牡蛎　石莲肉各等分

上作一服，水一钟半，姜、枣煎，食前服。

血虚，加当归、地黄各等分。

气虚，加黄芪、人参各等分。

阴火动，加黄柏、知母各等分，桂三分。

日久者，加升麻、柴胡各五分，龙骨（煅）一钱。

女人赤白带，加樗根白皮、赤石脂各等分。

肥人带是湿痰，加海石、半夏、苍术、川芎、香附各等分。

瘦人无带，有即是热，加香附、山栀、青黛各等分。

思想无穷，所欲不遂，梦遗精滑，治在心脾，加半夏、陈皮、甘草、人参、远志、酸枣仁各等分。夜服安神丸，晨服坎离丸，莲肉汤下，或以黄柏、知母煎汤吞下八味丸亦可。

女人夜梦鬼交，四物，加香附、茯神、远志、石菖蒲、牡蛎（煅）、赤石脂各等分，清晨用莲肉汤调下妙香散。

又方　橘核顺气汤　治疝偏坠，此药劫痛行，渗湿清热。

白术　白茯苓各一钱　泽泻七分　木通一钱　青皮七分桂枝五分　橘核一钱　川楝子一钱　山栀一钱五分　川乌八分木香五分（不见火）　槟榔七分

上作一服，水一钟半，煎，空心服。

血滞，加桃仁、当归各等分。

气滞，加沉香五分，小茴香七分。

寒疝，加吴茱萸一钱，山栀、川乌倍用。

湿郁疝，加苍术一钱五分，木瓜一钱

食积滞而成疝，加山楂、枳实各一钱。

痰涎流注成疝，加半夏、南星、海石、香附各等分。

又方　四物调中汤　治血崩，因七情所伤，脾胃不运，肾水亏损，不能镇守胞络相火，以致水火不交，而血妄下，此缓则治其本也，必多服乃效。

川芎一钱　当归　白芍药　生地黄　熟地黄　人参　黄芪白术　麦门冬　阿胶（炒）　香附各一钱五分　荆芥穗　黄柏黄连　地榆各八分　升麻三分　柴胡五分　陈皮一钱

上十八味作一服，姜、枣，水二钟，煎，食前服，渣煎食远服。

又方　凉血地黄汤　治症同前，此急则治其标也，二三服即效。

川芎一钱　当归　白芍药　生地黄　黄芩各一钱五分　黄柏　知母　本　荆芥穗　蔓荆子各一钱　细辛五分　黄连　羌活　防风各八分　升麻　柴胡各五分　甘草　红花各三分

上十八味作一服，姜、枣煎，空心服，渣食远服。

疮疡（疔疮瘰疬）

脉

《诀》云：数而无力为疮疡。《集验》云：脉沉实，发热，烦躁，外无焮肿赤痛，其邪深在里，宜先疏通以绝其源。浮大而数，焮肿在外，当先托里，恐邪气入内也。脉不浮不沉，内外症无知，其在经当和荣卫。脉数，身无热，内有痈脓。脉数，应当发热，而反恶寒，若有痛处，当发痈疽疮疡。脉沉迟而缓者生，急疾而数者死。

症

按《外科论》云：夫外科以痈疽发背冠于篇首，为诸疮之先者何？盖此症变化在于须臾，性命悬于毫发故也。然痈疽之名，虽有二十余症，其要则有二焉，阴阳是也。凡发于阳者，为痈，为热，为实；发于阴者，为疽，为冷，为虚。夫阳发则皮薄，色赤，肿高，多有椒眼数十而痛；阴发则皮厚，色淡，肿坚硬，状如牛颈之皮，不痛。又有阳中之阴，似热非热，虽肿而虚，赤而不燥，作痛而无脓，时浮时消，盛而内腐；阴中之阳，似冷非冷，不肿而实，微赤而燥，有脓而痛，外虽不盛，而内烦闷。阳中之阴，其人多肥，肉紧而内虚，阴中之阳，其人多瘦，肉缓而内实。又有阳变为阴，因草医凉剂之过也；阴变为阳，因火艾热药之骤也。然阳变阴，多犹可返于阳，故多生；阴变阳，多不能复于阳，故多死。间有生者，此医偶合于法，百中得一耳。所谓发者，积于中而发于外者也。人之一身，所自本于五脏，五脏之气，皆禀于胃气。胃为五脏之根本，故胃受谷，脾化之以生气血，脾主肌肉，胃气传五脏，以行血脉，经络，灌溉一身，而昼夜一周。虽痈疽有虚实寒热，皆由气郁而成。其因有三：内因、外因、不内外因。内因候于人迎，人迎者，左手关前一分是也。外因候于气口，气口者，右手关前一分是也。人迎气口之脉，和平，则为不内外因也。其原有五：一天行时气，二己情内郁，三体虚外感，四身热抟于风冷，五食烧炙、饮醇酒、服丹石热毒等药。以五者为邪，气郁于胃中，胃气盛而体实，则邪气相抟，而流注于经络，涩于所滞，血脉经络，壅结而成痈。胃气弱而体虚，则邪气盛而宿于经络，凝涩流积，血脉不潮，内腐而成疽。故曰外形如粟，中可容穀，外貌若钱，中可安拳。恶毒脓管，寸长深满，脓血相粘，用药可痊。臭秽无丝，血败气衰，阳绝阴盛，仙难救命。善用药者，当审人虚实，察病冷热，推其所因，究其所原，而后治之，内外相应，不可一概而论。如病发于阳而极热，必当顺其气，匀其血，气顺则宜通而不滞，血匀则流动而自散。气乃为阳，血乃为阴，阴阳调和，其病自安。外则用凉药而触之。内热反盛，热盛则血得凉而易散，甚则热已痿，而血凝于凉，以致血不散，此阳变为阴，渐成坏烂之根，急投温剂以治，解其外攻四围之血路，出其中间已成之脓毒，然后根据法以收其功。如病发于阴而极冷，则内用平补之药，以宣其气，滋其血，助其元阳，从其脾胃，待其饮食进，而后须顺气匀血，如常法。外用热药以潮一身之气血，回死肌，拔毒瓦斯，后用温药以散之。其极冷者，或又为凉药所误，不得已，于三建汤而回阳病，必旁出再作为佳，此阴变为阳之候，更生之兆也。若内不回，外症不见，是为独阴绝阳，不可治矣。盖阳者气也，阴者血也，阳动则阴随，气运则血行，气耗则血死，血死则病死矣。冷症则用热药，不过行其气血，气血遇热则行，遇冷则止，须斟酌用之，当先以乳香、轻粉救其心，护其膜。盖心为一身之主宰，膜为五脏之囊橐①，病之初起，毒上攻心之胞络，故先呕逆而后痈疽，或先痈疽而后呕逆者，皆由毒攻于胞络，根于心也。心主受毒，神无所舍，元气昏暝，毒之始萌，傍腐肌肉，治若不早，毒瓦斯透膜，膜透则元气泄，脏腑失养，精神枯槁，脉自坏绝。病有至盛，内见五脏，可得其生者，膜完故也；病有至微，肌肉未溃而死者，膜先透也。是以救心护膜，当为治者之先务，亦外科之良法也。此乃论痈疽之要，其神圣功巧，不可具述，非寻常医流，一草一木，一针一刀，所可以得其要者也。

方

加味托里散 治发背痈疽，无分脑乳附骨等处，及诸疔瘰疬，一应肿毒，肿未成即散，已成即溃，败脓自出，腐肉自去，痛苦自减，大有神效，非常功也。

人参 黄芪 桔梗 防风（并去芦） 川芎 当归 官桂 厚朴 白芷各一钱 甘草五分 白芍药 木香 大腹子 乌药 枳壳 紫苏各一钱

上作一服，水一钟半，生姜二片，葱白一根，煎至七分，加酒一呷。病在上，食后服，病在下，食前服。兼有他症，依后加减。

病不退，加白术、白茯苓、熟地黄各一钱。

不进饮食，加砂仁七分，香附一钱

痛不住，加乳香、没药（另研，煎熟放下）各一钱。

———————————————

① 橐（tuó）：古代一种风箱。

水不干，加知母、贝母各一钱。

疮不穿，加皂角刺一钱。

咳嗽，加陈皮、半夏、杏仁各一钱。

大便秘，加大黄三钱，枳壳一钱

小便涩，加麦门冬、木通、车前子各一钱，灯草二十根。

脚气，加木瓜、黄柏各一钱。

又方　仙方活命饮　治外科一切病证，已成即溃，未成即散，二三服立效，轻者一服即效。予用此方治乳痈瘰疬，大有奇效。

滴乳（另研，药熟化下）　防风　白芷　贝母　赤芍药
当归尾　明没药（研）　皂角刺　天花粉　甘草节　穿山甲
（炮）以上各一钱　陈皮　金银花各三钱

病在背俞，皂角刺为君就本方加作三钱。

在腹募，白芷为君加作三钱。

在胸次，加瓜蒌仁（去壳）二钱。

在四肢，金银花为君依本方。

疔疮，加紫河车、草根三钱。

瘰疬，加夏枯草三钱。

乳痈，加夏枯草三钱，青皮一钱。

上作一服，无灰酒五茶钟，装入有嘴瓶内，以浓纸封口，勿令泄气，煎至三大钟，去渣，作三次服，接连不断，随疮上下，食前后服。能饮酒者，服药后，再饮三五杯。此药并无酒气，不动脏腑，不伤气血，忌酸薄酒、铁器。服后侧卧，觉痛定回生也，神效不可具述。

真人偈云　真人活法世间稀，大恶痈疽总可医。消毒只如汤泼雪，化脓渐使肉生肌。阴功何止万人活，神效何须刻日期。留下仙方诚信授，存仁修制上天知。

按：此方不问阴阳虚实，善恶肿溃，或大痛，或不痛，先用此剂，大势已退，然后随症调治，其功甚捷，诚仙方也。

又方　瘰疬灸法　不问远年近日，一切瘰疬，但灸立愈。

男左女右手，以草心于中指第二节起，比至臂上挨掌第一横纹止，剪断，再将草心于百劳穴骨尖上比起，至草心尽处是穴，以墨记之，于墨上灸，一岁一壮，立愈。

气门

诸气

脉

《脉诀》云：沉脉为气，沉极则伏，涩弱难治。沉滑兼痰，沉弦兼怒，沉数兼热，沉弦兼怒，沉数兼热，沉迟兼寒，沉濡兼湿，浮弦兼风，沉涩而结为郁，沉而有力为气实，沉而无力为气虚，随各部见之，为本经之病，临症宜详审之，下仿此。

症

经云：诸痛皆因于气，百病皆生于气。怒则气逆，喜则气缓，悲则气消，恐则气下，寒则气收，热则气泄，惊则气乱，劳则气耗，思则气结，此九气之不同也。古法治九气，以所不胜者制之，如怒则以悲胜之之类是也。

治

《辨疑录》云：喜乐恐惊，耗散正气，怒忧思悲，郁结邪气，结者开之，木香、香附之类。散者益之，人参、黄芪之类。世人多泥于气无补法之语，不审虚实，往往多用燥利之药，若气实者用之为当，气虚不补，邪何由行？

方

四君子汤 气主方，扶胃降火，补虚固本，主男子用，若女子气虚，亦宜用之。

人参（补中益气，去芦）一钱五分　白术（扶胃健脾，炒）二钱　白茯苓（养心利水，去皮）一钱　甘草（和中降火，炙）四分

上用姜一片，枣一枚，煎服。兼有他症，依后加减。

劳瘵咯血，加山药、黄芪、粟米、阿胶各等分。

吐血后虚损者，加黄芪一钱五分，白扁豆一钱，麦门冬一钱二分。

心烦口渴，加麦冬一钱二分，竹叶一钱，山栀一钱，五味子九粒。

心热，加麦门冬、茯神、黄连各八分。

潮热往来，加柴胡、地骨皮各一钱，黄芩八分。

腹痛，加白芍药一钱五分，干姜（炒）、官桂各七分，厚朴八分，青皮五分。

胃冷，加丁香、附子（制）、砂仁各等分。

气痛，加木香、玄胡索各八分，当归一钱。

有痰，加陈皮（去白）、贝母、半夏（姜制）各一钱二分，去人参。

气虚甚者，加黄芪一钱五分，熟附子一钱。暑月亦加。

脾胃虚弱，加陈皮、山药、当归各一钱，黄芪一钱二分。

遍身疼痛，加当归一钱五分，木香五分，北五加皮一钱，去人参。

半身右边不遂，加姜汁、竹沥各半盏。

腹胀不思饮食，加砂仁、白豆蔻、枳实各七分，去人参。

气虚成痿，加苍术、黄柏、黄芩、木瓜各八分。

心烦不定，加辰砂、酸枣仁、远志各七分，麦门冬一钱。

咳嗽，加杏仁、桑白皮各七分，五味子十粒、贝母、瓜蒌仁、陈皮各八分，去参、术。

暑月病热，口渴，唇干，谵语，脉虚细而迟，加黄芪、麦门冬各一钱五分，五味子九粒，川归、白芍药、附子（制熟）各一钱。

气短，小便利，加黄芪，去茯苓。

中风气虚，加黄芪。有痰，加姜汁半盏，竹沥一盏。

久疟，热多寒少，加黄芪一钱五分，柴胡、知母、地骨皮各一钱。

病后虚热，加麦门冬、川归、黄芪各一钱，升麻、柴胡各三分。

脾困气短，加砂仁、木香各五分，白扁豆、黄芪各八分。

盗汗不止，加黄芪、陈麦曲各一钱五分，麦门冬、酸枣仁各八分，当归一钱二分。

自汗不止，加黄芪一钱五分，当归、麦门冬、熟地黄、麻黄根各八分。

心血虚，不眠，精神恍惚，加加当归、酸枣仁各一钱，黄芪一钱二分，龙眼肉三个（去壳）。

四肢懒惰，嗜卧，加白扁豆、川药、砂仁、当归、陈皮各八分。

气血虚，眩晕，加黄芪、天麻、半夏、荆芥穗各一钱。

水泻不止，加麸曲、木香、砂仁、肉豆蔻各七分，夏月，加黄连、扁豆（炒）、车前子、泽泻加七分。

四肢恶寒，有热，加麻黄、桂枝、川芎、当归各一钱，去人参。

妇人安胎，加黄芩、当归、阿胶、艾叶减半各一钱，枳壳五分。

漏胎，加续断、地榆、当归、白芍药、荆芥穗、黄芩各八分。

产后泻痢，加厚朴、苍术、白扁豆、砂仁、肉果各八分。

产后脾胃弱，加砂仁、白扁豆、山药、连子、陈皮各一钱。

小儿脾胃虚弱，不纳食，易泻，加山楂、肉果、砂仁、厚朴、苍术、陈皮各八分。

小儿诸疳，加胡黄连、银柴胡、使君子肉、山楂各一钱。

小儿慢惊，加全蝎、白附子、天麻各七分，薄荷叶七片。

男、妇虚劳，有热，加当归、白芍药、熟地各一钱，柴胡、秦艽、地骨皮、牡丹皮各八分，黄柏（蜜炒）五分，青蒿三分。

男、妇气虚渴，加木瓜、干葛、乌梅各一钱。

男、妇五心烦热，面色痿黄，加当归、白芍药、柴胡、麦门冬各一钱。

小儿痘疮淡白不起者，气虚也，加黄芪八分，官桂五分，木香三分

大人、小儿夏月吐泻，加藿香、白扁豆、陈皮、厚朴、苍术、干葛各八分，木香三分或五分。

中脘寒痛，或手足爪甲青，四末厥者，加干姜一钱，去茯苓，甚者，加附子一钱。

久泻痢，元气下陷者，加升麻五分。元气脱者，去升麻，加附子（制熟）一钱五分。

老人气短，小便短少，加黄芪，吞滋肾丸。

思虑过伤心脾，昼则困倦，夜反不寐，加黄芪、当归、麦门冬、酸枣仁、圆眼肉各一钱，仍服天王补心丹。

遗精白浊，气虚者，加山药莲子、芡实各等分。

诸疮内托，加黄芪、防风各一钱，连翘、金银花、黄柏、

牛蒡子各八分。

诸疮疡后，气血虚损者，加当归、白芍药、黄芪、黄柏各分。

诸虚眩运，眼见黑花，加天麻、半夏、川芎、当归各等分。

脾胃不和，加砂仁、厚朴各七分，陈皮、苍术各一钱。

呕逆恶心，加半夏、生姜、陈皮各八分，砂仁五分，丁香三分。

皮黄，加黄柏、苍术各一钱五分。

妇人有孕恶阻，加陈皮、枳壳、砂仁各等分。

妇人赤白带，属气虚者，加苍术一钱，升麻五分，芡实八分

气虚潮热，加麦门冬、地骨皮、柴胡各八分，黄芩七分。

气虚恶寒，加黄芪一钱，桂枝五分，背恶寒同。

下元冷极，加干姜、附子（炮）各等分，去茯苓。

上四君子汤加减方法也，须量病轻重虚实，临症斟酌方剂大小，庶无实实虚虚之误，倘收未备，惟达者正之，幸甚。

血门

诸血

脉

经云：脉洪滑，为血盛；脉涩弱，为血虚；脉如泻漆之状者，为亡血；脉芤为失血；细弦涩，按之无力，为脱血；浮弱，按之绝，为下血；烦咳脉芤者，为吐血；沉弦而数，为衄血。诸血症，身凉脉静者生，身热脉大者死。肠澼下脓血，弦绝则死，滑大则生。

症

丹溪云：有吐血、咯血、衄血、唾血、大小便血之异，又女人血崩、血漏，大抵皆由火盛致血错经妄行，脉必大而芤或因怒气而得者。经云：怒则气逆伤肝，甚则呕血，脉必弦大而芤。下血崩漏，亦属热与虚，盖热则流通，虚则下漏，脉必急疾而数，宜加详审。

治

按经云：血从上出，皆是阳盛阴虚，有升无降，血随气上，越出上窍，宜补阴抑阳，气降则血自归经，血从下走，皆由内外有所感伤，浊热凝停于胃内，随气下流，亦妄行之义，或云大便见血，为内伤络脉所致，小便见血，为损伤心肾，阴火妄动所致，女人崩漏，皆由七情损伤冲任所致，三者皆宜清气降火，养心理脾为主，盖气清则血和，心脾旺则血有所统摄，而自无妄行之患矣。

方

四物汤　血主方，生血去热，补虚益精，主女人用，男子血虚，亦宜用之。

川芎（清阳、和血行血、肝经药、春天倍用、女人加此味，去芦）八分　川归（润中、和血养血、肾经药、冬月倍用，去芦酒浸晒干）一钱五分　白芍药（缓中、破血、心脾、经药、夏月倍用、酒炒）一钱二分　地黄（凉血用生、补血用熟、滋阴生血、肺经药、秋月倍用、姜汁浸晒干、一钱，男子加此味）

上为㕮咀，每服姜一片，水煎，食远服。随有他症，依后加减。此方春宜加防风，夏宜加黄芩，秋宜加天门冬，冬宜加桂枝，此常服顺四时之气，而加减未有不中者也。

血虚腹痛，微汗恶风，加官桂七分，倍芍药。

嗽痰，加桑白皮、杏仁、麻黄、贝母各等分。

大便秘，加桃仁、大黄、麻仁、枳壳（减半余）各等分。

血虚头眩，加天麻、防风、荆芥穗各一钱。

虚寒脉微，气难布息，不渴，便清，加干姜、附子各一钱。

中湿，身重无力，身冷微汗，加苍术、白术、白茯苓各一钱二分。

筋惕肉瞤，属血虚也，加天麻、人参各一钱，伤寒筋惕肉瞤自有本条。

转筋属热，加酒芩、红花、木瓜、苍术各等分。

两胁胀满，加枳实、半夏各八分，白术一钱，去地黄。

身上虚痒，加黄芩、防风，煎调浮萍末一钱。

小便秘涩，属血虚，加茯苓、泽泻各八分，牛膝一钱，甘草梢五分。

盗汗属阴虚者，加麦门冬、知母、黄芪、浮麦、麻黄根各等分。

自汗，加人参、黄芪、麻黄根各一钱，桂枝五分。

劳瘵阴虚火动，加白茯苓、贝母、陈皮、款冬花、杏仁、黄柏、知母各一钱，甘草三分。有热，再加秦艽、地骨皮各一钱。

阴虚喘嗽，或吐红者，加知母、贝母、黄柏、五味子十二粒，人参、麦门冬、桑白皮、地骨皮、牡丹皮、款冬花、紫菀各等分。如肺火盛者去人参换沙参。

阴虚发热，烦渴不能坐卧，加麦门冬、山栀、黄柏、知母各一钱。

阴虚潮热，加柴胡、知母、黄芩、地骨皮各一钱。

半身不遂，左边，加桃仁、红花各八分，姜汁半盏，竹沥一盏。

血痢，加黄连、荆芥穗、地榆各一钱，木香五分，枳壳七分。

风虚眩运，加天麻、秦艽、羌活各一钱。

脚气冲心，加炒黄柏一钱。

口干烦渴，加麦门冬、乌梅各一钱。

四肢冷气痛，加良姜、玄胡索、木香、吴茱萸各等分。

血气虚弱，起则无力而倒，加白术、陈皮、人参各一钱。

血虚刺痛，五心热，加山栀、香附、乌药各一钱，官桂、青皮各五分。

血虚甚者，加人参、附子各一钱。暑月，再加麦门冬八分，五味子十粒。

腹中积血气块，加木香五分，三棱、莪术、干漆各八分。

乍寒乍热，加人参、白茯苓、柴胡各一钱。

血虚成痿，加苍术、黄柏，下补阴丸。

老人性急作劳，两腿痛，加桃仁、陈皮、牛膝各一钱，甘草（生）五分，入姜汁半盏，服三四剂而安。

少年患痢，用湿药大过，致痛叫号，此恶血入经络也，加桃仁、红花、牛膝、黄芩、陈皮各八分，生甘草五分，入姜汁半盏，水酒煎服三四帖，或十数帖而安。

午后嗽，即阴虚嗽也，加黄柏、知母、天门冬、瓜蒌仁、贝母各八分。

贪劳人，秋深发热，浑身发热，手足皆疼如煅，昼轻夜重，倍川芎、芍药，加人参一钱五分，五味子十五粒。如病加喘，手足仍疼，再加人参、白术、牛膝、桃仁、陈皮各一钱，生甘草五分，槟榔七分，生姜三片，煎服五十帖而安。

衄血，加黑山栀仁、黄芩、麦门冬、牡丹皮、扁柏叶各一钱，入童便半钟。又法，本方加麻黄三钱，葱白三根，一服汗即止。

吐血，加牡丹皮、黑山栀仁、童便浸香附、犀角、藕节、京墨各等分，入童便半钟煎。又法，以患人吐出血，取起烙干，研为细末，以当归煎汤调下，此吴球子血导血归之法也。

咯血，加麦门冬一钱五分，童便二盏，姜汁半盏、青黛一钱，山栀仁（炒黑）一钱。

唾血，加天门冬、麦门冬、知母、贝母、百部、熟地黄各一钱，黄柏八分，桔梗、远志各五分。

咳血，痰火伤血也，加贝母、瓜蒌仁、青黛、香附、杏仁、阿胶各八分，童便二盏，姜汁半盏。肾虚肺痿咳血，加天门冬、麦门冬、知母、贝母、紫菀、桔梗、玄参、杏仁、阿胶、薏苡仁各等分。

痰涎血，出于脾也，本方去川芎、地黄，加黄芪、黄连、甘草、陈皮、山药、薏苡仁各等分。

大便下血，即肠风下血也，热者，本方加炒山栀、牛胆、槐实、黄连、枳壳、阿胶、荆芥穗、升麻（少，余）各等分。虚者，加人参、白术各一钱五分，黑干姜、升麻各五分，陈皮八分，甘草三分。

小便溺血，加山栀、木通、小蓟、琥珀各等分。或本方煎调下牛膝膏亦妙。（按：小便血痛者为血淋，自有本条，不痛者，为溺血也。）

小儿尿血，本方煎调发灰一钱五分，生甘草末五分，或本方煎调五苓散，加棕榈灰、发灰各一钱，大人、小儿俱妙。

血淋，加木通、大黄各一钱五分，桃仁、红花各一钱，车前子、琥珀各八分，赤茯苓、甘草梢、泽泻、青皮各七分，或本方调下牛膝膏。

女人血崩，加白术、黄连、地榆各一钱五分。虚崩，加人参、白术、黄芪、麦门冬、山药、陈皮各等分，升麻、甘草各三分。

血虚眼暗，或肾水虚不能远视，加甘菊花、枸杞子各一钱五分。

风热赤肿，火眼，加防风、甘菊花、黄连、黄芩、龙胆草各等分。

痔漏，加人参、白术、黄连、生地黄、槐实制、条芩各一钱，荆芥穗、枳壳各七分，升麻、甘草（生）各三分。肠风脏毒加同。

脱肛血虚，加阿胶、枳壳各八分，升麻三分。

下焦无血，小便涩数，加黄柏、知母、牛膝、甘草梢各等分。

疟疾，若间一日连发二日，或日夜各发，加人参、白术、黄芪、知母、柴胡、青皮各等分。

老人气短，小便不通，加人参、黄芪各一钱，煎吞滋肾丸。

性急人味浓，常服燥热之药，左胁红点痛，必有脓在内，加桔梗、生甘草（少）、香附（多）、生姜煎服十余帖，痛处肿，针出脓，再用本方十余帖调理。

老人因疝多服乌附热药，发疽淋痛，叫号困惫，加牛膝浓煎大剂，服五七帖。

中风血虚，加姜汁半盏，竹沥一盏，能食，去竹沥，加荆沥。

筋骨痛，及头痛，脉弦如疟状，加羌活、防风、北五加皮各八分。

喉干躁痛，加玄参、桔梗、荆芥、黄柏、知母各等分，立已。

血虚头痛，加天麻、细辛、甘菊花各八分，倍川芎。

血虚两胁肋痛，加木香、玄胡索各七分，官桂、青皮各四分，枳壳六分，香附一钱。

小腹绕疼痛，加官桂、木香、玄胡索、没药各等分

瘀血结块作痛者，加桃仁一钱五分，大黄三钱，芒硝一钱五分，下尽黑血，痛即止，妇人血滞，同此加用。

男、妇虚劳气弱，加人参、白术、陈皮、黄芪各一钱二分，甘草三分。

喘嗽胸满，昼轻夜重，加枳实、麻黄、杏仁、半夏各一钱二分。

烦躁，加人参、知母各八分，石膏一钱五分，竹叶二十片。

心血虚，不得眠，去川芎，加人参、黄芪、酸枣仁、圆眼肉、麦门冬、石菖蒲各等分，煎服，仍服朱砂安神丸，或补心丹。

妇人下元虚冷，无子息，加附子（制）、肉苁蓉、蕲艾、香附各等分。

以下并妇人症，血气上冲心腹，肋下满闷，经水闭，加木香、槟榔、青皮、乌药、红花各五七分。

赤白带，腰腿疼痛，加防风、白芷、赤石脂、黄柏、苍术、乌药各等分。

脐下冷，腹痛，腰脊痛，加木香五分，玄胡索、吴茱萸各八分，官桂五分，苦楝七分，香附一钱。

气冲经脉，月事频并，脐下痛，加官桂、香附、倍芍药。

经水欲行，脐腹绞痛，加玄胡索、牡丹皮、槟榔各八分，木香、吴茱萸、红花各五分。

经水逼多，别无他症，加黄芩、白术、荆芥穗各等分。

经水如黑豆汁色，加黄芩、黄连、荆芥穗各等分。

经水少而色红和，加红花五分，倍当归、熟地黄。

癥瘕血积，加三棱、莪术、官桂、干漆、瓦楞子（煅粉）

各等分。

经水适来适断，往来寒热者，加小柴胡汤。

胎动，加艾叶、香附子、紫苏、大腹皮、白术、黄芩、枳壳各等分。

血枯经闭，加桃仁、红花、鹿角屑各一钱，倍当归、熟地黄。

下血过，肌肉黄瘦，加人参、黄芪、白术、茯苓、甘草（炙）、官桂五分，陈皮各等分。

妇人损伤血气，或忧郁所伤，致五心烦热，加麦门冬、黄芩、柴胡、百合、地骨皮、山栀、香附各等分。

经水或前或后，加牛膝、泽兰叶、益母草各等分

赤白带，日久不止，加人参、白术、藁本、牡丹皮、川续断各等分。

经水过期者，血虚也，加参、芪、白术、陈皮各一钱，升麻四分。

经水不及期者，血热，加芩、连之类。肥人兼痰治，加半夏、茯苓、贝母、陈皮、山栀、香附之类。

经水紫黑有块者，加芩、连、香附各等分。

经水将行作痛者，血实兼郁，加桃仁、红花、牡丹皮、玄胡索、黄连、香附各等分。

经水行后作痛，加参、术各一钱，红花三分。

经水不调，而血色淡白者，亦虚也，加参术、阿胶各等分。

躯脂生满经闭者，加南星、半夏、香附、黄连各等分，去地黄。

临经时遇烦恼，作心腹腰胁痛，不可忍者，加桃仁、红花、玄胡索、香附、青皮各等分。

经水过多，旬余不止，加荆芥穗、续断、黑干姜炭各八分，

炙甘草四分。虚者，再加参、术调理。

经水色如黄浆水者，此胃中湿痰也，加半夏、陈皮、茯苓、甘草、细辛、苍术各等分。

经水下如屋尘水者，加续断、蔓荆子、赤石脂各等分。

经水感寒，本方去地黄，加白芷、柴胡、干葛、紫苏各等分。

妇人血虚，往来潮热，加柴胡、白茯苓、地骨皮各八分，荆芥、薄荷各六分，甘草三分。

胎痛，皆由血少，加砂仁、香附、紫苏叶各八分。

半产，多在三个月，或五个月者，加人参、白术、陈皮、阿胶、艾叶、条芩、甘草（少，余各等分）。

瘦弱妇人，子宫干涩，加阿胶、香附、黄芩、红花（少，余各等分）。

妇人性急，血下如注，倦甚，加香附、侧柏叶、童便煎。

妊娠调理，加黄芩、白术各一钱五分，枳壳七分，砂仁五分。

胎损不安，或胎漏，加白术、黄芩、地榆、阿胶、艾叶、香附、续断、枳壳各等分。

胎痛，加香附、紫苏梗、砂仁、枳壳各一钱，倍熟地黄。

妊妇寒热，加小柴胡汤，去半夏。气虚，再加参、术各一钱五分。

临月服催生，加大腹皮、陈皮、白术、黄芩、紫苏梗叶、香附、白芷、甘草（少，余各等分），或用益母丸。

瘦妇血少，胎弱难产，加枳壳、乳香、木香各五分，甘草三分，益母草一钱，血余灰一钱，或用兔脑丸。

产后补虚，加参、术、陈皮各一钱，甘草（炙）四分，干姜五分，去芍药。如发热，再加茯苓、柴胡各八分。

产后去血过多，昏运，加荆芥穗二钱，去芍药、地黄。

产后生肠不收，由气血虚，加人参、白术、黄芪、甘草、升麻，去芍药、地黄。

产后着恼，加香附一钱五分，干姜（炒）、青皮各五分，去芍药、地黄。

产后惊风，加茯苓、天麻、防风、黄芪、官桂、甘草各等分，去地黄。有痰，加半夏、陈皮各一钱。

产后痢，加黄芩、桂枝、枳壳、木香、槟榔各七分，去地黄。

产后多汗，加黄芪一钱，桂枝五分。

产后血风，四肢瘰疭，加天麻、荆芥穗各一钱。

产后恶露，欲行不行，作痛，加牡丹皮、玄胡索、红花、泽兰叶、官桂各等分，五灵脂。

产后咳嗽，加旋覆花、前胡、杏仁、白茯苓、陈皮，去地黄、芍药。

产后心虚，怔忡不定，言语错乱，加人参、茯神、远志、麦门冬各一钱，甘草三分，去白芍药、地黄。

产后恶露不行，结成块，疼痛不可忍，加没药、血结①、官桂、桃仁、红花各等分，莪术、五灵脂。

产后浮肿，加白术、白茯苓、陈皮、大腹皮各一钱，去地黄，鲤鱼汤煎。

产后脐腹痛，加炒干姜、官桂、香附、没药各等分。

产后血块痛，加蒲黄、玄胡索、牡丹皮各等分，官桂（少许）。

产后泻，本方去当归、地黄，加白术、茯苓、陈皮各一钱，

---

① 血结：即血竭。

甘草（少）、干姜、白扁豆各七分。

乳不通，加白芷、青皮各七分，木通、穿山甲（炙）各一钱。

恶露不止，加炒黑蒲黄、白芷、百草霜、荆芥穗、地榆各等分。

小儿血热，加黄连、连翘各六分。

小儿痘疮不活，血少故也，加黄芪一钱，桂三分，紫草五分。

小儿尾骨病，加山药、知母（酒炒）、桂（少许）。

痎疮，加青皮、柴胡、海藻、昆布、黄芩、贝母、香附各一钱。

诸疮内托，加黄芪、连翘、黄柏各等分。

诸疮发散，加防风、羌活、荆芥、连翘、牛蒡子各等分。

诸疮毒溃后，血虚，加人参、黄芪、白术、甘草各等分。

妇人吹乳乳痈，加蒲公英一钱五分，金银花、石膏、贝母、香附、青皮、连翘、甘草节各八分。

血风疮，加防风、黄柏、金银花、连翘、牛蒡子、苦参各等分，甘草（少）。

上四物汤加减方法也，详病虚实，增损用之，思过半矣。

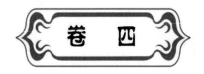

痰门

诸痰

脉

脉滑者多痰，脉滑大为痰火，寸口洪滑为痰，右寸浮滑而疾为痰嗽，两关洪滑而细为胃中湿痰，宜下之，左寸关弦滑为痰厥头痛，关脉滑大者，膈中有痰，宜吐之，病人诸药不效，两关脉，或伏或大者，痰也。按经云：浮滑为风痰，沉滑为痰气，紧滑为寒痰，或结或伏为郁痰，又曰痰饮，又脉弦甚者饮也，脉浮滑而紧为痰嗽，病患眼皮及眼下如灰烟黑者痰也。

症

按丹溪云：有热痰，食积痰，风痰，老痰，寒痰，郁痰之异。又云：诸病寻痰火，痰火生异症，痰之为物，随气升降，无处不到。王节斋云：痰属湿，乃津液所化，因风、寒、湿、热之感，七情饮食所伤，以致气逆浊液，变为痰也，或吐咯上出，或凝滞胸膈，或留聚肠胃，或客于脉络四肢，随气升降，遍身上下，无处不到。但有新、久、轻、重之殊耳，新而轻者，形色清白稀薄，气味亦淡，久而重者，黄浊稠粘凝结，咳之难出，渐成恶味，宜详辨之。

治

按节斋云：痰生于脾胃，宜实脾燥湿为主。又曰痰随气而升，宜顺气为先，分导次之。盖气升属火，故顺气在于降火，热痰则清之，湿痰则燥之，风痰则散之，郁痰则开之，顽痰则软之，食积痰则消之，在上者吐之，在中者下之。中气虚者，因中气以运之，若攻之太重，则胃气虚而痰愈甚矣，用者详之。

方

二陈汤 痰主方，总治一身之痰，如要上行，加引上药，如要下行，加引下药。

陈皮（和脾、消痰、温中，去白）一钱五分 白茯苓（利窍、行湿、和中，去皮）一钱二分 半夏（燥湿、除痰、温中、姜制）一钱二分 甘草（和中、泻火、炙）三分

上作一服，姜三片，煎，不拘时服，兼有他症，依后加减。

春月，宜加川芎。夏，加黄连。秋，加知母。冬，加生姜。

热痰，加青黛、黄连、瓜蒌仁、枳实各等分。

湿痰，加黄芩、苍术、白术、枳实、香附、倍半夏（余各等分）。

酒痰，加青黛、瓜蒌仁、葛粉、苍术、黄连、扁豆各等分。

食积痰，加白术、枳实、山楂、神曲、白豆蔻仁各等分。

风痰，加南星、白附子、僵蚕、皂角、天麻各等分，竹沥、姜汁。

顽痰，加海石、瓜蒌仁、香附、青礞石（段，金色），或煎或丸。

寒痰，加白术一钱五分，姜汁半盏，枳壳、南星、白附子各八分，僵蚕、牙皂各五分。

郁痰，加苍术、川芎、香附、瓜蒌仁、海石各等分。

痰厥头痛，加川芎七分，石膏一钱五分，倍半夏。

痰因火逆上，降火为先，加白术一钱五分，枳实一钱，黄芩、黄连各八分，软石膏（煅）一钱五分。

血虚有痰，加天门冬、麦门冬、知母、当归、香附、瓜蒌仁各等分，竹沥一盏，姜汗半盏。带血者，再加黄芩、白芍药、桑白皮各八分。

眩晕嘈杂者，火动其痰也，加栀子、黄芩、黄连、白术各一钱。

脾虚，宜补中气以运痰，加人参、白术、白芍药、神曲、麦芽各等分，兼升提。

内伤挟痰，加人参、白术、当归、黄芪、白芍药各等分，兼竹沥一盏，姜汁半盏传送。

喉中有物，咯不出，咽不下，此痰结也，加海石、瓜蒌仁、杏仁、桔梗、连翘、香附、玄明粉各等分，竹沥、姜汁各半盏。

痰在胁下，加白芥子、贝母、青皮各等分，竹沥、姜汁各半盏。

风嗽，加川芎七分，细辛、五味各五分，款冬花、贝母各一钱。

寒嗽，加杏仁、麻黄、旋复花、贝母、桔梗各等分。

痰嗽，加桑白皮、杏仁、贝母、瓜蒌仁各一钱，五味子五分。

热嗽，加桑白皮、地骨皮、天门冬、黄芩、贝母各等分。

嗽而胁肋痛，加枳壳、桔梗、香附、青黛、白芥子各等分。

伤风咳嗽生痰，加黄芩、前胡、紫苏、桔梗、川芎、白芷各等分。

食郁有痰，加南星、香附、黄连、枳实各等分。

中脘停痰不下，作呕，加砂仁、黄连、枳实各八分，姜汁半盏。

头眩，加川芎、白芷、天麻各八分。

寒热往来，属痰，加黄芩八分，柴胡一钱。

呕逆属寒，加丁香、砂仁各七分，姜汁一盏。属热①，加黄连、姜汁、竹沥。

脾胃不和，加白术、白扁豆、砂仁各等分。

心下怔忡，属痰，加麦门冬、枳实、竹茹各等分。

脾黄，加白术、厚朴、苍术各一钱，草果七分。

胃脘有热，吞醋吐酸水，加黄连、吴茱萸（炒）、白扁豆、白术各一钱，厚朴、苍术、各八分，青皮五分，砂仁五分。

诸心痛，并胃脘痛，加白芍药（醋炒）、香附、黑干姜、苍术、厚朴各等分，桂（少许）。

肥人嘈杂，加抚芎、苍术、白术、栀子各等分。

闻食气即呕，加砂仁、白术各八分，青皮五分。

鼻塞声重，加麻黄、杏仁、桔梗、桂枝（少）。

湿症兼痰，加酒芩、羌活、苍术各等分。

痰流注，胸背腰胁作痛，加南星、苍术、白术、川芎、当归、羌活各八分。

湿痰成痿，加苍术、白术、黄芩、黄柏各等分。

便浊属痰，加黄柏、苍术、白术各八分，升麻三分，柴胡五分。赤浊，再加白芍药、木通各八分。

小便不通，本方加香附、木通煎服，探吐即通。

妇人脾痛后，二便不通，此痰隔气聚所致，加木通一钱五分煎服，再服探吐。

关格寒在上，热在下，有痰，本方探吐之。

项强，微动则痛，加酒洗黄芩、羌活、红花各八分。

---

① 热：原脱，据前后文加。

颈下生核，属痰，加连翘、桔梗、柴胡、贝母、牛蒡子、青皮各等分。

臂下有核，作痛，加连翘、川芎、皂角刺、防风、黄芩各八分，苍术一钱，白芷六分。

经水过期，色淡者，痰多也，加川芎各一钱，腹痛，再加白芍药一钱，阿胶八分，艾叶七分，官桂五分。

孕妇恶阻，本方用半夏曲，加砂仁七粒，青皮五分。

血运，因气血俱虚，痰火流上，作运，加芎、归、参、术、天麻、荆芥穗各等分。

气虚有痰，加参、术各一钱，竹沥一盏，姜汁半盏。

气实有痰，加香附、枳壳、枳实各一钱，荆沥一盏，姜汁半盏。

血虚有痰，加当归、天门冬、知母、瓜蒌仁、香附（童便制）各一钱。

血实热有痰，加黄芩、白芍药、桑白皮各一钱，俱用竹沥、姜汁。

脾虚者，宜补中益气以运痰，加参、术、归、芪各一钱，白芍药八分，升麻三分，柴胡五分。

痰在皮里膜外，或四肢经络之中，俱加贝母、白芥子各一钱，竹沥一盏，韭汁、姜汁各半盏以开之。

小儿惊风多痰，加南星、白附子、天麻、全蝎、僵蚕、牙皂、薄荷各七分，姜汁、竹沥共一盏。

小儿尾骨痛，有痰，加知母、黄柏、泽泻各八分，前胡五分，木香三分。

中脘痰火吐酸水，加黄连、吴萸（炒）一钱、青皮六分，白术一钱二分，干姜三分。

痰膈，加贝母、香附、黄连、吴萸（炒）一钱、木香五分，

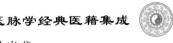
扁豆八分，芦根汁二盏，竹沥一盏，姜汁半盏。

痰流注经络，臂膊腰腿作痛，加南星、苍术、乌药各一钱，羌活、木香各七分，当归、白术各一钱五分，白芥子八分。

诸痰火，加贝母、黄芩、黄连、白术、枳实各等分，或煎或丸。

痰火郁于喉内，作痛，加贝母、黄芩、黄连、山豆根、玄参、桔梗各等分，甘草（生）三分。

痰火妄行，迷塞心窍，身热狂言，如见鬼神者，加黄芩、黄连、枳实各一钱，石膏二钱，甚者，加大黄三五钱下之。

诸痫症，加黄连、南星、川芎、白附子各一钱，雄黄、辰砂各五分（为末，后放入）。

哮喘，加麻黄一钱五分，杏仁一钱，桔梗、桑白皮各七分，贝母一钱二分，石膏二钱五分。

诸疟，皆属于痰。俗云：无痰不作疟，加柴胡、青皮各一钱，常山一钱二分，草果七分，乌梅五个。

作呕，加藿香、扁豆、生姜各等分。

吞酸，加黄连、吴萸（炒）一钱，枳实八分。

头风，加川芎、当归、天麻、荆芥穗、防风各等分。

眉骨痛，属痰，兼火，加黄芩、白芷、蔓荆子各等分。

中风痰涎，牙关紧急，加南星、白附子、天麻防风各一钱，竹沥、姜汁、皂角七分。中痰加同上。

痰厥，加当归、白附子各一钱，桂枝、牙皂、干姜（炒黑）各五分，竹沥、姜汁、葱汁各一盏。

上二陈汤加减方法也，须量病患虚实，斟酌用之，庶无差忒，用者宜致思焉。

郁门

诸郁

脉

郁脉多沉弦，或结伏。又沉涩为血郁，沉伏为气郁，沉细为湿郁，沉数为热郁，沉滑为痰郁，气口紧盛为食郁。又忧郁则脉涩，怒郁则脉弦，思郁则脉缓。时一止，名曰结脉。

症

丹溪云：气血冲和，百病不生，一有拂郁，诸病生焉。又云：诸病皆生于郁，治之可开。注云：郁者，结聚不得发越也。当升不升，当降不降，当变化不得变化，故传化失常，而郁病作矣。大抵诸病多有兼郁者，或郁久而生病，或病久而生郁。凡治气、血、痰、火之病，必兼郁而治之，斯无斁①矣。

治

经云：木郁则达之，谓吐之，令其条达也。火郁则发之，谓汗之，令其疏散也。土郁则夺之，谓下之，令无壅滞也。金郁则泄之，谓渗泄解表，利小便也。水郁则折之，谓抑之，制其升达也。此治郁大法，惟火所属不同，随其经而治之，故曰火郁则发，当看何经，随其经而治之也。丹溪云：郁病有六，气、血、痰、湿、热、食也。气郁则开之，其症胸胁痛，脉沉而涩者是也。血郁则行之，或消之，其症必能食，便红，四肢无力，脉沉涩是也。痰郁则消而导之，其症动则喘，寸口脉沉而滑是也。湿郁则燥之，利之，其症周身走痛，或关节痛，阴

---

① 斁（bì）：古同"毙"。

寒则发，脉沉细而濡是也。热郁则清之，其症目督，小便赤烦咳，脉沉细而数是也。食郁则消之，其症嗳酸，腹饱不能食，左寸脉平和，右寸脉紧盛是也。假令食在气上，气升则食自降，余仿此，凡久恶寒，亦须解郁，郁开病亦随愈。

方

越鞠丸 郁主方，解诸郁，清热，消痰，顺气。

苍术宽中、燥湿（去芦）一钱五分　神曲消食、下气（炒）一钱　川芎和血、顺气（去芦）一钱，香附开郁、散结（童便浸，醋炒）一钱五分　山栀清热、利痰、降火（炒）一钱二分

上作一服，水煎，或为末，水为丸，如绿豆大，每服八十丸，白汤送下。盖气、血、痰三症，多有兼郁，而郁有六，随症加减。凡诸郁，春，宜加防风；夏，加苦参；秋，加吴茱萸；冬，加吴茱萸、干姜炭。

气郁，加白术、陈皮各八分，木香、槟榔各七分，乌药一钱。虚者，兼用四君子汤。

血郁，加当归、白芍药各一钱，桃仁、红花、青黛、郁金各八分。虚者，兼用四君子汤。

痰郁，加南星（牛胆制）、海石、瓜蒌仁各一钱，贝母一钱五分，桔梗七分，白芥子八分。痰盛者，兼用二陈汤。

湿郁，加防风、白芷、羌活、白茯苓各八分，倍苍术。

热郁，加黄连（吴茱萸炒）八分，青黛八分。甚者，加酒蒸大黄二钱五分。

食郁，加山楂、神曲各一钱五分，砂仁、陈皮、枳实各八分，针砂一钱（醋炒）。

木郁，用梨芦或瓜蒂散吐之，吐后，以本方加白术、陈皮、白芍药各一钱，青皮五分。

火郁，本方加防风、羌活、柴胡、葛根各八分，升麻五分

发之，冬月，再加麻黄一钱五分，葱白三根。

土郁，用桂枝、芍药、厚朴、陈皮、枳壳各等分，大黄三钱下之，下后，以四君子汤，加芍药、香附、陈皮调理。

金郁，加茯苓、泽泻各一钱利之。

水郁，加白术一钱五分，陈皮、大腹皮各一钱，青皮五分，紫苏梗六分。

怒郁，左关脉弦，加木香、槟榔、青皮、白芍药各等分。

思郁，右关脉结，加白术、陈皮、石菖蒲各一钱，木香、沉香各五分。

忧郁，右寸脉短涩，加贝母一钱五分，陈皮、枳实、乌药、苏子各八分，木香、槟榔五分。

寒郁，加吴茱萸、干姜各八分，木香、沉香各五分，葱白三节。

悲哀太甚而郁，加贝母一钱五分，茯神、远志、石菖蒲、木香、砂仁各七分。

上越鞠丸加减方法也，须量虚实新久，斟酌用之，庶无误矣。

补门

诸虚

脉

形大力薄为虚损，浮大无力为阳虚，细数无力为阴虚，寸脉浮软而弱为上虚，尺短涩而微为下虚，左尺短涩不均为血虚，右寸沉微为气虚，六脉细微者盗汗，六脉细数者潮热，右关脉弦大为脾虚。又男子右尺脉细微如丝者，为阳衰精竭，女人左尺细微如丝者，为阴衰经闭，皆不治也。

症

按《集成》云：虚损之症，皆由色欲过度，喜怒不节，起居不时，饮食失宜有所劳伤，皆损其气血。盖气衰则火旺，火旺则乘其脾土，而胃气散解，不能滋营百脉，灌溉脏腑，卫护周身，故虚损之症生焉。病则百脉烦疼，腰痛脚软，胸满短气，心烦不安，耳鸣目眩，咳嗽，寒热交作，自汗盗汗，遗精白浊，飧泄食少，食亦无味，不长肌肤。或睡中惊悸，午后发热，倦怠无力，女子则崩漏带下，经闭不行，咳嗽，吐血，发热，皆虚损之候也。

治

经云：虚者补之，损者益之。又云：形不足者，温之以气。参、术、茸、附之类。精不足者，补之以味。鹿角胶、地黄之类。气虚则补气，普用四君子汤。血虚则补血，兼用四物汤。气血俱虚，十全大补汤。痰嗽者清肺，麦门冬、黄芩、贝母之类。阴虚发热者，滋阴降火，黄柏、知母、地骨皮之类。用者详之。

方

十全大补汤　治气血虚损，随症轻重加减。

人参二钱五分　白术三钱　黄芪一钱五分（蜜炙）　甘草四分　白茯苓一钱二分　川芎七分　当归一钱五分　熟地黄一钱　白芍药一钱二分　桂三分　如虚甚者，加熟附一钱，以行参、芪之功

上用姜、枣煎，食远服。

老人但觉小水①短少，即是病进，本方去黄芪、熟地、甘

――――――

①　小水：指小便。

草，加牛膝、陈皮。春，倍川芎；夏，加麦门冬一钱，黄芩八分；秋冬，加炒黑干姜五分，倍当归此丹溪先生养母之法也。

男、妇大病后，气血虚损，脾胃不足，本方去芎、桂，加山药、陈皮、麦门冬各等分。

男子真阴虚损，加黄柏、知母、麦门冬、地骨皮各等分。

妇人胎产虚损，本方去桂，加香附一钱五分，煎调鹿角胶服。

大吐血后虚损，加麦门冬、侧柏叶各一钱，去黄芪、川、芎、桂。

男子遗精白浊，或梦遗精滑，加黄柏、知母（俱童便浸炒）各一钱，山药、芡实、鹿角霜各一钱五分，龙骨五分。

妇人赤白带下，日久，或湛浊黄瘦潮热，加升麻、柴胡各五分。

男、妇心虚手振，加麦门冬、酸枣仁、天麻各一钱，白芷五分，去桂。

心脾血虚，昼则怠堕嗜卧，夜不能寐，加麦门冬、酸枣仁、山药各等分，远志减半，圆眼肉五个，去芎、桂。

健忘、怔忡，加麦门冬、陈皮、竹茹各等分，去芎、桂。

脚软无力，加牛膝、黄柏、木瓜、防己、去川芎各等分。

脾胃虚弱，畏寒易泄，加陈皮一钱，干姜五分，倍白术，去川芎、当归、地黄。

肝虚眼目昏暗，加黄连、扁豆、甘菊花各等分，去芪、桂。

男子左尺既虚，右尺亦微，命门火衰，阳事不举，加熟附子一钱，沉香五分。

气血两虚，眩运，加半夏、天麻各一钱。

自汗盗汗，加麻黄根一钱五分，去桂。妇人胎产有汗，加同上。

疮疡溃后，或平后气血俱虚，用本方，加防风八分，去桂。

妇人产后诸疾，加黑干姜八分，去芍药。

产后恶露不行，腹疼，加牡丹皮、红花、干姜（炒）各八分，去参、芪。

产后恶露不止，加赤石脂、续断、地榆各等分。

妇人胎动，或痛或漏，加黄芩、枳壳、阿胶、艾叶、砂仁各等分，去桂。

妇人经水涩少，或行，或作痛，气血虚也，用本方。

小儿诸疳，加胡黄连、使君肉、山楂、芦荟各等分，去黄芪、桂、川芎，或丸或散皆可。

此十全大补汤加减法也。

又方　加减人参固本丸　养心补脾，清肺滋肾。

天门冬（去心）二两　麦门冬（去心）二两　生地黄二两　山药一两五钱　枸杞子（去梗）一两　五味子（去梗）五钱　熟地黄二两四钱（另用酒煮）　人参一两（去芦，上五味正方）　黄柏（四制）一两五钱　知母（同上制）一两五钱

上为末，炼蜜为丸，如梧桐子大，每服九十丸，空心白汤送下。兼有他症，依后加减。

有汗，加黄芪、知母各一两。

有痰火，加贝母、黄芩各一两二钱。

遗精，白浊，梦遗，加鹿角胶、鹿角霜、菟丝子各一两，山茱萸一两五钱，龙骨五钱。

上热下寒，加附子（制）一两，干姜五钱（炮），沉香三钱。

阴虚火动，加知母、龟板各一两五钱，虎胫骨、牛膝各一两。

咳嗽，加知母、贝母、当归各一两五钱，阿胶、杏仁各一

两（俱妙）。

吐血，加牡丹皮、紫菀、薏苡仁各一两。

腰痛，加杜仲、破故纸、肉苁蓉各一两。

下元虚冷，阴痿，加熟附子一两，桂五钱。

脚膝无力，加牛膝，木瓜、虎胫骨各一钱。

眼暗，或翳膜失明，加白芍药、当归、甘菊花各一两五钱，川芎、黄连各一两，生甘草四钱，一方加犀角、羚羊角各八钱，决明子、青葙子、菟丝子、石斛、枳壳各一两，名固本还睛丸，治肝肾虚损眼疾有效。

命门火衰，阳事不举，精气虚竭，加熟附一两五钱，鹿茸一两，沉香五钱。

男、妇上盛下虚，久无孕育，加熟附、鹿茸、巴戟、牛膝各一两，海狗肾一副。妇人再加当归、蕲艾、香附各一两五钱。

又方　六味地黄丸　治男、妇肾虚，寝汗潮热，烦蒸骨痿，妇人经水不调，赤白带下。

山药二两　山茱萸（去核）二两　白茯苓（去皮）　牡丹皮（去木）　泽泻各一两五钱　淮庆熟地黄四两（酒煮，捣烂）

上为末，蜜丸梧子大，每服九十丸，空心清米汤送下。

下焦虚寒，加熟附一两，桂心一钱，名八味丸。

上焦热，加麦门冬一两五钱（去心），五味八钱。

下部湿热，加木瓜、黄柏、苍术各一两五钱。

又方　大造丸　治男、妇诸虚百损，五劳七伤，此身衰以类补之义也。夫紫河车者，即胎衣也，一名混沌皮。盖儿在胞中，脐系于胞，受胞之养，胞系母腰，受母之阴。《丹经》云：父精母血，相合而成。乃受造化生成之物，真元气也，人从此生，用以补人，固非草木金石所可比也。古方治虚劳，甚者用之，良有以也。但非常得之物，或者有所嫌忌，故世人不知用耳。一族兄其虚弱仅存形迹，面色痿黄，以此味配诸药为方，名大造丸，服之不二料，而体貌顿异，后连生四子。一妇人年仅六十，时以衰惫因病，合此丸，加血药服之而强健，自此每自制服紫河车，殆有百余料，寿至九十，胜中年人物，且以其药散诸亲属，取济甚众。一人大病愈后，久不作呼声，服此药不久，而呼声出矣。一人足不能履地，服此药半年，而能行矣。大抵此药用于女人尤妙，岂紫河车本自出，而各从其类焉者耶。若女人月事不调，兼小产难产，及多生女，少生男者，夫妇服之，而生子者历历可数。制方又另有法。又有只用紫河车一味为丸，治失心风膈症，无不应验。临危将绝气者，紫河车首经二味为丸，一服可更活二三日。盖此补益之功，极其至妙，用之百法百中，有不期然而然者矣。久服耳聪目明，鬓乌发黑，延年益寿，有夺造化之功，岂但小补已哉，故曰大造丸。合诸药，亦有至理，详注于后。

紫河车一具　须男用女胎，女用男胎，初产甚妙，其次壮盛妇人亦可用，米泔水洗净，新瓦上焙干。

败龟板　用大的，年久自死者佳，以童便浸三七，将酥炙黄色，净用板二两。此药大有补阴之功，又能补心。

黄柏　用盐酒炒褐色，净用一两五钱。盖邪火止能动物，不能生物，欲用阳药滋补，非徒无益，而为害匪轻。此药能滋肾水，配前药，滋阴补肾之最者也。用为紫河车之佐，不亦宜乎？

牛膝　去芦，酒浸晒干，净用一两三钱，此下部药，引诸药下行为使者也，合前四味足少阴肾经药也，古方加陈皮，名滋肾丸，加紫河车，名补天丸，是也。

地黄　用肥大大沉水，怀庆出者佳。蒸熟焙干净，用二两五钱，入砂仁末六钱，白茯苓二两，作一块，用稀绢包入银罐内，用好酒煮七次，去砂仁、茯苓，只用地黄。盖地黄得砂仁、茯苓及黄柏，则入少阴肾，此四味，名天一生水丸，秘而不传，如无银罐，瓦罐代之。

天门冬（去心）一两二钱。

麦门冬（去心）一两二钱，夏加。

五味子（去梗）七钱。

人参（去芦）一两。前四味入手太阴，肺经药也。二门冬，保肺气不令火邪侵，降肺下行，生肾源，其性有降无升，得人参则补而降。本草云：多主生子此也。古方加生地黄名固本丸，又麦门冬、五味子三味名生脉散。

此方配合之道，专以补元气为主，要得首经二盏，最为生化之源，用补肺肾二经，得人参补气，地黄补血，紫河车以成大造也。凡药须择新鲜真正道地者，而制药又须如法，不则无效。

上药除地黄，另用木臼捣之，各药共为细末，酒打米糊为丸，共捣千余下，丸如梧桐子大，每服八九十丸，空心及卧时，用清米汤，或姜汤、白汤、盐酒，送下。妇人服之，加当归二两，去龟板。若男女患怯症者，去人参。如有遗精白浊，并妇人赤白带下，加牡蛎（煅粉）一两五钱。

又方 斑龙丸 治真阴虚损，老人虚弱，尤宜常服。

鹿角胶十两 鹿角霜十两 白茯苓（去皮）五两 柏子仁（去壳，净炒）十两 菟丝子（酒浸蒸，捣为饼，晒干，净用）十两 熟地黄十两（怀庆肥大者，酒煮，捣膏） 补骨脂（炒）五两

上为末，以鹿角胶用好酒二大碗，烊化为丸，如梧桐子大，每服七十丸，渐加至九十丸，空心清米汤送下，盐汤亦可。

熬鹿角胶霜法

用新鹿角三对，重十斤，将角锯二寸长一段，于长流水内

浸三日，刷去尘垢。如无长流水，以大钵头浸，日三次换水亦可。每角十斤，用黄蜡五两，桑白皮十两，楮实子二十两，新汲水四十碗，共入瓦坛内，用桑柴一百二十斤，熬炼三昼夜，水干旋添熟水，勿令露角，三日后取出，将细布绞净，其角汁用文火收之，滴水成珠，即成胶。其枯角晒干磨为末，即成霜也。大病后，极虚之人，用人参一两，鹿角胶五钱，煎服，亦大补益，产后加当归同煎亦妙，老人加白茯苓亦效。一法每角十斤，制如前，装入铅坛内，放入釜中，着水浸过坛口下五六寸，封盖令密，用桑柴煮七昼夜，每日添熟水一次，待七日满，取出滤去渣，将清汁另放一处。再用人参十两，甘州枸杞二十两，另用水二十碗，同熬，药干，将药渣绞净，复将渣春碎，再用水十五碗，又熬干滤净。将二汁和前鹿角汁一处，以白炭火缓缓熬，至滴水成珠不散，用瓷罐收贮，每服一二钱，空心白汤点服，治虚劳损极效。

附载名方

风门方（计方九条）

大秦艽汤 治血虚中风，及一切血虚风症。

川芎　川归　白芍药　羌活　独活　防风　黄芩　白术　白茯苓各一钱　细辛五分　白芷　生地黄　熟地黄各八分　秦艽　天麻各一钱五分

上作一服，姜三片，煎，温服，如天阴雨，加姜七片，春夏加知母一钱。

羌活愈风汤 治中风，内外邪已除，宜服此药，以行导诸经，久服大风悉去，初觉风动，服此不致倒仆。

羌活　甘草　蔓荆子　川芎　防风　细辛　枳壳　人参
麻黄　枸杞　甘菊花　薄荷　黄前胡　地骨皮　黄芩　独活
川归　知母　厚朴　柴胡　半夏　杜仲　白芷　熟地　防己各
一钱　白茯苓　秦艽　白芍各一钱五分　石膏　生地黄　苍术
各二钱　桂心五分

上作一服，水二钟，姜五片，煎，空心服。吞下二丹丸，
为之重剂，临卧时，服渣。吞下四白丹，为之轻剂，动以安神，
静以清肺。假令一气之微汗，用愈风汤三两，麻黄一两，作四
服。一服后，以粥投之，得微汗则佳。如一旬之通利，用愈风
汤三两，大黄一两，亦分四服，临卧时一服，得微利为妙。常
服之药，不可失四时之转运。如春初，大寒之后，加半夏一钱，
木通二钱，柴胡、人参各一钱，此迎而夺少阳之气也。夏加石
膏、黄芩、知母各一钱，此迎而夺阳明之气也。季夏加防己、
白术各一钱，茯苓一钱五分，以胜脾土之湿也。秋加厚朴一钱，
藿香五分，桂三分，此迎而夺太阴之气也。冬加附子五分，桂
三分，当归一钱，以胜少阴之气也。此四时加减之法也。

三化汤　治中风，外有六经之形症，先以续命汤随症治之，
内有便溺之阻隔，后以此汤导之。

厚朴（姜制）　大黄　枳实　羌活各等分

上每服一两，姜三片，煎服。

桃仁承气汤　治血症，小腹急，胸胁胀痛，宜此下之。

桃仁二十枚　桂枝一钱　芍药一钱五分　甘草五分　大黄
三钱　芒硝七分

上作一服，姜煎，先煎药熟，后入芒硝溶化服。

乌药顺气散　治中中风，顺气疏风。

麻黄　陈皮　乌药各一钱　僵蚕　川芎　枳壳　甘草（炙）
白芷　桔梗各八分　干姜五分

上用姜、枣，水一钟半，煎八分，食远温服。

瓜蒂散 治中风，痰涎塞盛，以此吐之。

瓜蒂 赤小豆各等分

上各研为细末，合和再研匀，每服一钱，以香豉一合，水一钟，煎七分，调下，取吐为度。

苏合香丸 治中风，顺气，化痰，并治传尸瘵疾，鬼疰瘴疟，泻痢赤白，小儿惊风等症。

沉香 丁香 诃黎勒（煨，用皮） 麝香 青木香 安息香（另为末。用无灰酒一升熬膏） 香附子（炒） 荜茇 白术 白檀香各二两 薰陆香（另研） 苏合香油（和入安息香膏内） 龙脑（另研）各一两 朱砂（另研，飞过） 乌犀角（镑）各一两

上药和匀，用安息香膏，并炼蜜和丸，如芡实大，蜡包，每服大人一丸，小儿半丸，随症调引下。

朱砂安神丸 治心风失志，健忘，言语错乱。

朱砂七钱（另研） 黄连（胆汁炒）一两 当归一两 甘草三钱

上用淮生地黄二两，熬膏，入少蜜为丸，金箔为衣，丸如绿豆大，每服三十丸，莲子汤下。

牛黄清心丸 治风热惊风。

南星（制） 半夏曲各一两 甘草五钱 牛黄一两（另研） 辰砂七钱（另研） 雄黄五钱（另研） 麝香三钱（另研） 人参一两五钱 白术一两五钱 白茯苓一两五钱 山药四两 黄连（胆汁炒）一两五钱 当归 川芎 麦冬 防风 白芍药各一两 黄芩 柴胡 杏仁 桔梗各八钱 犀角末七钱 大枣五十个 干姜五钱 肉桂五钱 金银箔各五帖 龙脑一钱 珍珠五钱（另研） 琥珀五钱（另研） 羚羊角末七钱

上药除另研外，余共为细末，薄荷二两，麻黄三两，熬膏，入炼蜜为丸，如芡实大，朱砂金箔为衣，每服大人一丸，小儿半丸，随症调引下。

寒门方（计方三十条）

人参白虎汤　治伤寒烦渴不已。

石膏八钱　知母五钱　甘草一钱五分　人参三钱

上作一服，入粳米半合，同煎服。

小柴胡合白虎汤　即小柴胡汤，加石膏、知母、粳米是也。

黄芪建中汤

黄芪（蜜炙）　芍药各二钱五分　桂枝一钱五分　甘草一钱五分

上作一服，姜、枣煎，临熟，加饴糖三茶匙同服。

小承气汤　治伤寒五六日不大便，腹胀满，不恶寒，潮热，狂言而喘。

大黄三钱　厚朴一钱五分　枳实二钱

上作一服，姜三片，煎将熟，后下大黄同煎一二沸，温服。

大承气汤　治胃实谵语，五六日不大便，腹满，烦渴，并少阴舌干口燥。

大黄五钱或七钱　厚朴五钱　枳实二钱　芒硝一钱

上作一服，硝、黄后下，煎法同前。

小陷胸汤　治小结胸。

黄连三钱　半夏六钱　瓜蒌仁（去壳）三钱

上作一服，姜五片，水二钟，煎至一钟，通口服。

大陷胸汤　治伤寒五六日不大便，舌干烦渴，日晡潮热，心下至小腹硬满而痛，手不可按，此大结胸也，以此下之。

大黄（量虚实，虚者三四钱，实者六七钱，煨用）　芒硝

（虚者一钱，实者二钱）　甘遂（另为末，虚者五分，实者一钱）

上作一服，先用水一钟，煎大黄至七分，次下芒硝，再煎一二沸，去渣，入甘遂末和匀温服。如人行十里，若大便已利，勿再服，否则再服一剂，以利为度。

十枣汤　治胸痞有水气或痛。

大戟　芫花　甘遂各等分

上为散，先将大枣十枚，水一钟，煎七分，调服一钱，弱人半钱，得快利为度，未利再服。

泻心汤　治心下痞。

大黄　黄连　黄芩各二钱五分　甘草一钱

上作一服，水煎服。

真武汤　治汗后肋惕肉瞤，并太阴身体痛。

茯苓　芍药　生姜各二钱五分　附子一片　白术一钱

上作一服，水煎温服。

茵陈汤　治头汗出，将欲发黄。

茵陈五钱　大黄三钱　栀子（肥大者）三枚半

上作一服，先煎茵陈，减一半，次下二味同煎，去渣服。

大青一物汤　治发斑。

大青一两

水煎温服。

阳毒升麻汤　治阳毒赤斑，狂者吐脓血。

升麻二钱　犀角屑　射干　黄芩　人参各一钱　甘草一钱

上作一服，水煎温服。

犀角地黄汤　治诸血症。

芍药一钱五分　地黄二钱五分　犀角一钱五分　牡丹皮一钱五分

上作一服，先煎三味，以犀角磨水后下，去渣服。

栀子豉汤　治下后，心下懊恼。

栀子七枚　香豉半合

上作一服，用水一钟半，先煎栀子至一钟，再下豉同煎至七分，去渣服，得吐止后服。

甘草汤　即炙甘草汤　治脉结代，心下动悸。

甘草二钱　人参一钱　生地黄三钱　麻仁一钱五分　麦门冬一钱五分　阿胶一钱　桂枝一钱五分

上作一服，生姜五片，大枣三枚，水、酒各一钟，煎去渣服。

甘草附子汤　治风湿，小便不利，大便反快。

甘草　白术各一钱五分　附子　桂枝各三钱

上作一服，水煎温服，得微汗解，小便不利，加茯苓一钱五分。

苍术白虎汤　即白虎汤，内加苍术六钱。

黄芪加桂汤　治虚汗力弱。

黄芪三钱　当归一钱五分　桂枝一钱五分　甘草一钱

上作一服，姜枣煎服。

人参附子汤　理脾温中。

人参　白术各一钱五分　甘草一钱　附子一片　桂枝一钱五分

上作一服，姜枣煎，温服。

酸枣仁汤　治汗下后，昼夜不得眠。

酸枣仁二钱　苦草五分　知母一钱　麦冬（去心）一钱　白茯苓八分　川芎七分　干姜七分

上作一服，姜枣同煎，去渣服。

吴茱萸四逆汤　治厥逆。

吴茱萸三钱　附子三钱　干姜一钱五分　甘草一钱五分

上作一服，水煎服。

当归四逆汤　治下后厥逆。

当归一钱五分　桂枝一钱五分　芍药一钱五分　细辛一钱
五分　甘草　木通各一钱

上作一服，枣一枚，同煎，去渣服。

葛根解肌汤　治发热而渴。

葛根二钱　黄芩二钱　白芍药二钱　甘草一钱五分　桂枝
一钱五分　麻黄（去根）二钱

上作一服，姜三片，枣二枚，煎温服，如脉浮，再服取汗。

十味芎苏散　治非时伤寒，头痛，发热，恶寒。

川芎一钱五分　紫苏　干葛各八分　桔梗一钱　柴胡一钱
茯苓八分　甘草五分　枳壳八分　陈皮八分　半夏一钱二分

上作一服，姜枣煎，温服，取汗为佳。

人参羌活散　治伤寒头痛，骨节烦疼，恶风发热，有汗无
汗皆可用，此解利非时伤寒伤风，太阳阳明少阳三经之药也。

人参　前胡　川芎　独活各一钱半　羌活　柴胡各二钱
枳壳　桔梗　茯苓　甘草各一钱

上作一服，生姜三片，水煎，热服。

神术散　治四时伤寒瘟疫，头疼身痛，恶寒发热，鼻塞
声重。

苍术五钱　川芎　白芷　本　羌活各一钱五分　细辛　甘
草各一钱

上作一服，姜三片，葱白三根，同煎，热服。

茵陈五苓散　治伤寒发黄，一服其黄从小便出也。

茵陈五钱　白术一钱五分　茯苓　猪苓　泽泻各一钱　桂
五分

上作一服，水煎服，或用五苓散为末，茵陈汤调下。

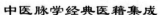

四逆散　治少阴四逆，或咳或悸，或小便不利，或腹痛。

柴胡　芍药　枳壳　甘草各一两

或为细末，每服二钱，米饮调下。咳者，加五味、干姜。悸者，加桂。腹痛，加附子。泻利重者，浓薤白汤调下。

正阳散　治阴毒面青，四肢冷。

附子一两　干姜　甘草各二钱五分　麝香一钱（另研）皂荚（去皮弦子，酥炙）一钱五分

上为末，每服二钱，水一钟，煎五分，去渣，热服。

暑湿门方 （计方二十八条）

生脉散　夏月常服，以救天暑之伤庚金也。

人参三钱　麦门冬二钱　五味子一钱

上作一服，水煎，不拘时服。

大顺散　治冒暑伏热，引饮过多，脾胃受湿，霍乱吐泻，水谷不分。

甘草三两　杏仁四钱　干姜四钱　肉桂四钱

上先将甘草，用白糖蜜同炒黄熟，次入干姜同炒，复入杏仁同炒，候杏仁不作声为度，取起出火毒，再入肉桂合和一处，捣为末，每服三钱，水一钟，煎七分，温服。如烦躁，以井花水调下，或以沸汤点服亦可。

益原散　治中暑身热，小便不利。

滑石（桂府者）六两　甘草一两

上为末，每服三钱，加蜜少许，井水调下。如欲发汗，以葱白淡豆豉汤调下。

五苓散　治伏暑，身热，烦渴，吐泻，小便不利，此分阴阳药也。

白术　茯苓　猪苓各一两五钱　泽泻二两五钱　桂五钱或

一两

上为末，每服二钱，沸汤调下，或呹咀，每服七八钱，水煎服。

参苓平胃散　治暑湿伤脾，泄泻，脾胃不和，不伏水土。

人参一两　白术二两　白茯苓二两　厚朴二两　甘草一两　陈皮二两　苍术三两

上为末，每服三钱，米饮调，或呹咀，每服七八钱，水煎服亦可，或用神曲打糊为丸，每服八十丸，米饮下亦妙。

保和丸　治食积，虚者，以补脾药调之。

山楂二两　神曲　半夏　茯苓各一两　陈皮　萝卜子（炒）连翘各半　一方加白术二两，名大安丸。

上为细末，神曲糊丸，如梧桐子大，每服八十丸，米饮下。

木香槟榔丸　治一切气滞，心腹痞满，大小便结滞不快。

木香　槟榔　青皮（去白）　陈皮　枳壳（麸炒）　莪术　黄连各一两　黄柏　香附　大黄各三两　黑牵牛（生取头末）四两

上为末，糊丸如梧桐子大，每服五七十丸，食后生姜汤下。

清暑助行丸　夏月出行服，此能清暑爽神。

川百药煎一两五钱　人参三两　甘草　麦门冬（去心）乌梅肉　干葛粉各一两

上为末，炼蜜丸鸡头实大，每服二丸，含化能解暑。

渗湿汤　治寒湿身重腰冷，小便不利，大便泄泻，此坐卧湿地，或阴雨所袭也。

白术　白茯苓　苍术各二钱　陈皮　干姜　甘草各一钱丁香二分

上作一服，加枣一枚，煎服。

麻黄附子细辛汤　治少阴脉沉，发热，兼理寒湿。

麻黄　细辛各一钱五分　附子二钱五分

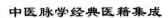

上作一服，先煎麻黄一二沸，次下二味同煎服。

吴茱萸汤　温中，去湿，止呕。

吴茱萸　生姜各三钱　人参一钱五分

上作一服，水二钟，枣一枚，煎八分，食远服。

白术半夏天麻汤　治风痰眩运，或湿痰身重。

天麻　白术　半夏各一钱　黄芩（炒）　柴胡　陈皮（去白）　白茯苓各八分　甘草（生）五分

上作一服，姜三片，水一钟半，煎八分服。

当归拈痛汤　治湿热为病，肢节烦疼，肩背沉重，胸膈不利。

羌活一钱五分　防风（去芦）一钱　升麻　葛根各七分　白术一钱　苍术　当归一钱　人参　甘草　黄芩　苦参各七分　知母　猪苓各八分　泽泻一钱　茵陈一钱五分

上作一服，姜一片，水煎，食远服，以善膳压之。

羌活附子汤　治胃寒咳逆。

羌活　附子　茴香各一钱五分　木香一钱　干姜五分

上作一服，水一钟，食盐一捻，煎半钟，热服。

羌活胜湿汤　治肩背项强痛不能回顾，腰似拆，项似拔，此足太阳经，气郁不行，以风药散之。

羌活　独活各一钱　藁本　防风　川芎各五分　蔓荆子　甘草各三分　如身重沉沉然，此经中有寒湿也，加汉防己一钱，轻则加附子一钱，重加桂枝一钱，水煎服。

越鞠二陈汤　治湿痰郁痛。

香附一钱五分　苍术一钱五分　川芎　山栀各一钱　半夏（制）一钱五分　茯苓　陈皮各一钱　甘草五分　神曲（炒）一钱

上作一服，姜三片，煎服。

三拗汤 治痰喘水气。

麻黄三钱 杏仁（去皮尖）二钱 甘草五分

上作一服，水煎，温服。

神秘汤 治喘急不得卧者。

陈皮（去白） 桔梗 紫苏 五味 人参 桑白皮 茯苓
各等分 木香三分

上作一服，水煎服。

调胃承气汤 治阳明胃实，大便秘，谵语。

大黄四钱 甘草二钱 芒硝一钱

上作一服，先煎大黄、甘草待熟，再下芒硝，即去渣，
温服。

平胃散 治湿伤脾胃不调。

苍术二两 厚朴（姜制） 陈皮各一钱五分 甘草七钱

上为末，每服三钱，米饮调服，或每服五钱，煎服亦可。

钱氏白术散 治一切吐泻。

人参 白术 白茯苓各一钱 甘草 干葛各八分 藿芦香
八分 木香五分

上作一服，姜枣煎服，或为末，每服二钱，米饮调下。

草豆蔻丸 治寒湿心腹作痛。

草豆蔻（去壳，面裹，煨）一两四钱 橘红 吴茱萸 干
姜 益志 人参 黄芪各八钱 生甘草 炙甘草 当归 青皮
各六分 泽泻 半夏各五钱 桃仁七十粒 麦芽 神曲各七钱
姜黄 柴胡各四钱

上为末，炊饼为丸，梧桐子大，每服二三十丸，姜汤下。

金花丸 治呕吐，制肝补脾。

半夏（汤泡七次，姜汁浸炒）二两 槟榔一两 雄黄五钱
（另研）

上为末，面糊为丸，如梧桐子大，每服五十丸，姜汤下。

煮雄丸　治大实心痛。

雄黄一两（另研）　巴豆五钱　白面二两

上为末，以水丸如梧桐子大。每服时，先煎沸汤下药二十四粒，煮二三十沸，潦入冷水，沉冷一时，下二丸煮药汤，昼夜二十四丸，服尽，得微利为度。

备急丸　治伤寒冷之物，及治心腹卒痛。

大黄　干姜　巴豆各等分。

上为末，炼蜜丸，如小豆大，每服三丸，水下。

泻青丸　治肝热。

当归　川芎　龙胆草　防风　山栀　大黄　羌活

上为末，炼蜜为丸，如鸡头实大，每服一二丸，白汤下。

猪脊髓丸　治阴虚诸症。

黄柏（盐酒炒）　知母（盐酒炒）　龟板（酥炙）各二两
熟地黄　山药　枸杞子　杜仲（酥炙去丝）　牛膝（去芦）各一两五钱

上为末，雄猪脊髓三条，和炼蜜为丸，如梧桐子大，每服八九十丸，空心炒盐汤下。

青娥丸　治肾虚腰痛。

杜仲　肉苁蓉　川巴戟（去心）　小茴香　破故纸　青盐胡桃肉

上为末，用猪腰一副，蒸熟捣烂，和药末，炼蜜为丸，如梧桐子大，每服七八十丸，空心盐酒下。

清空膏　治偏正头痛，由风湿热上壅所致。

川芎五钱　柴胡七钱　黄连一两二钱（一半酒浸，一半炒）
防风（去芦）　羌活各一两　甘草（炙）一两五钱　黄芩三两
（一半生，一半炒）

上为细末，每服二钱，入茶少许，调如膏，临卧抹在口内，以少汤下。如若头痛，加细辛二分。太阴脉缓有痰，减羌活、防风、甘草，加半夏一两五钱。偏头痛，减羌活、防风、川芎一半，加柴胡一倍。如发热恶热而渴，只以白虎汤加白芷治之。

燥门方（计方五条）

清燥汤 治血虚筋痿，由燥胜也。

人参 黄芪 当归 白术各一钱 陈皮 茯苓 黄柏 苍术 麦门冬 生地黄各八分 猪苓 泽泻 黄连 神曲各七分 甘草三分 五味十二粒 升麻三分 柴胡四分

上作一服，姜一片，枣一枚，煎，食远服。

厚朴汤 治气虚秘结

厚朴 芍药各一钱五分 枳壳 陈皮 白术二钱五分 甘草五分 半夏曲一钱

上作一服，水煎，不拘时服。

麻仁丸 治大便结，风秘脾约。

麻仁（去壳） 郁李仁（去壳）各一两五钱 大黄三两 山药 防风（去芦） 枳壳（去穰，麸炒）各一两五钱 槟榔羌活各一两

上为末，炼蜜丸，如梧桐子大，每服五七十丸，白汤下。

七宣丸 治大便结燥，小便赤涩。

桃仁（去皮尖，炒）二两 柴胡五钱 枳壳八钱 木香二钱五分 甘草一两 大黄（煨）五两 郁李仁（去壳皮）一两五钱

上为末，炼蜜为丸，如梧桐子大，每服三十丸，米饮下，食前临卧，各一服，以利为度。

滋肠五仁丸 治津枯竭，大肠秘涩，传导艰难，宜此而

润之。

柏子仁五钱　桃仁（去皮尖）　杏仁（去皮尖）各一两　郁李仁（去壳）五钱　松子仁（去壳衣）二钱五分　陈皮四两（另为末）　加当归二两（合陈皮为末）

上将五仁另研为膏，入陈皮、当归研匀，炼蜜为丸，如梧桐子大，每服五十丸，米饮下。

火门方 (计方十条)

黄连解毒汤　治诸热。

黄连　黄芩　黄柏　山栀各等分

上为㕮咀，每服五六钱，水煎服。

枳壳大黄汤　下积热积滞。

大黄三钱或五钱　厚朴一钱五分　白芍药一钱五分　甘草五分　枳壳一钱

上作一服，枣一枚，姜一片，同煎，食远温服。

桂枝大黄汤　即前方去枳壳，加桂枝一钱五分是也，专治腹痛。

清神益气汤　补中，养血，去湿热。

人参一钱五分　白芍药　白术　甘草　陈皮　麦门冬　茯苓　升麻各八分　泽泻　苍术　防风各一钱　生姜五味　青皮黄柏各六分

上作一服，水二钟，煎一钟，空心服。

泻黄散　治脾热。

藿香七钱　山栀一两　石膏五钱　甘草三两　防风四两

上为末，蜜酒拌，略炒，白汤送下。

凉膈散　治诸热。

连翘　大黄各一钱五分　山栀　黄芩　薄荷各一钱　甘草

三分　芒硝二分五厘

上作一服，加蜜少许，煎服。

妙香散

麝香一钱　人参　桔梗　甘草各五钱　木香二钱　茯苓　茯神　黄　远志　山药各一两　辰砂三钱

上为末，每服二钱，温酒下。

四制黄柏丸　滋阴降火。

黄柏（去皮净）一斤分作四分，每分四两足，一分童便炒褐色，一分乳浸炒，一分蜜拌炒，一分盐酒拌，炒褐色，共为细末，炼蜜为丸，如梧桐子大，每服八九十丸，空心盐汤下。

坎离丸　降心火，滋肾水。

黄柏（童便浸一昼夜，锉片，炒褐色）净半斤　知母（童便浸半日，锉片，炒净）半斤

上各为末，炼蜜为丸，辰砂三钱为衣，每服八九十丸，空心莲子汤，或用山药糊丸亦可。

补门方（计方三条）

茸附丸　益真气，补虚损，壮筋骨，生津液。

鹿茸一两（炙）　熟地黄四两　附子二两（面裹煨）　牛膝一两五钱　山药三两　肉苁蓉二两　杜仲二两五钱（去皮炒去丝）

上为末，炼蜜为丸，如梧桐子大，每服三十丸，或五十丸，温酒盐汤任下，食前服，以食压之。

八味丸　益阴，强肾。

山药二两　白茯苓一两五钱　牡丹皮（去木）两半　山茱萸（去核）二两　泽泻一两五钱　熟地黄四两　附子（面裹，煨）　桂心各一两

上为末，炼蜜为丸，每服七八十丸，空心盐水送下。

天王补心丹 养心，安神，生血。

人参 黄芪 当归 白术 熟地各一两五钱 甘草五钱
麦门冬 茯神各一两 远志七钱 酸枣仁一两二钱

上为末，每服一二丸，白汤化下。

气门方 (计方二条)

二十味木香流气饮 治诸气痞塞不通，胸膈膨胀，面目四肢浮肿。

半夏 香附 厚朴 枳壳 青皮 紫苏 陈皮各八分 甘草 肉桂 丁皮 草果各四分 莪术 大腹皮 藿香 白芷 赤茯苓 白术 木瓜 槟榔各七分 木香 木通各一钱 麦门冬 石菖蒲 人参各五分

上作一服，水二钟，姜三片，枣一枚，煎八分，食远热服。

木香分气丸 治气不顺，脾胃心腹胁肋胀满，呕吐等症。

木香 槟榔 青皮 陈皮 干姜 姜黄 当归 白术 玄胡 三棱 莪术 赤茯苓 肉果各等分

上为末，面糊为丸，如梧桐子大，每服八九十丸，空心盐酒下。

血门方 (计方二条)

补阴丸 滋阴补肾，养血生精。

黄柏（炒） 知母（炒） 龟板各三两（酥炙） 熟地五两 白芍药（酒炒） 枸杞子 锁阳 天门冬（去心）各二两 五味一两 干姜三钱 冬五钱

上为末，加猪脊髓三条，和药捣匀，炼蜜丸如梧桐子大，每服七十丸，渐加至九十丸，空心盐汤送下。

牛膝膏 治便血，血淋。

牛膝（去芦）二两

以水五钟，煎至一钟，入射少许，空心服。

痰门方 （计方二条）

豁痰汤 治一切痰疾，此方与滚痰丸相表里，用治痰之圣药也。

柴胡（去苗）一钱五分　半夏（制）一钱五分　片黄芩一钱五分　甘草五分　人参八分（有火不用）　苏叶（带梗）厚朴（姜制）　南星各八分　薄荷　姜活　枳壳各五分　木香二分

上作一服，姜三片，煎服。

滚痰丸 治一切痰火。

大黄（酒蒸）　黄芩（酒炒）各八两　青礞石（煅）一两沉香五钱

上用薄糊丸，如梧桐子大，每服五七十丸，食后滚白汤下。

郁门方 （计方一条）

四磨饮 治一切郁气，痞闷不快。

木香　槟榔　枳实各一钱　沉香减半

上四味，以滚水一碗，作一次磨服，酒磨亦妙。

医案

先鲁大父春严公，性嗜医。少从平湖陆声野先生游，尽发其秘活人指不胜屈。每遇奇疾而奏奇效者，则笔之以示子弟。十余年间，存案千余条。自比游遭大医之嫉，遂散失无存。近从所遗残书帙中仅搜获数十条，因附梓以公同好。是亦江海之一勺耳，然其全味从可知矣！曾孙象先百拜谨识。

案一　一男子素酒色过度，患伤寒，初用发散得汗稍解，继而大热六七日，昼轻夜剧，六脉沉细而数、无力。此阳症得阴脉，法所难治，遂告以该用附子。彼家惊讶，请他医用石膏并芩、连等药，更甚，群议欲用大黄。予急走告曰：仲晾书云，承气入胃，阴盛乃亡，敢用大黄以杀人乎？彼家自谓必死，哀泣求救于予。予遂用浓姜汁探之，以安众心，服下稍静，遂用附子五钱，干姜五钱，以葱白汁转送。一服后，大汗热退，身凉而愈。吁！若用大黄，立刻毙矣，生杀之机，反掌暗耳，可不慎哉！

案二　一女人年三十余，经不调已半载矣。忽夫经商远归，狂遂不行，三四月后，腹大如盘。几医皆云是孕，彼家亦自谓是孕无疑。但日渐黄瘦，晡时潮热，请予诊视。两寸细数，两关微弦而涩，两尺短涩而微，或见或伏。予告曰：非孕脉，乃血聚结成气块之症，若是孕，两尺当往来不绝。《诀》云：尺按不绝，此为有孕。叔和云：涩脉如刀刮竹，女人得之，乃败血为病。彼不信，至秋七八月间，腹如双胎状，至一年不生，渐大如鼓，复请予诊视。其脉如旧，更加瘦弱，遂用调脾胃补元气药二十余剂。待稍健，再用桃仁承气汤加归尾、赤芍药、五灵脂之类，三大剂，行下黑物如水浸木耳状，竟能走动，调理半年而安。后复经调受孕，次年冬生一子，壮健倍常。

案三　一男子素过饮酒，常患内痔，出脓血不止。请医用峻药熏搽，内服寒凉燥药，痔虽少愈，而咳嗽声哑，潮热，喉痛叠作，饮食不思，遂致危笃，请余诊视。六脉细涩而紧，右寸独大，面青唇赤，谓其家人曰：此痔患流毒而然也。盖肺与大肠为表里，肺移热于大肠，大肠积热而生痔，此时则大肠热复归于肺，故有此诸症。以麦冬清肺饮，间以人参养荣汤，各十余剂，晚用犀角一钱，柏枝汤下，月余全好。

案四　一妇人年五十余，素自奉甚浓，常有脾泄病，忽患胸胁胀痛，口干，烦渴，虚汗如雨，舌上时有黑苔，大小便遗出不知。初用黄连人参白虎汤二帖，而烦渴止，舌苔去。再用麻黄根散，加归、参、术，大剂数服，虚汗止，胸胁宽而痛减。再用十全大补汤，去桂，加麦冬，调理二十剂而安。

案五　一妇年四十四五，两胁胃脘更换作痛，胀满，胁止则胃脘痛，胃脘止则胁痛，每痛则虚汗如雨，水浆不入，口不能呼，惟扬手掷足而已，六脉沉伏。初延医用理中汤，加青皮、柴胡、枳壳，愈痛。或云：诸痛不宜补，以其有火故也。遂更医用越鞠二陈，加青皮、柴胡、藿香、枳、桔、苍术，倍山栀，一服愈剧，六脉愈虚弱如蛛丝之状。予视之曰：事急矣，非参、芪不可。遂用大剂参、芪、归、术、陈皮，一服而痛减半。遂饮食，继用补中益气，去升麻，调理得痊。至四年上，又因忧虑病发，大痛如初，虚汗恶食呕吐，再依前用参、芪一剂，其痛愈甚，又加喘急，气壅。此参助火也，乃用桂枝大黄汤一剂，已宽十之三。再用白术、茯苓、陈皮、甘草、青皮、柴胡、藿香、桂枝、黄芩、香附、山栀仁，二三剂，仍用十全大补汤调汤调理二月而安。吁！同是病也，同是治也，何先后之效不同？盖先病者虚也，后病者郁火也，苟不察此，宁免虚虚实实之祸哉。

案六　一男子因劳力饮食不节，复感寒，头痛发热，肢节痛，无汗，恶寒，遂用麻黄汤，加干葛、白芷，一服汗出热退。头痛、体痛未除，又加胸胁胀，呕吐，再以小柴胡，加枳、桔、木香、陈皮，胁胀呕吐稍定。虚汗烦躁渴甚，用人参白虎汤。烦渴虽止，又复头疼发热，小腹急痛，询之大小便利，意必是外减去而内伤未除，再用大柴胡汤下二三行。诸症悉去后，用补中益气汤，数服而安。

案七　一妇人年三十余，因乍洗澡冒风，患头痛，发热，自汗，恶风，烦躁而渴。先因自用姜葱煎醋表汗，重虚腠理，愈加冷汗不止，请予治。诊其六脉，细数无力，两寸略大。初用桂枝汤，加川芎、白芷、黄芩、石膏，烦躁略安，而冷汗与渴未止，续用人参白虎汤而渴止，头疼冷汗反甚，知其荣卫俱虚，遂用十全大补汤，去桂加麻黄根二钱，数帖而安。

案八　一男子年近四十，因官事奔走受热，患血痢，日夜十五六次，中脘连小腹痛如刀割，水不入者二日。诊其六脉，弦细而数，遂用四物汤，加黄连、枳壳、地榆，二服而痛稍止，痢亦减三五行。仍然不食，知其热毒积深，再用枳壳大黄（三倍大黄）汤，兼用盫脐法，大利死血一桶许，痛略止，能食薄粥一二盏。续用豆蔻香连丸一二两，而痢俱止，后用苓参白术散一料，方得全安。

案九　一男子年五十余，因食冷肥肉数片，又食冷粥二碗，次早鬒头看木匠，因感受寒邪，遂头痛发热，恶寒，无汗，此内伤、外感俱重。先用麻黄汤，加川芎、白芷、葱白，一服而汗出。头痛发热仍旧，又加胸膈胀满，知其表已解，而里未消，复用大柴胡下之，而前症略宽，其燥渴反剧，再用白虎汤一服，而烦渴止，病全愈。

案十　一童子年十五，禀弱，患胃脘当心而痛，发作有时，夜重日轻。初因食猪舌一片，遂痛起，医家遂用藿香正气散，加消导之药，一剂不效。又用桂枝芍药汤，加干姜、乌梅、川椒亦不效，请余视。余因记丹溪心痛条云：始痛宜以温散，久则郁热，宜以寒凉药治之，再用桂枝大黄汤，痢三四行，遂痛止，后用调脾胃药得痊。

案十一　一女年十一，患胃脘阵痛，六脉沉涩。初时医者用桂枝芍药汤，加青皮、藿香、柴胡、半夏等药不效，又用木香分气丸，其痛愈剧，如请余治。余细询之，因久坐石凳看戏，故得此痛，遂用茅氏五积散，二剂而安。此女先一年冬月，曾因食生冷胃脘痛，用藿香正气散下木香丸五六丸而安。吁！病同而感受各略，治之安可执定一方一法耶！

案十二　一小儿上吐下泻，日夜无度，用钱氏白术散，去木香，加扁豆，一服而止，后连治数人皆效。

案十三　又一小儿年未周，急惊垂死，以荆芥、薄荷、灯心、竹叶，金银煎，下玉枢丹半粒而愈。

案十四　一妇人年六十余，素有气痛之症，每恼怒必发，近因劳役，过食面伤，兼有恼怒，忽大痛，久水不纳。初用藿香、半夏曲、陈皮、香附、扁豆、芍药、桂枝、枳实等药，服下不多时，大痛，药皆尽吐，饮食不进，虽少进亦吐。后于前方加黄连五分，方解石二钱，滑石八分，入银一块，同煎，用作三次徐徐服，遂不吐，亦少进饮食。后用宽中下气药，数服而安。盖此症有火填塞胃口，故用连、膏去其火，假银性使下行，是以药食皆得进而病安也。

案十五　一妇人年四十五六，因与人相争投水，患身热头痛，胸闷呕恶，手足不能动履，身如被杖，诊之六脉洪大，重按皆濡。初用五积散二剂，热痛皆止，但湿未去，故手足未利，身体仍痛。再用川芎、当归、赤芍、熟地、厚朴、苍术、陈皮、甘草、半夏、枳壳、香附、乌药、真桑寄生、续断、羌活、独活、防风、蕲蛇，每剂二两，作大剂十帖而安。再用六味地黄丸，加木瓜、苍术一料除根。

案十六　一男子患伤寒，因劳役而得。初起如疟状，发热头痛，呕连恶寒，六脉弦数而紧，无汗。初用柴截散一服不效，再用小柴胡加枳、桔。继以胸蒲而痞，呕不止，大渴，见水就吐。余视之，知其邪火在膈上，作吐，遂以人参白虎汤，加黄连，一剂热退膈宽，呕吐即除。后以两尺脉弱，右关沉濡，以补中益气加麦冬、黄柏、知母，数剂全愈。

案十七　一妇人年四十八九，三年前因恼怒患吐酸水，嘈杂，上膈膨闷，中脘隐痛，呕恶，六脉弦涩，此气膈也。初用四物，去地黄，二陈，加白术、扁豆、黄连、香附，八剂后，加人参、粟米，食后用黄连干炒一两，白术二两，枳实一两，木香五钱，半夏、橘红、萝卜子、姜汁浸蒸饼，丸服。食前用人参一两，白术一两，茯苓八钱，甘草三钱，白芍一两，当归一两，御米一两，山药一两，莲子一两，芦根汁、人乳、姜汁、童便、蜜少许熬膏丸，各服一斤，相间服，三月全愈。

眉批：要皆丹溪遗传心法。

案十八　一男子年五十，因忧郁，继因劳役，患胸膈胀闷，饮食少进，每食必屈曲而下，大便闭结，口臭舌干，诊之六脉弦涩。予曰：此火盛燥血，脾土受伤，若不治必成膈也。遂用大剂四物，加白术、桃仁，间以二陈，加姜炒黄连、山栀，二十剂而大便润，五十剂而胸膈宽。食前用养胃丹，人参一两，白术一两，茯苓一两，陈皮一两五钱去白、当归、白芍、半夏曲、黄连、扁豆、山药、御米、粟米各一两，甘草五钱，外用芦根自然汁、姜汁、竹沥、童便、人乳、牛乳、羊乳、蜜各一盏，共和为丸，空心服下。午用保和丸，加木香、黄连、吴萸同炒，枳实、老米糊丸，食后服，调理半年全愈。

案十九　一妇人患崩，一日忽下一物如猪肚状，大小腹急痛，下午发热、呕恶不食，之六脉沉涩。予云：此阴癫也，因崩久气血虚而脱下。遂用八物汤，去地黄，加升提药，外用疏风药熏洗，三日全收。再用十全大补汤，去桂，并用紫石英丸，调理至一月复元。此病往往产后亦有之，治法当与此同。

案二十　一妇人年五十余，素善饮，患心膈一块胀满作痛，又无块形，饮食急不能下，必屈曲乃下，诊其脉浮大而数，右三部略弦，多作痰膈治，二陈加连、术、枳壳等药不效。忽一日头大痛，请余治，余用头痛药遂止，鼻内又出血，再用清肺药二帖，鼻血不出，数日口内又吐紫黑血数口。予再诊之，前浮大而数细，诊两头实，中央虚，乃芤脉也，右三部亦然，遂悟其必积，血在胸中也。再用桃仁承气汤大剂服，一日一夜，下黑血十余次，膈遂十宽其九。再用和脾胃并疏气养血药，调理二月而安。

案二十一　一少妇年十九，经未通，诸药不效，之六脉沉滑，观其人肥而白，知其下焦有结痰，寒血海隧道，以此不通。遂用茅氏大通经散，三帖而通，仍不甚多，继用四物二陈，加南星、苍术、红花，服至下五剂而全通利也。

眉批：望闻问切，安可少乎？观此可以为法。

案二十二　一男子年四十余，因下冷水洗澡，久浸水中，患头痛发热，身重如被杖，无汗，六脉洪数。初令服九味羌活汤，倍苍术，二服微汗，而病未解。遂更朱医用麻黄发表药，大汗，热虽小退、头痛愈剧。越五日，再请予视。予曰：先六脉洪数，故用微汗，今则脉沉数，又见胸腹胀大，是里症也，宜急下之，今反汗之，是重竭其阳也。用大承气汤下之，入大黄五钱，乃得通利，热退身凉，而干呕大作，再用半夏①汤，加黄连入姜汁，一服乃止。予再教服调理脾胃药，彼不听。予曰：余邪未尽，正气未回，不服调脾胃药，必有他疾出。后经半月，果患赤痢，用黄芩芍药汤，加槟榔、枳壳、木香、肉果，二服

----

① 半夏：原作"半下"，据本书《卷一·风门·中风·方·小续命汤》改。

痢止，再用参苓白术散，煎服数帖而安。

案二十三　一男子年二十八九，家贫以备工为活，因劳役饮食失节，患头痛，发热，呕吐，无汗。初用九味羌活汤，一剂微汗出，头痛半止，热亦稍退。越五日，彼再用猪油煎醋吃，复头痛，发热，胸膈胀闷，大渴，大汗，诊其脉滑数。再以大柴胡入大黄三钱不动，渣内又三钱，遂得四五次，膈宽热退，惟小腹痛。群谓是用大黄太过故也，予不以为然，再用桂枝大黄汤，其家坚不肯服。予告曰：彼因下焦有火，兼有积食，留滞作痛，若不涤去，终为后患，若有疏虞，余可力保。遂服一大剂，复痢黑色秽物半桶，其痛遂止，众皆赧然。后用调理脾胃药，数剂而安。

案二十四　一男子年近三十，先患伤寒，其人素虚，医者以药酒煎强发其汗，外用绳札其十指刺血，遂至汗多亡阳。更医以平补药剂调半月略好，后因过食熟牛肉并汁，遂成食后发热，冷汗如雨，四肢厥冷，上下过于肘膝，每厥则阴茎连囊俱缩尽，厥回煖则渐伸，一日夜三五发，又且梦泄无度。日间小解后若阳举，其精随泄出，昼则略安，夜卧不寐。予诊其脉，六部皆虚豁如指大，重按全无。予曰：此阴阳俱虚之极也。按经云：阴虚则厥，阳虚则热，非大补不可。遂用人参三钱，白术三钱，黄芪二钱，归身一钱五分，熟附二钱五分。其父云：前者分参尚不能服，岂能用如许多参，且并用附乎？坚不肯服。予曰：岂不闻先贤云，邪轻剂轻，邪峻剂峻，此大虚必用大补，今邪盛正虚，而用少参以杂于寒凉药中，宜其服之不效也，此药与症相投，若少差误，谁敢为保。其家稍解，遂煎药一服。是夜遂觉安静，而厥亦减半。其父曰神也，乃信用此药。调至半月后，去附子，加参至五钱，麦冬一钱五分，一月全安。

案二十五　一妇人患疟，二日一发，已二年矣，诸药不效。

余诊之，六脉洪数无力，知其气血虚极也，遂用人参、白术各三钱，归、黄芪各二钱，九棱鳖甲酥炙一钱五分，地骨皮一钱，青蒿七分，熟附子一钱，柴胡五分，升麻三分，服二剂减半，四剂全愈。

案二十六　一妇人素多恼怒，忽患头痛，胸膈连两胁胀痛者数日，又干呕。服行气止痛之药，二帖不效，反剧。余往诊之，两寸弦，两关弦带芤，两尺涩带数，知其积血作胀痛，遂用犀角地黄汤，加藕节、黑栀、侧柏叶，二服略好。再以前方加大黄二钱，当归一钱，桃仁三十粒，不去皮尖，研如泥，服二剂，大便下黑血三五次，胸胁顿觉。后以八物汤加减，调理一月而安。

一男子因伤暑，兼劳役，患疟疾并作，又噤口。余先用枳壳大黄汤一大剂，荡其积热，次用盦脐法，吸其热毒，次用胃风汤加肉果、黄连、地榆煎，吞下香连丸，如此二服而痢止。再以大剂补中益气，加扁豆三倍，柴胡、山药、鳖甲，数服疟止，后以参、术、归、芪熬膏，调理得痊。

案二十七　一妇人年三十余，患哮喘咳嗽，气急痰壅，昼夜不能卧，一年发三五次，遇寒愈甚。余初以麻黄、石膏、杏仁、贝母、苏叶、青皮、枳壳、桔梗、葶苈子、大腹皮，四剂而痰喘定。再用保和汤，加减十余剂。后以清肺丸，并真白丸子三药，空心并临卧时服，各半料，竟除根。

案二十八　一男子年四十余，患伤寒五六日，汗下失宜，咳逆大作，垂死腹急，大渴，饮水，大便稀，小便涩少，六脉滑数，乃热结中下二焦，停饮在上，故作咳逆。以大剂二陈汤，加竹茹一钱五分，黄连一钱二分，柿蒂二十个，煎服，二剂遂愈，但渴未止，再以黄连白虎汤，二大剂全安。

案二十九　一男子年五十余，素患吐酸嘈杂，二月患伤寒，兼夹食，诊之气口、人迎俱大。以藿香正气散服一剂，外感已去，内伤未除，又惹动故积，患胃口大痛。遂用二陈加吴萸、炒黄连、香附、青皮、白芥子、官桂、黑干姜炭，一剂而痛止。次日小腹大痛，又用桂枝芍药汤，加大黄、枳壳，其痛又止，又移胸胁背大胀，急痛不能点指。诊之两关散大，知是瘀血，遂用桃仁承气汤连服二剂，下紫黑血一二斗。背宽而胸胁仍胀，口内血腥，遂用犀角地黄汤一剂。继用四物，加香附、童便、制丹皮、丹参、扁柏叶、黑栀仁，连服数剂得痊。以当归膏一料，调理复元。

案三十　一男子年三十余，患伤寒头痛，无汗，发热，误药失汗，热蕴于内，作出遍身红紫斑。遂用防风通圣散，去硝黄、黄柏、活石，加牛蒡子二剂，热退斑没，仍虚汗大渴，咽喉肿痛。再用人参白虎汤，加玄参、升麻少许，二剂而痛渴俱止。后用小柴胡汤，去半夏，加白术、当归、麦冬，五六剂而安。

案三十一　一妇人年二十六七，因恼怒，火攻上，颈、耳、头、面俱肿。医家用防风通圣散，一剂而肿退。越三月发疟，间日一发，先寒后热，甚重，不知人事，将欲垂死。予诊之，六脉弦紧，两关尤坚劲，知其肝木太过，而乘脾土，故疟作也。先用越鞠二陈汤，加柴胡、黄芩、白芍药、白术，未发日服一剂，次用人参、白术、柴胡、青皮、归身、白芍药、黄芩、半夏、川芎、甘草、草果、乌梅、马齿苋、姜、枣煎，发日五更空心服，其疟当日即止。后用四君子汤，加当归、白芍药、香附、贝母、陈皮、青皮，数剂而安。

案三十二　一男子体质素弱，三月患伤寒，汗吐下俱行，脾胃伤损，病愈后，又失于调理，至五月因事劳役，一夕忽然晕去，手足厥冷，不知人事，口吐涎沫，冷汗如雨，灌水不入。

予诊之，两寸浮小，两关浮大如指，重按全无，两尺短涩不匀。予告之曰：此极虚之候也，非大补不能活。遂先用荆芥穗五钱，加姜汁、竹沥各一盏，先灌下，稍定再用人参三钱，黄芪二钱，归身、白术各二钱五分，麦冬一钱五分，五味一钱，熟附子二钱，作大剂煎服，连服二剂，遂得复生。后以十全大补汤，去桂，加天麻一钱，防风八分，调养全愈。

案三十三　一天长县钟水村人，年三十余岁，形肥质浓，素不嗜酒色，偶因劳役，继以外虑，忽患中风，左手足不遂，痰涎壅盛，口能言，而头痛如斧劈，大小便利，诊之六脉洪滑，有力不数，此痰火类中风也。遂先用至宝丹丸为引导，次用煎药，南星、半夏各二钱，陈皮、白术、白茯苓、白芍药各八分，黄芩、石膏各一钱，当归一钱五分，甘草五分，天麻、川芎、羌活、防风各八分，僵蚕、全蝎、红花各五分，作大剂，用姜汁、竹沥传送，一服而减半，外用滚痰丸，下午服，后以此方随症加减，数剂全安。

案三十四　一少妇禀弱，素多病，二月初产甚艰，后患左胁大痛，如鸡嘴咬之状，小腹急痛，见食气即吐，饮食俱不能进。或作血虚治，或作郁火治，皆不效。一医作虚治，用八物汤，用参止五七分，多即喘促气闷，皆谓郁症不宜用参，止以四物二陈加香附等药，与八物相间服，至三月形体羸惫，其痛愈甚。请予视之，六脉洪大，重按全无，乃极虚之候也，遂以参三钱，黄芪一钱五分，白术一钱，陈皮七分，当归一钱，甘草三分，白茯苓一钱，熟附五分。彼力云不宜用参多。余解之曰：大虚大补，小虚小补。今大虚而反用小补，故邪气不伏反作喘闷。众皆唯唯，遂煎前药一剂，作三次服，其痛遂十减其七，是夜亦安寝。仍以此方服二十剂，加参至五钱，力得全愈。

案三十五　一男子年二十八，患疸症，遍身面目如金色，口渴日潮羸瘦，诊其六脉，轻取浮弦，重按短涩。前医家按古法以苍术为君，加入茵陈五苓散，内佐以木通、山栀，数服不效。又一医以珀琥丸，愈剧。余诊其脉，细询其状，乃知素以酒色并行，金水二脏受伤久矣，从治其标不治其本，病奚能安。乃以四物加便制黄柏、知母、并枸杞、麦门冬、甘菊花，大剂一百余剂，始全愈，但两目昏朦，不能见物。后用人参固本丸，加黄柏、知母，间以六味地黄，加甘菊花，各一料，相间服，后目亦复明，身体如旧。

案三十六　一男子年四十余，伤酒感寒，胃脘痛如刀割，呕吐昏闷，七日饮勺不入，诸药服下即吐出，顷刻不能留。余诊之，六脉沉微无力，知其饮伤于上，寒伤于下，寒热相拒，为关格之症也，故诸药物不纳。乃先以理中汤加藿香、半夏、陈皮，煎一服，吞下四积保生锭二丸，令以小杯缓服，一二时不吐，即索粥，脉即起。后以六君子汤，十剂全愈。

案三十七　一女年七岁，患小腹痛，捻上心，连两胁后背俱痛，诸药不效。余诊视，见其面上白点，知其虫痛无疑，身极瘦弱，不能胜追虫之剂。乃先以理中汤，加乌梅、川椒，连进四服。次用槟榔散，使君肉煎汤调下，乃得全愈。仍用参苓白术散调理。

案三十八　一富室少妇，因郁久伤血，血虚气滞，虚火时动，经事两三月一行，每欲行，必大痛数日，色淡而少，下午唇颊赤，不发热，中脘痞闷，恶食，强食即吐，诊之六脉弦涩，两寸浮滑。以六君子汤，加厚朴、砂仁、香附倍之，数帖稍安。每经前后则用四物汤加木香、玄胡索、红花、牡丹皮，经后用八物汤倍加香附，空心服八珍丸，加香附、沉香、益母草膏为丸，服半年全愈，次年生一子。

案三十九　一妇人年近四十，八月间生产，子死腹中，历八日方产出，产后小腹内如梭大一块，直抢上心口，痛不可忍，至夜尤甚。凡医皆用行血、破血、破气、香燥之剂，愈服愈剧。至十一月初，予为诊视，六脉弦涩而数，两关尤甚，知其肝木乘脾，中气下陷。乃用理中汤，加熟附、人参，附用一钱一剂，继用加味益母丸，一服遂愈。后用参、术、归、芍为君，陈皮、香附、桂枝、沉香为引，十余剂全愈。

案四十　一男子年三十六七，素质强健，嗜酒，因事忤意，醉后复大怒，遂胸膈窒塞，喉中一块如梅核状，咯不出，咽不下。诊其六脉，弦紧而滑，两尺尤大，知其伏火郁痰，冲碍清道。遂用二陈加山栀、白豆蔻、芦根，煎服数帖，稍宽。再用梨汁、韭汁、萝卜汁、姜汁、莘汁、芦根汁、生葛根汁、白蜜各一碗，八味熬膏，外用白术半斤，人参四两，白茯苓四两为末，和匀入灌内，盐泥封固，放锅内，煮三炷香，取出去火毒。每日清晨、上午、下午滚水调服，晚用滚痰丸一钱茶下，如此调治半年全安，此法治中年膈食皆妙。

案四十一　一族叔因事奔走劳役，谋虑太过，损伤心脾，素又有汗经肥气之疾。春初因怒感寒，大吐，药食不入。诊其脉，沉迟弦涩不定。初医用香砂养胃汤，次半夏竹茹汤，加丁香，后用治中汤，皆不应，请余治。予曰：烦躁闷乱，面青颊赤，唇目俱黄，脉反沉迟，乃阳症得阴脉也。法难调治。遂先用理中汤，参、附各用五分探之，服下稍安，半日后复吐。予坚议欲用附子以回阳抑阴，其眷属彷徨不决，赖亲友力替，遂以参、附各三钱，加入真武汤，内外灸气海十余壮，且灸且服，药后得汗，周身狂燥遂息，吐亦寻止。但昏沉六日，不省人事，惟啜饮汤而已，至七日方醒。此由阴盛于内，阳消于外，得附子而阳气初回不定，故昏沉耳。后以参、术、归、芪为君，佐以枸杞子、麦门冬、酸枣仁、圆眼肉之类，上、下午服，晨用鹿角胶二三钱调理，百日全安。

跋

先高祖春严公，幼孤而贫，生而有大志，性嗜书，力不能就塾，私蓄鸡积卵以易书读，或劝之习星卜以为活，公不应，固强之，公熟思之曰：吾宁业医，将活人耳，徒自活耶！遂专志读医书。稍长从平湖陆声野先生游，尽发其秘，活人指不胜屈。暇则著书，有《活人心鉴》《虚车录》《养生类要》《脉症治方》等书，惟《养生类要》昔已梓行，余悉存笥中。游于北都，遭太医之嫉，卒年未四十。先曾祖居易公暨先君咸世传其学，先君素欲以公所遗诸书梓以问世，自少力肩家政，勤劳于外，有志未逮，及耄而始得经风休息于家，先以《脉症治方》一书付剞劂氏，余将次第以成。益《脉症治方》者，按脉审症，因症辨治，而后定方，其理至浅而至深，其言至简而至备。俾初学人见之，了如指掌，即三折肱者[1]，究不能出其范围，洵乎为下学上达之功也，故梓之尤急也。无何书垂成，而先君忽见背时，不肖持偕仲弟斌匍匐归里，痛摧心脾，是书未遑寓目。赖从兄天士详加校阅，纤悉无讹。其未成者，仍十之二三，属持急续成之。持愿自兹糊口四方，得菽水以供母氏，余悉梓成诸书，以成先君之志。奈年来烽烟，未靖谋生无策，又未易言此。因思先高祖，甫离襁褓而遂失怙，家无升斗之储，未当一日就训塾师，而能成不朽之业、垂不朽之书，持等受先人之庇，承父泽之遗，而有志莫酬，其贤不肖，为何如耶？然使天假先君数年，则诸书皆已告成，而天胡夺之速，岂以诸书过于浅天

---

① 三折肱者：指高明的医生。

之秘，故天不欲使见于世耶？抑吾父欲与世公之，而天反欲秘之耶？然而吾父之志，固未尝一日去诸怀也，是不肖持之责也夫！

元孙志持百拜敬跋